实用临床麻醉新技术

主编 陈 齐 崔彦虎 费寿军 等

河南大学出版社
HENAN UNIVERSITY PRESS
·郑州·

图书在版编目（CIP）数据

实用临床麻醉新技术 / 陈齐等主编 . — 郑州：河南大学出版社，2020.5
ISBN 978-7-5649-4242-7

Ⅰ . ①实… Ⅱ . ①陈… Ⅲ . ①麻醉学 Ⅳ . ① R614

中国版本图书馆 CIP 数据核字（2020）第 063055 号

责任编辑：张雪彩
责任校对：林方丽
封面设计：卓弘文化

出版发行：河南大学出版社
　　　　　地址：郑州市郑东新区商务外环中华大厦 2401 号
　　　　　邮编：450046
　　　　　电话：0371-86059750（高等教育与职业教育出版分社）
　　　　　　　　0371-86059701（营销部）
　　　　　网址：hupress.henu.edu.cn
印　　刷：广东虎彩云印刷有限公司
版　　次：2020 年 5 月第 1 版
印　　次：2020 年 5 月第 1 次印刷
开　　本：880 mm×1230 mm　1/16
印　　张：14
字　　数：454 千字
定　　价：86.00 元

编　委　会

前　言

　　麻醉学是一门研究临床麻醉、生命功能调控、重症监测治疗和疼痛诊疗的科学。麻醉科不仅对手术科室的发展起着促进和保障作用，更是保障医院良性运转和救治危重病人的重要学科。保证患者在安全、无痛的前提下和手术医师共同完成手术是麻醉科医师的职责。在临床麻醉学发展的基础上，麻醉学的工作范围与领域不断地扩展，各类新型麻醉药物、麻醉方法、麻醉技术及相关器械等的迅速发展，要求麻醉科医务人员必须不断学习，掌握最新的技术方法，以更好地帮助患者减轻术中痛苦。为了适应现代麻醉医学的需要，我们特组织一批具有丰富临床经验的麻醉科人员，总结了自身的经验体会，在繁忙的一线临床工作之余认真编写了本书。

　　全书主要阐述了麻醉前病情评估与准备、麻醉前用药、临床麻醉常用药物、麻醉中的监测技术、麻醉气道建立技术、麻醉期的液体治疗、局部麻醉与神经阻滞、静脉全身麻醉、胸内手术麻醉、神经外科手术麻醉、骨科手术麻醉、妇产科手术麻醉、眼科手术麻醉及无痛内镜诊疗麻醉技术等内容。本书内容丰富、资料新颖、实用性强，便于查阅，适用麻醉科、外科医疗工作人员，特别是麻醉科中青年医师。希望本书在临床工作中对你们有所帮助。

　　在编写过程中，我们虽力求完美，但由于编校人员较多，写作风格和文笔不尽相同，因此在结构和内容上难免存在不足之处，恳请广大读者给予批评指正，以更好地总结经验，共同进步。

编　者

2020 年 5 月

目　录

第一章　麻醉前病情评估与准备

麻醉前病情估计与准备是保障患者安全的重要环节，通过麻醉前复习患者病史，分析实验室检查，访视患者、系统诊检，对患者全身情况和重要脏器生理功能做出充分估计，并尽可能纠正患者病理生理状态。同时取得患者的合作和信任，建立良好的医患关系，使患者在体格和精神上均处于可能达到的最佳状态，以增强患者对麻醉和手术的耐受能力，提高手术和麻醉安全性，减少麻醉中不良事件及麻醉后的并发症。

第一节　麻醉前访视与检查

一、内容

1. 了解患者的精神状态　患者是否对手术和麻醉有紧张和恐惧心理，并判断患者的合作程度。

2. 了解患者的麻醉史和手术史　麻醉中及麻醉后是否出现特殊情况，有无意外。对有麻醉史的患者应重点了解：①对麻醉药物的敏感性；②有无气管插管困难史；③围手术期有无麻醉意外，如恶性高热。

3. 了解患者的体格及发育情况　有无贫血、脱水、发绀、发热、过度肥胖。小儿麻醉必须常规称体重。

4. 了解患者疾病的症状、体征、治疗的近期变化　估计患者对手术的耐受能力以及是否处于可能达到的最佳的身体状态。

5. 对患者进行全面的体格检查　了解各项生命体征（血压、心率、呼吸频率、血氧饱和度），判断围麻醉期保持呼吸道通畅的困难程度和心、肺、脑的功能。

6. 了解近期所用药物种类和剂量　应对是否继续使用、停药的潜在反应、与麻醉药的相互作用等问题做出思考与决定。

7. 检查术前准备是否充分　术前应完善相关检查，全面了解心、肺、肝、肾、脑等生命器官的功能状况。

8. 了解患者过敏史　术前做好预防，以防不良事件的发生。

9. 了解患者是否对麻醉药物过敏或禁忌　围麻醉期用药所致的意外异常不良反应较为多见，应注意区别是变态反应还是药物反应。

10. 术前患者病理生理状态纠正情况　是否达到满足手术的最佳状况。

二、复习病历

（1）通过临床诊断、病史记录和治疗经过，初步了解患者病情。

（2）做出对患者重点询问和检查的计划。

（3）了解与麻醉和重要脏器功能相关的检验项目是否完善。

三、访视和检查

（1）了解患者的精神状态，告知患者有关麻醉、围手术期治疗以及疼痛处理的事项，以减轻患者的焦虑和促进恢复。

（2）通过与患者的沟通，建立相互信任的关系。

（3）了解患者平日的体力活动能力和重要脏器的代偿功能。

（4）了解个人史、过去史、既往手术麻醉史及吸烟史。

（5）观察患者的体型、张口度和脊柱曲度等，估计呼吸道管理、气管内插管、血管和椎管穿刺难度。

（6）判断围麻醉期保持呼吸道通畅的困难程度，心、肺、脑的功能，脊柱、四肢状况等。

（7）测量血压，对疑有大动脉病变患者应测上下肢血压，了解其压差；测脉搏的节律及频率；观察呼吸的节律、频率及呼吸方式。

（8）注意有无遗漏的重要病史及并存疾病（如急性呼吸道感染、哮喘、糖尿病、甲亢、冠心病和青光眼等）。

（9）对有过敏史的患者详细询问其过敏源、过敏症状和对治疗药物的反应。

（10）了解手术的部位、方式、时间长短及是否有特殊要求。

第二节　麻醉风险评估

根据麻醉前访视结果，将病史、体格检查和实验室检查资料与手术麻醉结合起来，进行综合分析，对患者的全身情况和麻醉手术耐受力做出比较全面的估计并运用美国麻醉医师协会（ASA）的分类方法进行分级。

美国麻醉医师协会（ASA）于麻醉前根据患者体质状况和对手术危险性进行分类，共将患者分为六级（表1-1）。Ⅰ、Ⅱ级患者麻醉和手术耐受力良好，麻醉经过平稳。Ⅲ级患者麻醉有一定危险，麻醉前准备要充分，对麻醉期间可能发生的并发症要采取有效措施，积极预防。Ⅳ级患者麻醉危险性极大，即使术前准备充分，围手术期死亡率仍很高。Ⅴ级为濒死患者，麻醉和手术都异常危险，不宜行择期手术。

表1-1　美国麻醉医师协会（ASA）分级

ASA分级标准
Ⅰ级：体格健康，发育营养良好，各器官功能正常。围手术期死亡率0.06%～0.08%；
Ⅱ级：除外科疾病外，有轻度并存病，功能代偿健全。围手术期死亡率0.27%～0.40%；
Ⅲ级：并存病情严重，体力活动受限，但尚能应付日常活动。围手术期死亡率1.82%～4.30%；
Ⅳ级：并存病严重，丧失日常活动能力，经常面临生命威胁。围手术期死亡率7.80%～23.0%；
Ⅴ级：无论手术与否，生命难以维持24小时的濒死患者。围手术期死亡率9.40%～50.7%；
Ⅵ级：确证为脑死亡，其器官拟用于器官移植手术。

第三节　麻醉前患者的准备

麻醉前一般准备工作包括以下几个方面。

一、精神状态准备

1. 术前患者情绪　情绪激动或彻夜失眠可导致中枢神经或交感神经系统过度活动，削弱对麻醉和手术的耐受力，术中术后容易出现休克。

2. 术前应尽可能解除患者思想顾虑和焦躁情绪　向患者解释清楚，鼓励、安慰患者，取得患者信任，争取合作。

3. 过度紧张而不能自控的患者　手术前数日即开始服用适量的安定类药物，晚间给催眠药，手术日晨麻醉前再给适量镇静安眠药。

二、营养状态准备

1. 若患者营养不良　蛋白质和某些维生素不足，常导致低血容量、贫血、组织水肿和营养代谢异常，可使患者对麻醉和手术的耐受力明显降低，术中容易出现循环功能或凝血功能异常，术后抗感染能力低下，易出现肺部感染。

2. 营养不良的患者术前应尽可能经口补充营养　如患者不能口服可通过少量多次输注血浆、白蛋白和维生素等进行纠正。

三、适应手术后需要的训练

术后饮食、体位、大小便、切口疼痛或其他不适，以及可能需要较长时间输液，吸氧、胃肠减压、导尿及各种引流等情况可能会导致患者不适。麻醉前应该向患者解释说明其临床意义，争取得到配合；如有必要手术前应进行锻炼。如合并肺功能改变的患者，术前应训练深呼吸、咳嗽咳痰。

四、胃肠道准备

防止手术中或手术后反流、呕吐，避免误吸或窒息等意外，择期手术都必须常规禁饮食。成人麻醉前禁食 12 h，禁水 4 h，如末次进食为脂肪含量很低的食物，也至少应禁食 8 h，禁水 2 h；建议对 ≤ 36 个月的小儿禁奶和固体食物 6 h，禁饮 2 h，> 36 个月的小儿，禁食 8 h，禁饮清淡液体 2 h。

五、膀胱的准备

应嘱患者进入手术室前排空膀胱，危重患者或复杂大手术均需要安置留置导尿管。

六、口腔卫生的准备

患者住院后应早晚刷牙，饭后漱口；有松动龋齿者应术前向患者交代有牙齿脱落的可能；进手术室前应将活动义齿摘下，以防麻醉时脱落。

七、输液输血的准备

1. 输血前充分了解患者输血史　特别是以往输血反应记录。对于中等以上的手术前，应检查患者的血型，准备一定数量的全血。

2. 对于有水、电解质或酸碱失衡的患者　术前均应积极纠正。

八、治疗药物的检查

麻醉手术前，常有内科治疗用药，应决定是否继续用药或停药。

（一）抗高血压药

一般情况下，除利尿药外，不主张停用抗高血压药，应一直用到手术当日，以免围手术期血压反跳，但应该调整剂量。

（二）洋地黄

对Ⅲ、Ⅳ级充血性心功能不全的患者，围手术期应继续使用地高辛。但心房纤颤的患者应用受限。

（三）β - 肾上腺受体阻滞药

主要用于抗高血压、心绞痛、心律失常。已用 β 受体阻滞药的患者，不主张停药。

（四）抗心绞痛药

包括硝基类、钙通道阻滞剂、β - 受体阻滞剂，应继续保持常用剂量和间隔时间，使用到手术前。

（五）抗心律失常药

围手术期抗心律失常药应使用至手术前，但应注意有些抗心律失常药的副作用，以及与麻醉药之间的相互作用。

（六）胰岛素和口服降糖药

糖尿病患者应使用胰岛素维持最佳血糖水平，手术日晨不应使用口服降糖药。

（七）糖皮质激素

长期使用过皮质激素和促肾上腺皮质激素的患者，围手术期应补充适量皮质激素。

（八）抗癫痫药

一般使用至手术当天，但应注意抗癫痫药降低肝脏微粒体酶系功能，改变药代动力学。

（九）抗精神病和抗抑郁药

1. 单胺氧化酶抑制剂　接受单胺氧化酶抑制剂治疗的患者对升压药极为敏感，可引起高血压危象。与吩噻嗪类药相互作用，引起锥体外系反应和高血压。所以必须在术前 2 ~ 3 周停药。

2. 碳酸锂　可增强肌松药的组织效果，注意减量。

3. 三环类抗抑郁药　合并吸入麻醉时可引起惊厥。使用氟烷和 / 或泮库溴铵等有抗胆碱能作用药物，可引起心律失常，应术前停药 2 周以上。

（十）非甾体抗炎药

可影响血小板功能引起凝血机制异常。阿司匹林应术前停用 1 d 以上，其他非甾体抗炎药至少停用 48 h。

第四节　麻醉选择

麻醉的选择取决于患者病情、手术性质和要求、麻醉方法本身特点、麻醉者水平和经验、麻醉设备条件以及患者自主意愿等因素。患者手术部位、方式、病情或年龄的不同，其麻醉方式的选择有所不同。

一、病情与麻醉选择

（1）ASA 分级 I 级的患者可选择既能符合手术要求，又能照顾患者意愿的任何麻醉方法。

（2）ASA 分级 II 级的患者在术前全身情况和器官功能适当改善后，也不存在麻醉选择问题。

（3）凡合并有重要的全身性或器官病变的患者在麻醉前尽可能改善全身情况，在保证安全的前提下选择麻醉方式，尽量选择对全身影响最小、麻醉者最熟悉的麻醉方法。

（4）如果病情严重达垂危程度，但又必须施行手术治疗时，在改善全身情况的同时，应选择对全身影响最小的麻醉方法。老年患者应根据全身状况、并存疾病和精神状态选择麻醉方式，注意麻醉用药量要有所减少。小儿难以配合，可实施基础麻醉后复合局部浸润、神经阻滞或骶管阻滞，如为大手术应选择气管内插管全麻。

二、手术要求与麻醉选择

麻醉的主要任务是在保证患者安全的前提下，满足镇静、镇痛、肌肉松弛和消除内脏牵拉反应等手术要求。

针对不同手术的要求，在选择麻醉方式时可以考虑以下因素。

（一）手术部位

根据手术部位不同，可选择不同麻醉方式。如上肢手术选择臂丛神经阻滞麻醉；下肢手术选用椎管内麻醉；颅脑手术选用全麻或局麻；胸腔内手术选用气管内插管全麻；腹腔或盆腔手术选用椎管内麻醉或全麻。

（二）手术对肌松的要求

根据肌肉松弛要求程度不同，麻醉选择不同，如上腹开腹手术、腰椎手术需要良好的肌肉松弛或绝对制动，宜选择气管插管全身麻醉，某些大关节矫形或脱臼复位可选择臂丛阻滞或椎管内麻醉。

（三）手术时间

可根据手术时间的长短选择不同的麻醉，如短小手术，可选用局麻、单次脊麻、氯胺酮静脉麻醉等。

手术时间在 1 h 以上者，可选用连续硬膜外麻醉或气管插管全麻等。

（四）手术创伤

根据手术创伤大小、出血量选择合理的麻醉方式，如估计手术创伤较大或术中出血较多，应选择全麻。

（五）手术对体位的要求

根据不同手术体位选择麻醉方式，如俯卧位时，不宜选择脊麻或静脉全麻，应选择气管插管全麻或硬膜外麻醉；坐位手术时，应尽量选择局麻等对循环和生理影响小的麻醉方式。

全身麻醉联合局麻或椎管内麻醉，可充分发挥各种麻醉方法的优点，减少麻醉药物的用量，减轻药物的副作用，降低麻醉并发症的发生率，有利于患者术后尽快康复。

第二章　麻醉前用药

麻醉前预先给患者使用某些药物以缓解患者术前紧张情绪，增强麻醉效果，减少分泌物以及抑制术中不良神经反射，这些药物统称为麻醉前用药。

第一节　麻醉前用药目的及原则

一、麻醉前用药目的

1. 消除患者紧张、焦虑及恐惧的心情　患者在麻醉前能够情绪安定，充分合作。同时也可增强全身麻醉药的效果，减少全麻药用量及副作用。对一些不良刺激可产生遗忘作用。

2. 提高患者的痛阈　缓和或解除原发疾病或麻醉前有创操作引起的疼痛。

3. 抑制呼吸道腺体的分泌功能　减少唾液分泌，保持口腔内的干燥，以防发生误吸。

4. 消除因手术或麻醉引起的不良反应　特别是迷走神经反射，抑制因激动或疼痛引起的交感神经兴奋，以维持血流动力学的稳定。

二、麻醉前用药原则

1. 麻醉前　应按麻醉方法、手术部位及病情特点选择麻醉前用药的种类、剂量、用药时间及给药途径。手术前 1 天晚宜常规口服镇静催眠药，以求充分睡眠。小儿剂量应按年龄、体重计算。

2. 全身麻醉和腹腔内手术　应选用颠茄类药，局部麻醉、神经阻滞麻醉和椎管内麻醉用地西泮（安定）或巴比妥类药物。

3. 下列情况镇痛镇静药物剂量可适当加大　①患者情绪过度紧张；②剧痛；③甲状腺功能亢进。

4. 麻醉性镇痛药　1 岁以内小儿、颅内压升高、呼吸功能不全和支气管哮喘及肝功能严重损害患者，慎用麻醉性镇痛药。

5. 不宜用阿托品　老年、小儿、心动过缓者或采用硫喷妥钠、氯胺酮、羟丁酸钠时，阿托品用量宜略大。高热、心动过速、甲状腺功能亢进、青光眼及肾上腺髓质功能亢进者不宜用阿托品。

6. 急症创伤患者　如无充裕时间准备，术前用药可改为静脉注射，用量酌减。

三、效果评定

要求在麻醉前用药发挥最高效应（安静，欲睡状态）的时刻，恰好是搬送患者进入手术室的时间。对麻醉前用药的具体效果做出客观评定，标准见表 2-1。

表 2-1 麻醉前用药的效果评定标准

分数	进入手术室的状态
−2	恐惧、精神紧张、哭闹
−1	不安、忧虑
0	神态如常
1	安静
2	欲睡
3	入睡，但呼之能应，刺激能醒
4	入睡，刺激不醒
5	中枢、呼吸、循环明显抑制

第二节 麻醉前用药种类

一、镇静催眠药

它有较好的抗焦虑作用，可以改善紧张、焦虑、恐惧等不良情绪，并能预防局部麻醉药毒性反应。

（一）苯巴比妥钠

属巴比妥类药，睡眠剂量成人为 100 ~ 200 mg；小儿为 2 ~ 4 mg/kg，于麻醉前 30 min 肌内注射。术前呈急性癫狂状态者，成人肌内注射 200 ~ 250 mg，小儿按 5 mg/kg 计量。禁用于对苯巴比妥钠过敏、严重肝肾功能不全、支气管哮喘、呼吸抑制及卟啉病患者。

（二）地西泮

（1）地西泮选择性地作用于大脑边缘系统，促进 γ-氨基丁酸（GABA）的释放或促进突触传递功能。地西泮还可作用在 GABA 依赖性受体，通过刺激上行性网状激活系统内的 GABA 受体，提高 GABA 在中枢神经系统的抑制，增强脑干网状结构受刺激后的皮层和边缘性觉醒反应的抑制和阻断。地西泮可解除患者恐惧和焦虑心理，从而引起睡眠和遗忘，作用良好，同时有抗惊厥和中枢肌松作用。

（2）对呼吸和心血管系统的抑制轻微，常用剂量不会导致苏醒时间延长。

（3）可作为病情危重且精神紧张患者的麻醉前用药，与东莨菪碱合用时，镇静作用更强。

（4）常用剂量为 0.1 ~ 0.2 mg/kg，肌内注射或静脉注射。静脉注射后 1 ~ 2 min 入睡，维持 20 ~ 50 min。

（5）对安定类药物过敏者，新生儿，妊娠期、哺乳期妇女禁用。

（三）咪达唑仑

（1）咪达唑仑具有镇静、抗焦虑和中枢性肌松作用，还具有良好的遗忘效果。消除半衰期较短，随年龄增长，半衰期延长。

（2）麻醉诱导前 20 ~ 60 min 肌内注射。成人：0.07 ~ 0.1 mg/kg，最大量不超过 5 mg。对于老年患者，必须减少剂量并进行个体化调整。儿童：0.15 ~ 0.2 mg/kg。

（3）能增强镇静催眠药、抗精神病药、抗抑郁药、镇痛药及麻醉药的中枢镇静作用。应用咪达唑仑后需加强氧合与通气的监测，与阿片类药合用更需要重视。

（4）老年人、心肺功能较差者及重症肌无力患者应慎用。对咪达唑仑过敏、重症肌无力、精神分裂症、严重抑郁状态患者禁用。

二、麻醉性镇痛药

麻醉性镇痛药可通过激动中枢神经系统特定部位的阿片受体，产生镇痛作用，并且同时缓解疼痛引起的不愉快的情绪，剧痛患者麻醉前应用可使其安静合作。麻醉性镇痛药可减轻椎管内麻醉下腹部手术中的牵拉反应。

（一）吗啡

1. 阿片受体激动剂　有强大的镇痛作用，同时也有明显的镇静作用，并有镇咳作用，对呼吸中枢有抑制作用，具有提高痛阈、抑制代谢、显著改变精神状态等功效。

2. 成人用量　0.15 ~ 0.2 mg/kg，于麻醉前 1 ~ 1.5 h 肌内注射。肌内注射 15 min 后痛阈提高 50%，30 min 后出现情绪稳定、焦虑消失、嗜睡，60 min 后基础代谢率显著降低。

3. 禁用患者　呼吸抑制、颅内压增高和颅脑损伤、支气管哮喘、肺源性心脏病代偿失调、甲状腺功能减退、皮质功能不全、前列腺肥大、排尿困难及严重肝功能不全、休克尚未纠正控制前、炎性肠梗等患者禁用。

（二）哌替啶

1. 人工合成的阿片受体激动剂　属于苯基哌啶衍生物，其作用和机制与吗啡相似，但镇静、麻醉作用较小，仅相当于吗啡的 1/10 ~ 1/7，作用时间维持 2 ~ 4 h。

2. 主要作用于中枢神经系统　用药产生镇痛后出现嗜睡；缩瞳作用不明显；恶心、呕吐、呼吸抑制、镇咳及欣快等副作用比吗啡轻；有类似阿托品样作用，使呼吸道腺体分泌减少，支气管平滑肌松弛；引起血管扩张、血压轻度下降；有抗组胺作用，可解除支气管痉挛。

3. 肌内注射　用量 1 ~ 2 mg/kg，麻醉前 30 ~ 60 min 注射，15 min 起效，60 min 作用达高峰，持续 1.5 ~ 2 h 逐渐减退，再过 2 ~ 4 h 后作用消失。静脉注射剂量 0.5 ~ 1 mg/kg，麻醉前 10 ~ 15 min 注射，5 min 起效，20 min 作用达高峰，1 ~ 1.5 h 后逐渐减退，1 ~ 2 h 作用消失。

4. 其代谢产物去甲哌替啶有致惊厥作用　与单胺氧化酶抑制剂并用，可诱发昏迷、惊厥、高血压、高热等副作用，偶可出现低血压和呼吸抑制。

（三）芬太尼

1. 阿片受体激动剂　属强效麻醉性镇痛药，作用于下丘脑，干扰其对疼痛刺激的传导，从而产生强力镇痛功效。其镇痛效力约为吗啡的 80 倍。镇痛作用产生快，但持续时间较短。呼吸抑制作用较吗啡弱，不良反应比吗啡小。

2. 禁用患者　支气管哮喘、呼吸抑制、对本品特别敏感的患者以及重症肌无力患者禁用。禁止与单胺氧化酶抑制剂（如苯乙肼、帕吉林等）合用。

3. 低血压　与钙离子拮抗剂、β 肾上腺素受体阻断药合用可发生严重低血压。

4. 静脉注射过速　可出现胸腹壁肌肉紧张、僵硬，严重影响呼吸交换量。

5. 循环影响轻微，血压稳定　兴奋迷走中枢可出现心率减慢、呕吐或出汗征象，用阿托品或氟哌利多可防止。

6. 与 M 胆碱受体阻滞剂（尤其是阿托品）合用　使便秘加重，增加麻痹性肠梗阻和尿潴留的危险性。

7. 成人注射计量　肌内注射每次 0.1 ~ 0.2 mg，7 ~ 8 min 起效，维持 1 ~ 1.5 h；静脉注射每次 0.05 ~ 0.1 mg，1 min 起效，3 ~ 5 min 达高峰，维持 30 ~ 45 min。

三、神经阻滞剂

神经阻滞剂主要作用于脑干网状激活系统，阻断去甲肾上腺素从而产生镇静作用。该类药物中氯丙嗪和氟哌利多较为常用。

（一）氯丙嗪

1. 氯丙嗪　主要抑制脑干网状结构系统，产生镇静、催眠作用，与全麻药、催眠药及镇痛药协同增强，并可延长药效。

2. 肝功能不全、尿毒症及高血压、冠心病患者慎用　本品刺激性大，静脉注射时可引起血栓性静脉炎，肌内注射局部疼痛较重，可加 1% 普鲁卡因作深部肌内注射。老年人对本类药物的耐受性降低，且易产生低血压、过度镇静及不易消除的迟发性运动障碍。

3. 有癫痫史者、昏迷患者、严重肝功能损害者禁用　不能与肾上腺素合用，以免引起血压急剧下降。

4. 成人注射计量　肌内注射剂量为 25 ~ 50 mg，麻醉前 1 h 作肌肉深部注射，15 ~ 30 min 起效，维持 4 ~ 6 h，严禁皮下注射。静脉注射剂量为 6.20 ~ 12.5 mg，麻醉前 15 ~ 20 min 经稀释后缓慢注射，5 ~ 10 min 起效。禁忌静脉快速注射，否则易并发血压骤降，可用去甲肾上腺素静脉滴注纠正。小儿肌内注射 1 ~ 2 mg/kg，静脉注射剂量为 0.5 ~ 1 mg/kg。

（二）氟哌利多

1. 氟哌利多的药理作用　与氯丙嗪相似，但弱于氯丙嗪。其作用特点是产生精神运动性改变，表现为精神安定，对外界漠不关心，懒于活动，但意识仍存在，能对答问话并良好配合。

2. 将其与强镇痛药芬太尼一起静脉注射　可使患者产生一种特殊麻醉状态（精神恍惚、活动减少、不入睡、镇痛），称为"神经安定镇痛术"。可做麻醉前给药，具有较好的抗精神紧张、镇吐、抗休克等作用。

3. 主要经肝代谢　但对肝功无影响，用于肝硬化患者，由于作用时间延长，故用药量应减小。对肾功能影响小，用于血容量正常的患者，肾血流量增加，尿量增加；用于低血容量的患者，尿量无明显影响。

4. 对咽喉、气管反射有较强的抑制作用　特别适用于清醒气管插管或表面麻醉下咽喉部手术的麻醉前用药。

5. 成人剂量　为 0.1 mg/kg，麻醉前 1 ~ 2 h 肌内注射，1 h 后起效；静脉注射剂量为 0.05 ~ 0.1 mg/kg，5 min 起效，持续 6 ~ 12 h。

四、抗胆碱药

抗胆碱药是具有阻滞胆碱受体，使递质乙酰胆碱不能与受体结合而呈现与拟胆碱药相反的作用的药物。阻断节后胆碱能神经支配的效应器上的胆碱受体，可松弛平滑肌，抑制多种腺体分泌，能减少呼吸道黏液和唾液的分泌，使呼吸道保持通畅。抗胆碱药还有抑制迷走神经反射的作用。

（一）阿托品

1. 阿托品　可激动心脏 M 受体，可以引起心率增快，但老年或新生儿心率增快并不明显。迷走神经亢进型患者麻醉前使用足量阿托品，可预防和治疗心动过缓。而甲亢、心脏病或高热等患者应禁用。

2. 术前应用　升高心率同时可降低迷走神经张力，减轻因牵拉腹腔内脏、压迫颈总动脉窦，或静脉注射 γ - 羟丁酸钠、芬太尼、琥珀胆碱等所致的心动过缓。

3. 抑制腺体分泌　扩张周围血管。因面部血管扩张，可出现潮红、灼热。

4. 麻痹虹膜括约肌　使瞳孔散大，但尚不至于引起视力调节障碍；对正常人眼内压影响不大，但对窄角青光眼可致眼压进一步升高。

5. 促使贲门括约肌收缩　防止反流误吸。

6. 剂量过大　有中枢神经兴奋症状如烦躁不安、谵妄，以致惊厥。

7. 抑制汗腺　兴奋延髓和其他高级中枢神经，引起基础代谢率增高，可致体温上升，故应避免用于甲亢、高热患者。

8. 阿托品剂量范围较宽　成人皮下或肌内注射常用量为 0.4 ~ 0.8 mg，用药后 5 ~ 20 min 出现心率增快，45 min 时呼吸道腺体和唾液腺分泌明显减少，可持续 2 ~ 3 h。静脉注射剂量为皮下剂量的 1/2，约 1 min 起效，持续约 30 min，小儿一般可按 0.01 mg/kg。

（二）东莨菪碱

1. 为外周抗胆碱药　除具有平滑肌解痉作用外，尚有阻滞神经节及神经肌肉接头的作用，但对中枢的作用较弱。能选择性地缓解胃肠道、胆管及泌尿道平滑肌痉挛和抑制蠕动，而对心脏、瞳孔及唾液腺的影响很小，对腺体分泌的抑制作用则比阿托品稍弱，对呼吸中枢有兴奋作用。抗眩晕及抗帕金森病作用均较阿托品强，并有显著的镇静作用。

2. 青光眼、前列腺肥大所致　排尿困难、严重心脏病、器质性幽门狭窄或麻痹性肠梗阻患者禁用。

3. 老年人、小儿或剧痛患者　应用后，有时可出现躁动和谵妄等副作用。

4. 成年人常用剂量 为 0.3 ~ 0.4 mg, 小儿 7 ~ 10 μg/kg, 麻醉前 30 min 皮下或肌内注射。

五、抗组胺药

目前已知组胺受体有三个亚型: H_1、H_2 和 H_3 受体。

1. 组胺作用于 H_1 受体 引起肠管、支气管等器官的平滑肌收缩, 还可引起毛细血管扩张, 导致血管通透性增加, 产生局部红肿、痒感。

2. 组胺作用于 H_2 受体 引起胃酸增加, 而胃酸分泌过多与消化性溃疡的形成有密切关系。

3. H_3 受体的作用 尚在研究中。

组胺释放可致支气管痉挛、肠痉挛和子宫收缩。组胺释放可引起小动脉和毛细血管扩张, 通透性增高, 可致血管神经性水肿, 表现为皮肤潮红、荨麻疹和低血压, 甚至喉头水肿和休克。组胺可增加唾液、胃液、胰液和小肠液等腺体分泌。

抗组胺药分为两类: H_1 受体拮抗剂和 H_2 受体拮抗剂, 前者主要用于抗过敏, 后者主要用于抗溃疡。

(一) H_1 抗组胺药

常用的 H_1 抗组胺药主要为异丙嗪, 基本药理作用主要有:

(1) 能竞争性阻断组胺 H_1 受体而产生抗组胺作用, 能对抗组胺所致毛细血管扩张, 降低其通透性, 缓解支气管平滑肌痉挛。

(2) 易进入脑组织, 有明显的镇静作用; 能加强催眠药、镇痛药及麻醉药的中枢抑制作用, 并降低基础代谢率。

(3) 抑制唾液腺分泌, 抑制呕吐中枢, 产生抗呕吐作用。

(4) H_1 抗组胺药用作麻醉前用药, 尤其适用于各种过敏病史、老年性慢性支气管炎、肺气肿或支气管痉挛等患者, 具有预防作用, 但无明显治疗作用, 仅作为预防性用药。

(5) 异丙嗪的成人常用剂量为 25 ~ 50 mg, 麻醉前 1 ~ 1.5 h 肌内注射, 或用 1/2 量稀释后静脉缓慢注射, 忌皮下注射。小儿按 0.5 mg/kg 计算, 可制成异丙嗪糖浆, 按 0.5 mg/kg 口服, 对不合作的小儿可与等量哌替啶并用。

(二) H_2 受体阻滞剂

1. 西咪替丁为常用 H_2 受体阻滞剂 主要有抑制胃酸分泌的作用, 能明显抑制基础和夜间胃酸分泌, 也能抑制由组胺、分肽促胃液素、胰岛素和食物等刺激引起的胃酸分泌, 并使其酸度降低, 对因化学刺激引起的腐蚀性胃炎有预防和保护作用, 对应激性胃溃疡和上消化道出血也有明显疗效。

2. 西咪替丁快速静脉注射 可引起低血压、心律失常、中枢神经抑制, 甚至心搏骤停。老年人或危重患者更易发生。

3. 静脉注射时间 大于 15 ~ 20 min, 很少发生严重的心血管抑制。于术前 60 ~ 90 min 口服 300 mg。

第三节 麻醉前用药选择与特殊病情的考虑

一、呼吸系统疾病

1. 呼吸道感染、支气管扩张咯血患者禁忌使用抗胆碱药。因为肺部炎症尚未有效控制、痰血未彻底排出, 抗胆碱药容易导致痰液黏稠、不易排出, 麻醉过程中有阻塞下呼吸道风险。

2. 阿片类药物和苯二氮䓬类药物 均抑制呼吸中枢, 应该谨慎应用, 对于情绪紧张, 肺功能损害不严重的患者可以适量应用, 严重呼吸功能不全的患者避免应用。

二、循环系统疾病

1. 阿托品 可加重高血压和 / 或冠心病患者心肌缺血和心脏做功, 使心率和血压进一步升高。因此高血压和 / 或冠心病患者麻醉前可应用东莨菪碱。

2. 吩噻嗪类药　可导致低血容量患者血压进一步下降，甚至猝死，故绝对禁用。

3. 胆红素可增加迷走神经张力　常导致心动过缓，术前常规使用阿托品的剂量须增大。

4. 麻醉镇痛药　可引起休克患者呼吸抑制和直立性低血压，可能加重休克程度，应慎用。

5. 术后保留气管导管机械呼吸治疗的心内手术患者　术前宜用吗啡类药。

6. 吗啡作为先天性发绀型心脏病患者麻醉前用药　可使右至左分流减轻，缺氧得到一定改善。

7. 经皮下或肌内注射用药　药物吸收缓慢而休克常并存周围循环衰竭，应小剂量静脉用药。

三、中枢系统疾病

1. 颅内压增高患者　除术前伴躁动、谵妄、精神兴奋或癫痫等病情外，应避用中枢抑制药物。颅内高压患者对镇静药的耐受性很小，常导致术后苏醒延迟。

2. 吗啡　可引起颅脑外伤或高血压脑出血导致的颅内压增高患者呼吸抑制和 $PaCO_2$ 升高，脑血管进一步扩张、脑血流量增加和颅内压增高，甚至可诱发脑疝。

四、内分泌系统疾病

1. 因内分泌疾病导致过度肥胖的患者　肺通气功能低下和易发生舌后坠，故对呼吸有抑制作用的阿片类药物和苯二氮䓬类药物，以及容易导致术后苏醒延迟的巴比妥类药和吩噻嗪类药应慎用。

2. 小剂量镇静药　可引起甲状腺功能低下的患者显著的呼吸循环抑制，应减量或避免使用。

3. 甲亢患者基础代谢率高和心率增快　术前应选用东莨菪碱作为麻醉前用药，避免使用阿托品。

五、自主神经系活动

某些麻醉操作刺激可诱发不良神经反射，宜选用相应的麻醉前用药进行保护。

1. 喉镜插管或气管内吸引可引起心脏迷走反射　宜选用足量抗胆碱能药作预防。

2. 椎管内麻醉抑制交感神经　迷走神经呈相对亢进，宜常规选用足量抗胆碱药以求平衡。

六、眼部疾病

1. 阿托品可使睫状肌收缩　可致眼内压升高，因此闭角性青光眼在未用缩瞳药滴眼之前禁用。

2. 眼肌手术术中牵拉眼肌可能出现眼心反射　严重者可心搏骤停，故术前需常规使用阿托品降低迷走神经张力。

七、麻醉药与术前药的相互作用

麻醉药与术前药之间可能相互协同增强，使麻醉药用量显著减少，但也可能使存在的副作用加重，故应慎重考虑，避免复合使用。

1. 麻醉镇痛药或镇静催眠药　可降低七氟烷、异氟烷和氧化亚氮的 MAC 值。

2. 咪达唑仑　可加重阿片类药物的呼吸抑制作用。

3. 阿片类药　可诱发依托咪酯麻醉诱导后出现锥体外系兴奋征象。

4. 右美托咪定与阿片类药物有协调作用　可增强镇痛效果。

八、麻醉药的副作用

1. 为预防局麻药中毒反应　硬膜外麻醉和神经阻滞麻醉前可常规应用安定类药物镇静。

2. 氯胺酮、羟丁酸钠　可导致呼吸道腺体分泌增加，应用前应常规用抗胆碱药抑制腺体分泌，保证呼吸道通畅。

3. 异丙酚　注射痛发生率较高，若患者无禁忌，麻醉前可应用麻醉镇痛药减轻注射痛。

第三章　临床麻醉常用药物

第一节　局麻药

根据化学结构不同，局麻药可分两大类。①酯类局麻药：具有亲酯疏水特性，常用的有普鲁卡因、丁卡因、氯普鲁卡因。②酰胺类局麻药：具有亲水疏酯特性，常用的有利多卡因、丁哌卡因、罗哌卡因。

一、普鲁卡因

普鲁卡因为人工合成的短效酯类局麻药。

1. 作用特点

（1）麻醉强度较低，作用时效较短。注入组织后 1 ~ 3 min 出现麻醉作用，一般维持 45 ~ 60 min，镇痛作用往往突然消失，于短时间内由无痛转为剧痛。

（2）穿透黏膜能力很弱，不能产生表面麻醉作用。

（3）普鲁卡因静脉用药，有中枢性镇静和镇痛作用，表现嗜睡和痛阈增高，但必须在全麻药静脉诱导的基础上，才允许静脉用药以产生全身麻醉的维持作用。以普鲁卡因 1 mg/（kg·min）的速度静滴 30 min，可使普鲁卡因达到稳态血药浓度水平。

（4）有奎尼丁样抗心律失常作用，但因中枢神经系统毒性和生物转化过快，不适于作为抗心律失常药。

2. 临床应用

普鲁卡因的浓度越高，被吸收的速度越快，毒性越大。因此，临床上应采用其最低有效浓度。此外，浓度越高（如神经阻滞超过5%，脊髓麻醉超过10%），可引起局部神经损伤而并发神经炎、神经坏死，术后表现感觉迟钝和肢体无力，甚至瘫痪。

（1）局部浸润麻醉：0.25% ~ 1.0% 溶液均可；神经阻滞麻醉可用 1.5% ~ 2.0% 溶液，一次最大量为 1 g。

（2）蛛网膜下腔阻滞麻醉：3% ~ 5% 溶液，一般剂量为 150 mg，起效时间 1 ~ 5 min；作用时效 45 ~ 60 min。

（3）静脉复合麻醉：1% 溶液静脉持续滴注，但必须首先在其他全麻药诱导抑制大脑皮质以后，才允许静脉滴注，绝对禁止在清醒状态下直接静脉用药。总用量一般不受限制。

（4）一般不用于表面麻醉或硬膜外阻滞麻醉，因其麻醉效能很差。

二、丁卡因（地卡因）

丁卡因为酯类长效局麻药，麻醉强度大，为普鲁卡因的16倍，麻醉维持时间长，但起效慢，穿透性强，表面麻醉效果好，与神经组织结合迅速牢固。

1．作用特点

（1）对周围神经细胞的作用与普鲁卡因相同；对中枢产生明显抑制，严禁静脉用药。

（2）抑制心肌收缩力强，心脏毒性大，严重时引起泵功能衰竭、室颤或心搏停止。

（3）对血管平滑肌产生直接松弛作用。

（4）在体内主要由血浆胆碱酯酶水解，速度较慢；部分地卡因经胆管排至肠道，再被吸收至血液而进行水解，代谢产物经尿排出。

2．临床应用

（1）表面麻醉：①眼：0.5%～1%溶液滴眼；②鼻、咽喉、气管：1%～2%溶液喷雾；③尿道：0.1%～0.5%溶液，尿道灌注；④表麻一次最大量，成人不超过40～60 mg，潜伏期1～3 min，维持1 h。

（2）神经阻滞麻醉：常用0.15%～0.3%溶液，一次最大量成人50～75 mg，潜伏期15 min，维持2～5 h。如果配制成0.2%丁卡因、1%利多卡因混合液，起效加快，毒性反应率下降，而时效仍保持较长。

（3）蛛网膜下腔阻滞麻醉：常用0.3%～0.5%溶液，成人用量为7～12 mg，潜伏期15 min，维持1.5～2 h。

（4）硬膜外阻滞麻醉：常用0.25%～0.3%溶液，成人一次最大量75～90 mg，潜伏期15～20 min，维持1.5～3 h。

（5）禁用于局部浸润麻醉、静脉注射或静脉滴注。

三、氯普鲁卡因

氯普鲁卡因与普鲁卡因相似。在血内水解速度较普鲁卡因快4倍，因此毒性低，起效快，只需6～12 min，维持30～60 min。盐酸氯普鲁卡因不适于表面麻醉。1%溶液用于局部浸润麻醉，一次最大剂量800～1 000 mg，加用肾上腺素后时效可达70～80 min。2%～3%溶液适用于硬膜外阻滞或其他神经阻滞，具有代谢快、胎儿和新生儿血内浓度低的优点，适用于产科麻醉。特别注意的是，氯普鲁卡因溶液的pH为3.3，若不慎将大量的氯普鲁卡因注入蛛网膜下腔，有可能引起严重的神经并发症。

四、利多卡因

利多卡因为酰胺类中效局麻药，水溶液性能稳定，耐高压灭菌，可较长时间贮存。

1．作用特点

（1）麻醉效能强，起效快，扩散渗透性强。

（2）经吸收入血或静脉给药，有明显的中枢抑制作用。血药浓度较低时表现镇静、嗜睡、痛阈提高，并抑制咳嗽反射。

（3）在全麻药静脉诱导的基础上，允许静脉滴注利多卡因以施行全身维持麻醉，但血药浓度超过5 mg/mL时可出现中毒症状，甚至惊厥。

（4）具有迅速而可靠的抗室性心律失常功效，治疗剂量时对房室传导和心肌收缩性无明显影响，但血药浓度高时可引起心脏传导速度减慢，出现房室传导阻滞和心肌收缩力减弱，心排血量下降。

2．临床应用

（1）表面麻醉：4%溶液（幼儿用2%溶液）喷雾口、咽喉、气管内黏膜，一次最大量200 mg，起效时间为5 min，维持10～30 min。

（2）局部浸润麻醉：0.5%～1.0%溶液，成人一次最大量200 mg。

（3）神经阻滞麻醉：1%～2%溶液，成人一次最大量350～400 mg。

（4）硬膜外阻滞麻醉：1.5%～2.0%溶液，成人一次最大量400 mg，起效时间5 min，作用高峰时间15～20 min，运动神经麻痹时间45～60 min，完全消退时间90～120 min。利多卡因中加用1∶20万肾上腺素，可延长作用持续时间。

（5）治疗室性心律失常：2%溶液1～2 mg/kg单次静脉慢注；或先给负荷量1～2 mg/kg静脉慢

注，再继以 45 ~ 50 mg/min 静脉持续滴注。原有室内传导阻滞者慎用；完全性房室传导阻滞者禁用。

五、丁哌卡因

丁哌卡因为酰胺类长效局麻药，水溶液稳定，耐重复高压灭菌。

1. 作用特点

（1）麻醉效能强，起效时间较长，作用持续时间也长。

（2）对感觉、运动神经的阻滞效果与药物浓度有关。① 0.125% ~ 0.25% 溶液：仅阻滞感觉神经，无运动神经阻滞功效。② 0.5% ~ 0.75% 溶液：运动神经阻滞效果良好。

（3）其毒性与丁卡因相似，逾量或误注血管可引起严重毒性反应，引起循环衰竭和惊厥，以心脏毒性症状出现较早，其循环衰竭和严重室性心律失常症状往往与惊厥同时或先后出现，复苏较困难。因此，必须严格掌握用药剂量，成人一次或 4 h 内用量不能超过 150 mg；使用较高浓度时，溶液中宜加用 1 ： 20 万肾上腺素，可减缓吸收速度。

2. 临床应用

（1）禁用作局部浸润麻醉。

（2）神经阻滞麻醉：0.25% ~ 0.5% 溶液，一次最大量 200 mg。

（3）硬膜外阻滞麻醉：0.5% ~ 0.75% 溶液。0.75% 溶液的肌松效果较好。起效时间 5 ~ 7 min，作用高峰时间 15 ~ 25 min，持续时间 3 ~ 5 h。

（4）蛛网膜下腔阻滞麻醉：可用轻比重（0.125% ~ 0.25%）、等比重（0.5% ~ 0.75%）或重比重（0.5% ~ 0.75% 加 10% 葡萄糖液）溶液；剂量 10 ~ 15 mg，不超过 20 mg，起效时间 3 ~ 5 min，持续时间 3 ~ 4 h，下肢可达 5 ~ 6 h。

（5）术后镇痛或分娩镇痛：0.125% ~ 0.25% 溶液硬膜外腔注射，现多采用 PCEA。

六、罗哌卡因

1. 作用特点

罗哌卡因是一种新型长效酰胺类局麻药。可能通过升高神经动作电位的阈值，延缓神经冲动的扩布，降低动作电位升高的速度，发挥阻断神经冲动的产生和传导的作用。麻醉作用的产生与神经纤维的轴径、髓鞘形成和传导速度有关。罗哌卡因脂溶性大于利多卡因小于丁哌卡因，神经阻滞效能大于利多卡因小于丁哌卡因，对心脏兴奋和传导抑制弱于丁哌卡因。利多卡因、丁哌卡因和罗哌卡因致惊厥量之比为 5 ： 1 ： 2；致死量之比约为 9 ： 1 ： 2。临床上 1% 罗哌卡因与 0.75% 丁哌卡因在起效时间和运动神经阻滞的时效上没有显著差异。

2. 临床应用

（1）外科手术麻醉：神经阻滞麻醉和硬膜外麻醉（包括剖宫产术硬膜外麻醉），局部浸润麻醉。常用浓度为 0.5% ~ 1.0%。

（2）急性疼痛控制：用于术后或分娩镇痛，可采用持续硬膜外输注，也可间歇性用药。常用浓度为 0.2% ~ 0.5%。

3. 禁忌证

（1）对酰胺类局麻药过敏者禁用。

（2）严重肝病患者慎用。

（3）低血压和心动过缓患者慎用。

（4）慢性肾功能不全伴有酸中毒及低血浆蛋白患者慎用。

（5）年老或伴其他严重疾病需施用区域麻醉的患者，在施行麻醉前应尽力改善患者状况，并适当调整剂量。

七、局麻药不良反应

1. 中毒反应

单位时间内血液中局麻药浓度超过机体耐受阈值时，可出现一系列严重的全身症状，即为局麻药中毒反应。

（1）临床表现。①兴奋型：突然表现精神紧张、多语、定向力障碍；呼吸急促；心率增快、血压升高；肌肉震颤，可发展为阵发性抽搐；因持续强烈抽搐可导致缺氧而呼吸心搏骤停。②抑制型：多发生于老年、体弱患者（因局麻药耐受阈值低），或局麻药误入血管而引起，表现嗜睡或神志消失，呼吸浅慢或暂停，脉搏徐缓，血压下降。也可突发呼吸循环骤停。此型较少见，但易被误诊。

（2）诱因。单位时间内用药量过大，或意外误注血管内，是局麻药中毒的主要诱因，但也与下列因素有密切关系：①局麻药的强度越大，毒性越大，惊厥症状的出现越早。②在血管丰富部位用药，与血管稀少部位用药，两者的血药浓度差异很大，中毒反应率差异很大。③局麻药中加用低浓度肾上腺素，吸收入血的速度明显减缓，中毒反应率降低。但肾上腺素用量过大或吸收过快，同样会出现与局麻药毒性反应难以鉴别的"肾上腺素反应"。因此，强调肾上腺素浓度不超过 1∶20 万。④血 pH 值下降，或 $PaCO_2$ 上升，血液趋于酸性，致惊阈值降低，较易发生惊厥。⑤患者机体状态差、肝功能衰竭、心衰或维生素 C 缺乏等，可影响局麻药的分布和代谢，局麻药的毒性反应发生率增高。

（3）预防：①选用最低有效浓度局麻药，减少用药总量。②严防血管内误注，注药前常规做抽吸试验。③局麻药加用适量肾上腺素以延缓吸收速度，降低单位时间内血药浓度的骤升。④长效和短效局麻药混合使用时，局麻药毒性反应率可显著降低。⑤术前药常规使用安定类或巴比妥类药物，可提高局麻药致惊阈值，预防毒性反应。⑥纠正患者的全身状况，局麻药毒性反应率可减少。

（4）治疗：①警惕局麻药毒性反应，及时发现，尽早处理，多能治愈。出现毒性反应早期症状（兴奋、多语）时，首先立即停止用药，保证呼吸道通畅，面罩吸入高浓度氧，一般在纠正低氧状态后，可得到迅速缓解。②出现惊厥时，不可慌张，首先用面罩人工呼吸；同时静注硫喷妥钠 1～2 mg/kg 或安定 0.1～0.2 mg/kg，一般均可有效制止惊厥，然后继续维持氧治疗。如不能控制，可在给予硫喷妥钠基础上静注琥珀胆碱，行气管插管控制呼吸。③并存循环抑制者，应加快静脉输液，并适当应用麻黄碱、多巴胺等药物以维持循环稳定。

2. 高敏反应

个别患者对局麻药的耐受力特低，仅使用小剂量即出现严重中毒反应，称为"高敏反应"，事先一般很难预测，表现急剧，常突发晕厥、呼吸抑制和循环衰竭。其发生常与患者病理生理状况如高热、脱水和酸中毒等有关。掌握最小用药量，采用最小有效浓度药液，高敏反应发生率可降低。

3. 特异质反应

使用极微量局麻药即出现严重毒性反应，表现循环衰竭、心跳停止，虽极为罕见，但确实存在，往往在首次用药时即可发生，并非变态反应（过敏），因不存在致敏过程。此为特异质反应。

4. 类变态反应

（1）患者曾用过某种局麻药，并无不良反应，而于再次使用该局麻药时，却出现"过敏"样体征，轻者表现皮肤红斑疹或荨麻疹，重者出现血管神经性水肿，如呼吸道黏膜水肿、支气管痉挛、呼吸困难，甚至肺水肿和血压下降。此类反应称为"类变态反应"，可能与局麻药直接促进肥大细胞和嗜碱粒细胞释放组胺有关。

（2）一旦发生，按毒性反应处理，并尽早使用大剂量激素和抗组胺类药。

（3）由于局麻药都为化学制品，其成分中既不含抗原，也无半抗原，故无法在体内构成"抗原抗体变态反应"，因此真正的局麻药"过敏"反应可能不存在，而临床上往往将较为常见的局麻药毒性反应或"肾上腺素反应"，错误地诊断为局麻药"过敏"反应。

（4）如果患者对酯类局麻药过敏，应换用罕见变态反应的酰胺类局麻药。

第二节　全麻药

一、吸入麻醉药

1. 恩氟烷

无色透明挥发性液体，味略芳香，分子量184.5；沸点56.5℃。一般不燃烧、爆炸。血/气分配系数1.91；脑/气分配系数1.45。麻醉有效浓度：诱导期2%～5%；维持期1.5%～3.0%。MAC在吸O_2时1.68%；吸N_2O时0.57%。动脉有效血药浓度为100～250 mg/L。

（1）药理特性：①麻醉效能高，诱导和苏醒都较快。②对中枢神经系统的抑制与剂量相关。吸入较高浓度（3%～3.5%）时，脑电图可见惊厥性棘波，有时伴面颈、四肢肌肉阵挛性抽搐，此为麻醉过深的特征；过度通气导致$PaCO_2$降低时更易出现，但发作较短暂。在保持血压不变的情况下，脑血管扩张，脑血流量增加，颅内压增高，但耗氧量减少。若血压过降，则脑血流量减少。③镇痛良好，肌松满意。与非去极化肌松药有协同作用，肌松药剂量可显著减少。停吸后，其肌松作用迅速消失，故用于重症肌无力患者有突出的优点。④对循环系统产生抑制，其程度与吸入浓度有关。吸入高浓度时，直接抑制心肌，同时扩张外周血管，可致血压下降，其下降程度与麻醉深度呈平行关系。利用此点可作为判断恩氟烷麻醉深浅的标志。心率通常增快，但很少引起心律失常。恩氟烷不增加心肌对儿茶酚胺的敏感性，故适用于嗜铬细胞瘤患者，麻醉中也可并用低浓度肾上腺素。⑤对呼吸道无明显刺激，不增加气道分泌，可扩张支气管。对呼吸中枢的抑制较其他吸入全麻药为强。⑥抑制肠胃道蠕动和腺体分泌，但麻醉后恶心、呕吐少。⑦对子宫平滑肌有一定的抑制作用，深麻醉使分娩期或剖宫产的出血增加。⑧降低眼压，适用于眼科手术。⑨对皮质醇、胰岛素、ACTH、ADH及血糖均无影响，适用于糖尿病患者。

（2）禁忌证：癫痫、颅内高压患者不宜使用。

（3）不良反应。①深麻醉抑制呼吸循环功能：故应控制吸入浓度，谨防麻醉过深。②惊厥：需避免深麻醉，不宜过度通气，以防$PaCO_2$下降。③肝损害：目前的看法尚不一致，发生率很低，不超过1/25 000，其诱因不明。④肾损害：恩氟烷可轻度抑制肾功能，但多于停药2 h内迅速恢复。对于原有肾疾病的患者可能致血清氟化物升高，出现暂时性肾功能损害，甚至无尿。因此，对严重肾功能不全者以不用恩氟烷为妥。

2. 异氟烷

无色透明挥发性液体，分子量184.5；沸点48.5℃；微有刺激味；化学性质非常稳定，不燃烧、不爆炸，理化性质接近理想。血气分配系数1.4（属最低的一种，故麻醉深度容易调节）；脑/气分配系数2.6。麻醉有效浓度：诱导期1%～4%；维持期0.8%～2%。MAC在吸O_2时为1.15%；吸70%N_2O时为0.5%。动脉有效血浓度为100～300 mg/L。

（1）药理特性基本与恩氟烷者相似，不同点有：①在任何麻醉深度时，其抑制迷走活性的作用均强于抑制交感活性。②异氟烷对中枢神经系统的抑制也与吸入浓度相关，但深麻醉或低$PaCO_2$时不出现惊厥型脑电活动和肢体抽搐，故可用于癫痫患者。③肌松效果良好，单独使用即可达到气管插管及手术所需的肌松程度；明显增强非去极化肌松药的作用，一般仅需常用量的1/3即足。异氟烷增加肌肉血流量，加快肌松药的消除，从而使术后呼吸麻痹、通气不足的危险性显著减少。异氟烷对重症肌无力患者极为适用，也适用于肝、肾功能不全患者，不致引起肌松药消除缓慢。④一般不引起颅内压增高，即使增高也属短暂且轻微，同时可利用过度通气降低$PaCO_2$以控制颅内高压，故可慎用于颅内压增高的患者。⑤对循环系统的抑制较氟烷或恩氟烷者弱，对心肌抑制也轻。虽可使每搏量减少，血压下降，但心率增快，在1～2 MAC时心排血量无明显减少。血压下降主要系外周血管阻力下降所致，这与其他氟化全麻药不同。由于心排血量无明显减少，重要脏器灌注量仍得以保证。所以可利用较深异氟烷麻醉以施行短时间控制性降压，适用于某些手术操作的需要。异氟烷降低冠脉阻力，不减少甚至增加冠脉血流量。异氟烷不诱发心律失常，不增加心肌对儿茶酚胺的敏感性，故术中可并用肾上腺素。⑥异氟烷具有很大的心血管系安全性，其心脏麻醉指数（心脏衰竭时的麻醉浓度／麻醉所需的浓度）为5.7，大于思氟烷（3.3）和氟烷（3.0）。⑦异氟烷对呼吸的抑制比恩氟烷轻，比氟烷重。在1MAC时，对CO_2诱发的通气增强反应减弱50%～70%；在2MAC时则不产生CO_2通气反应，致呼吸停止。异氟烷对缺氧诱发的抑制反应更强，0.1MAC时即抑制50%～70%，1MAC时不产生反应。异氟烷可使已收缩的支气管扩张，适用于慢性阻塞性肺疾病和支气管哮喘患者，术后肺部并发症也减少。⑧对肝、肾功能影响轻微，与异氟烷排泄迅速、代谢程度低、能较好维护肾血流有关。⑨浅麻醉时对子宫平滑肌的影响不大，深麻醉时则仍有抑制。⑩异氟烷不升高血糖，适用于糖尿病患者。

（2）临床应用：异氟烷适用于其他全麻药不适用的疾病，如重症心脏病、癫痫、颅内高压、重症肌无力、嗜铬细胞瘤、糖尿病、支气管哮喘等。此外，异氟烷可施行短时间控制性降压。其禁忌证目前尚不明确。

（3）不良反应：较少且轻。对呼吸道有一定的刺激性，苏醒期偶可出现寒战，深麻醉时产科手术出血增多。

3. 七氟烷

无色透明挥发性液体，分子量200.05，沸点58.5℃；临床使用浓度不燃不爆。在室温下可长时间保存；与碱石灰接触产生有毒物质，为其最大的缺点，故只适用于半开放系统装置；血／气分配系数为0.5 g，低于其他含氟全麻药，故诱导、苏醒均迅速，且平稳，麻醉深度易于调节且麻醉后恶心、呕吐较少。临床常用1～1.5%。药理特性如下。

（1）七氟烷不增加脑血流量，脑耗氧量下降，不引起颅内压增高，适用于颅脑外科手术。

（2）有一定的肌松作用。

（3）对循环影响轻微，不增高心肌对儿茶酚胺的敏感性，不易引起心律失常。

（4）对呼吸道无刺激，不增加分泌物，不引起支气管痉挛。

（5）对肾脏影响轻，适用于肾功能差的患者。

（6）有关七氟烷对肝脏的影响，犹待深入研究做出评价。

4. 氧化亚氮（笑气）

氧化亚氮在50个大气压下呈液体状态，贮存于高压钢筒，性能稳定，使用前需经减压变为气态后吸用，气体略甜味。化学性稳定，与碱石灰、橡胶、金属均不起反应。分子量44，沸点 –89℃，微甜无刺激味；血／气分配系数0.47，为吸入全麻药中最小者；脑／气分配系数1.06。麻醉有效浓度：诱导期70%，维持期60%，但必须与30%～40%氧气同时吸用。动脉有效血药浓度：400～600 mg/L。

（1）药理特性：①N_2O在血中的溶解度（0.47）很低，诱导迅速平稳，患者有愉快感，无兴奋期；苏醒也快而平顺，即使长时间吸入，一旦停吸也能在1～4 min内完全清醒。②N_2O有强大的镇痛效能，20%的镇痛作用与吗啡5 mg者相当。随吸入浓度增高，镇痛作用也增强。N_2O的镇痛作用可被纳洛酮部分拮抗，提示其镇痛作用与内源性阿片样肽－阿片受体系统有关。③N_2O全麻醉效能很低，即使吸入浓度高达80%，也难以达到三期1级的麻醉深度，而患者已经面临缺氧危害，故极不安全。N_2O的效价也很小，MAC需高达1.05，因此，N_2O不能单独施行麻醉，必须与其他吸入麻醉药复合使用，且浓度不能超过70%。④N_2O兴奋交感神经系统高级中枢，增强交感神经系统活动。⑤N_2O使脑血管扩张，脑血流量增多，脑代谢增高、颅内压升高。⑥高浓度对心肌产生直接抑制，但弱于其他挥发性全麻药。低浓度不致引起血流动力影响。N_2O很少引起心律失常，偶尔诱发房室交界性心律。⑦N_2O对呼吸道无刺激性，不增加分泌物，不抑制纤毛活动，通气量无明显变化。N_2O与其他全麻药或麻醉性镇痛药复合则增强呼吸抑制作用。⑧N_2O术后恶心、呕吐少，发生率为15%。

（2）临床应用。N_2O仅适用于复合全麻：①与含氟全麻药复合，可加速诱导，明显降低含氟全麻药MAC和用药量；②与静脉全麻药、麻醉性镇痛药、肌松药复合，组成"静吸复合麻醉"；③与神经安定镇痛药复合，实施神经安定镇痛麻醉。

（3）禁忌证：①患者并存体内闭合性空腔病变，如肠梗阻、气胸、中耳炎、空气栓塞、气脑造影等时禁用。②如果麻醉机的N_2O流量表和氧流量表不准确，则绝对禁用。

（4）不良反应。①缺氧：临床使用 N_2O，必须与氧按规定的比例同时吸用，N_2O 浓度不应超过 70%，以 60%N_2O 与 40%O_2 并用最为恰当。②弥散性缺氧：发生于停吸 N_2O 后的最初几分钟内，系组织内的大量 N_2O 迅速排入血液，进入肺泡后使肺泡内的氧浓度被大量稀释，导致氧分压急剧下降所致，此即为"弥散性缺氧"。因此，应在停吸 N_2O 后继续吸入纯氧 5 ~ 10 min，可防止此类并发症。③闭合空腔增大：正常时体内闭合空腔均为氮气所充填。由于氮的血液溶解度很小（0.013），很难弥散。相比之下，N_2O 的弥散速度远比氮气大，因此很容易进入闭合气腔，并使闭合气腔容积显著增大（吸入 N_2O 3 h 后最为明显）。因此，对原有闭合气腔病变的患者（如肠梗阻、气胸、空气气栓、气脑造影等），不宜使用 N_2O，否则将加重病情，甚至引起肠管破裂、张力性气胸等严重并发症。④骨髓抑制：动物吸入 50%N_2O 24 h 后，N_2O 可与维生素 B_{12} 发生竞争，从而干扰某些依赖维生素 B_{12} 的酶活性，并抑制骨髓功能，从而引起贫血、白细胞和血小板减少。但临床应用 N_2O 麻醉几小时，一般不致出现此类并发症。

二、静脉麻醉药

静脉麻醉药诱导迅速，患者舒适，睡眠遗忘作用良好，使用方便，不刺激呼吸道，不燃不爆，不污染手术室空气，但缺点也明显：①镇痛作用不强或无，肌松差，麻醉分期不明确，深浅较难掌握，故若单一使用，一般无法完成多数手术；②用药量稍大可致呼吸、循环严重抑制；③消除较慢，后遗残余作用长，术后常伴乏力、嗜睡等不良反应。因此，目前主要将静脉麻醉药用于复合麻醉中，此外，也用作麻醉前用药、麻醉诱导或基础麻醉。

1. 硫喷妥钠

（1）药理特性。①中枢神经系统：硫喷妥钠脂溶性较高，起效快，静注 3 ~ 5 mg/kg 可在一次臂脑循环时间（10 ~ 15 s）内意识消失，但 40 s 后即转浅，维持 15 ~ 20 min 后初醒，继以约 3 h 再睡眠。麻醉有效血药浓度为 30 mg/L。长时间较大量使用硫喷妥钠，当血药浓度达 60 mg/L 时，消除半衰期明显延长，可达 70 h。因此，长时间使用时应监测血药浓度，以不超过 30 mg/L 为宜。其作用强度、作用时间和术后苏醒时间随剂量的大小而异。小剂量时无镇痛作用，反而痛阈降低，对痛敏感，表现交感兴奋反应，甚至骚动。麻醉征象仅表现为眼球固定、瞳孔稍小、睫毛反射消失，呼吸、循环抑制等，分期不清楚。硫喷妥钠使大脑血管收缩，故适用于颅内高压患者作麻醉诱导。血浆蛋白亲和力强的药物（如阿司匹林、吲哚美辛、保泰松、甲芬那酸、萘普生等）与硫喷妥钠合用时，两者发生竞争，药效增强，因此，硫喷妥钠的用量应减少。老龄患者的神经系统对硫喷妥钠特别敏感，消除半衰期可延长至 13 ~ 20 h，剂量应酌情减少。②心血管系统：血压下降明显，与剂量、注速（血药浓度）、麻醉深度、用药时间长短有密切关系，还与术前病情和术前药有明显关系。硫喷妥钠直接抑制心肌，也抑制延髓血管运动中枢。剂量大、注速快、血药浓度增高越快时，心血管抑制越强。心缩力虽减弱，但心肌氧耗量却增加约 36%。3 ~ 5 mg/kg 时动脉压、心排血量及每搏量均下降 10% ~ 25%；6 mg/kg 下降 50%。成人按 50 mg/min 速度静注时，动脉压一般无直接影响，但静脉扩张较明显，静脉回流减少，仍会影响血压的稳定性。术前药如用吩噻嗪类，可明显增强硫喷妥钠的降压作用，且持续时间延长。在代谢性酸中毒、血 pH 降低时，硫喷妥钠对心血管系的毒性增大。严重高血压、有效血容量不足（休克）、心功能欠佳（瓣膜病、冠心病、缩窄性心包炎等）、肾功能不全的患者，对硫喷妥钠很敏感，血压下降幅度大，可突发循环系危象。因此，需严格掌握适应证与禁忌证，必须使用时一次用药量不应超过 2.4 mg/kg，浓度降为 1.5% ~ 2%，注速需缓慢。一旦发生低血压后，升压代偿机制极差，不会随麻醉转浅而自动回升，甚至苏醒期仍保持较低的血压水平，若同时伴有呼吸抑制和缺氧，则低血压持续时间可能更长。一般不引起心肌应激性增高，也不引起心律失常，但若注速过快而致呼吸抑制、缺氧和 CO_2 蓄积时，易致继发性严重心律失常。③呼吸系统：硫喷妥钠选择性作用于延脑呼吸中枢，抑制强，单次剂量过大、注速稍快时，呼吸频率和幅度即降低，甚至呼吸停止。浅麻醉即引起呼吸中枢对 CO_2 的敏感性降低，且与麻醉深度相平行。麻醉稍深，呼吸完全依靠缺氧兴奋颈动脉体反射来维持；麻醉继续加深，颈动脉体反射也抑制，呼吸就完全停止。阿片类加重硫喷妥钠对呼吸的抑制，对 CO_2 的敏感性更降低。手术强刺激时呼吸可能加深增快，但停止刺激后，呼吸抑制现象立即复现。硫喷妥钠对心肺功能欠佳、危重患者以及婴幼儿的呼吸抑制更为严重，所以应慎用或不用。④自主神经系统：硫喷妥钠抑制交感神经活动，副交感作用相对占上风，咽喉、支气管平滑肌处于敏感状态，稍受刺激即可诱发呛咳、喉痉挛或支气管痉挛，上呼吸道分泌物多、慢性支气管炎或迷走神经稍亢进的患者更易发生。因此，喉镜窥视、气管插管或咽喉分泌物吸引等操作绝对禁忌在硫喷妥钠麻醉下施行；只有在术前使用阿托品或东莨菪碱、施行咽喉气管表面麻醉及注射琥珀胆碱等条件下才能操作。⑤肝、肾功能：硫喷妥钠对肾功能有一过性轻微抑制，与血压下降、肾血流量和肾小管滤过率降低有关，但恢复较快。深麻醉可能直接抑制肾小管机制，在血压下降的同时，促使垂体释放抗利尿激素，使尿量减少。硫喷妥钠一般剂量对肝脏无明显影响，大剂量对肝功能有抑制，但几天后可自行恢复。主要经肝脏降解代谢，一般剂量对微粒体药物代谢酶不致引起显著影响。正常时硫喷妥钠与血浆蛋白结合率较高（72% ~ 86%），但于肝、肾功能欠佳时，硫喷妥钠与血浆蛋白结合率降低，游离成分增多，则药效增强，不良反应也增多，嗜睡时间延长。因此，对肝肾功能欠佳的患者，硫喷妥钠用药量必须减少，注速也应减慢。对肝硬化或肝昏迷前期患者应避用。对血糖的影响不明显，对糖尿病患者无禁忌。⑥消化系统：引起反流和继发喉痉挛，甚至误吸。因此，麻醉前必须常规禁食。⑦硫喷妥钠可降低眼压：可用于眼科手术患者。硫喷妥钠用于孕妇或产妇时，剂量应减或避用。

（2）禁忌证：①婴幼儿、产妇分娩或剖宫产手术。②呼吸道梗阻或存在难以保持呼吸道通畅的情况。③失代偿的高血压病、严重心脏病。④未经有效处理的严重贫血、休克、脱水、尿毒症、肾上腺皮质功能不全、支气管哮喘等。⑤无急救设备、不具备气管插管和呼吸管理条件者。

（3）临床应用：现主要用于麻醉诱导快速气管内插管。先静脉缓慢注射 2.5% 硫喷妥钠 1 ~ 5 mg/kg，直至患者睫毛反射消失，再注入琥珀胆碱后施行快速气管内插管，一般总量不超过 6 ~ 8 mg/kg。用药期间需面罩吸入纯氧，密切注意呼吸、循环抑制程度。对具有相对禁忌证患者，其剂量和注速应合理选择或避用。

2. 氯胺酮

氯胺酮（KT）是唯一具有镇痛作用的静脉全麻药，也可肌注用药，可单独用作小手术的全身麻醉，也可作为复合麻醉组成药。目前，它广泛应用于各种小儿手术的麻醉。

（1）药理特性。①中枢神经系统：KT 对中枢神经系统既抑制又兴奋，即既抑制大脑联络径路和丘脑新皮质系统，又兴奋边缘系统。其麻醉的表现甚为特殊：一方面表现麻木、失重、悬空感，对周围环境不关心，倦怠，意识逐渐消失，浅睡，表情淡漠，体表镇痛完全；另一方面肌张力增加，肢体无目的的微动，眼睑睁开凝视，眼球水平或垂直震颤，角膜反射和对光反射活跃，眼泪和唾液分泌增多，膝和跟腱反射亢进。在临床上有"氯胺酮分离麻醉"之称。镇痛效应：KT 选择性抑制丘脑内侧核，阻滞脊髓网状结构束的上行传导；也与中枢神经和脊髓中的阿片受体有亲和性，故镇痛效应极强，但不能制止腹腔内脏牵拉反应。KT 导致颅内压增高。EEG 出现癫痫样脑电波，但不向皮质扩散，也不会出现癫痫发作。KT 是否有抗惊厥功效，目前尚无定论。KT 麻醉后苏醒期常出现极不愉快的精神症状，包括噩梦、幻觉、谵妄等，以 16 岁以上、女性、剂量大、注速过快、短小手术后为多见。若复合应用安定或咪达唑仑，此类精神症状可明显减少。②心血管系统：一方面通过增加交感活性及兴奋交感中枢而间接兴奋心血管系统，临床表现心率增快，血压增高，全身血管阻力、肺动脉压和肺血管阻力均增加，心脏指数、每搏量、心排血量、冠脉血流量均上升，心肌耗氧量增高；另一方面直接抑制心肌，呈负性变力和变时作用，表现血压下降和心律变慢。在一般情况下，KT 的兴奋作用强于抑制作用，故临床表现以血压上升、心率增快等为主，但当患者处于强烈应激反应或儿茶酚胺明显耗竭时（如低血容量、休克、心力衰竭等），抑制作用将占上风，表现血压严重下降。此外，对儿茶酚胺有影响的药物（如苯二氮䓬类、恩氟烷、吩噻嗪等）与 KT 复合时，也需警惕心肌抑制效应。③呼吸系统：KT 对呼吸有抑制作用，对潮气量的影响甚于呼吸频率，与剂量和注速有密切关系。剂量和注速恰当时，仅呼吸轻微减浅变慢，恢复很快。相反，注速快、剂量大，或同时用麻醉性镇痛药时，可显著抑制呼吸，甚至呼吸停止。此外，对婴儿或老年人的呼吸抑制作用较明显，应特别警惕。KT 麻醉中，咽、喉反射并不消失，因此严禁施行口腔、咽喉、气管支气管手术。唾液和支气管分泌物显著增加，故术前药需用阿托品类药。④其他作用：KT 使眼压增高，眼球震颤。骨骼肌张力增加，肢体不自主运动，甚至突然抽动。KT 用量大、手术时间长，或用其他药物时，术后可能出现肝脏毒性。KT 有自身酶促作用（酶诱导），多次用药后可能出现快速耐药性。KT 可强化肌松药的作用。KT 可增加子宫肌张力和收缩强度，能迅速透过胎盘影响胎儿。少数患者注药后出现呃逆、恶心、呕吐。

（2）临床应用：单独 KT 只适用于短小手术、清创、更换敷料或麻醉诱导。临床主要用于施行复合麻醉，如安定、羟丁酸钠等；或于普鲁卡因、琥珀胆碱混合液中加入 0.1% 浓度，施行静脉滴注维持麻醉；也可与吸入麻醉复合使用。单纯氯胺酮麻醉：分为肌内注射法、静脉注射法和静脉滴注法三种。①肌内注射法：主要用于小儿短小手术或者作为其他麻醉方法的基础用药。常用剂量为 4 ~ 6 mg/kg，对于年龄在 2 岁以内的婴幼儿，体液量相对较大，剂量可增大至 6 ~ 8 mg/kg，给药后 2 ~ 5 min 起效，维持 30 min 左右，术中还可根据情况追加 1/2 ~ 1/3。②静脉注射法：首次剂量 1 ~ 2 mg/kg，在 1 min 内缓慢静脉注射。药物注射完毕就可手术。作用维持时间 10 ~ 15 min，追加剂量为首次剂量的 1/2，该法除适用于小儿不需肌松的一般短小手术外，也可用于对肌肉松弛要求不高的成人短小手术，如人工流产、烧伤换药等。但为了减少其精神副反应，一般需复合应用中枢性镇静药。③静脉滴注法：先静脉注射氯胺酮 1 ~ 2 mg/kg 作为麻醉诱导，然后持续滴入 0.1% 的氯胺酮溶液维持。滴入速率掌握先快后慢的原则，至手术结束前逐渐降低并停止。术中复合使用其他镇静、镇痛药物可以减少氯胺酮用量和其不良反应。由于此法易于产生药物蓄积作用，目前临床上已经很少使用。

（3）禁忌证：严重高血压、动脉硬化、肺心病、肺动脉高压、心脏代偿功能不全、颅内高压、眼压过高、精神病史或可疑精神病、甲状腺功能亢进、酒后等禁用。

（4）不良反应：KT 麻醉过程中，少数患者可出现呓语、呻吟、精神错乱，甚至抽动，并有幻觉、恐惧等精神行为激动现象。术后可出现视物变形、复视，甚至一过性失明及一过性抑郁等不良反应，在成人或学龄儿童或单独使用 KT 时较多见，如果复合安定类药则很少发生。

3. 羟丁酸钠

羟丁酸钠系纯粹的睡眠药，无镇痛作用，不是单独的全麻药，但是较好的全麻辅助药。临床用 25% 溶液，pH 值 8.5 ~ 9.5，与其他药物混合容易沉淀。对静脉无刺激，静注后易透过血脑屏障。

（1）药理作用。①中枢神经系统：一般剂量仅作用于大脑皮质，引起生理性睡眠。血药浓度 0.5 ~ 1.5 mmol/L 时呈浅睡眠；1.5 ~ 2.5 mmol/L 为中等度睡眠；超过 2.5 mmol/L 为深睡。由于不抑制网状激活系统，且皮质对该系统的控制也弱，因此，容易出现椎体外束征象（肌肉颤搐、不自主肢体活动增强等）。羟丁酸钠不影响脑血流量，不引起颅内压增高。但兴奋副交感神经，致心率减慢，唾液和呼吸道分泌物增多，有时引起恶心、呕吐。②循环系统：轻度兴奋循环系统，血压稍升高，脉搏缓慢有力，心排血量不变化，不引起心律失常，毛细血管扩张充盈良好，肤色红润。③呼吸系统：不抑制呼吸。呼吸中枢对 CO_2 保持灵敏性。呼吸频率稍减慢，潮气量稍增大，每分通气量不变或稍增加。但如果注药太快、剂量过大，年老、小儿或体弱患者，仍可产生显著的呼吸抑制。可使咽喉反应迟钝，气管反射减弱，嚼肌和下颌比较松弛，因此，可在表面麻醉下完成气管插管操作，患者耐受插管良好。④对肝肾无毒性，即使黄疸患者也可选用。⑤羟丁酸钠在代谢过程中可使血浆钾离子转移入细胞内，注药 15 min 后可出现一过性血清钾降低。因此，对低血钾症患者应慎用，在 ECG 监护下使用，若出现 ST-T 段变化或出现 U 波，应及早停药，并补钾处理。

（2）临床应用：①成人诱导剂量 50 ~ 80 mg/kg 静脉慢注；小儿常用 80 ~ 100 mg/kg。对年老、危重患者剂量宜酌减为 40 ~ 50 mg/kg 静脉慢注。维持麻醉常复合氯胺酮或其他麻醉。②气管内插管时，一般先静注小剂量安定，再静注羟丁酸钠及琥珀胆碱后插管。

（3）禁忌证：癫痫、原因不明的惊厥、慢性酒精中毒、低血钾及完全性房室传导阻滞、心动过缓患者。

4. 依托咪酯

为速效、短效催眠药，无镇痛作用，适用于麻醉诱导或其他复合麻醉组成药。

（1）药理作用。①中枢神经系统：静注后约 1 min，血药浓度超过 0.23 mg/mL 时即入睡。本身无镇痛作用，但有较强的中枢抑制作用。同时降低脑耗氧量，使脑血流量和颅内压下降，故可能有脑保护作用。

不引起特异的癫痫样脑电活动，但在诱导过程有时出现肌肉不协调动作、震颤、阵挛、强直等椎体外系统兴奋征象，苯二氮䓬类、芬太尼或其他麻醉药可防止这类不良现象。②循环系统：其对循环系统的影响轻微，即使用 0.45 mg/kg 较大剂量，血压、CVP、心排血量、每搏量、肺毛细血管楔压、外周血管阻力均无明显改变。因此，适用于心肌功能不全、心脏储备差的患者。③呼吸系统：正常剂量时，对呼吸无明显影响，但剂量大、注速快时也引起呼吸抑制。如果出现肌阵挛等椎体外系统兴奋征时，可有屏气和呼吸暂停。④其他：对肝、肾几乎无毒性；不引起组胺释放；能影响肾上腺皮质的酶系，抑制肾上腺皮质功能，使皮质醇释放量显著减少。因此，一般禁用于 ICU 的患者。

（2）适应证：①全麻诱导。②短时间门诊手术或诊断性操作，如内镜检查、扁桃体摘除、人工流产、电击除颤和拔牙等。③适用于危重心脏病心功能极差、脑动脉瘤、主动脉瘤、心内直视手术等需要诱导期血压平稳的患者。④适用于癫痫、青光眼、颅内占位性病变伴颅内高压，及以往有恶性高热史的患者。

（3）临床应用：①诱导剂量用 0.15 ~ 0.3 mg/kg，一般病例用 0.2 ~ 0.25 mg/kg，青少年用量可偏大，老人或危重患者需减量（0.1 ~ 0.2 mg/kg），于 30 ~ 60 s 内静注完毕。②全麻维持可静脉滴注用药，0.12 ~ 0.2 mg/（kg·min），同时复合芬太尼、依诺伐静注，或吸入安氟醚等全麻药，睡眠时间可显著延长。

（4）不良作用：①局部静脉疼痛率为 10% ~ 63%，主要为药液偏酸所致。注药前 1 ~ 2 min 先静注芬太尼或 / 和氟哌利多，或于药液内加入小剂量利多卡因，静注速度可稍加快，由 30 s 缩短至 15 s，局部静脉疼痛率可减半。②局部静脉炎、栓塞和栓塞性静脉炎的总发生率为 8%，较硫喷妥钠者高。如果总用量大于 0.9 mg/kg，发生率超过 37%。③用于已用抗高血压药、利尿药、钙通道阻滞药、单胺氧化酶抑制剂或硫酸镁治疗的患者，可诱发血压骤降意外，故不宜并用，若需使用应减量，并密切监测。④肌震颤或阵挛发生率为 9.3% ~ 95%，轻者居多，严重者少数（1.2% ~ 4%），可能与影响脑深部结构或脑干有关。⑤呃逆 4%；术后恶心、呕吐 30%，与用药量大小无关。

5. 异丙酚

异丙酚（丙泊酚）为一种新型、快效、超短作用时间的静脉全麻药，也是目前临床上应用最为广泛的静脉麻醉药，具有诱导迅速平稳、苏醒快、苏醒时间可预知、苏醒后意识清晰、无嗜睡眩晕等优点，最初仅用作麻醉诱导和催眠。由于其在苏醒方面有突出的优点，不仅单次注射后苏醒快，即使分次重复用药或连续静脉滴注用药，苏醒和恢复过程仍迅速，术后副效应（嗜睡、头晕、虚弱、恶心、呕吐等）轻，回家途中很少有不适感，饮食恢复快。因此，在近年来其临床适用范围已显著扩大，广泛用于门诊、神经外科、心血管外科、小儿外科、全身静脉麻醉、ICU 镇静、介入性检查诊断中镇静等。

（1）药理特性。①中枢神经系统：降低脑血流量，与剂量相关，以 3 mg/（kg·h）、6 mg/（kg·h）和 12 mg/（kg·h）静脉滴注，脑血流量下降率分别为 7%、28% 和 39%。脑代谢率降低 22%。脑组织糖代谢率降低 36%。引起体循环抑制，但不影响脑循环的自身调节功能。如同巴比妥一样，异丙酚具有对脑缺血、缺氧损害的保护功效，并可制止脑缺氧引起的抽搐。具有降低颅内压和脑氧耗量的作用，对颅内高压患者的降颅压功效尤为显著。②循环系统：大剂量（2.5 mg/kg）静注，可引起 SBP、DBP、MAP 下降，但心率影响不大。用于心脏病患者麻醉诱导，给药后 5 min，MAP、SVR、CO、CI 等均显著下降，至 7 min 后才逐渐恢复；若剂量再增大，血流动力变化将更显著，但心肌耗氧量及动静脉血氧含量差也明显下降，故仍能满足机体需氧。用于非心脏病患者麻醉诱导，其血流动力变化的趋势与心脏病患者相似，但变化的速度和幅度相对均较缓慢。应用大剂量异丙酚导致血压下降后，若再静脉连续滴注异丙酚，不论滴速快慢，一般血压已不会再进一步下降。③呼吸系统：明显抑制呼吸，对心脏病患者的抑制较非心脏病患者明显。70% 心脏病患者用药后，需施行气管内插管控制呼吸，自主呼吸恢复需 3 ~ 5min；对非心脏病患者，仅一过性呼吸抑制，持续 30 ~ 70 s，80% 患者仅需面罩吸氧，不需辅助呼吸，SpO₂ 仍能维持 97% 以上。异丙酚与芬太尼合用时，将无例外地出现呼吸暂停，持续 4 ~ 7 min。异丙酚与等效剂量硫喷妥钠相比，呼吸抑制率发生较高。④使眼内压降低，作用强于硫喷妥钠。对眼内压已增高的患者，其降压效果尤为显著。⑤肝肾功能：经连续 7 d 以上滴注异丙酚的患者，证实肝肾无损害。

（2）临床应用。①麻醉诱导：异丙酚几乎适合临床各类手术的全麻诱导，尤其是需要术后快速清醒的患者。健康成年人异丙酚的诱导剂量为 1.5 ~ 2.5 mg/kg，对体质强壮者剂量可适当增加 1/3。在麻醉诱导过程中应严密观察呼吸循环功能的变化，及时给予辅助呼吸或处理可能发生的循环功能抑制。对年老体弱或循环功能不良的患者，可将小剂量（正常剂量的 1/2 ~ 1/4）异丙酚与依托咪酯、咪达唑仑等联合应用，以避免或减轻其循环功能抑制作用。小儿表现分布容积较大、清除率高，异丙酚麻醉诱导时剂量可适当增加。②麻醉维持：异丙酚单次静脉注射后血药浓度迅速下降，用于麻醉维持时成人剂量为每小时 4 ~ 12 mg/kg。异丙酚镇痛作用差，没有肌肉松弛作用，麻醉维持时还需复合麻醉性镇痛药、肌肉松弛药或吸入性麻醉药。由于异丙酚静脉给药作用维持时间短、无蓄积，故多采用泵注给药。异丙酚静脉麻醉下停药后血浆浓度很快下降，无明显蓄积作用，患者苏醒快而完全，并且术后恶心、呕吐发生率低。③门诊小手术和内镜检查：异丙酚以其良好的可控性和清醒彻底等优点，广泛用于无痛人流、脓肿切开引流、骨折闭合复位和内镜检查等。还可以与强效镇痛药芬太尼、阿芬太尼、氯胺酮等联合用于时间稍长的手术。④区域麻醉的镇静：区域麻醉与异丙酚镇静相结合，达到镇静、抗焦虑、消除牵拉反射、消除患者不适和减少术后呕吐的目的。

用于辅助椎管内麻醉时可首先给予 0.2 ~ 0.8 mg/kg 负荷量，然后以每小时 0.5 mg/kg 静脉泵注或滴注维持，根据镇静深度适当调整给药速率。在镇静的过程中，应注意监测 SpO_2、ECG 和血压。

（3）禁忌证：对异丙酚过敏者；严重循环功能不全者；妊娠与哺乳期的妇女；高脂血症患者；有精神病或癫痫病病史者。对于 3 岁以下小儿是否属于禁忌有待进一步探讨，应慎用。

（4）注意事项。①注射部位疼痛：常见，选用粗大静脉或中心静脉给药，或在给药前应用镇痛药可以减少疼痛的发生。②变态反应：临床发生率很低。③呼吸和循环功能抑制：异丙酚对呼吸抑制作用呈剂量相关性，较等效剂量的硫喷妥钠呼吸暂停的发生率高，但持续时间短暂，只要及时予以辅助呼吸，不致产生严重后果。异丙酚对循环的抑制主要表现为血压下降，而它对心肌收缩力的影响较小，这主要与其直接作用于血管平滑肌、交感神经张力下降或压力感受器反应的变化有关，应当在麻醉诱导之前扩充血容量，以维持血流动力学的稳定。④其他：偶见诱导过程中患者出现精神兴奋、癫痫样抽动，还可以引起肌痉挛。治疗可用地西泮、咪达唑仑和毒扁豆碱等药物控制。

第三节　扩张血管药

一、酚妥拉明

（一）药理特性

（1）具有拮抗肾上腺素的作用。静注后 2 min 内出现血管扩张，对阻力血管的扩张作用大于容量血管。外周阻力下降，肺动脉压下降，血压下降。

（2）兴奋心脏，心肌收缩力增强，心率增快，心排血量增加，微循环得到改善。

（3）防止毛细血管前括约肌过度收缩，增加组织血流灌注，拮抗毛细血管中的组胺和 5- 羟色胺等血管活性物质。

（4）延长凝血和凝血酶原时间，减少微血管内凝血形成。

（5）因血压下降引起反射性交感神经兴奋，促进去甲肾上腺素释放，可出现心动过速、心室纤颤等心律失常及心绞痛，可慎用普萘洛尔及利多卡因等治疗。

（二）临床应用

（1）控制嗜铬细胞瘤切除时围术期高血压急性发作，常与小量 β 受体阻滞同用以预防心律失常。术前 5 ~ 20 mg 口服，每日 2 ~ 3 次，术中静脉慢注 2 ~ 5 mg 或继以 2.5 ~ 5 mg 加入 5% 葡萄糖液 100 mL 中静脉滴注，滴速根据血压下降的程度进行调节。

（2）治疗急性心肌梗死及伴肺水肿的充血性心力衰竭，可增强心肌收缩力，降低心脏前、后负荷，增加心排血量，而心肌耗氧量仅轻微增加。但必须严格防止血压剧降，故常与多巴胺等拟肾上腺素药联用。

（3）治疗外周血管痉挛性疾病，如雷诺病。

（4）硫喷妥钠、50% 葡萄糖液或去甲肾上腺素等药液，若漏注于血管外的皮下组织，可引起局部小血管剧烈痉挛而导致局部皮肤、皮下组织缺血甚至坏死。此时，可用本药 5 ～ 10 mg 加于生理盐水或 1% 普鲁卡因 20 mL 作漏注部位皮下局部浸润，有防止坏死的功效。

（三）不良反应

（1）用药不当，如在低血容量或低血压情况下使用本药，可发生严重低血压。

（2）静注时可能引起心动过速、心律失常或心绞痛。

（3）偶尔出现副交感神经亢进症状，如肠蠕动增强，腹痛和腹泻。对胃及十二指肠溃疡患者应慎用。

二、硝普钠

（一）药理特性

（1）选择性直接松弛血管平滑肌，强烈扩张小动脉和小静脉血管，使动脉压和外周血管阻力迅速下降，肺动脉压、中心静脉压和左室充盈压也随之下降。

（2）对血管运动中枢和交感神经末梢无任何直接作用，也不影响心肌收缩力。

（3）用于心功能正常的患者，除外周血管阻力降低、左室充盈压下降、动压下降外，心排血量也轻度下降，同时多数伴有反射性心动过速。

（4）用于急性心功能不全时，可使增高的外周阻力和左室充盈压下降，心脏前负荷减轻。因此，每搏量和心排血量显著增加，而心率无明显改变，甚或减慢。

（5）用于慢性心功能不全或低心排综合征时，可降低外周血管阻力，减轻心脏后负荷和射血阻抗。因此，整体循环功能得到改善，心肌耗氧量减少，心排血量有所增加，心率轻度减慢。

（6）其他作用：引起颅内压升高，较大剂量时脑、心肌、肝、横纹肌等组织的摄氧功能有所抑制。

（7）硝普钠在体内代谢过程中产生氰化物，其多数通过肝和肾的硫氰生成酶，使之与硫代硫酸钠结合而形成无毒的硫氰化合物，并由肾排出，少数以氢氰酸形式由肺排出。若用药量过大，体内硫氰化合物积聚，通过硫氰氧化酶的作用可回逆成有毒的氰化物，故必须严格控制剂量，避免超量用药。

（二）临床应用

1. 控制性降压，或围术期严重高血压降压

（1）静脉单次注射：2 ～ 5 mg/ 次，90 s 内发挥降压作用。但仅能维持 2 ～ 5 min，故需静脉持续滴注用药。

（2）静脉持续滴注：将硝普钠 50 mg 加入 5% 葡萄糖液 500 mL 或 1 000 mL 中，配制成 0.01% 或 0.005% 溶液，初速 0.5 ～ 0.8 μg/（kg·min）[平均 0.3 μg/（kg·min）]，经 2 ～ 3 min 后，血压缓慢下降，根据预期降压水平调整滴速，一般于 4 ～ 6 min 后达到预期低血压水平。停止滴药后 1 ～ 10 min，血压即可回升至原水平。

（3）硝普钠总量以 1 mg/kg 为宜，24 h 极量不能超过 3 ～ 3.5 mg/kg，否则血液氰化物浓度可达中毒水平（> 1 mg/L）。24 h 总量超过 4 ～ 12 mg/kg 可导致死亡。

（4）少数青壮年患者可能遇降压困难，与硝普钠同时激活交感神经 – 肾上腺素 – 血管紧张素系统，导致儿茶酚胺及血管紧张素浓度增高、心率增快和血管收缩有关。此时可加深麻醉，或用少量普萘洛尔或卡托普利静注，有望协助降压。

2. 心功能不全或低心排综合征

一般以 8 ～ 16 μg/min 静脉滴注开始，以后每 5 ～ 10 min 增加 5 ～ 10 μg，直至获得预期效果。一般应保持舒张压不低于 8 kPa（60 mmHg）为准，以保证冠脉灌注。无高血压病史的心衰患者，一般对硝普钠十分敏感，剂量平均 50 μg/min 即可。

（三）不良反应

1. 氰化物中毒

应用硝普钠，只要合理掌握用药量，一般不会发生氰化物中毒。但用药过量，或患者肝肾功能不全、

维生素 B_{12} 缺乏或硫代硫酸钠不足时，可能发生氰化物中毒，导致组织缺氧。清醒患者出现疲劳、恶心、呕吐、厌食、定向障碍、肌肉抽搐和顽固性代谢性酸中毒。

用药期间若出现血 pH 值持续过低，提示有氰化物中毒的可能，应尽早停药，此时检查血液硫氰酸盐浓度可做出确诊，正常人血硫氰酸盐浓度不超过 29 mg/L，使用硝普钠的患者可耐受 100 ~ 150 mg/L，超过 200 mg/L 可致死亡。治疗：①立即停药，吸氧，维持有效循环；②应用高铁血红蛋白形成剂，如亚硝酸异戊酯吸入，或亚硝酸钠 5 mg/kg 稀释成 20 mL 于 3 ~ 4 min 内静脉注入；③亚硝酸钠注完后，继以硫代硫酸钠 150 mg/kg 于 15 min 内静脉滴注完；④再用结构类似维生素 B_{12} 的羟钴维生素和氯钴维生素，剂量为硝普钠用量的 22.5 倍。

2. 其他不良反应

反射性心动过速、反跳性高血压、颅内压升高、凝血异常、肺分流量增多及甲状腺功能低下等。

三、硝酸甘油

（一）药理特性

（1）对血管平滑肌的松弛作用最为明显。能拮抗去甲肾上腺素、血管紧张素等的缩血管作用，舒张全身大小动脉和静脉血管，以舒张静脉容量血管最为明显，使血液贮存于大静脉和四肢血管，静脉回流减少，心脏前负荷下降；同时外周阻力下降，心脏后负荷减轻。每搏量和心排血量无大影响，但心肌耗氧量显著减少；这是硝酸甘油缓解心绞痛的主要原理。

（2）增加心肌缺血区的血流量，这是硝酸甘油的另一重要作用。冠状动脉扩张促进冠脉血流再分布，改善心内膜层供血供氧，使心肌缺血范围缩小和心室功能改善，达到防治心绞痛、心肌梗死和急性心功能衰竭的效果。

（3）使用稍大剂量时，也可施行控制性降压，但可能伴有反射性心动过速；并引起颅内压增高，对原先有颅内压增高患者尤其明显。

（4）一般需静脉滴注用药方能维持疗效。

（5）硝酸甘油降压的优点在于剂量容易调节，很少发生血压过低；心率变化不大；基本无毒性。一旦血压过低，只需及时减慢滴速并稍加快输液即可被迅速纠正。

（二）临床应用

1. 控制性降压

用 10 mg 加入 5% 葡萄糖 100 mL 中配制成 0.01% 溶液作静脉滴注，初速 1 μg/（kg·min），观察用药反应后调节滴速，一般达 3 ~ 6 g/（kg·min）即能使血压降至预期水平。硝酸甘油降压与硝普钠降压的不同点：①对舒张压的下降幅度小于硝普钠，有利于心肌供血；②心率增快较轻，有利于降低心肌耗氧量；③不引起血管紧张素增加，停药后血压回升较硝普钠略慢，很少出现反跳性高血压。

2. 心功能不全和心肌梗死

适用于防治冠状动脉搭桥术中的高血压发作和心肌耗量增加；治疗慢性心力衰竭和心功能不全；治疗心内直视手术后的低心排综合征；治疗急性心肌梗死。

（三）不良反应

（1）有时出现头痛、面部潮红、灼热感、眩晕、心悸等症状。

（2）用药过量可出现高铁血红蛋白血症，血呈暗紫色，血液携氧能力减弱，组织缺氧，可静脉注射亚甲蓝、吸氧和换血治疗。

（3）长时间应用可出现耐药性。

（4）增加肺内分流，抑制血小板聚集，但作用比硝普钠轻；增强和延长潘库溴铵的神经肌接头阻滞作用；扩张脑膜血管和视网膜血管，应慎用于青光眼、脑出血和颅内压增高患者。

第四节　升压药

一、肾上腺素

1. 临床应用

（1）止血：敷贴于皮肤、黏膜（鼻、咽喉、耳等）浅表出血处，有局部止血功效；对静脉渗血则无效。

（2）与局部麻醉药混用：延缓组织对局麻药的吸收，减少局麻药中毒，延长局麻药的作用时间。每 200 mL 局麻药加入肾上腺素 0.1 mg，一次总用量不超过 0.3 mg。

（3）抗过敏休克：肾上腺素抑制过敏介质（如组胺、5- 羟色胺、缓激肽等），加强血管收缩，减少渗出，提升血压，减轻声门水肿，扩张支气管平滑肌，从而缓解过敏性休克症状，用量每次 0.25 ~ 0.5 mg 皮下或肌注，肌注维持作用 10 ~ 30 min，皮下 60 min 左右。

（4）心脏骤停复苏：静脉或心室腔注射 0.25 ~ 0.5 mg/ 次，用生理盐水稀释 10 倍注入。

（5）控制支气管哮喘发作：皮下、肌注或雾化吸入都有效，一般 3 ~ 5 min 症状缓解，每分通气量和呼吸频率均增加。

2. 不良反应

大剂量或快速静脉注射，可致心悸、烦躁、头痛及血压骤升，并可能引起肺水肿、脑出血或严重心律失常，如多源性室性心动过速，甚至心室纤颤。因此需掌握用药原则：①根据用药目的，严格控制最小有效剂量；②慎用于老年人；③禁用于高血压、器质性心脏病、甲状腺功能亢进及心绞痛等患者；④禁与氟烷勿用，有诱发严重室性心律失常的危险。

二、去甲肾上腺素

1. 临床应用

去甲肾上腺素用于低容量性休克或内毒素休克，虽能提升血压，但微循环障碍反而加重，不能提高存活率，故已弃用。目前，该药仅适于嗜铬细胞瘤切除后维持血压稳定。

2. 不良反应

（1）若静脉滴注时间过久、浓度过高或漏出血管外，极易发生局部组织缺血坏死，应重视预防。一旦发生，应立即在局部皮下浸润酚妥拉明或普鲁卡因以解除血管痉挛。

（2）剂量过大或滴注时间过久，容易并发急性肾衰竭、心内膜下缺血和梗死。

三、多巴胺

1. 药理特性

多巴胺又称 3- 羟酪胺，是合成去甲肾上腺素的直接前体，具有重要生理功能和抗休克功效。多巴胺对心、肾等血管的作用，取决于静脉滴注剂量的大小。

（1）小剂量：1 ~ 2 μg/（kg·min），主要扩张肾、脑、冠脉及肠系膜血管，血流灌注增加，器官功能改善，具有排钠利尿作用。

（2）中等剂量：2 ~ 10 μg/（kg·min），主要增强心肌收缩力，心排血量增加，心率不变化，收缩压升高，肾功能仍得到改善。

（3）大剂量：快于 10 μg/（kg·min），主要增高外周阻力，血压上升，但肾血流反而减少，尿量显著减少，还可导致心律失常，作用与去甲肾上腺素相似，已失去有利作用。

2. 临床应用

（1）将 20 ~ 80 mg 多巴胺加入 5% 葡萄糖液 100 ~ 500 mL 中，开始按 2 ~ 5 μg/（kg·min）静脉滴注，以后根据病情逐渐改变滴注剂量 [最大不超过 10 μg/（kg·min）]，适用于治疗心肌收缩力减弱、尿量减少而血容量无明显不足的低血压患者，如心脏术后心源性休克。

（2）大于 10 μg/（kg·min）的剂量，与去甲肾上腺素的作用类似，故不适用。

（3）对急性肾衰竭患者，可将小剂量多巴胺与襻利尿药合用。

3. 不良反应

偶见恶心、呕吐，剂量过大或滴速过快可致心律失常。注入血管外可致局部皮肤坏死，需局部浸润酚妥拉明等治疗。

四、麻黄碱

1. 药理特性

（1）对心血管的作用与肾上腺素相似，但效价弱，而作用持续时间则长 10 倍，以增强心肌收缩力、增加心排血量为主，外周血管阻力轻微升高，收缩压上升比舒张压上升明显，脉压增宽。心率影响较小。反复用药易出现快速耐药。半衰期为 3.5 h。

（2）松弛支气管平滑肌，起效慢，作用弱但持久。

（3）中枢作用比肾上腺素明显，较大剂量可引起精神兴奋、不安和失眠。

2. 临床应用

（1）治疗椎管内麻醉性低血压。①血压下降缓慢者：成人 30 mg/ 次肌注，可重复一次，小儿 0.5 ~ 1 mg/kg 每次。②血压急剧下降者：成人 15 mg/ 次静注，可重复一次。升压作用平稳可靠，但用于动脉硬化、明显酸中毒和低血容量患者，效果可能很差。

（2）预防支气管哮喘发作，或治疗轻症支气管哮喘。口服用药，成人每次 25 ~ 50 mg；小儿 0.5 ~ 1 mg/kg 每次，一日 3 次，口服。

（3）治疗过敏性鼻炎，用 1% ~ 2% 溶液滴鼻，效果较好。

五、多巴酚丁胺

多巴酚丁胺的结构与多巴胺相似，属儿茶酚胺类药。适用于治疗心源性休克、心肌梗死伴充血性心力衰竭、无严重低血压的急性心力衰竭、体外循环手术后低心排综合征。不良反应偶有恶心、头痛、心悸、心律失常，也可引起高血压、心绞痛。一旦发生，应减慢滴速或暂停滴注。禁用于严重心脏射血障碍的患者。

六、间羟胺

间羟胺又名阿拉明，是去甲肾上腺素的较好替代药，可治疗各型休克，如神经性、过敏性、心源性、感染性、脑损伤性或心肌梗死性休克。治疗休克并存尿闭、心功能不全、脑水肿或心脏复苏后的患者。禁用于高血压、甲状腺功能亢进、充血性心力衰竭及糖尿病患者。

临床多采用静脉给药：静注每次 0.5 ~ 5 mg，1 min 生效，20 ~ 40 min 时达作用高峰；静滴 10 ~ 50 mg 加入 5% 葡萄糖液 250 ~ 500 mL 中，根据血压升降调节滴速。

第五节　肌肉松弛药

肌肉松弛药主要作用部位在骨骼肌的神经肌肉接头后膜处，故称"神经肌肉接头阻滞药"（简称"肌松药"），其主要作用为阻滞乙酰胆碱受体，干扰神经肌肉之间兴奋的正常传递，产生骨骼肌松弛的功效。

一、肌松药的类型

（一）非去极化型肌松药

1. 常用药物

潘库溴铵、维库溴铵、阿曲库铵等，与神经肌接头后膜处的乙酰胆碱受体具有强亲和力，因占领受体并降低受体对乙酰胆碱的反应，使接头后膜不能正常传递神经肌肉之间的兴奋，产生阻滞效应，表现为骨骼肌松弛。

2. 胆碱酯酶抑制药

通过抑制乙酰胆碱酯酶，使接头处的乙酰胆碱失活减慢而浓度逐渐增高，从而再竞争性占领乙酰胆碱受体，提高受体对乙酰胆碱的反应，由此恢复肌张力，故有"肌松药拮抗药"之称。

（二）去极化型肌松药

（1）常用者只有琥珀胆碱。与乙酰胆碱受体结合后，产生接头后膜持续性去极化，从而出现骨骼肌松弛效应。

（2）在首次去极化的过程中，全身骨骼肌肌纤维表现不协调的"成束收缩"，并继发眼内压、颅内压和胃内压升高，术后可能出现肌痛等不良反应。

（3）此类肌松效应不能被胆碱酯酶抑制药拮抗，相反，肌松效应反而可被增强。

二、肌松药的使用原则

（1）肌松药以使用最小有效量为原则。大剂量不仅时效过长，拮抗或消除也困难。

（2）应用肌松药必须具备呼吸管理的基本条件。肌松药对全身各部位肌肉都产生麻痹效应，包括膈肌和肋间肌麻痹。因此，用药必须与气管插管控制呼吸并用，以保证通气。

（3）要明确肌松药不是麻醉药，无麻醉作用。因此，只能在全麻下应用；禁忌在患者意识尚存在的情况下应用。

（4）全麻药与肌松药协同增强，在合理使用下两者分开使用。

（5）利用周围神经刺激器监测神经肌接头传递功能，可判断剂量个体化，决定最佳追加剂量，判断拮抗药的使用时机，以及鉴别去极化型和脱敏感型阻滞。

三、非去极化型肌松药

（一）潘库溴铵

1. 药理特性

（1）效能比右旋筒箭毒强 4 ~ 5 倍，起效较快，时效接近；轻微释放组胺，不易透过胎盘屏障，适用于支气管哮喘患者或孕妇。

（2）心血管效应较明显，产生中度解迷走效应，导致交感活动增强、儿茶酚胺释放增多，出现心率增快和血压升高，个别患者出现房室分离或室性心律失常。

（3）主要在肝内代谢，60% ~ 80% 经肾脏消除，小部分经肝胆系排泄。肾功能不全时，时效延长。肝脏疾病时，起效变慢，初始剂量需稍大，且时效延长。胆管梗阻时，消除率下降，时效延长。

2. 临床应用

（1）气管内插管：0.1 ~ 0.15 mg/kg 静注，肌松在 2 ~ 3 min 达峰值，维持 45 ~ 60 min。

（2）术中维持肌松：0.04 ~ 0.08 mg/kg 静注，1 min 起效，3 ~ 5 min 达高峰，作用维持 40 ~ 60 min。

（3）反复用药可产生蓄积，肌松残余作用可用新斯的明拮抗。

（4）慎用于高血压、心动过速、严重肝肾功能不全及胆管梗阻患者。

（二）维库溴铵

1. 药理特性

（1）为中效非去极化型肌松药，无心血管系不良反应，不释放组胺。肌松作用起效较潘库溴铵稍快，药效略强，时效较短，反复用药基本无蓄积，是比较理想的肌松药。自主神经节阻滞作用极强是其特点，也是对心血管系统无不良反应的唯一肌松药。

（2）肝脏是其主要消除器官，大部分以原形、小部分经代谢后迅速排入胆汁，仅20%经肾脏排泄。因此，反复用药无蓄积性，肾功能不全时仍能应用，但肝硬化、阻塞性黄疸时，消除减慢，时效可延长。

2. 临床应用

（1）气管内插管：0.07 ~ 0.15 mg/kg 静注，3 ~ 5 min 达峰值可插管，20 min 开始消退。

（2）术中维持肌松：首剂 0.05 ~ 0.07 mg/kg，1 min 起效，3 ~ 5 min 达高峰，20 min 左右开始消退，

25 min 时肌张力完全恢复。可按需再次用药，剂量为首剂的 1/3 ~ 1/2；也可用静脉连续滴注法维持肌松，按 1 μg/（kg·min）速度即可。

（3）肌松残余作用可用新斯的明拮抗。

（三）阿曲库铵（阿曲可林）

1. 药理特性

（1）为中时效非去极化型肌松药，起效较快，时效近似维库溴铵，对心血管系无不良反应，反复用药无蓄积性。

（2）在体内主要通过"霍夫曼消除反应"分解消除，小部分经酯解反应分解，最适用于肝、肾功能不全的患者。碱性环境和温度升高可加速霍夫曼反应，使药效缩短，故需低温冰箱贮存，也不能与硫喷妥钠等碱性药物混合。（霍夫曼消除反应是药物分解的一种特殊反应，为纯化学过程，在生理 pH 和体温下即可进行，不受肝、肾功能，假性胆碱酯酶活性等生物学条件所影响）

（3）其神经节阻滞作用极微，解迷走作用与维库溴铵相似，对心率无影响，有轻微组胺释放作用，偶尔可出现皮疹、支气管痉挛及心动过缓。

2. 临床应用

（1）气管内插管：0.5 ~ 0.8 mg/kg 静注，1 min 内起效，2 ~ 4 min 达高峰后可插管，作用持续 30 min 左右，追加剂量为首次量的 1/3 ~ 1/2。

（2）术中维持肌松：按 0.1 mg/（kg·min）静脉滴注，停药后肌张力可迅速恢复，不受滴注时间长短和总剂量大小的影响。

（3）其肌松效应易用新斯的明拮抗。

四、去极化型肌松药

琥珀胆碱为临床唯一的去极化肌松药。

（一）药理特性

（1）水溶液不稳定，pH 3 ~ 4.5，遇碱性物质易分解沉淀，禁与硫喷妥钠等混合。

（2）可被假性胆碱酯酶迅速水解，产生琥珀单胆碱和胆碱。琥珀单胆碱仍保留琥珀胆碱的肌松活性 1/50，水解较慢（为琥珀胆碱的 1/6）。因此，反复静注或连续滴注可出现蓄积。

（3）琥珀胆碱不能使用新斯的明拮抗，肌松作用反而延长。

（二）临床应用

（1）气管内插管：单次静注 0.8 ~ 2 mg/kg，15 ~ 20 s 出现肌纤维成束收缩，1 min 左右肌肉完全松弛，呼吸停止持续 4 ~ 5 min，肌松作用维持 5 ~ 12 min，可重复注射，不必减量。

（2）对静脉穿刺困难的小儿和成人，可将琥珀胆碱稀释成 10 mg/mL。溶液经肌注用药，小儿 1 ~ 1.5 mg/kg，成人 1.5 ~ 2 mg/kg，分别于 1 ~ 6 min 和 2 ~ 8 min 出现肌松，维持 20 ~ 30 min。

（3）长时间手术时可用 0.1% ~ 0.2% 琥珀胆碱溶液静脉持续滴注。滴速为 3 ~ 4 mg/min；配成 0.1% 琥珀胆碱、1% 普鲁卡因溶液，可施行静脉复合麻醉，两者协同增强。

（三）不良反应

1. 血钾升高

肌纤维成束收缩过程中，钾离子自肌细胞外移，可引起血清 K^+ 升高。正常成人静注琥珀胆碱 1 mg/kg，血清钾升高 0.2 ~ 0.5 mmol/L，一般无碍，但对原先高钾血症患者具有威胁。

瘫痪患者应用琥珀胆碱，钾离子外移更多，血清钾明显增高，甚至高达 9 ~ 13 mmol/L，可导致严重心律失常或心搏骤停意外。此种"去神经高血钾反应"还易见于严重烧伤、广泛软组织损伤、上或下运动神经元疾病、严重腹腔感染以及肾功能衰竭患者。因此，对这类患者应避用琥珀胆碱，尤其对严重烧伤或截瘫后 0.5 ~ 3 个月之间的患者应禁止使用。

2. 肌纤维成束收缩

全身肌纤维不协调收缩可引起眼内压、胃内压和颅内压升高，以及术后肌痛。因此，对下列患者应禁忌琥珀胆碱：①因眼外肌剧烈收缩，眼内压于注射后 1 min 即升高，持续 6 min，因此，对青光眼患者应慎用琥珀胆碱；②眼穿透伤或近期第二次内眼手术患者应禁忌使用；③对妊娠、腹水、肠梗阻等腹压显著升高的患者，用药后的腹压升高可促使胃肠内容物反流、误吸，故需慎用或避用；④颅内压已升高的患者，应避用琥珀胆碱。

术后肌痛发生率国外为 20% ~ 50%，多见于小手术后，尤易见于女性或术后早期活动患者，以腰和小腿为甚。加用安定，术后肌痛显著减少。

3. 作用时间延长

大剂量或连续滴注琥珀胆碱（超过 400 ~ 1 000 mg），容易转为非去极化阻滞（脱敏感阻滞），肌松时效显著延长。常见呼吸延迟恢复 30 min 左右，甚至几小时。此时，应坚持人工呼吸，同时输用新鲜血、冰冻干血浆以提高血浆胆碱酯酶浓度，或补充钙制剂等，不可盲目使用新斯的明拮抗。

呼吸延迟恢复时，应用神经肌肉接头功能监测仪具有指导价值。

五、肌松药拮抗药（新斯的明）

（一）药理特性

（1）新斯的明是胆碱酯酶抑制药，通过抑制胆碱酯酶对乙酰胆碱的水解，促使神经肌接头的乙酰胆碱蓄积，竞争性地取代已与受体结合的非去极化肌松药，从而发挥拮抗作用。此外，新斯的明还促使神经末梢释放乙酰胆碱增多。

（2）在拮抗的同时，可能出现副交感神经节兴奋，引起心动徐缓、血压下降、唾液和呼吸道分泌物增多、胃肠蠕动增强、支气管痉挛，甚或心搏骤停等不良反应（且胆碱能危象），较大剂量新斯的明更易发生，故需严格掌握剂量。一旦出现胆碱能危象，可用阿托品拮抗。为预防计，可将阿托品与新斯的明混合在一起使用。

（二）临床应用

（1）术毕将新斯的明 0.04 ~ 0.05 mg/kg 和阿托品 0.02 mg/kg 混合后静脉缓慢注射。为防止过量，可分成 2 份，先静注 1 份，观察 3 ~ 5 min 无异常反应后，再静注另一份。

（2）将新斯的明与胃长宁（格隆溴铵）混合后静注，效果可能较阿托品好。胃长宁其外周抗胆碱作用强而持久，作用维持时间较阿托品长 3 ~ 4 倍。预防新斯的明引起心动过缓的剂量：按新斯的明每 1 mg 折合胃长宁 0.2 mg 计量（或胃长宁 0.2 mg 相当于阿托品 1 mg）。

第六节　丁酰苯类药

丁酰苯类药属抗精神病药，其化学结构与吩噻嗪类不同，但作用相似，通过阻滞边缘系统、下丘脑和黑质－纹状体系统等部位的多巴胺受体而产生很强的镇静和镇吐作用，有椎体外系反应等不良反应。口服经肠道吸收，在肝脏生物转化，代谢产物随尿和胆汁排出。氟哌啶醇和氟哌利多（氟哌啶）为临床最常用的丁酰苯类药。前者用于治疗精神病，后者主要用于临床麻醉，目前已替代吩噻嗪类的地位。现只介绍氟哌利多。

一、药理特性

（1）静注后 5 ~ 8 min 生效，最佳效应持续时间 3 ~ 6 h。安定作用相当于氯丙嗪的 200 倍、氟哌啶醇的 3 倍。不产生遗忘，镇吐作用为氯丙嗪的 700 倍。

（2）增强其他中枢神经抑制药的效应；无抗惊厥作用。

（3）引起脑血管收缩，脑血流减少，产生降低颅内压的作用，但脑耗氧量并不相应下降，故对脑血管病变患者可能不利。

（4）对心肌收缩力无影响，有 α 肾上腺素能阻滞作用，使血管轻度扩张，口服或肌注对血压无明显影响，静注有血压轻度下降作用，对低血容量者需加以重视。

（5）用于嗜铬细胞瘤患者反可引起血压显著升高，可能与诱发肾上腺髓质释放儿茶酚胺或抑制嗜铬细胞摄取儿茶酚胺有关，应引起重视。

（6）有明显抗心律失常作用，可能与延长心肌不应期有关。

（7）对呼吸无明显影响，适用于慢性阻塞性肺疾病患者作为麻醉前用药。

（8）血浆蛋白结合率为 85% ~ 90%；消除半衰期 2 ~ 3 h。除 10% 以原形随尿排出外，其余均在肝内生物转化，代谢产物大部分在 24 h 内随尿或粪排出。

二、临床应用

（1）氟哌利多已替代氯丙嗪和氟哌啶醇的位置，是目前麻醉科应用最广的强安定药。作为麻醉前用药的剂量为 2.5 ~ 5 mg 肌注或静注。

（2）施行神经安定镇静术或麻醉。

第七节　麻醉性镇痛药与拮抗药

麻醉性镇痛药常用作静脉复合麻醉的组成药，常用者有：吗啡、哌替啶、芬太尼、瑞芬太尼、舒芬太尼、阿芬太尼等。

一、吗啡

吗啡是阿片受体激动药的代表。

1. 药理特性

（1）中枢神经系统：①抑制大脑皮质痛觉中枢，痛阈提高 50%，产生躯体痛和内脏痛的镇痛，对持续性钝痛的效果优于间断性锐痛；在疼痛出现前用药的镇痛效果优于疼痛出现后。②在产生镇痛的同时，还作用于边缘系统影响情绪的区域阿片受体，可解除由疼痛引起的焦虑、紧张、恐惧等情绪反应，甚至产生欣快感和安静入睡。③缩瞳作用明显，针尖样瞳孔变化为吗啡急性中毒的特殊体征。④因呼吸抑制致 CO_2 蓄积，使脑血流量增加和颅内压增高。

（2）呼吸系统：①选择性抑制呼吸中枢，与剂量密切相关，一般剂量表现呼吸频率减慢；大剂量时呼吸减慢变浅，潮气量减小，直至呼吸停止，是吗啡急性中毒死亡的主要原因。②镇咳作用强，抑制咳嗽反射，可使患者在无痛苦下接受清醒气管内插管。③可引起组胺释放，产生支气管平滑肌收缩，用于支气管哮喘患者可诱发哮喘发作。

（3）心血管系统：①一般无明显影响，对心肌无抑制作用，适用于心脏直视手术的全凭静脉复合麻醉。②兴奋迷走神经，可致心率减慢。③释放组胺，间接作用于血管平滑肌，引起外周血管扩张、血压下降，在老年、低血容量或用药后取直立位的患者尤为显著。

（4）不良反应：常引起恶心、呕吐、便秘和尿潴留，还有血糖升高及体温降低。

2. 临床应用

肌注后 15 ~ 30 min 起效，45 ~ 90 min 达最大效应，持续约 4 h；静注后约 20 min 产生最大效应。主要经肝脏生物转化，代谢物主要经尿排出，7% ~ 10% 随胆汁排出。与血浆蛋白结合率为 30%。老年人清除速率减慢约一半，故用药量需适当减小。只有极小部分（静注不到 0.1%）透过血脑屏障；容易透过小儿的血脑屏障，故小儿对吗啡的耐药量很小，也透过胎盘到达胎儿。

（1）急性疼痛患者用作麻醉前用药，成人常用剂量为 8 ~ 10 mg，肌注；对休克患者宜采用静注用药，剂量需减半。小儿以肌注为主，2 ~ 7 岁用 1 ~ 1.5 mg；8 ~ 12 岁用 2 ~ 4 mg。

（2）吗啡全凭静脉复合麻醉，用较大剂量（0.8 ~ 1 mg/kg），因释放组胺易干扰血流动力，现已被大剂量芬太尼或其衍生物所替代。

（3）治疗左心衰竭急性肺水肿，成人剂量 5 mg，稀释后静脉注射。

（4）术后镇痛：手术后患者硬膜外给予 2 mg 吗啡，镇痛良好，可维持 8 ~ 12 h，长者可达 24 h；

也可加入镇痛泵中静脉或硬膜外镇痛，效果良好。

3. 禁忌证

（1）慢性呼吸道疾病患者，如支气管哮喘、上呼吸道梗阻、气管分泌物多、慢性肺疾病继发心衰、肺心病并呼吸功能不全等。

（2）75 岁以上老年人、1 岁以内婴儿和临产妇。

（3）严重肝功能障碍；肝昏迷前期。

4. 急性中毒处理

首先气管内插管施行人工通气，补充血容量以维持循环稳定，同时应用拮抗药纳洛酮。

二、哌替啶（度冷丁）

1. 药理特性

（1）镇痛强度约为吗啡的 1/10，肌注 50 mg 使痛阈提高 50%，肌注 125 mg 痛阈提高 75%，相当于吗啡 15 mg 的效应；作用持续时间为吗啡的 1/2 ~ 3/4。

（2）镇静作用较吗啡稍弱，仅产生轻度欣快感。

（3）呼吸抑制明显，与剂量大小相关，尤易见于老年、体弱及婴幼儿。

（4）降低心肌应激性，直接抑制心肌，代偿功能减弱的心脏更为明显。

（5）引起组胺释放和外周血管扩张，使血压下降，甚至虚脱。

（6）具有类似阿托品样作用，使呼吸道分泌减少、支气管平滑肌松弛、心率增快、血管扩张、血压轻度下降。

（7）反复使用产生药物依赖。

（8）引起恶心、呕吐、脑脊液压力增高、尿潴留、抑制胃肠道蠕动、增加胆管内压力等不良反应，其机制与吗啡相似。

2. 临床应用

哌替啶口服经肠道吸收，其生物利用度仅为肌注的一半。与血浆蛋白结合率为 60%；消除半衰期 2.4 h ~ 4.4 h；可透过胎盘；主要在肝脏生物转化，代谢物去甲哌替啶酸随尿排出。

（1）麻醉前用药：1 mg/kg 术前 30 min 肌注，15 min 产生作用，60 min 达高峰，持续 1.5 ~ 2 h 后逐渐减退。静注 0.5 ~ 1 mg/kg，5 min 产生作用，20 min 作用达高峰，维持 1.5 ~ 2 h 后逐渐减弱。2 岁以内者慎用，且剂量应偏小。

（2）硬膜外麻醉辅助药：将哌替啶 100 mg 与异丙嗪 50 mg 混合，配成"度非合剂"；或哌替啶 100 mg 与氟哌利多 5 mg 混合，配成"度氟合剂"。每次静注 1 ~ 2 mL，总量不超过 4 mL。

（3）静脉普鲁卡因复合麻醉的组成药：在 1% 普鲁卡因 500 mL 内加哌替啶 100 ~ 200 mg，静脉持续滴注。现已很少应用。

3. 不良反应

（1）偶尔有低血压、恶心、呕吐、眩晕、出汗、口干及下肢震颤等不良反应。有时于患者入睡前出现短暂兴奋、烦躁，将哌替啶与异丙嗪合用可不致发生。

（2）用药过量可出现中枢神经系统兴奋，表现为谵妄、瞳孔散大、抽搐等，可能系其代谢产物去甲哌替啶酸蓄积所致。

（3）服用单胺氧化酶抑制剂治疗的患者，使用哌替啶可出现严重毒性反应，表现血压严重下降、呼吸抑制、抽搐、大汗和长时间昏迷，甚至致死。这可能与单胺氧化酶抑制剂抑制体内单胺氧化酶活力，使哌替啶及其代谢产物去甲哌替啶酸的降解受到抑制有关。

三、芬太尼、舒芬太尼、瑞芬太尼

1. 芬太尼

（1）药理特性：①芬太尼的镇痛强度为吗啡的 75 ~ 125 倍，为哌替啶的 350 ~ 500 倍；作用持续时间为 30 min；是目前临床麻醉中应用的最主要麻醉性镇痛药。对大脑皮质的抑制轻微，在镇痛的同时，患者的意识仍保持清醒，这与吗啡、哌替啶不同。②对呼吸中枢都有抑制作用，表现为呼吸频率减慢，与剂量相关。芬太尼 0.05 ~ 0.08 mg 静注，不抑制呼吸；0.2 ~ 0.3 mg，呼吸停止 15 ~ 30 min；0.5 ~ 0.6 mg，呼吸长时间停止，且具有与皮层功能呈分离的独特现象，即患者神志清楚而无呼吸，表现为"遗忘呼吸"（即嘱咐患者呼吸时，患者能够自主呼吸，但随即又处于呼吸停止状态）。③对心血管系统的影响都很轻，不抑制心肌收缩力，不影响血压。芬太尼和舒芬太尼可引起心动过缓，可用阿托品治疗。④可引起恶心、呕吐和尿潴留，但不引起组胺释放。

（2）临床应用：芬太尼的适应证与禁忌证与吗啡基本相同。①全身麻醉诱导：对于成年患者，芬太尼与静脉全麻药、镇静药和肌松药复合，进行麻醉诱导后气管插管，是目前临床上最常用的全身麻醉诱导方法。常用剂量为 0.1 ~ 0.3 mg，可有效抑制气管插管时的应激反应。如以芬太尼为主来抑制气管插管时的心血管反应，其剂量需达 6 μg/kg 左右。②全身麻醉维持：作为全凭静脉麻醉或静吸复合全身麻醉的主要成分，镇痛作用强大。一般在手术开始前及手术过程中每 30 ~ 60 min 追加 0.05 ~ 0.1 mg，或在进行刺激性较强的手术操作前根据具体情况追加，以抑制机体过高的应激反应。取其对心血管影响轻微的特点，可用大剂量芬太尼（30 ~ 100 μg/kg 静注）施行"全凭静脉复合麻醉"，最适用于体外循环心脏内直视手术的麻醉，有利于术后患者循环功能恢复。为加强镇静作用，也可在麻醉诱导和维持时给予适量地西泮等中枢性镇静药。③用于时间短的门诊手术：如人工流产、脓肿切开引流术等。体重正常的成年人芬太尼用量为 0.1 mg 左右，并复合应用异丙酚或咪达唑仑，以弥补其中枢镇静作用的不足，但应注意药物协同作用所致的呼吸、循环功能抑制。④与氟哌利多配制成"依诺伐"：施行"神经安定镇痛麻醉"或用作椎管内麻醉的辅助药。

2. 舒芬太尼

（1）舒芬太尼是镇痛效应最强的阿片类药物，其镇痛强度是芬太尼的 5 ~ 10 倍。与芬太尼相比，舒芬太尼的消除半衰期较短，但其镇痛作用持续时间却较长，为芬太尼的 2 倍。与等效剂量的芬太尼相比，舒芬太尼静脉麻醉时患者循环功能更为稳定，因此它更适合于心血管手术和老年患者的麻醉。舒芬太尼麻醉时对呼吸系统的影响呈剂量依赖性，抑制应激反应的效果优于芬太尼，恶心、呕吐和胸壁僵硬等作用也与芬太尼相似。

（2）根据使用剂量的不同，舒芬太尼静脉麻醉有大剂量、中剂量和低剂量三种方法。大剂量（8 ~ 50 μg/kg）用于心胸外科、神经外科等复杂大手术的麻醉；中等剂量（2 ~ 8 μg/kg）用于较复杂普通外科手术麻醉；低剂量（0.1 ~ 2 μ/kg）用于全身麻醉诱导或门诊小手术的麻醉。舒芬太尼麻醉时可采用三种给药方法：诱导期总量一次给予、一定剂量诱导术中按需追加或一定剂量诱导后持续静脉滴注维持。

3. 瑞芬太尼

（1）瑞芬太尼是新型超短时效阿片类镇痛药，消除半衰期约为 9 min。它是纯粹的 μ 型阿片受体激动剂，镇痛强度与芬太尼相当。瑞芬太尼的化学结构中含有酯键，可被血液和组织中的非特异性酯酶迅速水解为无药理活性的代谢产物，这种特殊的代谢方式是其作用时间短、恢复迅速、无蓄积的原因。瑞芬太尼还可使脑血管收缩，脑血流降低，颅内压亦明显降低，因而适合于颅脑手术的麻醉。瑞芬太尼的药效学和药动学特性使其用于临床具有下列优点：①可以精确调整剂量，麻醉平稳，并易于逆转；②不良反应较其他阿片类药物减少；③不依赖肝肾功能；④重复应用或持续输注无蓄积。

（2）瑞芬太尼可以用于全身麻醉的诱导和维持。麻醉诱导时，先给予异丙酚和维库溴铵，然后静脉注射瑞芬太尼 2 ~ 4 μg/kg 行气管插管，可有效抑制插管反应。在全身麻醉的维持过程中，与静脉或吸入全麻药合用时剂量为每分钟 0.25 ~ 2 μg/kg。由于瑞芬太尼作用时间短、术后苏醒迅速的特点，其还特别适合于门诊短小手术的麻醉。

（3）瑞芬太尼也可出现其他阿片类药物的不良反应，如呼吸抑制、恶心、呕吐和肌肉僵硬等，但持续时间较短。值得注意的是，由于瑞芬太尼停药后作用消失很快，术后疼痛发生早，剧烈的疼痛可以引发心脑血管系统意外。因此，临床多采用术后持续给予亚麻醉剂量瑞芬太尼或术后即刻注射长效类阿片药物的方法进行术后镇痛。

四、曲马朵

1. 临床应用

曲马朵主要用于急性或慢性疼痛。因其不引起括约肌痉挛，可用于急性胰腺炎、胆绞痛等患者。口服制剂尤其适用于老年人、婴幼儿。一般每次 50 mg 静注、肌注或口服，半小时观察无效，可再追加 50 mg。严重疼痛者首次可给 100 mg，每日总量不超过 400 mg。此药对癌症患者可有效镇痛，长期服用很少产生耐受性。

2. 不良反应

较少见，偶见口干、恶心、呕吐、多汗、头晕、疲劳。静注过快可出现出汗、面红、一过性心动过速等征象。

五、纳洛酮

1. 药理特性

属纯粹的阿片受体拮抗药。

（1）拮抗强度是烯丙吗啡的 30 倍，不仅拮抗阿片受体激动药（如吗啡等），也拮抗阿片受体激动拮抗药（如喷他佐辛）。

（2）亲脂性很强，约为吗啡的 30 倍，易透过血脑屏障，静注后脑内浓度可达血浆浓度的 4.6 倍，故起效迅速，拮抗作用强。

（3）血浆蛋白结合率为 46%，主要在肝内生物转化，随尿排出。消除半衰期为 30 ~ 78 min，药效维持时间短。

2. 临床应用

（1）适应证：①解救麻醉性镇痛药急性中毒，拮抗这类药的呼吸抑制作用，使患者苏醒。②复合麻醉结束后，拮抗麻醉性镇痛药的残余作用。③拮抗因母体应用麻醉性镇痛药而产生的新生儿呼吸抑制。④鉴别麻醉性镇痛药的成瘾性，用本药可诱发戒断症状时即可确诊。⑤创伤应激可引起 β 内啡肽释放，休克期心血管功能障碍与 β 内啡肽作用有关。因此有人提出了应用纳洛酮治疗休克的可能性，但效果犹待进一步证实。

（2）静注后 2 ~ 3 min 即产生最大效应，作用持续时间约 45 min。肌注后 10 min 达最大效应，持续 2.5 ~ 3 h。本药的持续时间远较吗啡中毒的持续时间短许多，若仅用单次剂量拮抗，虽自主呼吸能有效恢复，但作用消失后患者将再度陷入昏睡和呼吸抑制。为维持疗效，宜先单次静脉注射 0.3 ~ 0.4 mg，15 min 后再肌注 0.6 mg，或继以 5 μg/kg 静脉滴注。

3. 不良反应

本药拮抗麻醉性镇痛药的起效甚快，用药后痛觉可突然恢复，并出现交感兴奋，表现为血压增高、心率增快、心律失常，甚至肺水肿和心室纤颤。因此，需慎重用药，及时处理。

第四章 麻醉中的监测技术

第一节 呼吸功能监测

一、呼吸频率、呼吸运动和呼吸音

（一）呼吸频率

正常成人静息状态下呼吸为 16 ～ 18 次 /min，新生儿约 44 次 /min，随着年龄增长而逐渐减慢。

1. 呼吸过速

指呼吸频率超过 24 次 /min，见于发热、疼痛、贫血、甲亢及心力衰竭等。一般体温升高 1℃，呼吸增加 4 次 /min。

2. 呼吸过缓

指呼吸频率低于 12 次 /min，呼吸浅慢见于麻醉药或镇静剂过量和颅内压增高等。

3. 呼吸深度变化

呼吸浅快见于呼吸肌麻痹、肺部疾病、腹压增高等；呼吸深快见于剧烈运动时，可引起呼吸性碱中毒；严重代谢性碱中毒时可出现深而慢的呼吸，见于酮症酸中毒及尿毒症酸中毒等，称为库斯莫尔（Kussmaul）呼吸。

4. 潮式呼吸和间停呼吸

由呼吸中枢兴奋性降低引起，见于中枢系统疾病如脑炎、颅内压增高、巴比妥中毒等。

（二）呼吸运动

呼吸运动是通过膈肌和肋间肌的收缩和松弛来完成的。正常情况下吸气为主动运动，呼气为被动运动。男性和儿童以腹式呼吸为主，女性以胸式呼吸为主。实际上该两种呼吸运动均不同程度同时存在。肺、胸膜或胸壁疾病可使胸式呼吸减弱而腹式呼吸增强；腹膜炎、大量腹腔积液、妊娠晚期时，腹式呼吸减弱，胸式呼吸增强。

1. 呼吸困难

患者主观感觉为通气不足，表现为呼吸费力，严重时鼻翼扇动，张口呼吸，甚至辅助呼吸肌亦参与运动。上呼吸道梗阻时，吸气时出现胸骨上窝、锁骨上窝及肋间隙向内凹陷，称为"三凹征"。因吸气时间延长，又称吸气性呼吸困难。下呼吸道梗阻患者，因气流呼出不畅，呼气用力，呼气时间延长，称为呼气性呼吸困难。心源性呼吸困难，表现为端坐呼吸并伴有呼吸音的变化。

2. 咳嗽、咳痰

咳嗽、咳痰是一种保护性反射，借咳嗽反射将呼吸道内的分泌物或异物排出体外。麻醉过程中发生咳嗽、咳痰时，应分析发生的原因，除患者呼吸系统病变外，还与麻醉过浅、吸入药物刺激、误吸、呼吸道出血等有关。急性肺水肿时，咳粉红色泡沫痰。

（三）呼吸音

听诊的顺序从肺尖开始,自上而下分别检查前胸部和背部,而且要在上下、左右对称的部位进行比较。必要时可嘱患者进行较深的呼吸或咳嗽数声后听诊。

呼吸音的监测在于监听呼吸音的强度、音调、时相、性质的改变,鉴别正常与病理性呼吸音及其部位,如哮鸣音、水泡音、捻发音、胸膜摩擦音等。患者与麻醉机接通时,可经气管导管、螺纹管、呼吸囊进行监听,判断呼吸有无异常及有无痰液等。

二、肺容量和通气量

（一）肺容量

肺的总气量可分为四个基础容积:潮气量(VT)、补吸气量(IRV)、补呼气量(ERV)与残气量(RV)。由两个或两个以上基础容积之和组成另外四种容量:深吸气量(IC)、功能残气量(FRC)、肺活量(VC)与肺总量（TLC）。静息状态下,上述八项的测定不受时间限制。

1. VT

在平静呼吸时,每次吸入或呼出的气量,成人约 500 mL。潮气量与呼吸频率决定每分通气量,潮气量小则要求较快的呼吸频率才能保证足够的通气量。

2. IRV

在平静吸气后,再用力吸气,所能吸入的最大气量反映肺胸的弹性和吸气肌的力量。成年男性约 2 100 mL,女性约 500 mL。

3. ERV

在平静呼气后,再用力呼气,所呼出的最大气量反映肺胸的弹性和胸腹肌的力量。立位时大于卧位。成年男性约 900 mL,女性约 600 mL。

4. RV

补呼气后肺内不能呼出的残留气量。

5. IC

平静呼气后能吸入的最大气量。IC = VT + IRV。IC 与吸气肌的力量大小、肺弹性和气道通畅度都有关系,是最大通气量的主要来源。成年男性约 2 600 mL,女性约 2 000 mL。

6. FRC

平静呼气后肺内存留的气量,FRC = ERV + RV。正常男性约 2 300 mL,女性约 1 600 mL。

7. VC

最大吸气后能呼出的最大气量,VC = IC + ERV,分为吸气肺活量、呼气肺活量和分期肺活量,正常此三者均相等。阻塞性肺疾病患者吸气肺活量大于呼气肺活量,分期肺活量大于一次肺活量。VC 因年龄、性别、身高而异,可有 20% 的波动,同一人前后测定误差为 ±5%。

8. TLC

深吸气后肺内含有的总气量,TLC = VC + RV。

肺量计测定方法:测定前首先向受试者说明试验的目的和方法,以取得合作,让受试者安静休息 15 min。测定时受试者取坐位或仰卧位,但需注明,以便复查时采取相同的体位。受试者含上口器、夹上鼻夹,注意防止漏气。肺量计最初从低速开始运转,待受试者逐渐适应。当潮气曲线稳定并可看到呼气末基线成为一直线时,让受试者深吸气,从而得出深吸气量;恢复平静呼吸,当基线平稳后,从平静呼气做最深呼气,得出补呼气量。上述试验可重复测定以求得最高值。最后让受试者做深吸气后继而做最大呼气,最大呼气动作约需 5 s 完成,以保证得到最大测定值,即为肺活量。

（二）肺通气量

肺通气包括肺泡通气和无效腔通气。肺泡通气指吸入肺泡内并与血液进行气体交换的气量。无效腔通气包括解剖无效腔和肺泡无效腔（也称生理无效腔）。解剖无效腔量指从口腔到呼吸性细支气管以上部分。肺泡无效腔量是指通气良好而血液灌注不良,不能进行充分气体交换的肺泡部分。正常人肺泡无效腔量极小，可忽略不计，因此生理无效腔量基本等于解剖无效腔量。解剖无效腔量一般变化不大（支气管扩张除外），故生理无效腔量变化主要反映肺泡无效腔量变化。

生理无效腔量的增大见于各种原因引起的肺血管床减少、肺血流量减少或肺血管栓塞。肺泡通气量减少见于肺通气量减少和／或生理无效腔增大。

1. 每分通气量（MV 或 VE）

潮气量与呼吸频率的乘积。正常值 6 ～ 8 L/min，MV > 10 L/min 为通气过度，$PaCO_2$ 降低；MV < 3 L/min 为通气不足，$PaCO_2$ 上升。

2. 肺泡通气量（VA）

肺泡通气指在吸气时进入肺泡的有效通气量。VA =（VT-VD）× F（呼吸频率），VD 为无效腔量。深而慢的呼吸显然较浅而快的呼吸对 VA 更有利。

3. 用力肺活量（FVC）

即以最快的速度所做的呼气肺活量。正常人 FVC ≈ VC，男 3 900 mL，女 2 700 mL。若 FVC < VC，表明有气道阻塞。

4. 用力肺活量

占预计值百分比（FVC%）超过 80% 为正常，同一人前后误差 < 5%，正常 FVC 在 3 s 内呼出 98% 以上，阻塞性通气功能障碍呼出时间延长，限制性通气功能障碍呼出时间缩短。

5. 第一秒最大呼出量（FEV1.0）

FVC 测定中第一秒内用力呼出的气量，男 3 200 mL，女 2 600 mL。FEV1.0 < 1 200 mL 说明有阻塞性通气功能障碍。

6. 第一秒最大呼出率（FEV1.0%）

第一秒最大呼出率即呼出气占 FVC 的百分比。正常 FEV1.0% > 76%、FEV2.0% > 89%、FEV3.0% > 92%。FEV1.0% < 60% 为阻塞性通气功能障碍。

7. 最大呼气中期流速（MMEF）

FVC 测定中提取从 25% ～ 70% 的那一段中容量变化的流速，使用单位是 L/s。平均值男性为 3.37 L/s，女性为 2.89 L/s。MMEF 能反映小气道通气状况，为测定气道阻塞的敏感指标。

8. 最大通气量（MVV）

最大通气量指每分钟用力呼出和吸入的最大气量。一般以测定 15 s 的最大通气量乘以 4 得出，平均值男性 104 L，女性 82.5 L，主要用于估计通气储备功能。MVV 实测值占预计值 80% 以上为正常。阻塞性通气功能障碍 MVV 明显下降，限制性通气功能障碍 MVV 可稍下降。

9. 通气储备百分比（MVV%）

MVV% =（MVV-MV）/MVV × 100，正常 MVV% ≥ 93%。低于 86% 为通气功能不佳，胸部手术需慎重；低于 70% 为通气功能严重受损，为胸部手术禁忌。身体虚弱或有严重心肺疾患者不宜进行这项检查。

（三）肺功能的简易测定

1. 屏气试验

先令患者深呼吸数次，深吸一口气屏住呼吸，正常人可持续 30 s 以上。呼吸、循环功能差者，屏气时间少于 30 s。

2. 吹气试验

患者深吸气后，将手掌心对准患者的口，让患者尽快将其呼出，如果感觉吹出气体有力，流速快，且能在大约 3 s 内呼尽，则肺功能正常。常用以下方法。

（1）火柴试验：将点燃的火柴置于患者口前一定距离，让患者用力将火柴吹灭。如不能在 15 cm 距离将火柴吹灭，则可估计 FEV1.0% < 60%，FEV1.0 < 1.6 L，MVV < 50 L。

（2）蜡烛试验：与火柴试验相似，患者如能将 90 cm 以外点燃的蜡烛吹灭，估计呼吸功能正常。

（3）呼吸时间测定：置听诊器于患者的胸骨上窝，令患者尽力呼气，然后测定呼吸时间。如果超过 7 s，估计 FEV1.0% < 60%，FEV1.0 < 1.6 L，MVV < 50 L。

三、呼吸力学

（一）顺应性

顺应性（compliance，C）反映肺与胸廓弹性特征，定义为"单位压力改变时的容积改变"，单位为 L/cmH_2O，据所测部位及方法不同分类如下。

1. 胸廓顺应性（Cc）

跨胸壁压即胸膜腔内压力与胸廓容积的变化的比值。在潮气量范围内测定正常值是 $0.2\ L/cmH_2O$。食管内压力可反映胸膜腔内压力的变化，故可用食管内压力代替胸膜腔压力测定 Cc。

2. 肺顺应性（Cl）

胸膜腔内压与气道出口（如口腔内）之压力差与潮气量比较，正常值为 $0.2\ L/cmH_2O$。

3. 总顺应性（Cr）

指肺与胸廓整体的顺应性。$1/Cr = 1/Cc + 1/Cl$，正常值为 $0.1\ L/cmH_2O$。

4. 静态顺应性（Cst）

静态顺应性（Cst）指在压力与容量改变静止的瞬间所测得的两者之间关系，完全反映了肺与胸廓的弹性回缩特征。在不同的肺容量水平测定其值不同。

5. 动态顺应性（Cdyn）

动态顺应性（Cdyn）指在呼吸周期中连续、动态地测量压力与容量变化之间关系所得的结果，除了反映肺与胸廓的弹性回缩特征，还受气流产生阻力等因素的影响。正常肺的 Cdyn 与 Cst 几乎相同，但肺疾病患者气道阻力增加或肺顺应性下降时，其 Cdyn < Cst。

6. 比顺应性

比顺应性指某肺容积下的顺应性与该肺容积的比值，同一肺的比顺应性始终不变。胸廓或肺组织病变致扩张受限，则顺应性和比顺应性降低。

（二）最大吸气力（IF 或 MIP）和最大呼气力（EF 或 MEP）

最大吸气力或最大呼气力即最大吸气或呼气时的气道内压力。IF 为负值，EF 为正值，用于估计呼吸肌的肌力。

（三）呼吸功（WOBP）

呼吸功即呼吸时所做的机械功。呼吸功 = 压力 × 容积，即胸腔内压力差与肺容量的乘积。或通过积分测得压力—容积环内的面积亦可表示。静息状态下呼吸功正常值为 $0.246（kg·m）/min$（或 $0.3 \sim 0.6\ J/L$）。任何使肺弹性或通气阻力增加者，均可导致呼吸功增加。

（四）肺动力功能监测

1. 肺顺应性

在机械通气患者中，气道峰压是呼吸器克服气道阻力和肺、胸廓顺应性的反应。当气道阻力增加或肺顺应性下降时，峰压上升。此外，吸气流速、型式、潮气量、气管导管内径大小亦有影响。将呼吸器停止在吸气末，则得到平台压，这个压力用于克服肺与胸廓的弹性回缩力。用潮气量除以峰压与 PEEP 之差即为肺的动态顺应性。潮气量除以平台压与 PEEP 之差即为肺的静态顺应性，正常值为 $60 \sim 100\ mL/cmH_2O$。有肺浸润性病变、肺水肿、肺不张、气胸、支气管内插管或任何引起胸廓顺应性减少的患者，其静态顺应性下降。

2. 肺活量（VC）和最大吸气力（IF）

在 ICU 患者，当 VC 达到 $10\ mL/kg$，$IF < -1.96\ kPa$（$-20\ cmH_2O$）时，患者可以脱机。

3. 自发性 PEEP

又称内生性 PEEP（PEEPi）。由于气体滞留肺内，致肺叶过度膨胀，多因呼气时间相对不足或动态气流受限所致。PEEPi 过高可引起肺的气压伤，影响静脉回流，增加自主呼吸患者呼吸做功。

4. 气道压力波形

机械通气时可得到吸入及呼出气流图、压力容积环、流速容积环等直观的波形图。参考这些图形变化，可调节机械通气参数至最佳状态，以减少气道阻力，避免不必要的 PEEP 及降低呼吸功等。

5. 呼吸功（WOBP）

通过测定气道内气流量和食管内压力变化计算或根据压力容积环面积估计。

四、无创脉搏 – 血氧饱和度

脉搏式氧饱和度仪除可测定指端、耳垂外周循环的血氧饱和度（SpO_2）外，同时可得出血管容量曲线，从而测出脉率。

（一）原理

根据 Beer 定律，血红蛋白吸收光线的能力与其含氧浓度相关，氧和血红蛋白吸收 660 nm 波长的可见红光，而还原血红蛋白吸收 940 nm 波长的红外线。用发光二极管发射出上述两种波长光线，通过动脉床，随着动脉波动吸收不同光量，从而可用来监测 SpO_2 及脉搏。

（二）影响测定结果的因素

1. SpO_2

多数情况下，SpO_2 读数是正确的，但有些情况下会出现误差，如严重低氧。当 $SpO_2 < 70\%$ 时，其测定数据可能不准；肢体活动接触不良时发生误读；异常血红蛋白血症，如碳氧血红蛋白或正铁血红蛋白异常增多；某些色素，如藏青、蓝色、洋红等，皮肤颜色太黑或黄疸，以及涂有黑、绿、蓝的指甲油等会影响 SpO_2 读数；严重贫血（血红蛋白 < 50 g/L）及末梢灌注差（如低血压、低温）时由于信号较弱，亦可出现误读。在临床上应仔细辨别，尽量减小误差。

2. Pleth 脉搏

氧饱和度仪监测心率是通过每分钟指脉搏容积图波峰数而得出的，若波峰信号太低，往往影响计数。常见于室温或体温下降、血压下降，以及各种原因引起的外周血管收缩等；若使用大小不合适的探头，或探头固定不当，以及探头位置移动等，均可影响脉率的准确性。

五、呼气末二氧化碳

呼气末二氧化碳浓度（$CETCO_2$）或分压（$PETCO_2$）属无创监测，不仅可监测通气，亦可反映循环功能和肺血流情况。

（一）（$ETCO_2$）监测原理

肺泡 CO_2 浓度受 CO_2 的产量、肺泡通气量和肺血流灌注量的共同影响。呼出气依次为机械无效腔气和解剖无效腔气，最后才是肺泡气。CO_2 的弥散能力强，肺泡和动脉血 CO_2 很快完全平衡，故正常人 $PETCO_2 \approx PaCO_2$，但在病理状态下，受肺泡通气与肺血流（V/Q）及分流（Qs/Qt）变化的影响，$PETCO_2$ 就不能代表 $PaCO_2$。

CO_2 监测仪分为旁流型和主流型，利用红外线传感器测定呼出气红外线衰竭程度，从而测出 CO_2 波形及 $CETCO_2$ 或 $PETCO_2$。质谱仪可用于测定 $PETCO_2$ 及其他呼出气成分和含量，如挥发性麻醉药浓度，能连续反映呼出气中各种气体的浓度变化，所需气体样本量亦小，可惜价格偏高。

（二）影响因素

1. 影响 $PETCO_2$ 的因素（表 4-1）

表 4-1　影响 $PETCO_2$ 的因素

$PETCO_2$ 值变化	CO_2 产量	肺换气	肺血流灌注	机械故障
升高	高代谢危象	肺换气不足	心排血量增加	CO_2 吸收剂耗竭
	恶性高热	支气管插管	血压急剧升高	新鲜气流不足
	甲亢危象	部分气道阻塞		通气回路故障
	败血症	再吸入		活瓣失灵
	静脉注射碳酸氢钠			
	放松止血带			
	静脉 CO_2 栓塞			

续　表

PETCO$_2$值变化	CO$_2$产量	肺换气	肺血流灌注	机械故障
降低或缺如	低温	过度换气	心排血量降低	吸收回路脱落
		呼吸停止	低血压	导管漏气
		气道严重阻塞	循环血量减少	通气回路失灵
		气道导管误入食管	肺动脉栓塞	
			心搏骤停	

2. 影响 Pa-ETCO$_2$ 的因素

心肺功能正常的患者 Pa-ETCO$_2$ 约为 0.1 kPa，VD/VT 改变、V/Q 比例失调和 QS/QT 增大均可影响 Pa-ETCO$_2$。VT 越大，Pa-ETCO$_2$ 越小，但右向左分流的心脏病患者 Pa-ETCO$_2$ 不受 VT 影响。致 Pa-ETCO$_2$ 增加的原因有以下几点。

（1）呼吸系统：致 VD/VT 或 QS/QT 增加的因素均可致 Pa-ETCO$_2$ 增加，此时 PETCO$_2$ 不能反映 PaCO$_2$。常见因素有：肺部疾病如肺不张、肺实变、ARDS、肺水肿和气胸等；手术体位如侧卧位开胸手术、俯卧位等；呼吸频率过快；机械通气气道压过高、高频通气（> 60 次 /min）等；呼吸机机械故障或回路新鲜气流不足造成 CO$_2$ 重复吸入。

（2）循环系统：肺血流减少，肺血流分布不均或肺血管阻塞时，V/Q 比例失调，PETCO$_2$ 降低，Pa-ETCO$_2$ 增大。见于心搏骤停、肺栓塞、严重低心排患者等。

（3）年龄：随着年龄增大，肺泡无效腔量增多，PETCO$_2$ 降低，Pa-ETCO$_2$ 增大。

（4）碳酸酐酶抑制剂：如乙酰唑胺等抑制碳酸酐酶，肺泡上皮和血液中 HCO$_3^-$ 不能转变为 CO$_2$，致 PETCO$_2$ 降低，PaCO$_2$ 升高，Pa-ETCO$_2$ 增大。

（三）临床意义

1. 监测通气功能

无明显心肺疾病患者，PETCO$_2$ 在一定程度上可反映 PaCO$_2$，正常 CETCO$_2$ 为 5%，而 1% 约等于 1 kPa（7.5 mmHg），因此 PETCO$_2$ 约为 5 kPa（38 mmHg）。通气功能改变时，Pa-ETCO$_2$ 即可发生变化。

2. 维持正常通气

全麻期间或呼吸功能不全使用呼吸机时，可根据 PETCO$_2$ 来调节通气量，避免发生通气不足或过度，造成高或低碳酸血症。

3. 确定气管导管的位置

肯定看到导管在声门内、有 PETCO$_2$ 的波形、有正常的顺应性环（PV 环）为确定气管导管内的公认准则。

4. 及时发现呼吸机的机械故障

如接头脱落、回路漏气、导管扭曲、气道阻塞、活瓣失灵等。

5. 调节呼吸机参数和指导呼吸机的撤除

如调节通气量；选择最佳 PEEP；当自主呼吸时 SpO$_2$ 和 PETCO$_2$ 保持正常，即可撤机。

6. 监测体内 CO$_2$ 产量

体温升高、静脉注射大量 NaHCO$_3$、松止血带及恶性高热使 CO$_2$ 产量增多，PETCO$_2$ 增大。

7. 了解肺血流变化

CO$_2$ 波形上升呈斜形或 Pa-ETCO$_2$ 增大，提示肺泡无效腔量增加或肺血流量减少。

8. 监测循环功能

休克、心搏骤停时，血流减少或停止，CO$_2$ 浓度迅速降至零，CO$_2$ 波形消失。当 PETCO$_2$ > 1.3 ~ 2.0 kPa（10 ~ 15 mmHg）时，表示肺已有较好血流。提示胸外按压有效，复苏成功。

第二节　循环功能监测

循环监测是麻醉医师围手术期工作的重要组成部分。在围手术期，患者的循环系统不仅要受到麻醉药的影响，而且还会受到外科手术的影响。早期麻醉医师仅仅依靠直观感觉（如呼吸模式、肌张力、瞳孔、体动和皮肤颜色）来判断麻醉深度和患者的循环状态。随着科学的发展，循环监测技术得到突飞猛进的发展，现在人们可以利用这些技术来早期、准确地判断患者的循环功能，指导临床操作和用药。无论监测仪器如何先进，有经验和有责任心的麻醉医师是提高患者安全性的根本保障。本节重点介绍循环监测领域的临床实用技术和方法。

一、心电图监测

心电图（electrocardiography，ECG）是最早进入监测领域的近代监测方法。1906 年，Einthoven 用电流计测量心脏跳动过程中产生的电流，从而首次发明了 ECG。直到 20 世纪 50 年代，商品化的 ECG 才被用于手术室。20 世纪 60 年代后期 ECG 在手术室内得到普遍应用。如今连续 ECG 监测已成为所有麻醉和外科手术中的常规监测。

美国麻醉医师协会（ASA）的基本术中监测标准要求：任何接受麻醉的患者，从麻醉开始至离开手术室前，均应进行连续 ECG 监测。开展围手术期 ECG 监测可早期发现和诊断心律失常、传导异常、心肌缺血、心肌梗死、心房和心室肥厚、起搏器功能、预激、药物毒性（如地高辛、抗心律失常药、三环类抗抑郁药等）、电解质紊乱（如钙、钾离子异常等）及其他因素（如心包炎、低温、肺栓塞、脑血管意外和颅内压增高等）导致的心脏电活动异常。

（一）心脏传导系统的解剖和生理

起源于窦房结的心脏冲动快速通过心房到达房室结。正常时，冲动在房室结有 0.04 ~ 0.11 s 的延迟，然后通过希氏束和蒲肯野纤维使心室去极化。正常起源于窦房结的冲动使整个心肌去极化至少需 0.2 s。心肌不同部位的动作电位（AP）各有其特点。各种 AP 的特殊相的产生与离子通道（尤其是钠、钙离子通道）的激活和灭活有关。

在窦房结细胞，4 相表现为膜电位进行性增高导致舒张期去极化，这是由于钠、钙离子自主内流进入窦房结细胞所致。这种反复的舒张期去极化使窦房结细胞具有起搏功能，而心室肌无此功能。

（二）ECG 复合波的组成

ECG 的轨迹是描述心脏在除极和复极过程中产生电压的总和。电流朝向电极的表示为正电流（波形向上），电流远离电极的表示为负电流（波形向下）。

一个心动周期的标准 ECG 由 P 波、QRS 复合波和 T 波组成，这些波形被规律性出现的时间间隔分开。

P 波代表心房去极化。QRS 复合波代表心室去极化。心房复极波由于隐藏在 QRS 复合波内，所以难以发现。T 波代表心室复极。PR 间期代表窦房结冲动使心房除极、通过房室结到达心室传导系统所需时间。Q-T 间期代表电 – 收缩间期和心律变异。ST 段代表心室去极化完成至复极开始之间的间期。

（三）心电监测电极放置部位皮肤的准备

适当的皮肤准备有助于减少 ECG 干扰，改善用于监测或诊断目的的 ECG 信号的质量。用乙醇和棉棒小心地擦去放置电极部位皮肤表面层，这样有助于减少皮肤电阻和便于电极粘贴。皮肤上的毛发应刮除以利于电极粘贴和减轻去除电极时患者的不适。湿性或油性皮肤在粘贴电极前应清洁干燥。如果电极可能会由于消毒液或其他液体的浸透而松脱，则应在电极表面粘贴防水胶布。

（四）3 导联和 5 导联 ECG 电极的放置

3 导联 ECG 的 3 个电极分别放在双上肢和左下肢，用于监测标准肢体导联（Ⅰ、Ⅱ、Ⅲ）。如在右下肢加用一个参比电极，可获得加压肢体导联（aVR、aVL、aVF），并可进行计算机心律失常分析。5 导联 ECG 的 4 个电极分别放在左、右肩部和左、右大腿部。V5 电极放在左腋前线第五肋间隙。

临床医生通过这 5 导联 ECG 可监测 7 ~ 12 个不同的 ECG 导联（Ⅰ、Ⅱ、Ⅲ、aVR、aVL、aVF 和 6

个胸前导联）。虽然许多手术室使用 3 导联 ECG，但 5 导联 ECG 更为优越，因为它使心电监测更完善。如果只有 3 导联 ECG，那么用改良的双极肢体导联帮助诊断特殊异常是没有问题的。一般认为在 40 岁以上近一年未做过 ECG 的患者，有心脏病症状和体征的患者，有心肌缺血、心律失常和安装过起搏器的患者术中需要 12 导联 ECG 监测。

（五）侵入性 ECG 导联

1. 心房电图（atrial electrogram，AEG）

在体表 ECG 无法检测到心房电活动的情况下，侵入性导联可有效解决这一问题。电极可以放置在心脏的内表面或外表面，亦可放置于食管或右心房内，这样得到的 ECG 就是心房电图。与体表 ECG 命名不同，心房电图中单极、双极分别指记录装置中侵入性电极的数量。

心房电图中心房波（A 波）与 QRS 复合波的大小变异很大，因而要区别心房波和 QRS 复合波相当困难。虽然单极心房电图记录的心室电活动波形与体表 ECG 相似，但是心房波波幅高大。采用双极导联，尤其是在两电极间的距离较近时，几乎记录不到心室的电活动。如果同时进行体表 ECG 的记录则有助于解决此潜在的问题，因为通过比较心房电图和体表 ECG 记录的时相即能鉴别 QRS 复合波。大多数新的心房电图监护仪可允许同时记录 2 个以上的导联，而大多数的 ECG 机则可满足同时记录 3 个以上的导联。

如果不能同时记录心房电图与体表 ECG，且房室率不同步时，将前后记录到的心房电图与体表 ECG 的图形进行比较也可将心房电图中的 QRS 复合波区别出来。另外，在双极心房电图描记无 QRS 复合波时，断开一个电极的连接使其成为单电极心房电图即可描记出明显的 QRS 复合波。

一般情况下双极心房电图较为常用。因为双极心房电图不仅能记录到较大的心房波，而且必要时可改为单极心房电图记录。另外，其侵入性电极的导线能与监护仪的选配部件相连通，通过提供各种更易辨认的 QRS 复合波和心房波，有助于心律失常的诊断。

在心房电图记录中，电极导线、电极的连接和表面电极的放置取决于采用的导联系统（3 导联或 5 导联）以及心房电图监测仪是单导联性或双导联性。

2. 食管导联（esophageal electrode）

由于食管远端接近心房（尤其是左心房），因而将电极置入食管可增强对心脏电活动的检测，在麻醉中应用十分方便。食管电极最易探测 P 波，被用于鉴别各种心律失常（如房颤和房扑）。虽然将电极放置在左心室水平有助于后壁心肌缺血的检测，但不常用。根据电极插入食管的深度，可反映心脏不同部位电位的变化（见表 4-2）。

表 4-2　食管电极符号的意义

符号	电极距闭孔距离（cm）	反映电位变化的部位
E30	30	心房上
E32	32	心房水平
E34	34	心房水平
E36	36	心房水平
E38	38	心房水平
E40	40	心房水平

食管电极种类很多，通常是将一个或两个导电的金属电极放置在类似鼻胃管的橡胶管中或固定在管外壁上，亦可采用患者可吞入的丸形电极和心内起搏电极。目前已有带有 2 个电极的食管听诊器，两电极分别安置在距听诊器远端 7 cm 和 20 cm 的部位，远端的电极通常靠近左心室后壁。

电极的位置应由满意的心房波而定。一般情况下，单极电极放在离门齿或鼻孔 30 ～ 40 cm 的地方。而双极电极的位置会因两电极之间的距离不同而需反复调整。呼吸和食管的蠕动可使食管导联出现低频的噪音干扰，增强滤波器功能有助于信号的稳定。带有宽幅低频滤波器的监护仪用于这种记录形式较理想。

3. 心腔内电极（intracavitary electrode）

虽然很少有人为检测心律失常而将导管置入心脏或中心静脉，但心脏病患者放置中心静脉导管（CVP）或肺动脉导管（PA）的确很多。若将电解质溶液或金属导丝放在管腔内，就可借此导管直接记录到心脏内的电活动。当然，要把从导管远端得到的信号加工处理为心房电图是一个复杂的过程。

高张盐水（≥3%）与8.4%碳酸氢钠的导电性能优于生理盐水，当噪音明显或信号质量差时提示导管内需补充电解质溶液。充灌电解质溶液的导管末端连接有金属接头，金属接头内亦装满电解质溶液。电极导线与金属接头之间的连接可采用双头绝缘接线夹。如果采用插入式电极，亦可采用具有金属插件的塑料连接器，这样可避免使用绝缘接线夹。记录完毕应将导管内的电解质溶液彻底冲洗干净，以防微电击造成的损伤。将金属导丝穿出导管末端亦可直接进行心腔内的电活动记录，当导丝穿出绝缘的导管时描记的波幅明显增大。用于这种用途的金属导丝必须柔软，通常呈"J"形，导丝与记录导线之间的连接亦可由绝缘接线夹完成。不记录时应将导丝退回导管内或将导丝从导管中撤出，以防止心脏穿孔、心律失常及微电击等危险情况发生。

4. 血管内 ECG（intravascular electrocardiography，IVECG）

血管内 ECG 是心腔内 ECG 的一种特殊形式，只是漂浮导管的球囊在右心房内，方法与心腔内 ECG 相似。记录的图形是导管经中心静脉进入右心房时的 ECG，P 波的改变可作为导管位置的指示。最常用的记录方法是将侵入性电极与 C 电极的导线连接，其余导联为标准四肢导联。

5. 心内膜电极

通过起搏导线或特殊漂浮导管使金属电极与右心房的心内膜接触，即可记录到心房电图。如果电极未与心房内膜接触，即能记录到心腔内的心房电图。

6. 心外膜电极

在心脏手术时，可将起搏导线贴附于心外膜（如右心室或右心房），然后将导线引出体外即成为心外膜电极。导线的体外部分必须绝缘化，通常是将其放置在橡胶手套中。这种方法并发症很少，不需要时即可将导线拔出。将心房导线用绝缘接线夹与电极导线连接即可行心房电图描记。利用这种导线亦可进行超速起搏治疗一些折返引起的心律失常，虽然上述的其他侵入性电极也有类似的功能，但均不如心外膜导线有效。

应用心外膜电极可准确地区别和诊断不同程度的心肌缺血和梗死，能在缺血和坏死区域获得典型的 ECG 表现。而在临床上应用体表电极很难获得如此典型的 ECG。

7. 侵入性电极的安全保障

当侵入性电极在心内构成电流回路时，所造成的心脏的微电击可引起心室纤颤。ICU 或手术室有大量的用电设备，所有用电仪器的漏电均可造成对心脏的微电击。为防止使用侵入性电极时该事故的发生，需注意以下问题：①使用侵入性电极时一切不必要的电器均应拔掉插头而不是仅关掉开关；②电极导线与连接导线应有良好的绝缘，且应避开与金属或电器的接触；③患者的身体不应与金属接触；④监护仪漏电应小于 10 μA；⑤记录心房电图时最好使用电池电源；⑥检查电手术装置的接触电极与患者身体的接触情况以及能否正常工作；⑦电极导线与监护仪导线之间加干扰过滤保护装置；⑧尽量减少电手术装置的使用。

（六）干扰术中ECG监测的因素

ECG 监测中的干扰可导致错误诊断。在临床工作中，下列情况可能对 ECG 监测具有干扰作用。①ECG 导线或电极松动或连接不当；②电极放置或粘贴不当：如毛发、烧伤组织、皮肤准备不足、胶布、电极松动等；③体动：如寒战、颤抖、外科操作或膈肌运动等；④手术室设备的干扰：如电刀、体外循环机、激光设备、冲洗或吸引设备、诱发电位监测设备、电钻和电锯等；⑤患者与外科医师、护士或麻醉医师的接触。

（七）术中ECG的诊断与监测模式的区别

诊断模式用 ST 段和 T 波分析使缺血的诊断更精确。诊断模式将频率在 0.14 Hz 以下信号滤除，但经常导致明显的基线漂移和干扰。监测模式用于滤除引起 ECG 基线漂移和干扰的信号，这一模式滤除所有频率在 4.0 Hz 以下的信号，这有助于消除大部分手术室内的干扰。监测模式可人为地导致 ST 段和 T 波的抬高或降低。

（八）术中 ECG 监测的潜在危险

如果患者没有很好的接地装置，当电极出现短路时可能会导致患者电休克或烧伤。新式的 ECG 监护装置有患者隔离装置，所以很少有此类危险，而老式 ECG 机则不然。

（九）计算机化 ECG 分析的新进展

计算机化的 ECG 分析正被用于探测心律失常和心肌缺血。ST 段监测模式是一个计算机自动监测设备，其通过连续 ECG 监测中几个导联的 ST 段与基础 ST 段值比较来判断心肌缺血。

二、心脏功能监测

心脏有效的射血是维持血液循环的基础，心脏每搏量（stroke volume，SV）是心脏活动的总体表现，而前负荷、后负荷和心肌收缩力是影响心功能的主要因素。下面介绍可用于围手术期临床的监测方法。

（一）前负荷

1. 左心室舒张末容量（left ventricular end diastolic volume，LVEDV）

当心室功能受损后，首先出现的代偿就是心腔扩大，因此 LVEDV 的增高在非瓣膜患者是表示心肌收缩力下降的重要间接指标。最近由于经食管超声心动图在围手术期临床的普及使用，使得连续实时地监测 LVEDV 成为可能。通过连续动态观察左心室短轴的变化，应用标准公式可计算出左心室容量的变化。另一个在临床使用的监测方法是电阻抗导管法，通过在左心室放置一根导管连续测量左心室血液的阻抗变化并将此变化转换成容量的变化，通过计算机整合成实时的压力 - 容量环。

2. 左心室舒张末压（left ventricular end diastolic pressure，LVEDP）

无论在设备要求还是技术条件方面，测量 LVEDV 要显得复杂一些。人们试图通过测定 LVEDP 或其替代指标来反应 LVEDV。在临床大多数情况下，LVEDP 是通过漂浮导管获得的。在心脏外科有时直接通过左心房放置一导管通过二尖瓣到达左心室测定 LVEDP。即使可获得准确的 LVEDP，LVEDV 与 LVEDP 的关系也还受心室顺应性的影响。在临床，心肌肥厚、心肌缺血、心内右向左分流、主动脉瓣狭窄、高血压、正性肌力药、心肌纤维化、心包填塞等可使左心室顺应性下降，而主动脉瓣反流、二尖瓣反流、血管扩张药的使用及心脏扩大可增加心室的顺应性。在有上述干扰因素存在时，LVEDP 不能很好地反映 LVEDV 的改变。

3. 中心静脉压（central venous pressure，CVP）

在临床大部分情况下，我们仅能获得 CVP 的数据，如何通过它反映 LVEDV 呢？在满足下列条件的情况下，CVP 可用于估计 LVEDP：①三尖瓣、肺动脉瓣、二尖瓣功能正常；②无右心功能不全；③呼吸系统和肺血管无异常。在无三尖瓣功能和右心室顺应性异常时，CVP 可反映右心室前负荷。

（二）后负荷

左心室后负荷是指左心室射血所遇到的阻抗（$R = \triangle P / \triangle Q$，R 为阻抗，$\triangle P$ 为主动脉内压力变化，$\triangle Q$ 为主动脉内流量变化），它由血管阻力和血液流变学性质所决定，不受心功能的影响。在临床不能直接测定左心室后负荷，而往往通过动脉压和体循环阻力和室壁张力来反映左心室后负荷。

1. 平均动脉压（mean arterial pressure，MAP）

动脉压主要决定于小动脉阻力，但也受前负荷和心肌收缩力的影响。临床观察发现 MAP 与左心室射血阻抗有良好的相关性，因而被普遍用于简单评价心脏后负荷。

2. 体循环阻力（systemic vascular resistance，SVR）

SVR 是一计算值。$SVR = [(MAP-RAP) \times 80]/CO$。式中 MAP 为平均动脉压，RAP 为右心房压，CO 为心排出量。

3. 室壁张力或应力（tension or stress）

室壁张力或应力是决定心肌耗氧的重要指标。

（三）心肌收缩力

心肌收缩力是评价心功能的最重要指标，目前临床常用的评价心肌收缩力的评价指标是：SV、心排出量（cardiac output，CO）、射血分数（ejection fraction，EF）、每搏功（stroke work，SW）、心室做功曲线、室壁运动等。

1. SV

前负荷、后负荷和心肌收缩力的改变都可影响 SV，SV 在围手术期常可通过 TEE 测得，也可通过心排血量和心率计算，正常值为 60 ~ 70 mL。

2. CO

能影响 SV 和心率的因素均可影响 CO。围手术期常用的测定方法有漂浮导管热稀释法、连续心排血量测定和 TEE 测定。

（1）热稀释法 CO 测定：是目前临床应用最广的测定方法。其原理是通过放置的漂浮导管近端的房孔注入一定量已知温度的生理盐水，位于肺动脉内导管远端的温度感受器感知注入盐水引起的温度变化，通过计算机标准化处理得出 CO 值。

临床很多因素可影响 CO 测定的准确性。①盐水温度和容量：当注射盐水容量为每次 10 mL 时，使用冰盐水和室温盐水对测定结果无影响；注射盐水容量为每次 5 mL 时，应使用冰盐水。②注射速度和间隔时间：注射盐水时应在 2 ~ 4 s 内匀速注入，两次注射之间应间隔 60 ~ 90 s。③注射时漏液、速度不均或间隔过短将影响测定结果。④呼吸周期：由于呼吸周期通过改变肺血管阻力从而影响肺血流，所以临床应在呼吸周期的固定点来测定 CO，一般选择在吸气末或呼气末。⑤重复测定：即使严格操作，由于肺血流的不均一性，每次测定都存在差别，因此临床上一般重复测定 3 次取平均值，以提高准确性。

通过观察热稀释曲线的波形形态，剔除有可能是操作不当引起的误差。如在 3 个波形中有 1 个形态和值与其他有非常明显的差别（> 15%）应考虑是误差所致而给予剔除，同时补测 1 次。引起热稀释曲线幅度减低的因素有：① CO 非常高或注射盐水容量过少、盐水温度与体温差减小；②热敏探头位置不当或血栓形成；③存在三尖瓣、肺动脉瓣反流或心内分流等；④热敏探头故障、导管常数选择不当和非匀速快速输液。

（2）连续心排量测定：目前在围手术期可通过特制的漂浮导管和连续 CO 测定仪方便地获得连续的 CO 数据，下面简单地介绍这一系统。

连续 CO 测定漂浮导管是在传统的漂浮导管基础上加以改进而完成的，其在导管前部相当于右心室的部位有一加热器，通过开关每 6 s 向血中释放 7.5 W 的热能（量子化释放）加热周围的血液，该部分血液在经右心室流向肺动脉时，热量被稀释，使右心室排入肺动脉的血液温度升高，位于导管尖端的热敏探头感知这一温度变化，利用稀释原理计算出 CO。该种导管操作方法和传统肺动脉导管一样，不增加操作复杂性。导管和监测仪连接后，几分钟内即显示第一次心排血量测定值，以后每隔 30 ~ 60 s 显示一次新的测定值，屏幕显示为前 3 ~ 6 min 的 CO 平均值。由于该装置每 6 s 就可获得一个 CO 数据，显示的 CO 是多个（5 ~ 10 个）CO 测定值的平均值。因此，可实时、准确地反映 CO 改变。

（3）阻抗法无创 CO 测定：利用在心脏搏动时胸阻抗产生的搏动性变化，在颈部和胸部各放一对电极，并持续通入一小时电流测量胸阻抗。在心脏收缩期测得的胸阻抗的最大变化率与 SV 和心室射血时间成正比。电极位置、胸内液体量、血球压积是影响测定准确性的主要因素，因而限制其在临床的广泛应用。

（4）经食管超声和多普勒技术：术中放置食管超声探头可在多平面水平结合多普勒技术测得 CO。二尖瓣、主动脉瓣是常用的监测平面，另外也可在主动脉、肺动脉和肺动脉瓣水平监测，影响测定结果的主要因素是探头位置（如探头超声波方向与血流方向角度过小）和所用平面截面积测定的准确性。

3. EF

EF 是临床广泛应用的评价心肌收缩力的指标。正常时 EF 为 55% ~ 65%。在心功能正常时，EF 受前、后负荷的影响较小，心肌收缩力受损时后负荷的增加和前负荷的减少可明显影响 EF 值。一般认为 EF < 40% 时，提示可能有心肌收缩力受损。目前术中监测 EF 值的常用方法是 TEE。

4. 心功能曲线

心功能曲线是指心室前负荷与心室做功指数之间关系的曲线。它主要反映心肌收缩力，但也受负荷影响。

5. 室壁运动

TEE 在术中的应用为监测心肌局部和整体室壁运动提供了实时动态观察的方法。在局部心肌缺血时，该部位的心肌运动减弱，通过观察心肌运动减弱的程度和范围可以评价缺血区域的大小和其对心功能的影响程度。在左心室短轴平面，通过动态观察短轴缩短的速率可评价心功能的即时改变。

（四）超声心动图在循环功能监测中的应用

1. 超声心动图的种类

（1）M 型超声心动图：显示方法系将接收到的回声转换成光点，形成光点扫描，显示在示波屏上。示波屏上从上向下代表被检结构位置与胸壁之间的距离，示波屏上的水平方向代表时间，此光点在示波屏上能自左向右自行扫描。当探头固定在胸壁某探测点时，可测得该处的"距离－时间"曲线，即为超声心动曲线，是一种单声束超声心动图，仅能观察到此声束所经过的一条线上解剖结构的活动情况，亦称"一维超声"。在全面反映组织结构的空间方位上有一定的局限性，但根据曲线图上界面活动所经历时间和距离，能准确地反映心脏、大血管上某一特定点的活动轨迹，从而计算其活动幅度、活动速度等一系列参数。

（2）二维超声心动图（2DE）：用各种切面的方式直观地显示心脏、大血管与其解剖结构相一致的每一平面的形态及其活动，可直接观察到心脏各腔室的大小、瓣膜活动的形态及心脏各部分的解剖结构有无缺损或畸形等。

常规的 2DE 检查须根据心脏的解剖定位，运用一定的操作手法，规范出 20 个标准切面。其中最常用的切面有胸骨旁长轴切面、胸骨旁主动脉根部短轴切面、胸骨旁左心室短轴切面、心尖四腔心切面和心尖两腔心切面。

临床上通过二维超声心动图检查可取得以下信息：①了解心脏各腔室及大血管内径的大小，心室壁、室间隔及大血管壁的形态、厚度及活动幅度；②了解心脏各瓣膜的形态异常及活动异常；③了解心脏及大血管畸形的部位及程度；④检查心腔内肿瘤及血栓；⑤心功能测定；⑥测定心包积液等。

（3）多普勒（Doppler）超声心动图：是用超声技术测定心脏及大血管内血流情况的一种方法，可无损伤地测定心脏及血管内任何一点的血流方向、速度和性质，从而判断心内分流和瓣膜狭窄排血量、心内分流量及瓣膜反流量。

多普勒超声检查采用的物理学原理是：入射超声在遇到微小障碍物时会发生散射，此小障碍物又成新的声源，向四周发射超声波。利用这一原理，如将探测仪的两个晶体相对地放在血管两侧，与血流呈 45°，从一个晶体发出一定频率的声束通过血管壁至血流，此信号可产生逆向的电压效应，被对侧的晶体所接受。当有血液流动时，声波移动，频率发生变化，产生了发出的声波频率与接收频率间差，此即多普勒频移。根据多普勒频移大小计算出血流量。

临床上，将多普勒超声心动图用于心瓣膜病及先天性心脏病，测定其反流及分流情况，不仅能明确有无病变，而且能在病变程度上加以判断，做出定量诊断。另外，还能进行心功能测定。

（4）三维超声心动图：利用计算机技术，根据心室的实际形态，连续截取不同旋角的二维平面，通过图像的数字化，再重建心室的三维实时图像，在此基础上测算的心室容量有更好的相关性。目前三维超声可显示心腔容量的大小、心室壁局部及整体的运动，并可进行各项心功能参数的测算。最新的三维超声心动图尚能显示某些先天性畸形如房间隔缺损和室间隔缺损的整体轮廓。

用超声技术显示心脏立体结构的同时，若加入时间参数，即为动态三维超声或四维超声；加入血流因素与彩色血流显像或与声学造影共同显示，称多维或五维超声心动图。

（5）血管内超声显像系统（intravascular ultrasound system，IVUS）是一种将先进的计算机处理技术与高频超声装置相结合应用在疾病诊断上的新技术，运用安装在心导管尖端的微型超声探头，从管腔或心腔内观察血管或心内结构的形态学改变。此微型超声探头为高频换能器，发射并接收高频超声，可得到极高分辨率的图像，并能显示组织的微细结构。临床主要用途如下：①IVUS 能精确地测量血管腔的狭窄性损害，并能敏感地检出冠状动脉早期粥样硬化病变和粥样斑块内的组织成分，包括钙化及坏死。②在介入性治疗中，IVUS 能指导操作的进行，增加成功率，缩短操作时间，能即刻评定疗效。在冠心病的介入性治疗中，IVUS 对选择适应证、确定治疗方式、评价疗效及监测并发症均具有十分重要的价值。③在手术中进行心功能监测。将 IVUS 导管放在左心室内，能对左心室壁各节段的心肌的活动状态做连续监测以评价心功能。

2. 经食管超声心动图

将超声探头放在食管内，对心脏大血管进行检查是心脏超声显像技术领域的一大进展。目前所用的经食管超声心动图（transesophageal echocardiography，TEE）多采用二维超声心动图和脉冲多普勒血流计联合应用，并与心电图相结合，利用心电图确定心脏机械收缩时相，二维超声心动图测定瓣环口面积，多普勒血流计测定经过该瓣环口的血流速度，从而计算出每搏量，然后与心率相乘获得心排出量。亦可用 M 型超声心动图来测定心脏的最大和最小径，然后按公式计算心排血量。

（1）TEE 探头：需与设置完善的心脏超声显像仪连接，才能通过食管得到 M 型、二维及彩色多普勒超声显像。TEE 探头是一根像胃镜一样可屈的内腔镜，直径 1 cm，长 100 cm，不必配备纤维光学装置及吸引器。探头顶部长 1.9 cm（单平面探头）或 2.9 cm（双平面探头），宽 1.4 cm，在顶部侧面装有超声探头，内含 48 ~ 64 片晶体片。探头基部（手柄）有两个可转动的旋钮，能调节探头顶部做前后向 90° 及侧向 70° 的转动，转动的目的是寻找合适的图像并使探头紧贴食管壁以得到最清晰的图像。

根据 TEE 探头头顶部晶体片装置的不同而有单平面、双平面及全平面等不同类型的 TEE 探头。①单平面探头：为单一的由一定数量晶体片组成的探头，主要显示心脏及主动脉的横截面。将探头适当转动亦能测得一定范围的长轴切面。②双平面探头：探头顶部有两套晶体片装置，位于顶部最远端的晶体片装置显示短轴切面，在其后方的晶片装置显示长轴切面，较单平面者操作简便，只要按动键钮即可。③全平面探头：顶部呈椭圆形，中部膨大，最大宽度 16.7 cm，可做 0° ~ 180° 来回旋转，获得横切、纵切的连续切面。在探头基部手柄处有调节其转动的旋钮，可控制晶体片做 ±180° 的转动，使超声束在 ±360° 的全方位内检查心脏结构，有利于立体地理解心脏病变的空间解剖关系。

（2）TEE 探头的插入：检查前患者需禁食 4 ~ 6 h，肌内注射地西泮（安定）10 mg 以减少患者对检查的紧张感。清醒患者可用 1% 利多卡因溶液做咽喉喷雾麻醉，然后令患者取左侧卧位，颈部略微弯曲，臂部和屈曲的膝关节可增加患者体位稳定，义齿应取下。将超声耦合剂均匀涂抹在超声探头和管体前段上，经咬口器将探头插入患者食管，根据咽腔与食管的解剖特点，将探头保持于咽及食管中线位置，在向前插入 TEE 探头的过程中，令患者做吞咽动作。

插入方法如下。①手指导引法：操作者将左手食指放在患者舌后部，略向下压，使咽部转变处略变直，使探头易进入咽腔，用另一手将 TEE 探头在导引手指旁沿口腔中线送入，从导引手指的触觉可感知探头已进入食管。②调节导引法：操作者调节 TEE 探头手柄上的转轮，将控制左右向方位的转轮固定在中线位置，再调节控制前后向方位的转轮。操作开始时，当探头在舌面上时将前端稍向前弯曲，使探头较易通过咽部转弯处，当感知探头已进入下咽腔时调节探头回到中间偏后弯曲，使其易于进入食管。③采用标准的电视内镜做食管插管法：探头经咬口器进入下咽部，从电视中看清进入镜头的每一部位的解剖结构，术者边看边操作，调节手柄上的转轮，使探头顶部能完全进入食管。此法是 TEE 探头的最佳插入方法。④对于全麻患者，可在直接喉镜直视下将食管探头插入下咽部进入食管。

当探头进入食管后，一般距门齿 30 cm 处即可在超声仪示波屏上看到主动脉短轴切面，此为 TEE 探头到位的标记。根据检查的目的，逐步调节探头的深度和探查的平面，进行详细观察。在操作过程中须进行血压、心率和 SpO_2 监测。

（3）TEE 检查的标准解剖学切面：在 TEE 检查中，通过调节探头在食管中的深度和方向，可获得一系列从心底至心尖的图像（表 4-3）。

表 4-3 TEE 检查的标准解剖学平面

切面名称	观察部位	插入深度（cm）	详细内容
心底短轴	肺动脉主干	25	
	左心房相关结构		肺静脉
	主动脉根部		冠状动脉、肺动脉瓣和肺静脉

切面名称	观察部位	插入深度（cm）	详细内容
	主动脉瓣		主动脉瓣尖、左心房、房间隔、三尖瓣
心底四腔	左心室流出道	30	左心室、左心房、主动脉瓣
	四心腔		左心房、右心房、左心室、右心室、二尖瓣、三尖瓣、房室间隔
	冠状窦		
左心室短轴	二尖瓣	35	
	中乳头肌		观察右心室
	心室尖		
左心室长轴	心尖长轴	40	左心室流出道
	钝角长轴		从心尖钝角发出的胸骨旁长轴纵切面图像
主动脉切面	在胸腔后部观察	30～35	使 TEE 探头旋转 180°
	降胸主动脉		

①心底短轴切面：TEE 探头进入食管后，大约在 25 cm 深度处，探头位于左心房的后方，可观察大血管和心房，并能清楚观察主动脉瓣尖。所以在此切面可评估主动脉瓣的解剖和功能。当瓣膜开启和关闭时，瓣膜尖应是一条细线。在收缩期完全向主动脉壁方向开放，在舒张期则呈完全闭合状。

稍微后退 TEE 探头，在大部分患者可观察到左冠状动脉主干和右冠状动脉。虽然检测冠状动脉粥样硬化斑块十分困难，但易发现冠状动脉的动脉瘤样扩张。

②心底四腔切面图：从心底短轴切面向下进一步插入 TEE 探头并稍伸展其头部，大约在 30 cm 深度处，可获得不同的四腔图，能观察各心腔的纵轴切面。除部分心房壁外，几乎能看到四心腔的全貌。在此水平，容易发现房间隔和室间隔缺损，能准确了解房室瓣的解剖和功能情况，并能观察到冠状窦。

③左心室短轴切面：TEE 探头的插入深度大约为 35 cm 时，TEE 探头位于心室水平（在一些患者，探头可能已进入胃中），可获得不同的左心室短轴切面图。在左心室功能正常的情况下，所有在左心室短轴切面观察到的心内膜均为一完整的环形图像，而心外膜则为不完整的环形图像（偶尔亦可完整）。

在二尖瓣水平的左心室短轴切面，能观察瓣膜的解剖和形态。在心室中部水平，能观察到左心室垂直轴旁的两个乳头肌。中乳头肌的短轴切面能在环形切面上显示两乳头肌，是最常用于定量或定性评价左心室整体或局部功能的切面。在此切面也可观察到右心室，右心室的图像呈十字形状或三角形。

④左心室长轴切面：当 TEE 探头插入深度大约为 40 cm 时，使探头部分弯曲可获得左心长轴切面图像。在此深度，探头弯曲并向左旋转可获得从心脏钝角部位发出的左室长轴图像。

⑤主动脉切面：当 TEE 探头在食管内的插入深度为 30～35 cm 时，向后旋转探头 180° 能观察到胸主动脉降部切面。能观察到大部分胸主动脉，包括主动脉根部、主动脉瓣上 2～3 cm 的升主动脉、主动脉及胸主动脉等。

（4）TEE 的临床应用：TEE 在临床上不仅可以测定心排血量，还可监测前、后负荷，心肌收缩功能如射血分数（EF）、心肌缺陷、局部心室壁的异常活动等。尤其适宜于术中监测。

（5）TEE 检查中的注意事项：TEE 属无创性监测，但由于探头需进入食管，对食管组织有损伤的可能。因此，临床应用时必须严格掌握适应证，有食管静脉曲张、食管炎和食管狭窄患者都应视为禁忌证。除操作时动作要轻柔外，还需注意以下问题。①对于合作欠佳患者或插入过程中患者感到疼痛或不适时，操作应即停止，以免损伤食管黏膜；②对心脏扩大患者，尤其是二尖瓣病变时左心房巨大，TEE 探头在食管内移动时，由于刺激位于其前方的左心房，易产生各种心律失常；③有报道 TEE 检查后发生感染性心内膜炎，故对已行人工瓣膜替换术患者，或临床有各种感染或疑有感染性心内膜炎者，术前须应用抗生素以预防感染；④肺气肿及肺功能不全患者，操作时易出现心律失常及低氧血症，故须慎用；⑤偶可发生呕吐、支气管痉挛、假性室壁瘤破裂等。

三、体循环压力监测

（一）动脉血压监测

动脉血压是心室射血和外周阻力两者相互作用的结果，而大血管的弹性回缩可使心室的间断性射血变为动脉内的持续血流，同时还能缓冲血压的变化。影响动脉血压的因素有：每搏量、心率、外周血管阻力、大动脉的弹性和体循环血容量与血管系统容量的比。一般情况下，收缩压的高低受每搏量和大血管弹性影响较大，而舒张压的高低受心率、外周血管阻力的影响较大。大血管弹性减弱，脉压增大。在临床工作中，动脉血压可通过无创和有创性监测的方法进行测定。无创血压测量在临床上应用广泛，大家都甚为熟悉，在此仅作简单介绍。相比无创性血压监测而言，有创血压监测可为临床提供更多的信息。

1. 动脉血压的无创性间接测量法

临床上常用方法有袖带测压法和超声波法。

（1）人工袖带测压法。①搏动显示法：使用弹簧血压表观察指针摆动最大点称收缩指数，显示的收缩压略高于听诊法。袖套充气后，压迫动脉，受压动脉近端的微小搏动，传向弹簧血压表，使指针摆动。而当袖套内压力降低到收缩压时，脉搏波由远端动脉传导，摆动幅度突然停止再增大，收缩压多数情况下接近直接读数，而舒张压则很难由搏动显示法精确定点。显然，真正的舒张压应在最大摆动点和袖套压力波动明显下降点之间，实际上最大摆动点可能就是平均动脉压。临床上常用此法测定收缩压，而舒张压只能是粗略估计。②听诊法：是临床最常应用的方法，是利用柯氏音原理进行血压测量的方法。柯氏音是血压计袖套放气后在其远端听到的声音，其第一相为清晰响亮的强音；第二相为柔和的连续低杂音；第三相低杂音消失，出现类似第一相的强音；第四相音调突变为减弱的闷浊音；第五相全部声音消失。将听诊器头放置于肘窝动脉搏动处，将袖带充气，使血压高于动脉收缩压，阻断动脉回流，然后慢慢放气，当初次听到血流通过声音（即柯氏音第一相）时，此时的压力即为收缩压；声音变调（柯氏音第四相）时，此时的压力读数为舒张压。③触诊法：袖带充气后，缓慢放气至动脉搏动出现时的压力读数即为收缩压，当放气至动脉搏动呈水冲性质，以后突然转为正常时的压力读数为舒张压。此法所测血压值较听诊法低，一般不常用，但在低血压、休克患者和低温麻醉中听诊有困难时，可用触诊法。④电子血压计：动脉搏动的震荡波经换能器转化，以数字显示收缩压、舒张压和平均动脉压。此法使用方便可自动充气、放气，还能记录波形和数据，可用于各种情况，但所测数值易受外界因素干扰，所以在临床中应仔细鉴别。

使用袖带测压法时，为能得到准确数据，应注意以下事项：①袖套宽度一般应为上臂周径的1/2。小儿袖套应覆盖上臂长度的2/3。袖套过宽，读数值相对过低；袖套过窄，读数值偏高。②放气速度应为 2 ~ 3 mmHg/s。放气过快，灵敏度差；放气过慢，易出现听诊间歇，所测值偏低。③听血压时，在动脉音初出现的压力水平以下 10 ~ 40 mmHg 出现一个无音阶段，即为听诊间歇。可误将听诊间歇以后出现的动脉音误认为柯氏音第一相。听诊间歇多见于高血压动脉硬化性心脏病、主动脉瓣狭窄等。④肥胖患者即使使用标准宽度袖带，血压读数仍偏高，此与部分压力作用于脂肪组织有关。

（2）超声波测量血压法：是将超声探头放置于动脉搏动处，传递动脉壁搏动经换能器转换间接测量血压的一种方法。此法适用于婴儿麻醉，但在临床中应用并不广泛。

间接血压监测的正常值随年龄、性别、精神状态、体位和活动情况而变化。临床中间接血压测量的动脉血压组成如下。①收缩压：主要代表心脏收缩力和心排血量；②舒张压：主要与冠状动脉血流有关，因为冠状动脉灌注压＝舒张压－肺毛细血管楔压；③脉压：为收缩压与舒张压的差，正常值为 4 ~ 5.3 kPa（30 ~ 40 mmHg），代表每搏量和血容量；④平均动脉压：是心动周期的平均血压。

（3）自动连续无创血压计：过去连续测压主要依赖动脉置管的直接测压，近年来在无创法中突起了一支新军，它可以使用无创法自动连续地测量动脉血压。目前主要有三项技术：① Penaz 测定法；②动脉张力测量法；③动脉波推迟检出法。

2. 有创直接动脉测压法

（1）适应证：①严重创伤和多脏器功能衰竭，以及其他血流动力学不稳定患者的手术；②大量出血患者手术，如巨大脑膜瘤切除和海绵窦瘘修复术；③各类休克患者的手术，严重高血压、危重患者手术；④术中需进行血液稀释、控制性降压的患者；⑤低温麻醉的患者；⑥需反复抽取动脉血做血气分析等检查的患者。

（2）禁忌证：①Allen 试验阳性者禁行同侧桡动脉穿刺；②局部皮肤感染者更换测压部位；③凝血功能障碍者为其相对禁忌证。

（3）置管部位：虽然动脉压随血管分支而逐渐降低，但在大血管内的压力下降极小，所以理论上任何一支管径大于 3 mm 的动脉血管都可作为监测部位，如桡动脉、尺动脉、肱动脉、腋动脉、股动脉、足背动脉、颞动脉等。

（4）桡动脉穿刺：桡动脉穿刺途径常选用左侧桡动脉。在腕部桡侧腕屈肌腱的外侧可清楚地摸到桡动脉搏动。由于此动脉位置浅表、相对固定，因此穿刺插管比较容易。桡动脉穿刺测压前需常规进行 Allen's 试验，以判断尺动脉掌浅弓的血流是否足够。

①工具。a. 聚四氟乙烯套管针：成人选用 18 ~ 20 G，小儿选用 22 ~ 24 G；b. 固定前臂用的托手架及垫高腕部用的垫子（或纱布卷）；c. 消毒用棉球、碘酒、乙醇；d. 冲洗装置：包括接压力换能器的 DOM、三通开关、延伸连接管及输液器和加压袋等，用每毫升含肝素 2 ~ 4 个单位的生理盐水冲洗，以便保持测压系统通畅；e. 电子测压系统。

②操作方法。a. 患者仰卧，左上肢外展于托手架上，腕部垫一纱布卷，使腕背伸，拇指保持外展。常规消毒铺巾，清醒患者在腕横线桡动脉搏动的表面用少量局麻药做浸润麻醉，直达血管两侧，以预防穿刺时发生动脉痉挛。b. 定位：在桡侧屈肌腱和桡骨下端之间纵沟中，桡骨茎突上下均可摸到搏动；术者扪及桡动脉搏动，食指在远端轻轻牵拉，穿刺点在搏动最明显处的远端 0.5 cm。c. 套管针与皮肤呈 45°，对准中指摸到的桡动脉搏动方向，当针尖接近动脉表面时刺入动脉，直至针尾有鲜红的血流溢出为止；然后将穿刺针尾压低至 10°，向前推动穿刺针 1 ~ 2 mm，使穿刺针尖完全进入动脉管腔；将套管送入动脉，抽出针芯，即穿刺成功。d. 如无血流出，将套管压低呈 30° 进针，并将导管缓缓后退，直至尾端有血畅流为止，然后将导管沿动脉平行方向推进。e. 排尽测压管道通路中的空气，边冲边接上连接管，装上压力换能器和监测仪，调整好零点，加压袋压力保持 26.6 kPa（200 mmHg）。f. 将穿刺针用胶布固定于腕部，以防针滑出。去除腕下垫子，用肝素盐水冲洗 1 次，保持导管畅通，或以每分钟 2 ~ 4 滴的速度连续冲洗管道。

③动脉压波形的变化及意义：在不同的动脉段记录血压时，可以看到从主动脉到外周小动脉，收缩压逐渐增高而舒张压逐渐降低，平均压也逐渐降低。这是由于动脉波动沿动脉管壁传导过程中在动脉分支处发生折返与后来的动脉波发生叠加的结果。另外，通过动脉波形可以粗略估计循环状态。在心室快速射血期，动脉血压迅速上升，管壁被扩张，形成动脉波形的上升支。上升支的斜率和幅度受心排血速度、心排血量和大血管弹性的影响。心排血速度快、心排血量大，则上升支的斜率和幅度增大；大动脉硬化时其弹性贮器作用减弱，上升支的斜率和幅度也增大。在心室射血后期，射血速度减慢，进入大动脉的血量少于流至外周的血量，大动脉开始回缩，动脉血压也逐渐降低，形成动脉波形的前段。随后心室舒张，动脉血压继续下降形成下降支的其余部分。在舒张期，由于主动脉瓣的关闭，在下降支中形成一个切迹。动脉波形下降支的形态可大致反映外周阻力的大小。外周阻力大时，下降支下降速度较慢，切迹位置较高；而外周阻力小时，下降支的下降速度较快，切迹位置较低。在主动脉瓣关闭不全时，动脉波形的上升支和下降支速度均增快，切迹不明显或消失。

④影响直接动脉压测定准确性的因素如下。a. 动脉留置针的位置不当或堵塞。当留置针针尖端贴壁或管腔内血栓形成导致管腔部分堵塞时，动脉波形的收缩压明显下降，平均压变化较小，波形变得平坦。如管腔完全堵塞，波形消失，此时由于肝素冲洗液袋中的压力作用于压力传感器，使其显示的压力逐渐增高。因此，在压力监测时，观察压力数据的同时，应观察压力波的形态，出现波形形态异常应及时查找原因，并予以及时排除。b. 压力传递和转换系统：动脉压力波是由不同频率的压力波组成的复合波，其频率范围一般为 1 ~ 30 Hz，大部分波的频率在 10 Hz 以内。如何真实和准确地将这些波传递至传感器并将其全部有效地转换成电信号，有赖于压力传递和转换系统的材料和组成。任何一个物体都有其固有频率，当压力测定系统的固有频率在动脉压力波的频率范围内时，由于共振作用使测得的压力增高。

压力套装内充填的液体对压力波动有消减作用，其指标用 ξ 表示。ξ 的最佳值为 0.4 ~ 0.6，ξ 值过小使测得的收缩压偏高（大于 2 ~ 4 kPa）；而 ξ 值过大可过低估计收缩压和过高估计舒张压。平均动脉压对固有频率的变化相对不敏感。在临床实践中可通过快速充压试验来测定测压系统的固有频率。一般临床所用压力套装为 0.2 ~ 0.4，固有频率为 20 ~ 40 Hz。坚硬的管壁、最小体积的预充液体、尽可能少的三通连接和尽可能短的动脉延长管均可提高测定的准确性。管道内的气泡可降低系统的固有频率。目前的大多数厂家都使用高频波滤过技术以排除高频电信号的干扰。c. 传感器和仪器故障：在测定过程中有时会由于传感器和仪器故障使压力突然发生改变而导致临床上的慌乱，此时首先应结合其他指标，快速估计患者临床状态，同时观察传感器的平面和快速重新调整零点，判断传感器和仪器工作状态，最终作出判断，切勿盲目处理导致意外。

⑤临床并发症：置管远端动脉栓塞是最主要的并发症，定时用肝素盐水冲洗管道或采用连续冲洗压力套装可减少这一并发症发生。另外血管周围的神经损伤也是操作并发症之一。

（二）中心静脉压监测

中心静脉压（central venous pressure，CVP）是位于胸腔内的上、下腔静脉或右心房内的压力。CVP监测在临床上应用广泛，是评估血容量、右心前负荷及右心功能的重要指标。

1. 适应证

主要适应证有：①休克、脱水、失血、血容量不足等危重患者的手术麻醉；②颅内较大、较复杂的手术；③术中需大量输血、血液稀释的患者；④麻醉手术中需施行控制性降压、低温的患者；⑤心血管代偿功能不全或手术本身可引起血流动力学显著变化的患者，如施行脑膜瘤、脑动脉瘤、脑室和脑干肿瘤手术的患者；⑥脑血管舒缩功能障碍的患者。

2. 禁忌证

主要包括：①凝血功能严重障碍者避免进行锁骨下静脉穿刺；②局部皮肤感染者应另选穿刺部位；③血气胸患者避免行颈内及锁骨下静脉穿刺。

3. 置管部位

围手术期监测 CVP 最常用的部位是右侧颈内静脉，因为其解剖位置较固定，在头部易于接近，操作成功率高，并发症少。左侧颈内静脉为第二位选择，因为其置管到位率低，并发症多（胸导管损伤、左胸膜顶穿破等）。在缺血性脑血管病，疑有颈动脉狭窄和施颈动脉内膜剥脱术的患者，宜选用锁骨下静脉或股静脉穿刺插管。

4. 操作方法

（1）颈内静脉穿刺插管。

①解剖特点：颈内静脉从颅底颈静脉孔内穿出，在胸锁关节处与锁骨下静脉汇合成无名静脉入上腔静脉。在颈部颈内静脉全程由胸锁乳突肌覆盖。上段颈内静脉位于颈内动脉后侧、胸锁乳突肌胸骨头内侧；中段位于颈内与颈总动脉前外侧下行、胸锁乳突肌锁骨头前缘的下面；下段位于胸锁乳突肌胸骨头与锁骨头构成的颈动脉三角内。右侧胸膜圆顶较左侧低，右侧颈内静脉的穿刺点到乳头的连线几乎与颈内静脉的走行平行。另外，右侧颈内静脉比左侧粗，容易穿刺，且不会有穿破胸膜和胸导管之危险，故临床上多选右侧颈内静脉穿刺插管。

②穿刺工具：18 G 穿刺针，16 G（成人用）单腔套管针（长约 15 cm），J 型导引钢丝（长 30 ~ 45 cm），中心静脉导管。

③穿刺入路：依据颈内静脉与胸锁乳突肌之间的相互关系，可分别在胸锁乳突肌的前、中、后三个方向进针。临床中以中间入路较为常用。

④操作技术：患者取去枕平卧位，头后仰并转向穿刺对侧。常规消毒、铺巾，清醒患者施以局麻后穿刺。a. 中间入路：穿刺点定位于胸锁乳突肌下端胸骨头和锁骨头与锁骨上缘构成三角的顶点、环状软骨水平处。此点位置高，偏离颈动脉，较为安全。左手食指定点，右手持针，进针方向与胸锁乳突肌锁骨头内缘平行，针尖对准乳头，指向骶尾外侧，针轴与额平面呈 45° ~ 60°，进针深度与患者颈部长短和胖瘦有关，瘦小、短颈和小儿患者较表浅，一般为 2.5 ~ 3.5 cm，针尖不宜超过锁骨，边进针边

抽回血，抽到静脉血后，减小穿刺针与额平面角度（为30°）。当血液回抽和注入通畅时，固定穿刺针，将套管针外套管插入颈内静脉，或插入导引钢丝，经钢丝置入导管。一般成人从穿刺点到上腔静脉右心房开口处约10 cm，回抽血液通畅，用肝素生理盐水冲洗，接上中心静脉测压装置测压或输液，用导管固定夹固定好，覆盖敷料。此法穿刺易成功，可经导管快速输液、输血或给药；并发症少，相对较安全，并可经导管鞘插入肺动脉漂浮导管。b. 前入路：穿刺点定位于胸锁乳突肌中点，穿刺针干与额平面呈30°～45°，针尖指向乳头，在胸锁乳突肌中段后面进入颈内静脉。此路进针基本上可避免发生气胸，但易误伤颈总动脉，故在穿刺时操作者应用左手中、食指在中线旁开约3 cm处（胸锁乳突肌前缘）向内推开颈总动脉，可减少误伤发生。c. 后入路：穿刺点定于胸锁乳突肌的外侧中、下1/3交点或锁骨上2～3横指处。穿刺时肩部垫高，头尽量转向对侧，穿刺针干一般保持水平位，进针方向在胸锁乳突肌的后面指向胸骨柄上窝。此法进针不宜过深，否则易损伤颈总动脉。

（2）锁骨下静脉穿刺插管。

①锁骨下静脉的解剖特点：锁骨下静脉是腋静脉的延续，起于第一肋骨的外侧缘，成人长3～4 cm，直径为1～2 cm。其前面为锁骨内侧缘，后面为前斜角肌，下面是第一肋骨上缘。锁骨下静脉越过第一肋上表面，然后向内、向下和轻度向前跨越前斜角肌，与颈内静脉汇合。静脉最高点在锁骨中点略向内侧，此处静脉上缘可高出锁骨上缘。左侧位时锁骨下静脉位于锁骨下动脉的前方略向下，其间有厚0.5～1 cm的前斜角肌分开，从而使穿刺时损伤锁骨下动脉的机会减少。

②进针入路：文献报道经锁骨上或锁骨下有7种径路可用于锁骨下静脉穿刺。临床中较常采用锁骨下入路。

③锁骨下入路穿刺方法：患者取仰卧位，去枕头低15°。穿刺点位于锁骨中、内1/3交界处下方1 cm，右手持针保持注射器和穿刺针与额面平行，左手示指放在胸骨上凹处定向，穿刺针指向内侧稍上方，紧贴在锁骨后，对准胸骨柄上切迹进针。进针深度一般为3～5 cm，穿刺针进入静脉后即可抽到回血。旋转针头使斜面朝向尾侧，以便导管顺利转弯，通过头臂静脉进入上腔静脉。此法优点为：可长时间留置导管，导管容易固定护理，颈部活动不受限制等。其缺点为：并发症多，容易穿破胸膜，有出血和血肿时不易压迫止血。

④锁骨上入路穿刺方法：患者仰卧，垫高肩部，头转向对侧，尽量挺露出锁骨上窝。穿刺点位于胸锁乳突肌锁骨头外侧缘、锁骨上约1 cm处，针干与锁骨呈45°，针干保持水平或略向前偏15°指向胸锁关节进针，通常进针1.5～2.0 cm即可进入静脉。此法进针方向偏离锁骨下动脉与胸膜，因此安全性好，穿刺成功率较颈内静脉高。而且可长时间置留导管，导管容易固定和护理，颈部活动不受限制。

5. CVP压力波形的组成

CVP基本反映右心房内压的变化，一般由a、c、x、v、y五个波组成。

（1）a波：位于ECG的P波之后，反映右心房收缩功能，其作用是在右心室舒张末期向右心室排血。

（2）c波：位于QRS波之后，是由于右心室收缩，三尖瓣关闭并向右心房突入，而导致右心房压一过性增高。

（3）x波：在c波之后，随着右心室的继续收缩，右心房开始舒张，使右心房压快速下降所致。

（4）v波：位于x波之后，是由于右心房舒张，快速充盈的结果。

（5）y波：位于v波之后，是由三尖瓣开放，右心房血快速排空所致。

6. CVP压力波形变化的临床意义

（1）在窦性心动过速时，a、c波融合；心房纤颤时a波消失。

（2）在右心房排空受阻，如三尖瓣狭窄、右心室肥厚、急性肺损伤、慢性阻塞性肺疾病、肺动脉高压时，a波增大；三尖瓣反流时v波增大。

（3）右心室顺应性下降时a、v波增大。

（4）在急性心包填塞时x波变陡峭，而y波变平坦。

7. 临床并发症

误穿动脉导致血肿。一般误穿动脉时，拔出针头压迫5～10 min可减少血肿的发生。左侧颈内静脉穿刺时易误伤颈动脉窦、胸导管和胸膜顶。另外，如操作不熟练还可损伤臂丛神经、膈神经和颈段脊髓。在置管过程中，如导引钢丝或导管放置过深进入右心房或右心室可导致心律失常。操作不当或长时间留置导管可导致导管周围局部或全身感染。

四、肺循环监测

（一）肺动脉漂浮导管的放置

肺循环的监测一般是通过放置肺动脉漂浮导管来完成的。漂浮导管一般通过颈内静脉或锁骨下静脉在压力波形的指导下放入。

（二）通过漂浮导管可获得的临床信息

1. 直接获得的信息

包括肺动脉收缩压、舒张压、平均压、肺毛细血管嵌顿压、右心房内压、右心室内压、心排出量。在一些特殊的漂浮导管还可连续测定混合静脉血氧饱和度。

2. 间接获得的信息

包括心指数，体、肺循环阻力，左、右心室做功指数，每搏指数，混合静脉血气，全身氧供、氧耗及氧摄取率，肺内或心内分流等。

（三）如何判断导管的正确位置

导管尖端进入肺动脉后在压力显示屏上可出现典型的肺动脉压力波形，导管继续进入可出现嵌顿波（随呼吸波动，类似中心静脉波），放开气囊后出现典型的肺动脉波。此时缓慢向气囊充气，同时观察压力波形改变，当充气至给定体积时（一般成人的漂浮导管为 1.5 mL，小儿漂浮导管为 0.5 ~ 1.0 mL）应正好出现嵌顿波，否则应调整位置。

除导管深度外，导管尖端在肺内的位置对测定结果影响也较大。由于导管是通过血流冲击而到达肺动脉远端的，因此其常位于血流丰富的肺区域，只有导管尖端所在的肺血管内压较少受肺泡内压影响时，所测结果才比较准确。在临床如果发现下列情况，表明导管尖端不在最佳肺区域：①肺动脉嵌顿压大于肺动脉舒张末压；②肺动脉嵌顿压曲线为一直线；③在使用 PEEP 时，肺动脉嵌顿压增加大于 50% 的 PEEP 值；④当导管嵌顿时从尖端的孔内不能回抽出血液；⑤在侧位胸片上导管尖端应位于左心房水平以下。

（四）并发症和注意事项

临床调查表明，在使用漂浮导管监测时可发生许多并发症，现在将其归为三类：穿刺并发症、置管并发症和使用中的并发症。

1. 穿刺并发症

使用漂浮导管监测时穿刺并发症与 CVP 监测相似。

2. 置管和拔管并发症

在置管和拔管过程中，漂浮导管要通过右心房、三尖瓣、右心室、肺动脉瓣和肺动脉，在其行进过程中可损伤上述结构，导致心律失常，传导阻滞，瓣膜、心肌和肺动脉穿孔，甚至导管在心腔内打结。而上述并发症是难以预计和避免的，临床应用中应高度警惕。

3. 漂浮导管使用中的并发症

在使用过程中，最严重的并发症是肺动脉破裂和出血，这一般是由于导管插入过深和气囊过度充气所造成的。临床应在压力波形监测下指导充气，且充气持续时间一般不应长于 30 s，在心功能不全和肺动脉高压的患者应尽量缩短充气时间。另外，导管壁血栓形成、肺栓塞、感染、心内膜炎可见于长期留置导管的患者。

由于漂浮导管在使用上的局限性和高的并发症发生率，其临床使用价值越来越小，而逐渐被 TEE 等其他技术所取代。

五、混合静脉血氧饱和度监测

混合静脉血氧饱和度（$S\bar{v}O_2$）可以反映组织氧摄取情况，可通过计算动 - 静脉氧分压差来估计心排血量（CO）。20 世纪 80 年代初曾在漂浮导管的基础上加上光纤部分做 $S\bar{v}O_2$ 测定，现已与连续心排血量测定（CCO）同时进行。

（一）$S\bar{v}O_2$ 的生理和病理生理

氧运输量决定于氧含量（CaO_2）与 CO，而 CaO_2 的变化一般不会太大，因此 CO 是氧运输的主要决定因素。机体的氧耗量（VO_2）可以从动脉血 CaO_2 减去静脉血的氧含量（CvO_2）估算。由于血中氧溶解量很少，故氧含量主要是血红蛋白（Hb）结合的氧量。影响 VO_2 的因素有三种：血红蛋白量、动脉血氧饱和度（$S\bar{v}O_2$）及 CO。机体的代偿机制有两个，第一是增加 CO；第二是从毛细血管中摄取更多的氧。正常的 SaO_2 为 97%，动静脉血氧饱和度差为 22%，而心功能有很大的代偿潜力。正常人在活动时可以通过增加 CO 来供氧，同时组织摄取氧量也有所增加，所以运动时 $S\bar{v}O_2$ 可以下降至 31%，动静脉血氧饱和度差可以从 22% 增加到 66%。血红蛋白量下降也是影响 VO_2 的一个因素，贫血患者常常是通过增加 CO 来代偿。如 SaO_2 下降至 38%，VO_2 仍能通过代偿而维持正常。所以在慢性肺部疾患中，虽然 PaO_2 及 SaO_2 较低，也可能不发生乳酸酸中毒。

（二）$S\bar{v}O_2$ 监测技术

在肺动脉漂浮导管内安装光导纤维即成为能够持续监测 $S\bar{v}O_2$ 的光纤肺动脉导管。早期监测仪采用两个波长的光束（660 nm 和 805 nm），测出的结果呈两条弧形曲线，经过微机处理才使其成为一条平滑的曲线，但其值常较标准值高。目前连续心排血量加 $S\bar{v}O_2$ 测定的导管仍采用两个光束，并改用丙烯酸系纤维，不吸水，不会引起漂移。同时在曲线拟合方法采用分段法，其精确度有所提高。

（三）影响 $S\bar{v}O_2$ 的因素

$S\bar{v}O_2$ 的变化主要取决于四个因素：CO、SaO_2、血红蛋白和全身耗氧的变化，凡是影响此 4 种因素的各种原因均能引起 $S\bar{v}O_2$ 的明显改变（表 4-4）。

表 4-4　引起 $S\bar{v}O_2$ 改变的常见原因

$S\bar{v}O_2$ 的改变	产生机制	原因
增高	氧供增加	心排血量增加，吸入氧浓度提高
（80% ~ 90%）	氧耗减少	低温、脓毒血症、麻醉状态、应用肌松药
减少	氧供减少	贫血、心排血量降低（低血容量、心源性休克）、低氧血症（通气不足、窒息、通气血流比失调、肺内分流、心内右向左分流、肺水肿）
（< 60%）	氧耗增加	发热、寒战、抽搐、疼痛、活动增多

（四）麻醉中连续监测 $S\bar{v}O_2$ 的意义

1. 连续反映 CO 的变化

影响 $S\bar{v}O_2$ 的四个因素中，全身耗氧量、SaO_2 和 Hb 在短时间内一般是相对恒定的。所以，短时间内 $S\bar{v}O_2$ 的变化一般直接反映了 CO 的变化。

2. 反映全身供氧和耗氧之间的平衡

正常的 $S\bar{v}O_2$ 值（60% ~ 80%）正好在血红蛋白氧离曲线的陡直段。因此，决定 $S\bar{v}O_2$ 的 4 个因素中任一因素的微小变化能在 $S\bar{v}O_2$ 值上明显地反映出来，所以连续监测 $S\bar{v}O_2$ 有助于麻醉医师有效地防治组织缺氧。

3. 确定输血指征

手术中和手术后，在 CO、体温和 SaO_2 相对稳定时，$S\bar{v}O_2$ 反映了 Hb 浓度是否能满足血液向组织供氧，从而帮助医护人员确定输血的必要性。现在欧美国家输血指征一般为 $S\bar{v}O_2$ < 50%，Hb < 70 g/L。

六、组织循环的监测

早期发现和预防组织缺血、缺氧是循环监测的主要目的之一，但目前还没有一种理想的早期发现组织缺血、缺氧的方法。静脉血气、血乳酸测定虽然在一定程度上可反映组织缺血、缺氧情况，但还不够及时和准确。$S\bar{v}O_2$虽然能连续实时反映组织氧的摄取情况，但它不能直接反映组织是否缺血、缺氧。远红外分光光度法可实时连续观察组织氧的供应，但仅限于被观察的局部。目前临床比较可靠的早期观察组织缺血、缺氧的方法有氧供 – 氧耗法（DO_2I–VO_2I）和胃肠张力计法（Tonometry）。

（一）氧供 – 氧耗法

氧供（DO_2I）= $CI \times (Hb \times 13.4 \times SaO_2 + 0.003 \times PaO_2)$

氧耗（VO_2I）= $CI \times [Hb \times 13.4 \times (SaO_2 – S\bar{v}–O_2) + 0.003 \times (PaO_2 – P\bar{v}O_2)]$

DO_2I 正常值为 $400 \sim 600 \, mL/(min \cdot m^2)$。$VO_2I$ 正常值为 $150 \sim 220 \, mL/(min \cdot m^2)$。

在正常状态下人体 DO_2I 与 VO_2I 存在一定的关系，当 DO_2I 在一定范围变动时机体通过增加氧摄取率以保持 VO_2I 恒定，机体无缺氧。当 DO_2I 降至一定值（氧供临界值）时，机体 VO_2I 随 DO_2I 的下降而下降，缺氧敏感组织出现缺氧，机体存在氧债，此期被称为氧供依赖期。临床通过增加 DO_2I 观察 VO_2I 的改变来早期发现患者是否有氧债。在患者代谢率或氧需求相对稳定的情况下，通过治疗增加 DO_2I 后，患者的 VO_2I 随之增加，表明患者在治疗前存在组织缺氧。如增加 DO_2I 后，患者的 VO_2I 维持不变，说明患者不存在组织缺氧，不需要增加 DO_2I。

（二）胃肠张力计法

胃肠道血管网的解剖学特点使其成为对全身缺血、缺氧最敏感的器官。当人体发生缺血、缺氧时（如各种休克），胃肠道血管首先收缩和动静脉短路开放，以保证重要脏器的血液供应，其结果导致胃肠道黏膜缺血、缺氧，无氧代谢增加，其生成的乳酸与 HCO_3^- 中和形成大量 CO_2。同时由于胃肠道血流减少，生成的 CO_2 不能快速通过血流带走，其黏膜内 CO_2 浓度增加并向胃肠道内扩散，使其腔内 CO_2 增加。基于这一原理，Fiddian Green 建立了胃张力计法监测胃黏膜缺血。其利用一特制带硅胶囊的导管，将其放入胃腔，从导管向囊内注入 $2 \sim 3 \, mL$ 的生理盐水，待平衡 $60 \sim 90 \, min$ 后抽取盐水测其 CO_2 浓度，用 Henderson–Hasselbalch 方程 [$pH = 6.1 + 1g (HCO_3^-)/(PiCO_2 \times 0.03)$，式中 HCO_3^- 为动脉血碳酸氢根浓度，$PiCO_2$ 为胃内 CO_2 浓度] 求出胃黏膜内的 pH 值，以此值预计胃黏膜应激性溃疡的发生。以后此方法被越来越多用于监测临床早期组织缺氧，并指导治疗和判断预后。胃黏膜内 $pH > 7.35$ 者无明显组织缺血缺氧，预后明显好于胃黏膜内 $pH < 7.35$ 者。但此方法平衡时间长，且有时动脉血 HCO_3^- 并不能代替胃黏膜内 HCO_3^-，所以在一些临床状态下不能准确反映机体的真实改变。

第五章　麻醉气道建立技术

第一节　气管插管用具

为保证呼吸道通畅与施行呼吸管理（统称为呼吸管理）必须熟练掌握有关应用理论知识和技术，首先要熟悉保持呼吸道通畅的各种器械用具，以及其正确的操作技术。适用于维护呼吸道通畅的有关器械用具大致可分为两大类。

1. 基本器械用具

基本器械用具指任何麻醉方法都适用的器械用具，包括麻醉面罩（facemask）、口咽通气管（oral air way）、鼻咽通气管（nasal air way）、喉镜（laryngoscope）、气管内导管（endotracheal tube）等。

2. 特殊器械用具

指根据患者的特殊病理解剖特点，或根据手术需要而设计的特殊用途的器械用具，例如双腔支气管导管（doubble lumen bronchial tube）、喉罩通气管（larygeal mask air way）、纤维光导喉镜和支气管镜（fiberoptic larygoscope and broncho scope）、发光棒（light wand）、改良型特殊喉镜、气管导管换置器（tube changer）等。

在手术室（OR）内施行呼吸管理，可选用最简单的器械用具来完成，例如经鼻咽通气管输氧，或麻醉面罩吸氧等。但如果想做到全面的呼吸管理，则需借助于气管内或支气管内插管，并施行手法或机械辅助通气或控制呼吸；在紧急上呼吸道完全阻塞的情况下还可能需要施行环甲膜切开术（cricothyroid laryngotomy）或气管造口术（tracheotomy）插管。本节主要介绍不同类型通气管和气管导管的种类、适应证、禁忌证、并发症、操作方法，以及其维护与管理。

一、口咽通气管与鼻咽通气管

在麻醉诱导期或患者昏迷等紧急情况下，患者极易舌根后坠而陷入咽腔，这是急性呼吸道阻塞最常见的原因，一般只需及时将患者的下颌向前、向上托起（Jackson 位，俗称托下颌）就可立即解除阻塞，然后继以插入口咽或鼻咽通气管，以谋求较长时间解除。通气管的作用是使舌根与咽后壁分隔开，从而恢复呼吸道通畅无阻。

（一）通气管的选择

1. 口咽通气管

麻醉诱导期间以选用口咽通气管为佳，因安置容易，很少引起损伤和出血。

口咽通气管也可在气管内插管后插入，作为牙垫使用，以防止患者咬扁气管导管。插入口咽通气管也有助于安置食管听诊器，也利于吸引咽喉腔存留的分泌物。但口咽通气管不易被清醒或不合作的患者所接受。

2. 鼻咽通气管

在紧急情况下以选用鼻咽通气管较适宜，因患者耐受较好，恶心、呕吐和喉痉挛反应较少，特别适用于咬肌痉挛的患者。但在插入鼻咽通气管而仍不能完全解除呼吸道阻塞时，应用口咽通气管。鼻咽通气管禁忌用于凝血机制异常、颅底骨折、鼻咽腔感染或鼻中隔偏移解剖畸形的患者。

（二）结构与插入

1. 口咽通气管

（1）用金属、硬橡胶或硬塑料制成，外形呈"S"形，设计有不同型号。选择适宜尺寸的通气管可使舌根完全恢复到正常解剖位置。成人用 80 ~ 100 mm（标号为 3、4、5）管，小儿用 50 ~ 70 mm（标号为 0、1、2）管，小型号管适用于早产儿和新生儿。插入方法：可利用压舌板压迫舌体后，在通气管外口指向足的方向下置入口咽部；也可不用压舌板置入，先将通气管外口指向头的方向（即弯面向上）插入口腔，然后一边旋转通气管 180°，一边推进通气管直至咽腔。此时，舌背恰好躺卧于通气管的弯度之中。

（2）操作要点：①口咽通气管的插入操作较容易，但对清醒或浅麻醉患者可能出现恶心、呕吐、呛咳、喉痉挛和支气管痉挛等反射，因此，只适用于非清醒患者、麻醉深度恰当的患者或昏迷患者。②不恰当地安置通气管，反而会将舌根推至咽腔而加重阻塞，或引起喉痉挛，或引起牙、舌体和咽腔损伤，特别对长时间安置通气管患者，需定时检查其位置是否正确。③如果患者不能开口，又不宜插用鼻咽通气管，可先用 2 个压舌板置入后臼齿之间，利用杠杆作用撬开口腔，然后再置入口咽通气管。

2. 鼻咽通气管

（1）常用橡胶或塑料制成，外形如同气管导管，但质地较软，长 15 cm 左右，前端斜口较短且钝圆，不带套囊；女性选用 F28 ~ 30，男性用 F32 ~ 34，小儿用更细的柔软导管，一般仅作短时间使用。通气管与面部表面呈垂直的方向经一侧鼻孔置入咽腔。这对清醒患者较易耐受，适用于插入口咽通气管而患者频频出现恶心反射，或面颊部损伤的患者。此外，还有一种经双侧鼻孔插入的双鼻咽通气管（binasal pharyngeal air way，BNPA），在双管的外口用专门的衔接管连为一体，其优点是可与麻醉机连接后使用（图 5-1）。

（2）操作要点：①选择通畅的一侧鼻孔置入。对鼻中隔移位的患者，选用外鼻孔较小的一侧插入，因移位一侧鼻孔一般都较大。②通气管表面需先涂以利多卡因油膏滑润。插入前需在鼻腔内滴入血管收缩药如麻黄碱或 4% 可卡因，以减少鼻腔出血。③鼻咽通气管的插入长度一般可按鼻尖至外耳道的距离推算，这样通气管的前端位置恰好在会厌的上方。④鼻咽通气管必须沿下鼻道腔插入，即通气管的插入方向必须保持与面部完全垂直，严禁指向鼻顶部方向（筛窦 Little 区）插入，否则极易引起凶猛的鼻出血。⑤插入动作应轻巧、柔和、缓慢，遇有阻力不应强行插入，可稍稍轻柔旋转导管直至无阻力感后再继续推进。⑥鼻咽通气管的并发症包括鼻出血和鼻咽部损伤或胃内容物误吸，可在通气管管腔内置入细吸引管，保持随时吸引以作预防。⑦疑有颅底骨折的患者绝对禁用鼻咽通气管，因有可能插入颅腔或引起颅腔感染。

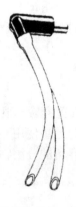

图 5-1　双侧经鼻咽腔通气管（binasal pharyngeal air way，BNPA）

二、特殊型通气管

在某些特殊情况下为保持呼吸道通畅与施行有效通气，尚需一些特殊设计的通气管，例如食管堵塞型通气管（esophageal obturator air way，EOA）、咽气管腔通气管（pharygeal trcheal lumen air way，PTLA）、食管－气管联合通气管（esophgeal tracheal combitude，ETC）等。这些器械用具主要适用于医院以外的紧急抢救现场，但效果尚难以令人信服，多数不适于在手术室内使用。其中双鼻咽通气管（binasal pharyngeal air way，BNPA）和喉罩通气管（larygeal mask air way，LMA）已较成功地应用于手术室内。

（一）食管堵塞型通气管

食管堵塞型通气管（esophageal obturator air way，EOA）为一根长 34 cm 的塑料导管，前端设有充气套囊，在其近端 1/3 部位设有 16 个直径为 3 mm 的孔眼。将 EOA 沿咽后壁顺势插入食管相当于气管隆嵴水平后，充气套囊一次性注气 30 mL，以产生堵塞食管、防止气体压入胃的效果。然后将 EOA 的外口与完全匹配的麻醉面罩呼吸囊连接，将面罩扣紧于患者的口鼻面颊部，即可施行面罩正压通气。氧气经导管近端细孔眼进入咽腔再输入气管，呼出气经面罩呼出活瓣排出体外，由此完成有效的气体交换。EOA 只限用于医院以外的心肺复苏急救，其效果尚不尽理想，有可能发生致命性并发症，如食管破裂、通气管误插入气管（反而引起气道阻塞而胃肠严重膨胀），以及呕吐和误吸等。因此，EOA 尚未得到全面推广使用。

（二）咽气管腔通气管

咽气管腔通气管（pharygeal tracheal lumen air way，PTLA）系 EOA 的改良型，由一长一短并列、其外端口并齐的双管组成。长管为气管内导管，其前端设 30 mL 容积的小套囊；短管为下咽腔管，其前端设 150～200 mL 容积的大套囊。将 PTLA 的长管在盲探下经口插入气管或插入食管，在确定双导管到位后，均予以套囊充气。然后将短管与呼吸囊连接，施行数次通气，如果听到肺呼吸音而胃部不胀，提示长管已进入食管，且其套囊已堵塞食管腔，此时即可施行正压通气。如果短侧管通气后听不到肺呼吸音，提示长侧管已进入气管，此时应立即将呼吸囊改成与长侧管连接，再将短侧管套囊中的气体放出，即可直接利用长侧管开始正压肺通气。本法与 EOA 的基本不同点在于不需要使用密封的麻醉面罩。

（三）双鼻咽通气管

双鼻咽通气管（binasal pharygeal air way，BNPA）由 2 个柔软的鼻咽通气管及 1 个相匹配的 15 mm 内径三叉衔接管组成。使用方法与单管鼻咽通气管者一样，同时将双管插入鼻咽腔，然后用面罩呼吸囊施行正压通气。本管主要用于插管困难病例，而现场又无其他用具设备或有经验人员指导的场合。胃膨胀一般尚不致发生，因多余的气体可从口腔逸出。但本法禁忌使用于饱胃患者。

此外，还有喉罩通气管（laryngeal mask air way，LMA）等特殊管型。

三、气管导管

气管导管（tracheal tube）为临床麻醉中最为常用的设备，有经口或经鼻气管导管两类，有带套囊或无套囊导管之分。此外，还有各种特殊型的气管导管，以方便安全使用于某些特殊场合。

（一）制作材料

气管导管的设计与制作已有不断的进展，并已规范化。当今用于制作气管导管的材料有聚氯乙烯（polyvinyl chloride）、医用硅橡胶（medical-grade silicone rubber）、红橡胶（red rubber）、尼龙（nylon）和聚四氟乙烯（teflon plastic）等多种。其中以聚氯乙烯最为常用，由于聚氯乙烯原材料的质地较脆，易碎，不能弯曲，半透明，遇热容易降解，因此需要加入其他化学成分，以达到可屈和稳定的目的。医用硅橡胶有不透明、柔软、可屈度良好等特性，因质软有时反可影响导管的插入，需加用探条导引。红橡胶是用各种不同配方的天然橡胶产物制成，适于反复使用，较为节省，但配方中有些化学成分可能对气管组织有不同程度的损害，如今红橡胶已被塑料所替代。尼龙质硬且轻，可反复使用，其化学成分各异，但对组织无毒，可采用高压蒸气消毒，或反复煮沸或化学剂浸泡消毒。对制作气管导管所用的材料中常需加入某些化学成分，后者是否对喉气管组织产生有毒反应，已有许多测试方法。经测试证明是安全的导管，多数标有"I. T."或"Z-79"字样，表示导管对组织无毒、无刺激反应。

（二）结构与规格

1. 标准的气管导管

标准的气管导管包括以下组成：①导管远端呈斜面开口。②远端附有袖套状充气套囊。③近端有与呼吸器连接的衔接管，其直径统一为 15 mm。④套囊由细导管与测试小气囊连接，借以了解套囊的胀缩及其充气压力。⑤ Murphy 侧孔位在气管导管远端套囊远方的侧壁上，其用途是当气管导管斜口粘贴于气管壁时，呼吸气体可改经此侧孔进出。但有的气管导管无此项设计。⑥小儿气管导管在距前端 2 cm 与 3 cm 处分别标有单个或双个黑圈标记，其目的是指导导管插入气管的长度，以防止插入过深。有些小儿导管壁上还涂有一条能放射显示的纵向黑线，在 X 线下可显影，借以了解导管在气管内的位置。6 岁以下的小儿需采用无套囊气管导管，以增加使用安全性，这与小儿气道狭窄部在环状软骨处有关。

2. 导管的直径、弯度与长度

（1）气管导管的直径有内径与外径（mm）之分，内径介于 2.5 ~ 11 mm；其长度按 cm 计算。经口或经鼻气管导管都有半径为 14 cm 左右的弯度；弯度与导管内径有关，鼻腔气管导管内径 < 6 mm 者则无上述弯度。口腔与鼻腔气管导管前端斜口的角度分别为 45° 和 30°，经口导管前端的斜面都向左侧方向开口；经鼻导管的斜面则有向左或向右侧开口两种。

（2）气管导管的标号通常有三类。①按导管的内径（ID）标号：各号之间相差 0.5 mm，均印在导管的外壁上。②按导管的法制（F）标号：F 为导管的外周径值，F = 导管外径（mm）×3.14。F 在导管外壁上均用双号数字 10、12、14、16 直至 42 编号标记。③以 Magill 专利号编号：按 00 ~ 10 标记。

3. 气管导管选择

（1）对气管导管的长度和口径，应根据插管途径，患者的年龄、性别和身材等因素进行选择，详见表 5-1。一般成人导管长度以稍长于唇至环状软骨水平或稍下处（相当于气管中段）的长度为佳。

表 5-1　气管导管长度和口径选择参考值

年龄	导管外径（F）	直径（mm）	经口长度（cm）	经鼻长度（cm）
成年男性	34 ~ 42	10.8 ~ 12.8	18 ~ 20	22 ~ 28
成年女性	32 ~ 38	10.8 ~ 12.8	18 ~ 20	22 ~ 28
13 ~ 15 岁	28 ~ 34	8.8 ~ 10.8	17 ~ 20	21 ~ 24
9 ~ 12 岁	26 ~ 30	8.2 ~ 9.5	15 ~ 17	19 ~ 21
4 ~ 8 岁	22 ~ 28	7.0 ~ 8.8	14 ~ 16	17 ~ 20
1 ~ 3 岁	16 ~ 22	5.0 ~ 7.0	10 ~ 12	13 ~ 15
1 岁以内	14 ~ 16	4.0 ~ 5.0	10	12

（2）下列几点可供导管的选择做参考。①成年男子可较同年龄的女子大 2F。②发音低沉者可较发音尖细者大 2F。③经鼻导管口径需比经口导管小 2 ~ 4F，成人一般用 F30 ~ 40。④对小儿（1 岁以上）可利用公式推算出参考值。

Cole 公式：导管口径（F）= 年龄（岁）+ 18

Levine 公式：导管长度（cm）=（年龄岁 ÷ 2）+ 12

气管导管套囊是气管导管的防漏气装置。临床上有带套囊导管（cuff tube）与不带套囊导管（简称平管，plane tube）两类。

（三）套囊

1. 设置充气套囊的目的

①为施行控制呼吸或辅助呼吸提供气道无漏气的条件。②防止呕吐物等沿气管导管与气管壁之间的缝隙流入下呼吸道（误吸）。③防止吸入麻醉气体从麻醉通气系统外逸，维持麻醉平稳。

2. 套囊的结构

由充气套囊、套囊细导管及套囊内压测试小囊三部分组成，套囊均设于导管的前端，其长度因导管长度不同而有区别，一般为 2 ~ 4.5 cm，与导管前端的距离为 1 cm。套囊导管一般仅适用于成人和 6 岁以上的较大儿童，此与套囊可增加导管外径有关。因此，套囊导管不适用于声门、气管内径细小的新生儿、婴幼儿和 6 岁以内的小儿童，此类小儿只能使用不带套囊的平管。使用平管完成气管插管后，可用浸渍液状石蜡油的纱布条，在明视或手指探触下，有次序地围绕气管导管的周围至梨状窝进行填塞以防漏气（称咽喉填塞防漏法）。本法也适用于充气套囊突然破裂而又无法临时更换气管导管的特殊场合。

3. 套囊的充气技术

充气量应适中，合理的充气量应是既能控制囊内压不超过 30 mmHg，又能达到完全防漏和防误吸的效果。充气量过大，气囊内压超过气管黏膜毛细血管正常平均动脉压（32 mmHg）时，可导致局部气管黏膜和纤毛压迫性缺血，拔管后可致气管黏膜坏死脱落，纤毛活动停止 3 ~ 5 d，甚至形成局部溃疡，痊愈后可致气管环形瘢痕性狭窄。套囊的充气量不宜固定不变，临床上应以在缓慢不间断充气的情况下，直至挤压麻醉机贮气囊时喉部刚刚听不到漏气声为准。具体的充气技术有两种。

（1）套囊最小漏气充气技术（minimal leak cuff inflation）：为避免囊内压过高引起并发症的可能性，近年来套囊最小漏气的充气技术又再次得到重视，先将套囊充气直至听不见漏气声以后，再缓慢逐渐回抽出气体，直至在吸气期时能刚刚听到细微的漏气声为止。此后，为补充漏出的气体量，需要补充注入适量囊内气体，但仍以始终保持能听到细微的漏气声为准。此即为套囊最小漏气的充气技术，可使气管损伤程度降至最轻。

（2）套囊无漏气充气技术（no leak cuff inflation）：套囊最小漏气的充气技术对反复出现误吸、肺顺应性差、采用呼气末正压通气（PEEP）等需要高压通气的病例并不适用，此时需要采用套囊无漏气的充气技术，在上述套囊最小漏气的充气技术基础上，再往套囊内慢慢注入小量气体，边注气边倾听，直至听不到漏气声为止。此后，再定时测定囊内压，待囊内压降低时需重复注入少量气体。

4. 套囊种类

根据套囊的充气容量大小，可分高压或低压套囊两种，分别称为高压容量套囊（high-pressure volume cuff）和低压容量套囊（low-pressure volume cuff）。

（1）高压容量套囊：其体积较短小，充气容量也较少，具有低容量和低顺应性的特点。套囊充气后，套囊与气管壁的接触面较小，因此可使局部气管壁的黏膜承受高达 180 ~ 250 mmHg 的压力，才能产生有效封闭的效果。这样，局部气管壁的原有的 "C" 外形将丧失，而变为内径缩窄的细管形；更重要的是高压套囊内压远远超过气管黏膜毛细血管灌注压（正常为 25 ~ 35 mmHg），由此可导致气管黏膜缺血、发炎、出血和溃疡形成，同时也可压迫气管后方的食管壁。持续的气管壁缺血，其最终结果是导致气管扩张、肉芽肿形成；或引起气管塌陷、气管壁坏死、气管狭窄；有些患者可出现气管 - 食管瘘形成，甚至腐蚀无名动脉。因此，高压容量套囊今已基本废弃不用。

（2）低压容量套囊：其体积较长大，充气容量也较大，具有较大容量和较高顺应性的特点。在正确充气套囊下，套囊呈匀称性香肠式膨胀外形，与气管的原形比较吻合而不致使气管变形，气管壁受压的范围较广，囊内压相对较低，气管黏膜毛细血管血流受阻较轻。低压容量套囊为目前普遍通用的套囊型。但应注意，套囊内压大于 25 mmHg 时，就有可能引起气管黏膜血流受阻。因此，尽管采用低压容量套囊，也必须重视套囊充气原则，即充气应适度，以达到既不漏气，又不影响气管黏膜血流为准。

5. 套囊的应用注意事项

①重视经常检查套囊内压，套囊一般都与测试小囊相连接，触诊测试小囊张力可随时粗略了解套囊的充气程度或漏气情况。尽管使用低压套囊，其囊内压也可能小于 25 mmHg，但气管黏膜结构与功能仍可能出现某些影响，表现为局部组织学损伤和纤毛活动受抑制，其影响程度与套囊和气管壁的接触范围与时间长短有密切关系。②对肺顺应性小和气道阻力大的患者，需要较高的套囊内压才能达到密封气道的目的，此时低压高容量套囊可能已不适用，需要采用高压容量套囊。③N_2O 全身麻醉时，由于 N_2O 能缓慢透过套囊塑料壁，随着麻醉时间延长，套囊内容量和压力均会相应逐渐增高。因此，在施行长时间 N_2O 麻醉时，更需要随时检查套囊容量，以防囊内压过高。有人建议利用麻醉环路系统内的混合气体充胀套囊（即不用空气），可防止此类过膨胀现象的发生。④长时间插管后囊内压可逐渐降低，但其降低程度与时间无相关性，可能与注入囊内的空气缓慢弥散出塑料薄膜有关，需随时检查补注气体。⑤施行正压通气期间，当气道压超过囊内压时，囊内压可出现间断性增高；在呛咳、过度通气，或患者的自主

呼吸与通气机拮抗时，可见囊内压暂时性增高。

6. 套囊内压和容积的监测方法

综上所述可知，套囊内压与气管导管的选择合适与否有密切关系，施行定时监测和随时调整很有必要。方法是：将套囊测试小囊通过三通开关（three-way stopcock）与一个弹簧血压计和空注射器相互连接，在完全密封的条件下，在吸尽咽喉腔内的分泌物后，通过操纵三通开关，利用注射器抽吸出套囊内的气体即可得知囊内的容积，再回注入气体即可测试囊内压。囊内压以维持吸气时为 22 mmHg（30 cmH$_2$O）、呼气时为 15 mmHg（20 cmH$_2$O）而无漏气为理想，其测定值都相对较小于实际值，因尚有一小部分气体遗留在囊和测试细管内（图 5-2）。

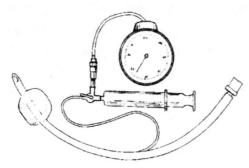

图 5-2　气管导管充气囊囊内压测定装置

四、特殊型气管导管

特殊型气管导管主要为手术操作方便，或为困难插管病例而设计。常用的有以下几种。

（一）预铸直角弯度型气管导管

预铸直角弯度型气管导管（performed tube, molded angle tube, RAE）有经口或经鼻用两种，导管相当于插入后的口或鼻部位呈直角形弯度，由此可方便应用于颌面外科手术，可将导管引离手术野，不被手术者或手术敷料所压扁折屈。

（二）盔甲型或螺旋丝增强型气管导管

盔甲型气管导管（armored tube）其管壁内镶有螺旋形金属圈或尼龙螺旋形丝圈，目的是防止导管折屈或压扁。适用于头过度屈曲的坐位手术，或俯卧体位面部向地的手术，也适用于气管造口插管患者。由于该类导管呈笔直型，在插管前需先插入可塑性探条，以构成插管所需的导管弯度。

（三）导引式气管导管

在导引式气管导管（guided endotracheal tube）管壁内镶有一根可移动的导引线，其远端固定于气管导管的尖端，近端自气管导管近端引出，并与金属牵引环连接。牵拉金属环可使气管导管的远端翘起，借以加大导管前端的弯度，以利于导管插入声门。本管主要适用于高突喉结或宽长肥厚会厌的困难插管病例，也可用于经口或经鼻盲探插管。

（四）激光屏蔽导管

激光屏蔽导管（laser-shield tube）专门为激光手术中保护气管导管和患者避受激光伤害而设计。系单腔双套囊导管，橡胶材料导管的抗燃烧能力优于聚氯乙烯导管。外表均镶有硅树脂金属薄片或铜箔包裹，由此可抵御激光引起的高温和引燃着火危险。但导管价格十分昂贵，其不足之处在于套囊部位仍未能达到完全保护的性能，故有双套囊的暂时性设计，且要求套囊改用无菌盐水充胀。此外，此类导管也不宜使用 N$_2$O 麻醉。

（五）婴幼儿气管导管

婴幼儿气管导管直径 < 5.0 mm，均为不带充气套囊的平管。

（六）双腔导管

利用双腔导管（double-lumen tube）可施行选择性单侧肺通气，或双肺气道分隔性通气保护。

五、双腔支气管导管

（一）基本结构

支气管内插管最初仅为单肺通气（one-lung ventilation）而设计，因存在不符合生理之处，以后逐渐发展构成双腔支气管导管（double-lumen endobronchial tube，DLT），由两根一左一右的导管并列为一体而构成，施行双侧支气管内插管以进行双侧肺分别通气。DLT 的一侧为长管，前端弯向一侧（弯向右侧者称右侧管，为插入右主支气管用；弯向左侧者称左侧管，为插入左主支气管用）；另一侧管为短管，其前端无弯曲，为插于总气管内的导管。不论右侧管或左侧管，共同特点是都设有两个套囊（见图5-3）。一个套囊设在弯曲长管的上方，为总气管的套囊；另一个套囊设在弯曲管上，为主支气管的套囊。两个套囊各自分别与其远端的测试小气囊相连接，并标以"T"（气管内导管）和"B"（支气管内导管）字样。以往，一般都习用右侧管双腔导管，因存在套囊充气后堵塞右肺上叶支气管开口的顾虑。因此，近年来许多麻醉者主张选用左侧管双腔导管，以解除肺上叶支气管开口堵塞的顾虑，安全性得到提高。

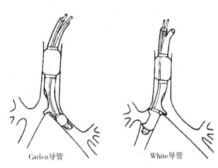

Carlen导管　　White导管

图5-3　左、右双腔导管示意图

（二）种类与选择

1. 卡伦双腔导管

卡伦双腔导管（Carlen DLT）为最早应用于临床麻醉的双腔导管，用软橡胶或塑料制成，为右侧长管插入右主支气管型的导管，右侧长管套囊的中间带有裂隙，以避免充气后堵塞右肺上叶支气管开口；在左侧管口的远侧设有隆突钩（carinal hook），借以限制导管向远侧推进。有四种型号：F35、F37、F39 和 F41 号，其内径分别相当于 5.0 mm、5.5 mm、6.0 mm 和 6.5 mm。缺点有：偶尔可能发生隆突钩折裂甚或断离意外；偶尔右长管套囊容易堵塞右肺上叶支气管开口；隆突钩有可能引起插管麻烦和困难，可能损伤喉头、隆突钩与右侧管可能一并进入右主支气管腔，可能干扰全肺切除术和隆突部位手术的操作等。

2. 怀特双腔导管

怀特双腔导管（White DLT）与右侧长管型的 Carlen DLT 基本相同，但长管设在左侧是两者的不同点。该管的优点是不存在右肺上叶支气管开口被堵塞的问题。

3. 布赖斯 - 斯密司双腔导管

布赖斯 - 斯密司双腔导管（Bryce-Smith DLT）的前端同时设有右侧长管和左侧长管，分别插入右侧和左侧主支气管；在右侧管套囊中带有裂隙，以保证右肺上叶通气。

4. 罗伯修双腔导管

罗伯修双腔导管（Robertshaw DLT）最早采用红橡胶制造，可消毒后重复使用，今已改用无毒塑料制造为一次性使用导管，有右侧型管和左侧型管两种；尺寸有 F28、F35、F37、F39 和 F41 号，其相应内径分别为 4.5 mm、5.0 mm、5.5 mm、6.0 mm 和 6.5 mm；其中 F28 管只有左侧型管。该导管的特点是不设置隆突钩，有利于导管插入；管腔比较大，可降低气流阻力和方便于支气管内吸引；利于全肺切除术或靠近隆突部位的手术操作。右侧型管前端的套囊中间也带有裂隙，以保证右肺上叶通气；左侧型管前端的套囊具有限制充气套囊过大而误入隆突部位的设计，由此可保证右肺通气。套囊都呈明亮的蓝色，利于纤维光导支气管镜检查时的识别。左、右侧导管的前端都带有黑色标记，可在 X 线下显影。

六、喉罩及其临床应用

喉罩（laryngeal mask air way，LMA）是一种特殊型的通气管，在其通气导管的前端衔接一个用硅橡胶制成的扁长凹形套囊，其大小恰好能盖住喉头，故有喉罩通气管（图5-4）之称。喉罩通气管起源于英国，已被广泛应用于临床全身麻醉施行呼吸管理，今在美国也已逐渐被采用。喉罩设有1、2、2.5、3和4号五种型号，分别适用于新生儿、婴儿、儿童和男女成人。LMA系在盲探下插入，不需要使用喉镜显露声门，故使用较为方便，优点较多。但喉罩价格昂贵，也存在某些问题需要警惕，并谋求解决。喉罩应用的总失败率可达5%之多。

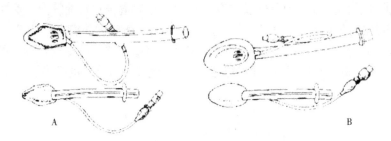

图5-4 喉罩通气管（laryngeal mask air way，LMA）

A．正确松开充气囊的LMA，其外形呈光滑、平坦、角状形，便于沿舌背置
于会厌的前面；B．充入适量空气的气囊，使LMA紧贴于喉头防止漏气。

（一）适应证

（1）无呕吐反流危险的手术，尤其是气管插管困难病例。对困难插管病例在应用标准面罩呼吸囊不能维持有效通气的场合，可用LMA作为紧急而有效的通气管使用。

（2）当困难插管而被迫使用喉罩以后，喉罩可用作为气管内插管的向导，即先将一根气管导管导引管或纤维光导支气管镜插入喉罩进入气管内，然后再套入气管导管顺势推进气管内。

（3）通过喉罩可施行纤维光导支气管镜激光烧蚀声带、气管或支气管内小肿瘤手术。

（4）对颈椎不稳定患者施行气管内插管需移动头部有较大顾虑时，最适宜使用喉罩通气，因无须对头颈部施行任何移动操作。

（5）眼科手术适宜于使用喉罩，较少引起眼压增高，术后较少咳呛、呕吐，喉罩拔除反应较轻，眼内压波动幅度小，利于保证眼科手术的疗效，尤其利于闭角型青光眼患者，喉罩可列为首选。

（6）腹腔镜检查：因气腹致膈肌抬高而影响呼吸，插入喉罩有利于患者通气。腹腔镜检查的时间一般较短，使用喉罩较少引起呕吐反流。

（7）急救复苏（CRP）时置入喉罩较简单，使用方便，效果可靠，能争取分秒的宝贵时间。据统计，在使用喉罩下施行心肺复苏术，86%患者可获得满意的通气效果，为电击除颤前创造通气良好的效果。

（8）适用于不需要肌肉松弛的体表、四肢全麻手术，也适用于面部烧伤患者。

（二）禁忌证

（1）饱食，腹内压过高，有呕吐反流误吸高度危险的患者。

（2）有习惯性呕吐反流史患者。

（3）疝手术。

（4）咽喉部存在感染或其他病理改变的患者。

（5）必须保持持续正压通气的手术。

（6）呼吸道出血的患者。

（7）通气压力需大于25 cmH$_2$O的慢性呼吸道疾病患者。

（8）小口、大舌或扁桃体异常肿大的患者。

（三）优点

（1）喉罩可采用高压蒸气消毒，并可反复使用。

（2）操作简单、容易，只要患者无张口困难，便能置入喉罩，且容易固定不易脱出。与临床常规使用的标准麻醉口鼻部面罩相比，喉罩的使用可解脱麻醉者手和臂的疲劳，一般无气体入胃的弊病，使用简便。

（3）无喉镜插入、显露声门、导管插过声门等机械刺激，不易出现喉头水肿、声带损伤、喉返神经麻痹等并发症。

（4）无须使用肌松药，能保留自主呼吸，避免肌松药及拮抗药的不良反应。喉罩通气下较少发生氧饱和度降低，较少遇到呼吸道通畅的维持发生困难。

（5）置入时刺激轻，分泌物少，不影响气管纤毛活动，利于排痰，能维持气道的自洁作用；术后咳嗽、肺不张、肺炎等肺部并发症少。

（6）气道阻力小，患者呼吸做功小，呼吸肌不易疲劳。

（7）所需的麻醉深度比气管插管者浅，麻醉药用量减少。在喉罩通气下，允许在短时间内复合使用较多种的麻醉药，必要时可以施行轻微的辅助呼吸。

（四）缺点

（1）气道的密闭性有时较差，导致正压通气时容易漏气，漏气程度与手术时间长短、患者体位、颈部紧张度、通气阻力、通气压力大小等因素有关。

（2）因气道与食管之间的距离较近，喉罩置入后喉罩与食管口之间的隔离不够充分，麻醉气体有可能进入胃，尤其当食管下段括约肌张力减退时，容易出现呕吐、反流、误吸等危险。因此，在需要施行正压通气的场合其应用有移动的限制。

（3）喉罩内的内嵴有时可阻挡吸痰管置入气管内，导致吸痰困难。

（4）2号以下喉罩的管腔比较窄（与罩内的内嵴有关），容易扭曲，有可能导致 CO_2 蓄积。

（5）价格昂贵。

（五）插入方法

1. 喉罩置入前的麻醉

（1）异丙酚静脉诱导：在面罩去氮，静脉注射异丙酚诱导后即可置入喉罩，无须使用肌松药。但绝对不能用硫喷妥钠静脉诱导，因极容易引起严重喉痉挛。

（2）神经安定镇痛麻醉：在面罩去氮，静脉注射氟哌利多芬太尼合剂结合表面麻醉后即可置入喉罩。

（3）吸入全身麻醉：在吸入 O_2-N_2O（1：2）及低浓度异氟烷诱导至咽喉反射消失、下颌松弛后即可置入喉罩，但需注意麻醉不能过浅。

2. 喉罩置入法

（1）盲探法较常用，有两种方法。①常规法：头轻度后仰，操作者左手牵引下颌以展宽口腔间隙，右手持喉罩，罩口朝向下颌，沿舌正中线贴咽后壁向下置入，直至不能再推进为止。②逆转法：置入方法与常规法基本相同，只是先将喉罩口朝向硬腭置入口腔至咽喉底部，轻巧旋转180°（喉罩口对向喉头）后，再继续往下推置喉罩，直至不能再推进为止。

（2）喉罩置入的最佳位置：指喉罩进入咽喉腔，罩的下端进入食管上口，罩的上端紧贴会厌腹面的底部，罩内的通气口针对声门。将罩周围的套囊充气后，即可在喉头部形成封闭圈，从而保证了通气效果。< 10 岁的患儿置入喉罩的平均深度 = 10 cm + 0.3 × 年龄（岁）。

（3）鉴定喉罩位置是否正确的方法具体有两种。①利用纤维光导喉镜置入喉罩进行观察，标准是：1 级（仅看见会厌）；2 级（可见会厌和声门）；3 级（可见会厌，即部分罩口已被会厌覆盖）；4 级（看不见声门，或会厌向下折叠）。②置入喉罩后施行正压通气，观察胸廓起伏的程度，听诊两侧呼吸音是否对称和清晰；听诊颈前区是否有漏气杂音。

3. 注意事项

（1）与气管内插管者基本相同，注意通气效果，尤其是 PetCO$_2$，在小儿常有上升趋势。

（2）密切倾听呼吸音，以便及时发现反流误吸。

（3）正压通气时，气道内压不宜超过 20 cmH$_2$O，否则易发生漏气或气体入胃。

（4）手术结束后，麻醉尚未完全转浅时，可吸引罩内积存的分泌物，但需注意吸痰管不能直接接触喉头，因易诱发喉痉挛。

（5）喉罩对气管的刺激较小，待患者清醒或在指令下能够自行张口时，再拔除喉罩。

（6）喉罩不产生食管括约肌闭合的作用，相反使食管下端括约肌张力降低。因此，要时时警惕有可能突然发生胃内容物反流误吸的危险。饱胃或胃内容物残留较多的患者，禁忌使用喉罩。

（7）严重肥胖或肺顺应性降低的患者，在喉罩下施行辅助呼吸或控制呼吸，往往需要较高的气道压（> 20 cmH$_2$O）。因此，容易出现漏气现象和气体进胃诱发呕吐的危险，因此应列为禁忌。一旦发生反流和误吸，应立即拔除喉罩，清理呼吸道，并改用其他通气管方式。

（8）有潜在呼吸道梗阻的患者，如气管受压、气管软化、咽喉部肿瘤、脓肿、血肿等，禁忌使用喉罩。

（9）需要特殊手术体位如俯卧位的患者，也不宜使用喉罩。

（10）浅麻醉下置入喉罩，容易发生喉痉挛，应加深麻醉待喉反射消失后再置入喉罩。

（11）喉罩与硬腭接触前，必须使喉罩完全展开，然后再逐步送入咽腔。若喉罩在舌后遇到阻力，不可强插，其罩端导管处不能打折，以防造成损伤。完成插入后要将喉罩妥善固定。

（12）注意选择适当大小的喉罩。喉罩过小常致插入过深，造成通气不良；喉罩过大不易到位，容易漏气。

（13）喉罩在使用前，应常规检查罩周套囊是否漏气。

（14）置入喉罩后，不能作托下颌操作，否则易导致喉痉挛或喉罩移位。

（15）术中密切注意有无呼吸道梗阻。呼吸道分泌物多的患者，不易经喉罩清理分泌物。

（六）存在的问题

（1）喉罩不能正确到位时，易致麻醉不平稳或肌松不满意，多数与喉罩在咽后壁至下咽腔之间的旋转度不能达到规定的 90° 有关。

（2）喉罩的型号选择不恰当，会厌被推向声门，引起呼吸道部分阻塞，自主呼吸完全受阻。

（3）喉罩可能覆盖部分食管口，致正压通气时出现胃膨胀和反流现象。

第二节　辅助器械用具

气管内插管的完成需要一定的辅助器械用具配合，包括：喉镜、衔接管、导管芯、牙垫、润滑剂、插管钳、咽喉气管内局麻药喷雾器等常用用具，以及某些特殊用途的器械，如纤维光导支气管镜、纤维光导喉镜、特殊的插管钳、可塑性管腔探测器（flexible lumen finder）；换管器（tube changer）；可伸展性导引探条（malleable stylet）、发光性探条（lighted stylet）和光棒（light wand）等。

一、喉镜

喉镜（laryngoscope）是气管内插管时显露声门必备的器械，用金属制成，由窥视片、喉镜柄和光源三个基本部分组成。

（一）喉镜片

喉镜片（也称窥视片）主要有三个结构。①压舌板：为将舌体和口底软组织从视线中推开，以便于看见会厌和喉头的部件。压舌板外形通常有直形、弯形和直弯混合形三种，前端都设有照明用的小灯泡，目前以使用弯形者较多。临床上习惯根据窥视片的外形将喉镜分别命名为弯形喉镜和直形喉镜。②凸缘：为压舌板左缘向下突出的一个结构，其作用是保持口腔张开，并将舌体往口腔的左侧推移以进一步使视线无阻挡。③顶端：压舌板顶端起挑起或翘起会厌的作用，其形状有直形、弯形或钝钩形等设计，可根据患者气道不同的解剖特点进行选择，见图 5-5。

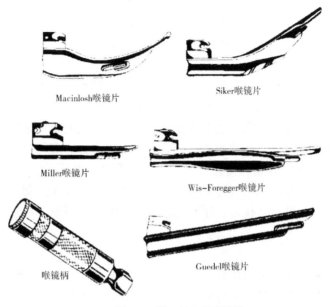

Macinlosh喉镜片　　Siker喉镜片

Miller喉镜片　　Wis-Foregger喉镜片

喉镜柄　　Guedel喉镜片

图 5-5　常见的几种喉镜片

（二）喉镜柄

喉镜柄内安置电池，它与喉镜片的连接为可卸开性质，连接后一般呈 90° 角，为最常用型；为特殊困难插管病例的需要，有较多喉镜片与喉镜柄呈不同角度连接的改良型，见图 5-6。

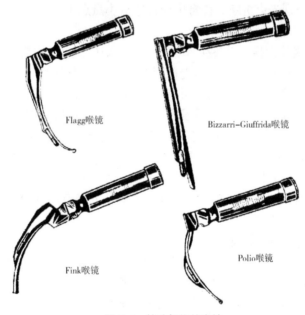

Flagg喉镜　　Bizzarri-Giuffrida喉镜

Fink喉镜　　Polio喉镜

图 5-6　特殊规格的喉镜

二、纤维光导支气管镜

纤维光导支气管镜（flexible fibroptic bronchscope，纤支镜）具有柔韧可屈、可延展的特性，已被临床麻醉科所逐渐应用，操作相对比较容易，并发症较少，能清楚显露气管支气管系，插入气管导管期间不需要全身麻醉。但对其操作需要大量实践经验，不熟练者不能单独进行操作。

（一）应用价值

（1）术前评估和确诊困难插管病例。

（2）对困难插管或清醒插管病例施行气管内引导插管术。

（3）核实和纠正单腔气管导管或双腔支气管导管在气道内的位置。

（4）判断弥漫性肺实质病变、肺不张、咯血、胸部钝器伤等的病理情况。

（5）施行气管、支气管内吸引，吸除误吸物、气道异物、分泌物或凝血块等。

（6）采集气道组织标本，施行细胞微结构病理检查或化学分析。

（二）结构

标准的柔韧性纤维光导支气管镜由光源、柔韧可屈性光镜管和控制手柄三个基本部分组成，有成人用与小儿用两型。柔韧性光镜管为弯屈性延伸管，其外壁有厘米刻度，内部结构复杂多样，除纤维光导镜片外，还有其他多种功能性设置：①通过手柄控制钮可使纤支镜光镜管的远端向上或向下活动。②可输入 O_2，或注入局麻药和冲洗液。③可吸出支气管系的分泌物和血、痰等。④可插入导引丝以施行引导法气管内插管。⑤可将气管导管套在纤支镜管上，施行气管导管引导插管（最细可套入内径 4.5 mm 的气管导管）。⑥可插入细钢丝钳以摘除气道异物，或插入活组织钳或细胞刷以获取新鲜活组织，以进行细胞病理学检查。⑦除有可调性接目镜外，还有为教学用的附设接目镜。控制手柄上设有光源控制钮，可调控性的各种操纵钮。

（三）保养

纤支镜是一项昂贵精密器械，为保持其发挥正常性能，必须重视保养和储藏。使用前在纤支镜管外表涂以干净的水溶性润滑剂，禁忌使用含有丙二醇的油膏，以防损坏其外表；镜片需涂以防雾剂。插入前先将纤支镜管的远端放入温水内 30 s，可减少雾气。插入纤支镜前应先在上下齿槽间置入牙垫，以防患者咬破纤支镜管。纤支镜使用完毕后，应当尽量吸尽镜腔内的任何分泌物，然后将镜管远段浸泡于肥皂水中，再一次吸尽其内腔的分泌物。清洗干净后，可将其远端部分浸泡于 30% 乙醇溶液消毒，或用气体消毒（按厂商提供的说明书要求进行认真处理）。存放纤支镜时应避免纤支镜可屈伸部分有任何弯曲，以防纤维光束折断（若有个别光束折断，视野中即会遗留小黑点）。

（四）潜在并发症

施行纤支镜可发生某些并发症，总发生率为 6.5% ~ 8.1%，死亡率为 0.01% ~ 0.04%。可能发生的并发症有：①出血、恶心、呕吐、迷走－迷走反射和发热。②在长时间吸引、气管内滴入利多卡因或灌洗液、应用镇静药继发呼吸抑制等情况下可能引起低氧血症，后者可诱发儿茶酚胺大量释放而引起患者心肌缺血、心律失常、低血压，偶尔诱发心搏骤停。为避免低氧血症，在镜检过程中需常规吸入 $100\%O_2$，并缩短镜检时间，限制每一次吸引操作时限不超过 10 s，需要时应作间断吸引；镇静药使用剂量需谨慎掌握。③喉痉挛和支气管痉挛，发生率为 0.1% ~ 0.4%，特别易见于气道高敏患者。检查前预防性使用支气管扩张药可降低其发生率。④可能发生喉、气管和支气管黏膜损伤；偶尔发生气胸；经鼻插入纤支镜可能发生鼻出血，甚至大出血。⑤其他如术前药或局麻药过敏，失声，肺炎，声门下水肿或上呼吸道阻塞（与气管狭窄有关）。

（五）纤支镜引导插管的失败

偶尔可发生纤支镜的前端虽已进入气管，但不能引导气管导管进入气管，常见的原因为气管导管的斜口被右侧襞裂软骨或会厌所阻挡，此时可慢慢旋转气管导管向后，并稍稍牵患者头部向右，再轻柔地探索推进导管，以避开导管前端的阻拦。经鼻插入纤支镜引导插管也常可遇到气管导管前端受会厌阻拦的问题。

（六）禁忌证

下列病例禁忌施行纤支镜检查：①无内镜专家从旁指导，或患者不够合作时，不应施行纤支镜检查。②心脏功能不稳定，出血所致。③未经治疗的哮喘，慢性阻塞性肺疾病。④活动性肺结核。⑤晚期肺肿瘤。⑥持续吸氧未能纠正缺氧。⑦持续高碳酸血症和肺动脉高压等。

三、纤维光导喉镜

（一）类型

纤维光导喉镜（fibroptic laryngoscope），简称纤喉镜，有可屈伸延展型及硬质型两大类。

1. 可屈伸延展性纤维光导喉镜及可调控性纤维光导喉镜

可屈伸延展性纤维光导喉镜（flexible fibroptic laryngoscope）及可调控性纤维光导喉镜（malleable fibroptic laryngoscope）结构、性能和操作与纤维光导支气管镜基本一样，但纤喉镜的长度较短，且不具备吸引或注药通道。此镜专为颈椎损伤患者所设计，气管插管时其伸屈或延展部分可随患者的口咽解剖情况进行随意调整，而无须移动患者的头颈部位置。

2. 硬质 Storz 纤维光导喉镜

硬质 Storz 纤喉镜（rigid Storz fibroptic laryngoscope）呈直管形，与管形支气管镜相似，但光源特别好，直径细，允许气管导管套入施行引导气管内插管，在插入前需要调整患者头颈部处于高度后伸位，因此不适用于颈椎损伤患者。

3. 硬质 Bullard 纤维光导喉镜

硬质 Bullard 纤喉镜（rigid Bullard fibroptic laryngoscope）与习用老式的经口喉镜相似，呈短弯度外形，故在使用时仅需对头颈部稍加调整即可，适用于气道异常和困难插管患者，有成人和小儿两型。其结构包括手柄、喉镜片和接目镜，两者呈 90°角，喉镜片呈"C"形弯度，其中有三个内腔：①纤维光束管腔。②充氧、注射局麻药和吸引的管腔。③插入插管钳或引导管的管腔，在充氧、注液和吸引时其腔口可用橡皮塞盖紧。接目镜的焦点为固定式。小儿 Bullard 喉镜的喉镜片较短，只能用于 10 岁以上的小儿（见图 5-7）。

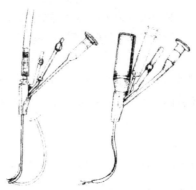

图 5-7　光束纤维镜（Bullard 型）

左图为小儿用喉镜，其前端的插管钳已夹持一根小儿气管导管的前端；右图

为成人用喉镜，具有窥视、注射器注药、输氧、吸引器及插管钳等多种功能

经口插入纤喉镜，犹如插入口咽通气管一样，有两种插管方法：①先将专用的插管钳插入喉镜管腔，伸出后再夹住气管导管前端的 Murphy 侧孔，然后一起插入口咽腔，待看到喉口时通过推进插管钳将导管送入声门口，然后松开插管钳，推进气管导管达恰当的深度。②可将它作为常规的喉镜使用，待见到声门后将气管导管紧挨喉镜片的下方插入气管。由于本纤喉镜的操作很少需要移动舌体和会厌，用于清醒插管患者可比习用老式喉镜者舒服，对颈部不稳定的患者也比较安全。

（二）存在的问题

纤喉镜存在一些具体问题。例如，气管导管套囊有被插管钳咬破的可能；用于颈部很长的成人，有时可因喉镜片的长度不匹配而导致插管失败；纤喉镜十分昂贵，对其保养和清洁需要专人专门训练以熟悉其结构与性能；喉镜可能存在某些潜在的机械性问题，因此需要在使用前进行全面检查。

四、其他特殊用具

近年来有较多有利于气管内插管的特殊用具，包括特殊插管钳、可塑性管腔探测器（flexible lumen finder）、换管器（tube changer）、可调控性导引探条（malleable stylet）、发光探条（lighted stylet）或光棒（light wand）等。

（一）插管钳

插管钳（intubating forceps）的作用是将气管导管送入声门。有不同类型：Magill 插管钳其手柄与杆呈 50°角；Rovenstein 插管钳其手柄与杆呈 90°角，其前端的夹持钳弯度较大；Aillon 插管钳在手柄上，具有弹簧装置，可夹持导管前端更容易接近声门轴。

应在套囊的远侧上方夹持导管，对准声门后由助手将导管推入气管。

（二）探条

探条（stylet，也称导管芯）是一种可屈性引导器，由不同的材料制成，如铜条、黄铜杆、可塑性不锈钢条和一次性塑料杆等。其前端光滑钝圆无钩，弯成"J"形。探条的前端距导管的前端至少应保持有 2 cm 的距离，且不能插入 Murphy 孔；探条插入导管前应涂以润滑油膏，插入导管后其近端应沿导管接头口处弯成直角，以防止在插管过程中探条滑出导管前端而引起声门气管损伤。

鉴于大多数插管并不需要使用探条，故不主张常规使用探条，只有在困难插管或采用环圈形气管导管时才有使用探条的价值。探条原先只用于经口腔插管，但也偶尔用于经鼻腔插管。应用探条的并发症有出血、血肿形成、黏膜下剥离、气管支气管破裂、食管穿孔、纵隔气肿和气胸。

（三）光棒

光棒（light wand）是一根可塑性的、由干电池提供光源的导引细杆，其前端光滑呈球形，作为照明用。插入导管前，其外表应涂以润滑油膏。开启光棒的光源后试行盲探插过声门，即可在颈部环甲膜处皮肤看到樱红色的光亮点（在暗的环境中尤其鲜明），提示光棒已正确插入气管；如果术中见光点，表示光棒没有插入气管。一旦光亮点鲜明，即可将导管套入光棒顺势引导入气管内。

插入光棒无须用直接喉镜，可安全用于成人和小儿，可常规采用，或用于困难插管，可用于清醒插管，也可用于全麻插管。其应用价值在于不能用直接喉镜看到声门全貌的病例，只需轻微调整患者的头颈部，因此也可用于颈椎损伤者。

潜在问题：咽喉腔的血液和分泌物并不影响其使用，因可以直接喉镜或纤维光导喉镜下插入。但光棒无法用于年龄小于 5 岁患者，或导管内径小于 5.5 mm 的情况。其在应用上的问题并不多，包括声嘶、术后喉痛、环杓关节半脱位。

（四）可调控性导引探条

可调控性导引探条（malleable stylet）由可调整性导引探条和导管芯组成。在其近端的手柄上有一个可以制动的扳机，借以操纵其前端向前、向后、换向两侧的弯度，以符合声门的位置。操作前在其前端涂以 5 cm 长的润滑油膏，然后套入气管导管；操作者右手持手柄扳机，在直接喉镜窥视下，调整其前端伸入声门至气管内，然后将气管导管推入气管，再拔除导引条。

（五）换管器

换管器（tube changer）是一根中空或实体性的加长塑料导管，可用作气管内导管的换管操作，也可用于困难插管患者首次插管操作。在换管前，先将换管塑料管涂油膏润滑，再插入原在的气管导管内，保持换管塑料管的位置不变，慢慢退出气管内导管，然后将一根新的气管导管顺塑料换管导管插入气管内，拔除塑料换管器即可。

中空的换管导管可以连接高压氧源或高频喷射通气机，一边供氧一边换管，偶尔也可暂时用作为吸引管。并发症与应用探条的并发症相似。

第三节　支气管内插管技术

支气管内插管有两类：①单腔导管健侧支气管内插管（简称单腔插管）。②双腔导管支气管内插管。自从双腔支气管导管得到普及应用以后，单腔插管已基本废用。

一、单腔导管支气管内插管法

利用较细的特制加长导管插入健侧支气管内，然后进行麻醉与气体交换，称为单腔支气管内插管麻醉。

（一）适应证

单腔插管主要适用于全肺切除手术，尤其对脓、痰、血分泌物众多的患者更为适宜。

（二）禁忌证

单腔插管不宜用于肺叶切除术的麻醉。

（三）麻醉前准备

（1）患者的准备及麻药的准备同气管内插管。

（2）器械的准备：单腔支气管导管的具体规格为长度 32 ~ 36 cm，管径为 F 26 ~ 30；导管的质量要求有韧性和弹性，且要有一定的弯度。也可利用长的气管导管改制，导管前端的套囊长度不应超过 1 ~ 1.5 cm，且必须紧挨导管的斜口。左单腔支气管导管的斜口，与一般气管内导管相同；右单腔支气管导管的斜口顶端应改制成舌状，其目的是预防右肺上叶开口被阻塞。

（四）操作方法

单腔支气管插管的插管途径和操作方法，基本与经口气管内插管法者相同，不同之处如下。

（1）插管前必须用听诊器仔细作双侧肺呼吸音听诊，右侧插管者要重点听两肺锁骨下区的呼吸音，以作为插管后右肺上叶呼吸音的变化。

（2）一般以清醒插管法较为妥当。在气管内注入 1% 丁卡因之前，应先将手术床头升高 15°，并向健侧偏斜 20°，然后再缓缓注入丁卡因，这样可使健侧支气管的表面麻醉更趋完善。

（3）导管插过声门后，用旋转导管的方式，使其斜口转向健侧，并使患者头部尽量转向患侧，这样导管就比较容易进入健侧总支气管，直至遇到阻力时为止。

（4）插管后用听诊法证实健侧呼吸音与插管前相同，而患侧呼吸音减弱或消失，提示插管成功。如系右侧总支气管插管，若右肺上叶呼吸音减弱或消失，表示导管插入过深，导管套囊已堵塞右肺上叶开口，此时必须向外稍拔出导管，直至右肺上叶呼吸音恢复为止。

（5）摆好手术体位后，应重复上述听诊检查，以确定导管的位置没有改变，否则应重新调整正确，然后再开始麻醉诱导。

（6）麻醉诱导后可利用体位引流方法，使患侧肺内的大量分泌物或脓液沿导管外壁流至咽喉腔而被吸除，这样可保证健肺不受播散。

（7）当肺已切下，支气管残端已缝合完毕，可一面吸引，一面将支气管导管退至气管内，以减轻支气管隆突部的刺激。

（五）并发症

同气管内插管。

（六）注意事项

同气管内插管。

二、双腔导管支气管内插管法

双腔导管（DLT）插管是目前最常用的支气管内插管法。应用专门的支气管双腔导管（即卡伦右侧双腔导管及惠特左侧双腔导管）插入主支气管内，使左右支气管系的通气暂时隔离，这样既可按需通过一侧或双侧管腔吸入麻醉气体，也可随时吸出其中的分泌物；也可仅用健侧管腔施行麻醉和单肺通气，而将患侧管腔敞开于大气中，以利于患侧肺分泌物的自然引流。

（一）适应证

1. 肺脏手术

肺化脓症、支气管扩张、肺大泡症、肺结核等病例，每日痰量超过 50 mL 以上者，均应选用本法，有防止呼吸道阻塞、防止感染物质向健侧播散的优点。需左肺通气和右肺萎陷的右全肺切除术，宜选用左侧管 DLT。

2. 支气管胸膜瘘手术

不致因氧气和麻醉气体自瘘孔逸出，而造成无法加深麻醉的问题。

3. 肺结核、支气管扩张等大量咯血、咳痰患者的急症手术

借以保证呼吸道通畅。利用双腔导管又可鉴别出血来自肺支气管的哪一侧。对这类患者麻醉，应力

求诱导平顺，尽可能缩短诱导时间，采用快速诱导法较妥，以期尽早控制呼吸道。

4. 其他胸腔内手术

如食管癌根治手术，有人主张采用双腔支气管导管插管，可任选左侧管或右侧管 DLT，选用右侧管者，其支气管套囊裂隙必须对准右上肺叶支气管开口，以保证右上肺通气，插管完成后最好立即用纤维光导支气管镜检查，以明确套囊的裂隙位置。鉴于右上肺叶支气管开口的解剖变异性较大，而右支气管套囊裂隙又较难正确对准右肺上叶开口，因此有人主张选用左侧管 DLT；即使左肺手术也选用左侧型导管，但需在钳夹左总支气管之前先将导管退至总气管内，对手术操作不会产生任何影响。

（二）禁忌证

对气道内存在沿双腔导管通路上有任何病变（如气道狭窄、肿瘤、气管支气管断裂等），或气道外存在压迫（如纵隔肿瘤、主动脉弓动脉瘤）时，均禁忌使用 DLT。相对禁忌证有：①饱胃者。②疑有误吸高度危险者。③正在施行机械通气的危重患者（这类患者不能耐受因换管操作需要短暂停止机械通气的情况）。④估计不能在直视下完成气管插管的插管困难病例。⑤证明左主支气管呈帐篷式抬高且与总气管呈 90° 以上角度者（这种情况不仅左主支气管插管特别困难，且容易发生左主支气管损伤）。

（三）插管操作

操作支气管内插管必须注意以下的前提事项：①右肺主支气管的直径比左肺主支气管者大，且与总气管的夹角比左侧者小。因此，不仅异物容易进入右主支气管，同样支气管导管也容易因插入过深而误入右主支气管；但在小儿两侧的主支气管差异性较小，异物进入右侧或左侧主支气管的机会相等。②右肺上叶支气管的开口与气管分叉部十分接近，仅 1.5 ~ 2 cm 距离；而左肺上叶支气管的开口与气管分叉部的距离较远，约为 5 cm。因此，当气管导管插入过深而误入右主支气管，或双腔导管（右侧管）插管，在套囊正常充气后，极容易将右肺上叶支气管开口堵塞而引起右上肺叶不张。据此，每当完成气管或支气管插管以及套囊充气后，必须立即听诊两肺呼吸音，以鉴别气管导管是否误插过深、误插入食管，或充气套囊堵塞右肺上叶支气管开口。

1. 器械的准备

基本同气管内插管麻醉。需准备 F33、35、37、39 左侧型和右侧型双腔支气管导管。一般成年男人用 F39，成年女人用 F37，体格矮小者可用 F35，儿童不宜应用。由于双腔导管的外径较粗，内径较细，F39 管的内径相当于 F30 单腔导管，F37 管的内径相当于 F28 单腔导管，因此气流阻力都明显增高。为克服导管内径较细的气流阻力，麻醉期间必须施行辅助或控制呼吸。

2. 基本方法与步骤

双腔支气管内插管的方法和步骤，与气管内插管或单腔支气管内插管者基本相同。

（1）清醒插管法：采用左侧双腔支气管插管者，在气管内注入 1% 丁卡因之前，应将手术床头端升高 15°，并向左侧偏斜 20°（即右侧在上方），其目的在于使丁卡因较多地进入左总支气管。若采用右侧双腔支气管插管者，注药前的体位适相反。

（2）快速诱导插管法：琥珀胆碱的用量宜稍加大（成人 80 ~ 100 mg），以使插管操作有较好的肌松条件。

（3）插管前准备：双腔支气管导管插管一般都在普通喉镜显露声门后在盲探下完成，但最好在纤维光导喉镜直视下进行。①采用普通喉镜盲探插管时，应选用弯形窥视片，因其弯度与导管的弯度相匹配。②一般均需用充分润滑的可塑性探条插入长管腔内，使长管构成到达声门所需的弯度。③双腔导管的前端外壁及舌状小瓣需涂以 1% 丁卡因或 4% 利多卡因油膏润滑。

（4）插管步骤：①插管头部应尽量取后仰位。②术者左手持喉镜显露声门，右手持导管插入口腔，使隆突钩的方向朝地面，即导管左分支管开口指向天花板，在明视下进行导管插过声门的插管操作。③当导管前端刚进入声门后，随即拔除探条，然后继续慢慢推进导管，在推进过程中将导管作逆时针方向旋转 180°，其目的是使舌状小瓣通过旋转动作而滑入声门，此时舌状小瓣由原来指向地面的位置转为指向天花板。④当舌状小瓣通过声门后，立即将导管再依顺时针方向旋转 90°，其目的是使导管前端分叉部的水平面与支气管的解剖水平面相一致，且导管外端的双管平面与门齿的平面相一致。⑤然后在保持水平位下继续推进导管，直至遇到阻力而不能再推进导管，提示双腔导管的长管已进入支气管腔，隆突钩已骑跨于隆突，插管即告初步成功。

（5）导管前端位置的鉴定：通过下列征象可做出初步确定。①置管过程顺利，推进导管中最后的隆突阻挡感明显。②在测试性几次正压通气下，双侧听诊呼吸音正常，胸廓抬动一致，最为重要的是右肺上叶呼吸音正常。③初步确认导管位置正确后，临时阻断一侧通气以作鉴别：阻断侧应该听不到任何呼吸音和无胸廓抬起动作；而通气侧的胸廓抬起十分明显，且其呼吸音正常；如果阻断侧仍有呼吸音，或通气侧的通气不够顺畅，呼吸音也异常，提示导管前端可能发生折屈，应试稍退出导管以做调整。④听诊呼吸音的部位为双侧肺底部、肺中部和肺尖部，两侧相应部位的呼吸音应基本一致。如果右侧肺尖部听不到呼吸音，表示右肺上叶无通气，首先应放出套囊内气体，并慢慢稍稍退出导管少许，每次约1 cm，然后再充气套囊，并逐次听诊，直至能够明确听到呼吸音为止。⑤仅施行支气管插管侧肺通气，同时将总气管侧导管口敞开于大气，应无任何气体漏出，表示进入主支气管导管的套囊密封良好。⑥如果上述试验仍不能确定导管的正确位置，则必须通过X线放射检查和纤维光导支气管镜检查求确证。⑦摆好手术体位后，同样还需要用听诊器测听两侧肺的呼吸音，以再次证实导管位置的正确性。因体位改变或头位有变动，提示双腔导管前端的位置已发生变动，必须重新鉴别、确定和调整导管的位置。头屈位可使支气管导管前端继续深入，有可能堵塞肺上叶通气；相反，头伸位可引起支气管前端移出主支气管。⑧确认导管位置正确后，方可分别注气充胀总气管套囊和主支气管套囊，后者的充气量不应超过3 mL。

（6）术中支气管内吸引：吸痰管应采用细硬的长塑料导管，外表涂以无菌凡士林滑润后，才能较顺利完成支气管内吸引，动作应轻柔，以防发生支气管黏膜擦伤而出血不止。如果痰液量太多，可以暂时仅用单侧健肺麻醉和通气。由于左及右侧主支气管与气管的成角不一致，Kubota等发现在施行支气管吸引时，或处理右侧肺不张时，吸引管很容易进入右侧主支气管（占85%），而进入左侧主支气管者仅约11%；此外，吸引管卷曲在气管内者占4%。为使吸引管进入两侧主支气管具有选择性，Kubota设计一种前端弯向一侧的吸引管，在其近端标有弯曲方向的标记，以明确吸引时导管前端的弯度方向。利用此项吸引管，进入左侧主支气管的概率可增高达89%～97%。根据同样的原理，有专门设计为吸引右肺上叶支气管开口的"J"形吸引管。

（7）病肺切除后：可在充分吸引的前提下将导管退至总气管腔内，以增强通气效果。

（四）存在的问题

（1）双腔支气管导管插管一般都是在盲探下进行，故有一定的置管位置异常发生率，见表5-2。如果患者原先已有肺部疾病，表中所列的呼吸音听诊鉴别法可能已不适用，此时应采用纤维光导支气管镜（纤支镜）检查进行鉴别。

（2）对轻微的双腔导管变位，欲确定其前端的实际位置，往往存在困难。因手术操作、头位移动、体位改变所引起的导管前端位置改变，往往不易被察觉。做好随时施行纤支镜检查的准备，是确定导管移位、避免发生意外并发症的最佳措施。

表5-2　双腔导管三种位置异常时的呼吸音鉴别依据

	阻右管套囊充气	阻左管套囊充气	阻左管套囊放气
导管前端误入左主支气管	左侧听到呼吸音	左侧听到呼吸音	左、右听到呼吸音
导管仍停留在总气管内	双侧都听不到或极轻微的呼吸音		
导管一并插入右总支气管	左侧听到呼吸音	左、右听到呼吸音	右侧听到呼吸音

（3）纤支镜检查的价值尚存在争论。在普通喉镜下施行盲探支气管插管，其失败率和导管前端移位率据国外统计为25%～48%。应用纤支镜插管，可做到直视，插管的正确性显著提高。至于是否常规在纤支镜下施行支气管内插管，有人认为无此必要，因纤支镜的价格昂贵、操作费时，且存在一定的失败率和判断迷惑率。但有人认为支气管导管前端的位置容易因手术牵拉、患者体位变更或头部活动等

因素而移位，纤支镜检查可及时判断与明确双腔导管前端的实际位置。一般宜选用细号纤支镜，分别插入一侧支气管导管腔，进行直视检查可明确许多重要情况，如导管前端开口的所在位置、与隆突的距离、蓝色套囊的充张情况、套囊与右上肺支气管开口的关系以及是否存在开口堵塞情况、是否存在套囊充气过多而疝入隆突以上等异常情况。有人认为对小儿施行支气管内插管，以尽量选用纤支镜插管较为合适，因纤支镜一旦插过声门后，即可立即一边用纯氧充气，一边进行仔细的支气管内插管与定位，显然安全性增高。

（五）潜在并发症

1. 通气与灌注不匹配

施行 DLT 插管最常见的并发症为低氧血症。动脉血氧饱和度下降的可能原因有：①右上肺支气管开口被堵塞引起。②单肺通气继发通气/灌流比不匹配，原先双肺通气量进入单侧肺，易致通气过多而相对灌流不足，因而肺分流增加。解决的方法是增加 FiO_2 达 1.0，同时降低潮气量和增加通气频率（借以保持相同的每分通气量）。③可能与应用挥发性麻醉药有关，后者可引起肺血管扩张，同样引起肺分流量增加。解决的方法是停用挥发性麻醉药，改用静脉麻醉药。④如果低氧血症持续存在，则需按表 5-3 所示进行处理。在单肺通气中，通气侧肺吸入 $FiO_2 = 1.0$；非通气侧肺用纯氧充气，并保持 5 cm CPAP，则持续性低氧血症并不多见。

表 5-3　在侧卧位下剖胸手术中的肺通气处理

剖胸侧肺（上位肺）	通气侧肺（下位肺）
CPAP（5 ~ 10 cmH$_2$O），停止控制呼吸	正常通气
固定 CPAP，间断性控制呼吸	正常通气
不做任何通气处理	加用 CPAP 5 ~ 10 cmH$_2$O 通气
高频喷射通气	正常通气，伴或不伴 CPAP

2. 导管位置不正确

最常见的原因是导管选择过长，以致插入主支气管太深，可出现气道阻塞、肺不张、肺膨隆不能萎陷、氧饱和度降低。导管选择过粗则不能插入主支气管，是另一方面原因。解决方法：选择适合的导管，应用纤维光导支气管镜插管。

3. 气管、支气管破裂

气管、支气管破裂是一种危险的并发症，与操作者缺乏经验、探条的应用不恰当、反复粗暴试插、存在气管支气管异常、气管导管或支气管导管套囊过度膨胀、手术缝合至拔管困难、手术切断导管前端以及老龄组织脆变等因素有关。对气管支气管破裂的确诊可能存在一定的困难，临床征象多数仅为缓慢进行的出血、发绀、皮下气肿、气胸或肺顺应性改变，可能难以据此做出明确的诊断。对此项并发症应从预防着手：讲究探条的质量；支气管导管套囊充气不超过 2 ~ 3 mL；移动患者体位或头位时，应先放出套囊气体；在处理和切断支气管前，应先放出套囊气体，仔细稍予退出导管的位置；手术结束拔管应是十分容易，拔管无须用暴力，拔管后应检查支气管导管的完整性等。

4. 其他并发症

其他并发症包括损伤性喉头炎、肺动脉流出道阻塞所致的心跳骤停、肺动脉缝线误缝于 DLT 壁等。拔管期可发生轻微出血、黏膜瘀斑、杓状软骨脱臼、喉头和声带损伤，偶尔可发生断牙等。

第六章 麻醉期的液体治疗

第一节 酸碱失衡的处理

一、单纯性酸碱紊乱

（一）代谢性酸中毒

代谢性酸中毒在临床外科危重患者中最常见，为原发性血浆 HCO_3^- 减少。

1. 原因

（1）血清钾明显减少：碳酸酐酶抑制剂（乙酰唑胺），胃肠道 HCO_3^- 丢失（呕吐、肠瘘）。

（2）血清钾正常或偏高：输入盐酸、盐酸精氨酸、氯化铵和水杨酸盐等，肾小管酸、尿路梗阻等，高 AG（> 12 mmol/L）时。

（3）内源性酸产生：糖尿病酮症酸中毒（饥饿、乙醇中毒、传染病高热等）。

（4）外源性酸进入：乙烯中毒、乳酸中毒、酸排出减少（肾衰）。

2. 临床表现

呼吸深快，呈 Kussmaul 呼吸，恶心呕吐、面色潮红、嗜睡甚至昏迷。症状在全麻状态下均被掩盖。实验检查：①pH < 7.35。②BE < -3。③$PaCO_2$ 代偿性降低。④BB、SB、AB 降低。⑤AG 正常或增加。⑥常有电解质异常。

3. 治疗方法

（1）治疗原发病，纠正脱水和电解质紊乱。

（2）应用碱性药，轻度时补充适量葡萄糖及生理盐水，可随纠正脱水而好转。严重者急用 5% 碳酸氢钠 100 ~ 250 mL，或 2 ~ 4 mL/kg 静脉注射或输注；也可用 11.2% 乳酸钠 100 ~ 150 mL 或 1 ~ 4 mL/kg，或 3.6%THAM 50 ~ 150 mL 或 2 ~ 3 mL/kg 输注，等血气分析结果再计算用量。补碱量 =（正常补 BE 值 – 实测 BE 值）× 体重（kg）×0.3。

（3）补钾，酸中毒纠正后，钾移至细胞内，血钾降低，根据监测血钾结果，需要时应补充。

（二）代谢性碱中毒

即原发性 HCO_3^- 升高。

1. 原因

①胃酸丢失过多，持续呕吐、胃肠减压等。②大量利尿药应用。③慢性高碳酸血症的缓解。④先天性氯腹泻。⑤库欣综合征。⑥严重低血钾，常伴胃酸丢失。⑦醛固酮增多。

2. 临床表现

呼吸浅慢、面色发绀、神经兴奋性增强，如四肢麻木、抽搐。全麻状态下症状被掩盖。实验检查：①pH > 7.45。②BE > 3，HCO_3^- > 27 mmol/L。③$PaCO_2$ 增高，AB、SB、BB 增高，AB > SB。④常伴低钾、低氯和低钙血症。

3. 治疗方法

（1）积极治疗病因。

（2）轻度代谢性碱中毒可补充生理盐水加氯化钾。

（3）纠正代谢性碱中毒时应注意电解质的补充。

（4）重度代谢性碱中毒可经中心静脉缓慢补充盐酸 $0.1 \sim 0.2$ mmol/L。

（三）呼吸性酸中毒

原发性 $PaCO_2$ 升高。

1. 原因

（1）呼吸中枢抑制如吗啡、哌替啶等麻醉性镇痛药、巴比妥类等效应。

（2）呼吸运动受限如高位硬膜外阻滞，深全麻、浅全麻加肌松药等。

（3）神经肌肉疾病如脊髓灰质炎。

（4）气道阻塞如气道异物或肿瘤。

（5）肺功能损害如 ARDS 中、晚期，严重肺感染，肺部纤维病变，严重哮喘，气道烧伤，胸部创伤，严重腹胀和肺源性心脏病等。

2. 临床表现

急性有窒息、缺氧症状。慢性有发绀、头痛、胸闷及慢性肺病症状。实验检查：① pH $<$ 7.35。② $PaCO_2 >$ 6 kPa（45 mmHg）。③ AB $>$ SB，均代偿性增高。④血钾升高。

3. 治疗方法

（1）治疗病因。

（2）解除气道梗阻，改善肺通气和气体交换，促进 CO_2 排出。

（3）不宜盲目补碱，如血 pH 过低，给不产生 CO_2 的 THAM。

（4）伴有缺氧时，吸氧浓度应 $<$ 40%。

（四）呼吸性碱中毒

原发性 $PaCO_2$ 降低。

1. 原因

过度通气包括疾病本身引起的过度通气，如失血性休克、癔症发作、呼吸窘迫综合征早期等，以及医源性过度机械通气、代谢性酸中毒纠正过快等。

2. 临床表现

呼吸深而快、胸闷、气急、头痛、四肢麻木、口周和四肢有针刺样异感。实验检查：① pH $>$ 7.45。② $PaCO_2 <$ 4.67 kPa（35 mmHg）。③ AB $<$ SB，均代偿性下降。

3. 治疗方法

（1）治疗病因。

（2）神经系统、器质性心脏病可吸入含 5% CO_2 的氧气。

（3）全麻或其他状态下机械通气时，可降低通气量。

（4）抽搐者静脉注射钙剂，10% 葡萄糖酸钙 10 $\sim$ 20 mL（静脉注射治疗手足搐搦症状）。

二、复合型酸碱紊乱

同时有两种或两种以上单纯型酸碱失衡存在，称为复合型酸碱紊乱。其确定原则是：①原发病因，某些病常有特定的酸碱紊乱，如气道梗阻缺氧致呼吸性酸中毒合并代谢性酸中毒。②原发性呼吸性酸碱紊乱，HCO_3^- 超过或低于代偿极限；原发性代谢性酸碱紊乱，$PaCO_2$ 超过或低于代偿极限，则有复合型酸碱紊乱存在。③酸碱平衡紊乱患者，如 $PaCO_2$ 与 HCO_3^- 是反向改变时，有复合型酸碱紊乱存在。

（一）代谢性酸中毒合并呼吸性酸中毒

1. 原因

①气道阻塞性病症。②严重支气管哮喘。③严重肺水肿，心跳呼吸停止。

2. 临床表现

（1）pH 明显下降。

（2）AG 升高、HCO_3^- 下降、AB > SB、$PaCO_2$ 升高。

（3）常有高血钾和高血氯。

3. 治疗方法

（1）积极治疗原发病。

（2）补碱纠正 pH 的严重下降、改善通气。如不能改善通气，应慎用或禁用碳酸氢钠，而用 THAM。

（3）纠正水、电解质紊乱，尤其纠正高钾。

（二）呼吸性碱中毒合并代谢性碱中毒

1. 原因

①严重创伤。②人工呼吸过度通气。③肝功能衰竭。④脓毒血症。⑤心力衰竭过度通气并用利尿药。

2. 临床表现

（1）pH 明显升高。

（2）HCO_3^- 升高、AB < SB、$PaCO_2$ 降低。

（3）易合并低钾、低镁血症。

3. 治疗方法

（1）积极治疗病因。

（2）纠正 pH，可用盐酸。

（3）吸入 CO_2 或降低机械呼吸时的通气量，增加 $PaCO_2$。

（4）纠正水、电解质紊乱。

（三）代谢性酸中毒合并呼吸性碱中毒

1. 原因

①感染性休克。②麻醉中代谢性酸中毒同时过度机械通气。③糖尿病酸中毒。④肝功能衰竭合并肝肾综合征。⑤肝功能衰竭伴高热。

2. 临床表现

（1）pH 可正常。

（2）HCO_3^-、$PaCO_2$、BE 降低或超过代偿的限度。

（3）AB 与 SB 比值不定。

3. 治疗方法

（1）治疗病因。

（2）纠正水、电解质紊乱，一般不必纠正 pH。

（3）过度通气致呼吸性碱中毒，与交感兴奋或机械通气过度有关，可用镇静剂或减少机械通气量。

（4）纠正低氧血症。

（四）代谢性碱中毒合并呼吸性酸中毒

1. 原因

①麻醉手术中呼吸抑制加用碳酸氢钠。②慢性阻塞性肺疾病并用利尿药。③CO_2 潴留纠正过快。

2. 临床表现

（1）pH 可高、低或正常。

（2）HCO_2^- 降低超过代偿限度。

（3）AB 与 SB 比值不定。

（4）低钾和低氯血症。

3. 治疗方法

（1）治疗病因，改善通气，不用碳酸氢钠纠正呼吸性酸中毒。

（2）慎用利尿药、肾上腺皮质激素。

（3）纠正低血钾和低血氯，补充血容量，促进碳酸氢盐经尿排出。

（五）代谢性酸中毒合并代谢性碱中毒

1. 原因

①代谢性酸中毒，伴反复呕吐或过量应用碳酸氢钠。②慢性肾衰竭伴呕吐。③腹泻伴呕吐。

2. 临床表现

（1）高 AG 代谢性酸中毒+代谢性碱中毒。

（2）正常 AG 代谢性酸中毒+代谢性碱中毒。

3. 治疗方法

（1）病因治疗。

（2）一般不用碱性或酸性药，避免出现新的酸碱紊乱。

第二节　水及电解质紊乱的处理

成人男子体液占体重的 60%，总体水的含量平均 600 mL/kg，因年龄、性别及肥瘦而不同。生后 0 ~ 1 个月 75%，1 ~ 2 个月 64.5%，1 ~ 10 岁 61.7%。成人女子 50.2%。60 岁以上男子 51.5%、女子 45.5%。肥胖患者及女性因脂肪多故体液少。其中 2/3 在细胞内液（ICF），1/3 在细胞外液（ECF）。其中血浆占体重的 5%，组织间液占体重的 15%。正常人体液的摄入和排出是平衡的，每日各为 2 000 ~ 2 500 mL。

细胞外液的主要阳离子为钠，阴离子为氯和重碳酸根。细胞内液中主要阳离子为钾、镁；阴离子为磷酸离子和蛋白质离子（Pr^-）。Na^+ 和 Cl^-、K^+ 和 HPO_4^{2-} 分别在细胞外液、细胞内液的渗透压中起主要作用。HCO_3^- 和 HPO_4^{2-}、Pr^- 在细胞外液及细胞内液中，在酸碱平衡缓冲系统起主要作用。细胞内液中的 Mg^{2+} 是各种酶的赋活因子，细胞外液中的 K^+、Ca^{2+}、Mg^{2+} 与肌肉神经系统的兴奋性关系密切。

麻醉期间禁食，术前已存在有水、电解质失衡，术中的体液丢失及不同程度的失血，术中必须进行液体治疗，以维持正常的血容量、满意的细胞外液量、满意的心排出量、氧转运量，防止和纠正乳酸酸中毒，维持体液中电解质总量和浓度正常。

一、钠代谢紊乱

（一）低钠血症

1. 原因

（1）细胞外液减少（低渗性脱水）：①肾外性丢失，胃肠道消化液丢失；体腔大量液体丢失或分隔丢失；经皮肤失液等。②肾性丢失，长期使用高效能利尿药；肾实质性疾病等失水、失钠。

（2）细胞外液异常：① ADH 分泌异常增多。②肾上腺素或甲状腺功能低下。

（3）细胞外液增多：①心功能衰竭、肝硬化腹水、肾病综合征等。②肾衰竭。

2. 临床表现

（1）神经系统：疲倦、昏倒及昏迷。因水向渗透压相对较高的细胞内转移，进入脑组织及其他细胞内引起，常是非特异性的。一般患者易疲乏、表情淡漠、头痛、视物模糊，并有肌肉痛性阵挛、运动失调、腱反射减退或亢进。严重时谵妄、惊厥、昏迷以致死亡。

（2）直立性低血压：低渗性脱水患者，常有明显的血容量不足，出现细脉、直立性低血压及起立性昏倒。

（3）消化系统：恶心、呕吐、厌食等。

（4）检验：血钠低于正常。

3. 治疗方法

（1）补钠：细胞外液减少的低钠血症主要是补钠，补钠量（mmol）=（140- 实测血钠）×0.6×体重（kg）。在第一个 24 h，以生理盐水先补给计算量的 1/3 ~ 1/2，然后根据症状、体征、血和尿钠浓度及渗透压，再确定进一步补给量。补充细胞外液容量。

（2）抢救：重症失钠（血钠 < 110 mmol/L）患者，可用 3% 或 5% 高渗盐水，迅速提高细胞外渗透压，使细胞内水流向细胞外，这样可同时使细胞内、外渗透压提高，恢复渗透压，从水肿细胞内吸出水分。

（3）扩容：循环衰竭患者，除补给生理盐水外，应及时补给胶体液，积极扩容。

（4）限水：细胞外液异常或增多的低钠血症，主要是限制水的摄入量，使其形成一定的水负平衡；另一方面应用髓襻利尿药促进水的排出。

（5）激素：肾上腺和甲状腺功能低下引起的低钠血症，可特异性应用皮质激素或甲状腺素替代治疗。

4. 麻醉管理

（1）减少麻醉药量：因中枢神经抑制，甚至脑水肿，对镇痛、镇静和麻醉药的反应敏感，应减少麻醉用药量，并易引起术后苏醒延迟，要预防。

（2）易引起循环抑制：伴有细胞外液减少的低钠血症，有效血容量明显减少，低钠使心肌抑制，麻醉药的心血管抑制作用增强，尤其是椎管内阻滞易引起循环抑制。

（3）易引起局麻药中毒：心血管系统对儿茶酚胺类升压药的敏感性下降，对局麻药的敏感性增加，易引起局麻药中毒。

（4）避免血钠降低：术中要避免血钠进一步降低的因素，如避免单纯输入不含钠及低渗液体，维持适当的麻醉深度，减少应激等，以避免 ADH 释放增多，而使水排出减少。如血钠 < 130 mmol/L，要继续进行补钠治疗。

（二）高钠血症

1. 原因

（1）细胞外液减少（高渗性脱水）：①水摄入不足。②水丢失过多。

（2）细胞外液增多：①医源性。②原发性醛固酮增多症和库欣综合征。

（3）原发性高钠血症下丘脑病变、渗透压感受器阈值升高。

2. 临床表现

主要由血液高渗引起。

（1）缺水症状：口渴是早期突出症状，尿量明显减少，重者眼球凹陷、恶心、呕吐、体温升高，晚期可出现周围循环衰竭。

（2）神经系统症状：高渗状态使脑细胞脱水，引起一系列神经系统功能障碍症状。早期嗜睡、软弱无力及烦躁、易激动、震颤、腱反射亢进、肌张力增高；进一步发展为惊厥、昏迷及死亡。

3. 治疗方法

（1）脱水型高钠血症：补足水分，纠正高渗状态，然后再酌情补充电解质。

缺水量（L）= 0.6 × 体重（kg）×[140/ 实测血钠（mmol/L）]。

此式计算缺水量是血钠降至 140 mmol/L 所需量，不包括另外的等渗液的欠缺。补液以等渗葡萄糖液为首选，或用等渗盐水与 5% 葡萄糖液按 1 ：4 或 1 ：1 的混合液。在中度或重度缺水时，应在 4 ~ 8 h 内输注补充量的 1/3 ~ 1/2，余量在 24 ~ 48 h 补充完。

（2）失水大于失钠型：失钠引起的细胞外液减少远较高渗状态本身的威胁大，对血容量的影响更为重要。如患者低血压时，先用等渗盐水，而有严重循环衰竭时，可用血浆或其他血容量扩张剂，将循环衰竭纠正后，再补充水。

（3）细胞外液增多型：用呋塞米等利尿药利钠，因其排水强于利钠，应及时补水，以免加重高渗状态。

4. 麻醉管理

（1）避免血钠及渗透压增高：避免血钠及渗透压进一步增高的因素，术中禁用高渗盐水和高渗葡萄糖。

（2）麻醉药量灵活掌握：细胞外液减少的高钠血症，麻醉药的麻醉作用及对循环的抑制作用增强；细胞外液增多的高钠血症，对镇静、镇痛和麻醉药的需要量增加。

二、钾代谢紊乱

（一）低钾血症

当血钾 < 3.5 mmol/L 时为低钾血症。

1. 原因

（1）摄取不足：长时间禁食或少食，消化道梗阻性疾病、昏迷等长时间不能进食，慢性消耗性疾病的晚期。

（2）排出增加：肾脏失钾，排钾利尿药、糖尿病、甘露醇等引起渗透性利尿、盐皮质过多、缺镁、消化道失钾，呕吐、胃肠减压、腹泻、皮肤失钾，大量出汗。

（3）钾向细胞内转移：胰岛素治疗、碱血症、甲状腺功能亢进性周期性麻痹；低温麻醉、某些麻醉药，如羟丁酸钠、硫喷妥钠和氟烷等。

2. 临床表现

（1）心血管系统：心动过速、房性及室性早搏，甚至室速及室颤，ECG 为 ST 段下移、T 波低平、双向或倒置、出现 U 波。

（2）神经肌肉系统：精神抑郁、嗜睡、表情淡漠、严重精神错乱、肌无力，甚至肌麻痹。

（3）消化系统：肠蠕动减弱，甚至肠麻痹。

（4）泌尿系统：缺钾性肾病和肾功能障碍，增加对 HCO_3^- 重吸收。

3. 治疗方法

（1）治疗原发病。

（2）补钾个体化，其原则为不宜过快、过急和过多，尿量 > 500 mL/d 可予补钾。

（3）血容量不足或循环衰竭，待补充血容量、尿量 > 40 mL/h，再补钾。

（4）轻度缺钾可经口服补钾，不能口服或严重缺钾者静脉补钾，3 ~ 5 g/d，严重及继续失钾可补到 12 ~ 15 g/d。

（5）氯化钾稀释至 20 ~ 40 mmol/L（每克氯化钾含钾 13.4 mmol）输注，或微量泵输注，速度 < 20 mmol/h。对不易纠正或有缺镁因素的低钾，应同时补镁。

4. 麻醉管理

（1）加强术中血钾监测。

（2）避免进一步降低血钾的因素。如术中输入过多不含钾液体，葡萄糖使钾向细胞内转移；碱血症使钾向细胞内转移，羟丁酸钠、硫喷妥钠、氯丙嗪类、氯胺酮和咪达唑仑等麻醉药也可使血钾降低；脱水利尿药使钾排出增加。

（3）根据术中血钾监测结果，继续静脉补钾，氯化钾 1 ~ 2 g 加入 500 mL 液体内输注，或微量泵输注，一般输注 10% 氯化钾，10 ~ 20 mL/h。

（4）低血钾对麻醉用药有影响。低钾使非去极化肌松药作用增强；氟烷麻醉时低钾易引起心律失常；低钾使洋地黄类药物毒性增强；低钾使全身麻醉药作用增强。

（二）高钾血症

当血钾 > 5.5 mmol/L 时为高钾血症。

1. 原因

（1）摄入过多：多为静脉输钾太快、大量输入库血或含钾药物。

（2）肾排钾减少：急性肾衰竭少尿或无尿期、慢性肾衰竭期；休克、腹水、出血等引起肾小球滤过减少；盐皮质激素减少；保钾利尿药的使用；非甾体类镇痛药、抗生素、血管紧张素转化酶抑制剂和大剂量肝素的应用。

（3）细胞内钾转移至细胞外：严重创伤、烧伤、挤压伤、破伤风抽搐、癫痫持续状态、胰岛素缺乏、高血糖、洋地黄中毒等病情时。

（4）医源性高血钾：抽血与检验中不当操作引起。

2. 临床表现

（1）心血管系统：心跳缓慢和心律失常，严重者出现室颤和心跳停止，ECG 随血钾逐渐升高，表现为对称性高尖 T 波、Q–T 间期缩短、P 波降低至消失、P–R 间期延长、QRS 变宽、R 波降低、S 波加深与 T 波相连融合。

（2）神经肌肉系统：早期肢体感觉异常、麻木、肌肉酸痛，当血钾 > 8 mmol/L，出现肌肉软弱无力及麻痹，中枢神经系统表现为烦躁不安、昏厥及神志不清。

3. 治疗方法

（1）治疗原发病。

（2）用葡萄糖酸钙拮抗高钾的心脏毒性。

（3）静脉注射 5% 碳酸氢钠 40 ~ 60 mL，继之缓慢静脉输注 125 ~ 250 mL 碱化血液；或每 3 ~ 4 g 葡萄糖加胰岛素 1 U 静脉滴注等方法促进钾向细胞内转移。

（4）用排钾利尿药促进钾排出体外。

（5）严重高钾血症或其他治疗方法效果不佳时，可用腹膜或血液透析。

4. 麻醉管理

（1）加强术中血钾监测。

（2）避免或减少术中进一步升高血钾的因素，减少或避免输库血；脊髓损伤、截瘫、肌肉萎缩、烧伤、多发性硬化症、帕金森病和严重感染等病变，或已存在高钾血症患者禁用琥珀胆碱；术中避免二氧化碳蓄积和缺氧等使血 pH 下降的因素；避免使用含钾药物或液体。

（3）术中根据高钾血症的程度及其心脏毒性症状，应用以上治疗方法，拮抗高钾的心脏毒性，使钾向细胞内转移和促进钾排出体外。羟丁酸钠、硫喷妥钠、氯胺酮和咪达唑仑等麻醉药，具有降低血钾的作用。

（4）注意高血钾对麻醉效应的影响，高血钾减弱非去极化肌松药的作用，增强局麻药的毒性，增加静脉、吸入全麻药及钙通道阻滞药等药物的心脏抑制作用。

三、镁代谢紊乱

（一）低镁血症

当血镁 < 0.8 mmol/L 时为低镁血症。

1. 原因

（1）摄入不足：长期营养不良，禁食、厌食，长期静脉营养而未注意补镁。

（2）丢失过多和 / 或吸收减少：胃肠引流、小肠或胆瘘、严重腹泻等使消化液丢失过多，吸收不良综合征、肝硬化、胆疾病等影响镁吸收。

（3）肾排出过多：大量脱水利尿药、高钙血症、甲状腺功能亢进、严重甲状腺功能减退、原发性醛固酮增多症等各种原因引起的多尿。

（4）需镁增加：青春发育、妊娠、哺乳期。

2. 临床表现

（1）神经肌肉系统：早期抑郁、肢体麻木感、记忆力减退、肌震颤或抽搐；严重出现精神错乱、定向障碍、幻觉或狂躁、运动失调。

（2）消化系统：食欲不振、弥漫性腹痛、腹泻或便秘。

（3）心血管系统：各种心律失常，严重出现室速、室颤及心脏猝死。

（4）心电图改变：ECG P-R 及 Q-T 间期延长，QRS 增宽，ST 下移，T 波增宽、低平或倒置。

3. 治疗方法

（1）积极治疗原发病。

（2）纠正低血镁的同时，注意纠正低血钙和低血钾。

（3）轻度缺镁可经口服补镁。不能口服或严重低镁者围术期宜静脉补镁，补镁速度应缓慢，避免过量而抑制呼吸和循环。如过量可用钙剂拮抗。

（4）术中避免或减少血镁进一步下降的因素。

（5）低镁血症对局麻药、洋地黄类药的敏感性增加，易中毒。抗心律失常药治疗效果不明显或无效。

（二）高镁血症

当血镁 > 1.25 mmol/L 时为高镁血症。

1. 原因

①急、慢性肾衰竭少尿期。②医源性用镁。③镁盐治疗、甲状腺功能减退。

2. 临床表现

（1）血镁 > 2 mmol/L 才会出现症状和体征。

（2）神经肌肉系统：镇静、嗜睡，甚至昏迷；肌无力，甚至麻痹、呼吸抑制。

（3）心血管系统：初期心动过速，继之心动过缓、传导阻滞、血管扩张，严重者可出现完全性房室传导阻滞和心脏停搏。

3. 治疗方法

（1）积极治疗原发病。

（2）停止镁摄入、利尿促进镁排出，必要时透析治疗。

（3）用钙剂拮抗高镁的作用。

（4）高镁血症增强镇静药及麻醉药的作用及心血管的抑制作用，增强非去极化肌松药的作用。

四、钙代谢紊乱

（一）低钙血症

当血钙 < 2.2 mmol/L 时为低钙血症。

1. 原因

①维生素 D 缺乏或代谢障碍。②甲状旁腺功能减退、镁缺乏及某些肿瘤。③慢性肾衰竭。④胃及小肠部分切除。⑤大量快速输血及蛋白质。⑥碱中毒。

2. 临床表现

（1）神经肌肉系统：疲乏、易激动、记忆力减退、意识模糊、幻觉和抑郁，手足抽搐、肌痉挛、喉鸣和惊厥。

（2）心血管系统：心肌兴奋性和传导性增高，心肌收缩力下降。ECG 为 Q-T 间隙延长、ST 延长及 T 波平坦或倒置。

3. 治疗方法

（1）积极治疗原发病。

（2）口服补钙，根据需要补充维生素 D。

（3）症状严重、抽搐或术中均应静脉补钙。

（4）术中过度通气或用碳酸氢钠碱化血液，大量输血及蛋白质进一步降低血钙，应补钙。

（5）低血钙增强麻醉药的心肌抑制作用。

（二）高钙血症

当血钙 > 2.75 mmol/L 时为高钙血症。

1. 原因

①原发或继发性甲状旁腺功能亢进。②某些恶性肿瘤，如骨转移性肿瘤，血液病。③甲状腺功能亢进、肾上腺皮质功能减退、肾脏疾病。

2. 临床表现

（1）神经肌肉系统乏力、淡漠、腱反射抑制，腹痛、精神障碍以致昏迷。

（2）心血管系统传导阻滞，严重可出现各种心律失常。ECG 为 QT 缩短、ST-T 改变。

（3）泌尿系统主要为肾小管损害症状。严重者渐致肾衰竭。

3. 治疗方法

（1）积极治疗原发病。

（2）大量输入盐水并同时用襻性利尿药（禁用噻嗪类利尿药，因促进钙排泄）。

（3）根据不同病因选用降钙药：普卡霉素、糖皮质激素和降钙素，必要时行透析。

（4）术中避免用钙剂，继续补盐利尿，应避免低血容量或过负荷。

（5）需同时预防低血钾和低血镁。

五、水过多

组织内水分过多，超过肾脏的排泄能力，可引起严重的细胞内水肿（细胞肿胀），叫作水过多（水中毒），是术中液体治疗最严重的并发症之一。

（一）原因

输入水分过多，特别是在肾功能不良的时候，又快速地由静脉，或经体腔手术创面及切断的静脉或静脉窦进入血液循环，或口服大量的液体时发生。经尿道前列腺电切术、宫腔镜电切术等所发生的 TUR-P 反应或称 TURP 综合征（TURS）即为水中毒。

（二）临床表现

容量过多时体重增加，还有以下症状。

（1）脑水肿：颅内压增高，出现神志不清、抽搐、昏迷，血压升高，视物不清等。

（2）肺水肿：两肺满布啰音、缺氧、发绀，咳粉红色泡沫痰。

（3）尿量多、比重低。

（4）血液稀释：Hb 和 RBC 比容都低。

（5）流涎、腹泻、呕吐等。

（6）皮下水肿。

（7）CVP 升高。

（三）治疗方法

水中毒应及时认识，诊断后紧急治疗。

1. 静脉输注高渗盐液

轻、中度等因有隐性排水，1 ~ 2 d 即好转，自行纠正。有痉挛、抽搐、偏瘫、昏迷应对患者禁水的同时，静脉输注 3% ~ 5% 氯化钠，按 5% 氯化钠（Na 855 mmol/L）6 mL/kg，以 100 mL/h 的速度输注。合并酸中毒时，给 1/3 ~ 1/2 mL 乳酸钠液。对小儿只输 3% 氯化钠 6 mL/kg。因为是急性输液，要观察症状。

2. 利尿药

发生代偿不全肺水肿时用利尿药利尿。静脉注射呋塞米 10 ~ 20 mg。

3. 预防性静脉输注高渗盐液

诊断不明确时，用上述高渗盐量 1/4 ~ 1/2 量进行输注和观察，必要时再加量。

（四）麻醉管理

麻醉过程中时刻注意预防急性水中毒发生。

（1）严格掌握输液、输血的速度，以防输注过量或速度过快。

（2）提高麻醉操作水平，腰麻平面不宜过高，硬膜外用药容量宜小，全麻麻醉深度适宜，避免造成较大的血流动力学波动。

（3）手术理念的转变，麻醉前对术者的术式应有明确了解，尽量缩短手术时间，减少并发症，尤其是对TURS的防范的需要。

（4）术中密切观察关注患者的主诉、神志、循环呼吸状态。血压增高、脉搏减慢、精神异常兴奋是急性水中毒的三个早期临床征象。

（5）加强监测：连续监测血压、呼吸、SpO_2、CVP等。有条件时动脉监测血浆电解质和血细胞比容。

（6）TURS处理要点：一旦发生TURS，必须及时迅速处理，要点：①中止手术。②必要时气管插管支持呼吸，呼吸机通气。③高渗纠正低钠血症及其他电解质紊乱。④强心利尿。

第七章 局部麻醉与神经阻滞

局部麻醉也称部位麻醉，是指将局部麻醉药应用于身体局部，使机体某一部位的感觉神经传导功能暂时被阻滞，运动神经传导保持完好或者同时有程度不等被阻滞状态。这种阻滞应完全可逆，不产生组织损害。它包括局部表面麻醉、局部浸润麻醉、区域阻滞麻醉、神经传导阻滞四类。习惯上所称的局部麻醉不包括椎管内麻醉（硬膜外阻滞和蛛网膜下隙阻滞）。静脉局部麻醉也是局部麻醉的另一种形式。

局部麻醉主要适用于：①各种小型手术和全身情况很差难以耐受其他麻醉方法的病例。②辅助和增强其他麻醉方法，减少全麻用药量，以减少对机体生理功能的影响。③小儿应用时必须复合应用基础麻醉和浅全身麻醉。精神患者或神志不清患者或对局部麻醉药过敏患者都应是相对或绝对禁忌证。

第一节 局部麻醉方法

一、表面麻醉

表面麻醉是应用渗透性强的局麻药施于黏膜表面，阻滞位于黏膜下神经末梢，使黏膜产生麻醉作用的方法。常用于眼结膜、鼻腔黏膜、咽喉黏膜、气管黏膜、角膜和尿道黏膜。一般眼科手术用滴入法，鼻腔手术采用棉片涂敷法，咽喉、支气管采用喷雾法，尿道则用灌入法。常用药物为 1% ~ 2% 丁卡因溶液或 2% ~ 4% 利多卡因。

二、局部浸润麻醉

局部浸润麻醉是将局部麻醉药液直接注射到手术组织内，使其吸收并均匀分布阻滞神经末梢的疼痛传导的麻醉方法。

方法：应用 0.25%、0.5%、1% 普鲁卡因溶液，或 0.25% ~ 0.5% 利多卡因，在手术切口一端做一皮丘，然后沿切口边注药边进针在皮内形成连续皮丘线。做新的皮丘时，注射针应在前一个皮丘内刺入，使患者在整个局麻过程中只有一次疼痛，这就是一针法。然后再经皮丘按层次浸润皮下、肌膜、腹膜或胸膜，使整个手术区域均受到阻滞，以获得良好镇痛和肌松作用。

三、区域阻滞麻醉

区域阻滞麻醉是围绕手术区域在其四周及底部注射麻醉药，以阻滞周围的神经痛觉传导的麻醉方法。

方法：区域阻滞的操作方法和阻滞范围，据手术大小和病灶、肿瘤深浅而不同，手术部位浅者于手术部位周围包括基底部做圆形、菱形或三角形区域阻滞。手术部位较深者除周围阻滞外，还应深入到基底层做锥形阻滞，常用于头部区域阻滞、乳房区域阻滞、腹股沟疝区域阻滞等。

四、静脉局部麻醉

肢体近端上止血带，由远端静脉注入局麻药以阻滞止血带以下部位肢体的麻醉方法，称为静脉局部麻醉。主要用于成年人的四肢手术。

（一）操作方法

（1）在肢体近端缚两套止血带。

（2）抬高肢体 2 ~ 3 min，用弹力绷带驱除肢体的血液。

（3）将止血带充气至压力超过该侧肢体收缩压 13.3 kPa（100 mmHg），然后放平肢体，解除弹力绷带。

（4）经静脉缓解注射（90 s 以上）稀释的局麻药，一般 3 ~ 10 min 产生麻醉作用。

（5）多数患者在止血带充气 30 ~ 45 min 后出现止血带部位疼痛，此时将远端止血带充气至上述标准，然后把近端止血带放松。在任何情况下，注药后 20 min 内不可放松止血带。充气时间不宜超过 1 ~ 1.5 h。

（6）若手术在 60 ~ 90 min 未完成，而麻醉已消退，最好间歇放松止血带。恢复肢体循环 1 min 后，再次充气并注射 1/2 首次量的麻醉药。

（二）药物与剂量

利多卡因为最常用的局麻药，可采用大容量稀释的局麻药。上肢手术可用 0.5% 利多卡因 50 mL，下肢手术可用 0.25% 利多卡因 60 ~ 80 mL，总量不要超过 3 mg/kg。氯普鲁卡因 10% 的患者可出现静脉炎，丁哌卡因效果好，但有松止血带后因心脏毒性致死的病例。

（三）适应证

适用于能安全放置止血带的远端肢体手术，手术时间一般在 1 ~ 2 h 内为宜。

（四）并发症

主要是放止血带后或漏气致大量局麻药进入全身血液循环所产生的毒性反应。

第二节　颈神经丛阻滞

一、解剖

颈神经丛（颈丛）由颈 1 ~ 4 脊神经（C_{1-4}）组成，除第 1 颈神经主要是运动神经外，其余三对颈神经均为感觉神经。前者支配枕骨三角区肌肉，故又名枕下神经，它在寰椎的后弓与枕骨之间，行于椎动脉之下。后 3 对神经离开椎间孔后，从后面横过椎动脉及椎静脉，嵌于横突的凹面，固定于横间肌之间，到达横突尖端时分为升支及降支，这些分支与上、下相邻的颈神经分支，在胸锁乳突肌之后连成一系列环状神经，称为颈神经丛。颈神经丛又分为浅丛及深丛，分别支配颈部相应的皮肤和肌肉组织，C_4 支配的皮肤区域与 T_2 支配的区域相邻。颈浅神经丛位于胸锁乳突肌后缘中点，从这点呈放射分支向前即为颈前神经，向下即为锁骨下神经，向后上即为耳大神经，向后侧为枕小神经，它们支配头颈以及胸肩的后部，如披肩状。

二、操作方法

患者去枕平卧，头偏向对侧，双手自然放于身体两侧。医师立于患者需要阻滞的一侧。

（一）颈深丛多点阻滞法

在患者乳突尖下 1 ~ 1.5 cm 处为 C_2 横突尖，用 6 ~ 7 号注射针头做皮丘，经皮丘垂直向下刺入，触及骨质感即为 C_2 横突，针尖稍后退注入局麻药 5 ~ 7 mL，并于胸锁乳突肌后缘，与颈外静脉交界后约 1 cm 处做一皮丘，垂直进针，刺入骨质即颈 4 横突，注入麻药 5 ~ 7 mL，在 C_2 与 C_4 中点做一皮丘，垂直进针，刺到骨质，即 C_3 横突，注药 5 ~ 7 mL，即完成颈丛一侧麻醉。如上步骤完成对侧麻醉，可获得双颈深丛阻滞。颈部手术，一般阻滞 6 个（双侧）点即可满足手术要求。

（二）颈深丛一点阻滞法

（1）患者体位、定位同上。

（2）在 C_4 横突穿刺，有骨质感停止进针，回抽无血和液体，注入局麻药 8 ~ 10 mL。

（3）退针至胸锁乳突肌后缘肌膜下，注入局麻药 8 ~ 10 mL，阻滞颈浅丛。同样阻滞对侧。

（三）颈浅丛阻滞法

体位同上。自胸锁乳突肌后缘中点做皮丘，以 5 ~ 6 cm 之针头垂直刺入深达肌膜下，向头侧及足侧，向对侧做一扇形阻滞。注射药量为 10 ~ 15 mL。切口处也以少量麻药做皮内、皮下浸润，以阻滞面神经分布及颈阔肌的颈支，使麻醉更安全。

（四）局麻药的选择

根据手术的种类、时间的长短和患者的全身情况，选用 1% ~ 1.5% 利多卡因、0.25% 丁哌卡因、0.375% 罗哌卡因或 1% ~ 1.5% 利多卡因与 0.5% 丁哌卡因或 0.1% ~ 0.15% 丁卡因混合液。局麻药中均宜加入 1 ：200 000 的肾上腺素。

三、适应证与禁忌证

（一）适应证

（1）颈浅丛阻滞适用于颈肩部浅表手术。

（2）颈深丛阻滞适用于：①甲状腺手术。②颈动脉内膜剥脱术。③颈淋巴结活检或切除术。④喉切除术。⑤气管切开术。⑥颈椎手术。

（二）禁忌证

局部皮肤感染，颈椎损伤、脱位等颈椎不宜活动的患者。

四、并发症

（一）高位硬膜外麻醉

药液误入硬膜外间隙引起高位硬膜外麻醉，要严密观察，吸氧，必要时辅助呼吸，并注意维持循环的稳定。

（二）全脊麻

药液误入蛛网膜下隙，引起全脊麻，是严重的并发症，非常危险，按常规抢救处理。

（三）局麻药中毒反应

注射针头刺入血管致药液入血，或颈部血运丰富，药液吸收过快所致。

（四）膈神经麻醉

阻滞时累及膈神经（由 C_4 及颈 C_3、C_5 小分支组成），出现胸闷、呼吸困难，吸氧即缓解。

（五）喉返神经麻醉

喉返神经阻滞后出现声嘶或失音，呼吸困难。呼吸困难时可吸氧。

（六）Horner 综合征

表现为患侧眼睑下垂，瞳孔缩小，眼球下陷，眼结膜充血，鼻塞、面微红、不出汗等。系颈交感神经（星状神经节）被阻滞所致。

五、注意事项

（一）注药前回抽

注药前反复回抽注射器芯，是预防误入硬膜外腔、蛛网膜下隙和血管的好方法。当回抽无血或液体时方可注药。

（二）及时抢救

边注药边询问患者的感觉或有何不适，严密观察患者。如注药中患者突然问话不答，出现昏迷，为局麻药入血中毒的表现，即停注药，吸氧，立刻静脉注射地西泮 10 ～ 20 mg。如注药中突然出现惊厥，也如上处理。静脉注射琥珀胆碱制止惊厥，必要时行气管内插管通气供氧，直至自主呼吸恢复。

（三）避免双侧颈深丛阻滞

以防止双侧膈神经和喉返神经麻痹。

第三节　臂神经丛阻滞

臂神经丛（臂丛）由 $C_{5～8}$ 及 T_1 脊神经的前支组成，有时 C_4 及 T_2 脊神经前支发出的小分支也加入。组成臂丛的脊神经出椎间孔后，走向外侧，其中 $C_{5～7}$ 前支沿相应横突的脊神经沟走行，在锁骨上部，前、中斜角肌的肌间沟分为上、中、下干。三条神经干经肌间沟下缘穿出，伴锁骨下动脉下行，在锁骨中点和第一肋之间进入腋窝顶部包绕腋动脉，形成四个终末分支：肌皮神经、正中神经、尺神经和桡神经，支配上肢的感觉和运动。

适应证：肌间沟法适用于上臂中、上 1/3 以及桡侧手术，尺侧易出现阻滞不全；锁骨上法适用于上臂 1/3 以下的手术；腋路阻滞法适用于肘关节以下的手术，易出现桡侧阻滞不全；用于上肢的疼痛治疗。禁忌证：穿刺部位有炎症、感染；双侧上肢同时手术。

一、腋窝臂丛（腋路）阻滞法

（一）操作方法

1. 体位

仰卧头偏向对侧，阻滞侧上肢外展 90°，肘屈曲，前臂外旋，手背贴床且靠近头部呈"军礼状"。

2. 定位

先在腋窝触摸动脉搏动，再沿动脉上行到胸大肌下缘动脉搏动消失处，略向下取动脉搏动最高点作为穿刺点。

3. 操作

常规皮肤消毒后，左手食指按压腋动脉搏动处，右手持 4.5 cm 长 22 G 穿刺针在腋动脉搏动最高点与动脉呈 10° ～ 20° 夹角刺入皮肤，然后缓慢进针直至出现刺破鞘膜的落空感。松开持针手指，针随动脉搏动而摆动，即进入腋鞘内。少数患者有异感。固定针头，回吸无血液流出。分别在动脉上、下缘及后方注入局麻药 15 mL、10 mL、5 mL，以阻滞尺神经、正中神经及桡神经。注药完毕后可见腋窝有棱状肿胀。将针尖拔出腋鞘，向腋窝顶方向刺入，注入局麻药 5 mL，以阻滞喙肱肌内的肌皮神经。将 5 mL 局麻药注入腋动脉下方腋窝下缘皮下即可阻滞肋间臂神经。

（二）注意事项

1. 阻滞效果分析

穿刺点部位越高，麻醉效果越好。腋路法进针点较低，常不能阻断腋神经、肌皮神经及肋间臂神经，是作用不全的主要原因。而上臂内侧及前臂内侧、肘部以下的尺侧手术麻醉效果都满意。

2. 多点阻滞

一般将麻药先从动脉的上缘，后从动脉的下缘分 2 次注入，注射在腋动脉周围，使局麻药液与神经分支密切接触。多点小量局麻药注药，麻醉效果完全。有异感出现，则效果会更好。但常因从上缘注入麻药后，大部分神经分支已被麻醉，患者不出现异感，以及局部肿胀等影响从动脉下缘穿刺注药，故有以下两点改进：①用 2 个穿刺针，分别从动脉上、下缘刺入腋神经梢后，再分别注入麻药。②从动脉上或下缘穿刺入腋鞘，一次穿刺成功将诱导量局麻药全部注入。不过，要根据手术部位决定从腋动脉上缘还是下缘进针，例如，桡侧部位的手术，桡神经在腋动脉的后方，若从动脉上缘刺入进针就比下缘进针效果较好。

3. 二次穿刺

当手术时间超过 2 h 时，可重复穿刺，追加注药一次，用药量为首次量的 1/3 ～ 1/2。

4. 严格用药量

两侧臂丛同时阻滞时，只能用一侧阻滞的药物剂量，若要用两个剂量，两侧阻滞时间应先后相隔 30 ~ 45 min，避免药物中毒的发生。

二、锁骨上臂丛（锁骨上路）阻滞法

（一）方法

1. 体位

患者去枕仰卧，头偏向对侧，上肢下垂并紧贴体旁。

2. 定位

锁骨中点上方 1 ~ 1.5 cm 处，即锁骨中点上缘触及锁骨下动脉搏动点。

3. 操作

常规消毒后，穿刺针刺入皮肤向第三胸椎椎体方向进针，深度一般为 1 ~ 2.5 cm，直到上肢出现异感或触及第一肋骨，沿第一肋骨面前后移动寻找异感，出现异感后回吸无血或气体即可注入局麻药 20 ~ 25 mL。

（二）注意事项

定位简单，麻醉效果好。易发生血胸、气胸，要注意观察呼吸变化，一旦发生气胸，必要时施行胸闭式引流术。有时针尖触及第一肋骨面而无异感出现，不必反复寻找，将局麻药注于第一肋表面，同样可产生满意的阻滞效果。易损伤锁骨下动脉，造成血肿。

三、肌间沟臂丛（肌间沟路）阻滞法

（一）方法

1. 体位

患者体位同锁骨上路阻滞法。

2. 定位

先定位胸锁乳突肌，由该肌后缘向后摸到一小条肌肉为前斜角肌，前、中斜角肌的间隙即肌间沟。于锁骨上约 1 cm 处可触及细条横向走行的肌肉，即肩胛舌骨肌，该肌与前、中斜角肌构成一个三角，该三角靠肩胛舌骨肌处为穿刺点，遇肥胖、颈短患者肩胛舌骨肌不清楚，按锁骨上 2 cm 的肌间沟为穿刺点。

3. 操作

左手示指定位并按住肌间沟，右手持连接 7 号针头并装有局麻药的注射器，针头略向内、向下方向进针，通常进针 1 ~ 2 cm 突破筋膜，常出现异感，固定针头，回吸无脑积液或血液，即可注入局麻药 20 ~ 25 mL。

（二）注意事项

易于掌握，对肥胖或不合作的小儿也适用，高位阻滞不会引起气胸。有误入蛛网膜下隙或硬脊膜外腔的可能，易损伤椎动脉，易出现膈神经及喉返神经的阻滞现象。

四、颈路臂丛阻滞法

（一）方法

1. 体位

仰卧去枕，头偏向对侧，手下垂贴于体旁。

2. 定位

令患者抬头，暴露胸锁乳突肌，以锁骨上 4 cm 及胸锁乳突肌外缘 2 cm 交点为穿刺点。

3. 操作

经穿刺点垂直皮肤进针即可探及异感。若未出现异感，应调整方向，在穿刺点下方直径 0.5 cm 范围内可探到异感。回抽无血即可注入局麻药 30 mL。

（二）注意事项

易于掌握，小容量药液可阻滞上臂及肩部。不易出现出血中毒反应，不会引起硬膜外腔及蛛网膜下隙阻滞。颈下部手术也可应用。尺神经有时阻滞起效延迟。不宜同时双侧阻滞。可出现一过性 Horner 综合征和膈神经阻滞。

五、臂丛神经阻滞新技术

（一）应用静脉留置针施行臂丛阻滞

如上所述，现已有锁骨上路、腋路连续和单次的应用静脉留置针报道。除上述的优点外，还有出血率、对组织损伤率大为降低，不必寻找异感，仅凭落空感确保阻滞成功的优点。

（二）神经刺激仪施行臂丛阻滞

采用肌沟法以静脉留置针刺激神经梢，针尖触到神经时相应肌肉发生节律性收缩，即将局麻药注入，手术时间长者行连续臂丛阻滞；有客观指标明确，便于教学，成功率高，准确地刺中神经梢，减少局麻药用量，减少局麻药中毒机会等优点。

六、星状神经节阻滞

（一）解剖

星状神经节由颈交感神经节及 T_1 交感神经融合而成，常在第 7 颈椎体的前外侧面。

（二）操作

常用气管旁回路。让患者平卧，肩下垫一薄枕，取颈部极度后仰，在环状软骨平面，用两只手指将胸锁乳突肌推至外侧。在环状软骨外侧垂直插入长 4 cm 23 G 穿刺针，推进 2.5 ~ 4 cm 直到碰到骨质，退针 0.5 cm，回抽无血后注入局麻药 25 mL。

（三）并发症

常见并发症包括：①局麻药中毒反应。②药误入蛛网膜下隙。③气胸。④膈神经麻痹。⑤喉返神经麻痹。⑥血肿。

第八章　静脉全身麻醉

第一节　静脉麻醉方法

一、硫喷妥钠静脉麻醉

（一）适应证

临床上广泛用于复合麻醉。常配合肌松药做静脉快速诱导进行气管插管术，也可配合吸入麻醉诱导，以降低脑压或眼压。单独应用只适于不需肌肉松弛的小手术。静脉滴入多用于辅助局部麻醉或硬膜外阻滞麻醉。

由于迅速使咬肌松弛，导致舌后坠，易引起或加重呼吸困难，对麻醉后气道可能有阻塞的患者，如颈部肿瘤压迫气道、颏胸粘连、咽喉壁脓肿及开口困难等，禁忌使用。为了避免激发喉痉挛，对口咽部或盆腔、肛门、阴道、尿道内手术，在无气管插管时，也应避免应用此药。此外，对呼吸、循环功能障碍的患者，如肺水肿、心力衰竭及严重休克的患者，也不宜应用。严重肝、肾功能障碍的患者要慎重应用。对巴比妥类药有过敏史和支气管喘息的患者，可加重哮喘发作，应禁忌。

（二）实施方法

1. 单次注入法

把一定量的硫喷妥钠，经静脉一次注入，可使患者在短时间内意识消失，并使某些反射与呼吸受到一时性抑制，多与肌肉松弛药并用行气管插管术。

2. 分次注入法

经静脉间断分次注药，即单纯用硫喷妥钠麻醉进行手术。当术者将手术准备工作完成后，开始静脉穿刺，用2.5%硫喷妥钠溶液先缓缓注入4～5 mL，待患者意识消失（睫毛反射消失）时，再缓缓注入同等剂量，密切观察呼吸情况。切皮时患者有反应，如手指屈曲活动或肌肉张力增加时，再追加首次剂量的1/3～2/3量。总剂量应在1.0～1.5 g，最多不超过2 g，否则将引起术后清醒延迟。此法多用于短时间（30 min以内）的手术，如脓肿切开或清创等不需肌肉松弛的小手术。由于硫喷妥钠早期使下颌关节松弛，容易发生舌后坠现象，所以麻醉前应垫高患者肩部，使头部后仰。由于喉反射较为敏感，一般禁用口咽通气管。当需要短时间肌肉松弛时，如关节脱位手法复位，可并用加拉碘铵20～40 mg溶于2.5%硫喷妥钠溶液10 mL内，缓慢注入后，再准备2.5%硫喷妥钠溶液10 mL，根据入睡程度适量增加，这样肌松药作用集中，硫喷妥钠也不易过量，效果满意。加拉碘铵对呼吸抑制虽差，但用量较大时（成人达80 mg），也可使呼吸抑制，应予注意。

（三）注意事项

硫喷妥钠静脉麻醉时，其深、浅变化较为迅速，应严密观察，以免发生意外。常见的意外为呼吸抑制，主要决定于注射速度。所以麻醉时应准备麻醉机，以便进行人工呼吸或辅助呼吸。对心血管功能不良者可引起血流动力学改变，可使用小浓度（1.25%）、小剂量缓慢注入或改用其他静脉麻醉药。

虽然麻醉过程极平稳，但偶尔可出现反流或舌后坠造成窒息，所以，麻醉中头部不应垫枕头。此麻醉本身不会产生喉痉挛，但却使副交感神经处于敏感状态，一旦给以局部或远隔部位如直肠刺激，可造成严重喉痉挛导致窒息，应高度警惕。如药液漏至皮下，可引起局部皮肤坏死，一旦发生药液外漏时，应迅速用1%普鲁卡因溶液10 mL进行局部浸润，并做热敷，使局部血管扩张，加速药液吸收，以免皮肤坏死。如误注入动脉内，可造成动脉痉挛和肢体缺血性挛缩或坏死，临床表现为剧烈疼痛，注射的肢体末梢苍白、发冷，应立即停止注药，改用2%普鲁卡因溶液5 mL动脉注入，并做臂神经丛阻滞等。

二、羟丁酸钠静脉麻醉

（一）适应证

临床上可与吸入或其他静脉麻醉药进行复合麻醉，适用于大部分需要全身麻醉的手术。因其对循环、呼吸干扰较小，更适合小儿或体弱及休克患者的麻醉。单独应用镇痛效果太差，常需辅以硫喷妥钠基础麻醉或给一定剂量的哌替啶或吩噻嗪类药强化麻醉，也可与局部麻醉或硬膜外麻醉复合应用。对精神过度紧张的患者，还可在入手术室前给药，达到基础麻醉的效果。近年来还用于重危患者或心脏病患者手术的麻醉诱导，更适宜于气管插管困难不能用肌松药，并需保持自主呼吸的患者麻醉插管。用表面麻醉配合羟丁酸钠，既可松弛咬肌，又能避免患者插管痛苦。如患者嗜酒已显示乙醇慢性中毒、肌肉不时抽搐、癫痫患者及原因不明的惊厥患者，皆应禁忌。恶性高血压、心动徐缓、低钾血症、完全性房室传导阻滞或左束支传导阻滞的患者应慎用。

（二）实施方法

麻醉前用药多选用哌替啶1～2 mg/kg及阿托品0.5 mg肌内注射。羟丁酸钠首次用量成人0.06～0.08 g/kg，小儿0.1～0.125 g/kg，缓慢滴注后5 min左右患者逐渐入睡，10 min左右进入睡眠状态，睫毛及角膜反射消失，瞳孔不大，眼球固定，下颌松弛，咽喉反射抑制，如配合气管黏膜表面麻醉，可顺利进行气管插管。麻醉后20～30 min，血压中度升高，脉搏稍缓。由于羟丁酸钠镇痛作用微弱，疼痛刺激偶尔可引起心律失常或锥体外系反应，因此，羟丁酸钠在临床上已很少单独应用，宜与麻醉性镇痛药或氯胺酮等复合应用才能产生满意的麻醉效果。

羟丁酸钠一次用药可维持60 min左右，再次用药量为首次剂量的1/2。一般在首次用药后1 h左右补充为宜。如待苏醒后再予补充，需加大剂量，且易出现躁动。长时间手术可以多次反复给药，很少出现耐药现象，最大用量以不超过10 g为宜。

（三）注意事项

起效较慢，剂量过大或注射过快，可出现屏气、呕吐、手指不自主活动和肌肉抽动现象，多可自动消失。必要时用硫喷妥钠静脉注射。也可出现呼吸抑制，需行辅助呼吸或控制呼吸。

三、氯胺酮静脉麻醉

（一）适应证

氯胺酮静脉麻醉用于各种短暂的体表手术，例如烧伤创面处置、骨折复位、脓肿切开、外伤或战伤的清创及各种诊断性检查，如心血管、脑血管、泌尿系统造影等操作，尤其适合于小儿麻醉。也可作为局麻、区域性麻醉的辅助用药，以达到完全镇痛。近年来国内已广泛用氯胺酮、地西泮、肌松药进行复合麻醉，扩大了临床各科手术的适应证，而且不受年龄限制。还可用于心血管功能不全、休克及小儿等患者。未经控制的高血压、颅内高压患者，胸或腹主动脉瘤、不稳定性心绞痛或新近发生的心肌梗死、心力衰竭、颅内肿瘤或出血、精神分裂症等患者，均应禁忌使用。又因氯胺酮保持咽喉反射，增强肌张力，所以在口腔、咽喉、气管手术时应慎用。

（二）实施方法

麻醉前用药需用东莨菪碱抑制分泌，用地西泮或氟哌利多减少麻醉后精神异常。根据给药方式不同，可分为下列两种方法。

1. 单次注入法

除小儿可应用肌内注射外，一般多采用静脉注射，平均剂量为 0.5 ~ 3 mg/kg，30 ~ 90 s 显效，维持 5 ~ 15 min。肌内注射平均剂量为 4 ~ 10 mg/kg，3 ~ 5 min 后入睡，维持 10 ~ 20 min，镇痛效果可达 20 ~ 40 min，多次追加时，剂量有递减趋势。用药后先出现脉搏增快，继而血压上升，即为进入外科麻醉期的体征，有时出现无意识的活动，肌张力增强，常与手术操作无关。

2. 连续静脉滴注法

单次注入诱导后，用 0.1% 浓度的氯胺酮溶液静脉滴注维持，滴速为 2 ~ 5 mg/（kg·h），适合不需肌肉松弛的手术。氯胺酮总量不宜超过 20 mg/kg，手术结束前提前停药，以免苏醒延迟。

（三）注意事项

（1）术前饱食患者，仍有发生误吸的可能，应予重视。

（2）麻醉中有时出现一过性呼吸抑制，也为剂量过大所致，在重症、衰弱患者较为多见。偶尔出现喉痉挛现象，给予氧气吸入及停止刺激即可缓解。

（3）单独应用氯胺酮，苏醒时常有精神异常兴奋现象，甚至有狂喊、躁动、呕吐或幻觉、噩梦等现象。因此，麻醉前并用适量巴比妥类、氟哌利多、吗啡或丙嗪类药，多能减轻精神异常，地西泮对减少噩梦的发生率有效。同时术后应避免机械刺激，保持安静也很重要。苏醒前偶尔有舌后坠及喉痉挛现象，均应妥善安置体位，保持气道通畅。

四、丙泊酚静脉麻醉

丙泊酚是一种新型速效静脉麻醉药，作用快，维持时间短，恢复迅速平稳，易于控制，使静脉麻醉扩大了使用范围。

（一）适应证

丙泊酚用药后起效快，苏醒迅速且无困倦感，定向能力可不受影响，故适于非住院患者手术，也可用于 2 h 以上的较长时间麻醉。丙泊酚可使颅内压、眼压下降，术后很少发生恶心、呕吐。抑制咽喉部位反射，可减轻喉部手术操作时的不良反应，且使声带处于外展位。其保护性反射在停药后可很快恢复。随着人们对丙泊酚研究的日益深入，应用领域越来越广泛。

丙泊酚用于心脏手术具有很好的效果。多采用连续静脉滴注，给药逐步达到麻醉所需深度，且多与麻醉性镇痛药合用。并且丙泊酚可降低脑的等电位，对脑的保护作用更优于硫喷妥钠，对心肌收缩性的影响也较后者为少，但尽量避免单次快速注射。

丙泊酚用于小儿麻醉是安全有效的。但也有研究表明，小儿注药部位疼痛发生率很高，占20% ~ 25%，选用肘部大静脉给药能明显减少这一不良反应。

颅脑手术麻醉，丙泊酚可有效地降低颅内压、脑代谢及脑血流，并可保持脑灌注量。丙泊酚还用于 ICU 的危重患者，对需长时间机械呼吸支持治疗的气管插管患者具有良好镇静效应。长时间滴注很少蓄积，停药后不像咪达唑仑延续镇静而很快清醒，必要时可迅速唤醒患者。

在危重患者应用丙泊酚可降低代谢和需氧量及增加混合静脉血氧饱和度。在高动力型患者可减少扩血管药及 G 受体阻滞药。由于镇痛效果差，常需与阿片类镇痛药同用。恶心、呕吐患者用 10 mg 丙泊酚会显著好转。孕妇及产妇禁用。

（二）实施方法

1. 麻醉诱导

静脉注射丙泊酚 2.5 mg/kg，于 30 s 推入，患者呼吸急促；78% 出现呼吸暂停。2 mg/kg 于 40 s 推入，呼吸暂停明显低于上述报道，故芬太尼 5 μg/kg 静脉注射后再静脉注射丙泊酚 0.8 ~ 1.2 mg/kg 效果更好。同时丙泊酚对心血管系统有一定抑制作用，表现为血压下降、心率减慢，但能维持正常范围。丙泊酚对心率、动脉压的影响比等效剂量的硫喷妥钠弱，但作用强于硫喷妥钠，能有效抑制插管时的应激反应。

2. 麻醉维持

丙泊酚维持麻醉滴注开始量 140 ~ 200 μ/（kg·min），10 min 后 100 ~ 140 μg/（kg·min），

2 h后80 ～ 120 μg/（kg·min），手术结束前5 ～ 10 min停药。如用于心脏手术，则用芬太尼20 μg/kg诱导后，以6 mg/（kg·h）输入丙泊酚，10 min后减为3 mg/（kg·h）维持。丙泊酚的血脑平衡时间短，更便于随手术刺激的强弱随时调整镇静强度。如果整个手术过程都需要镇静，可用丙泊酚持续滴入。而当术中需患者清醒与其合作或病情需要精确控制镇静深度时，随时停药或减量，可迅速唤醒患者。这是其他镇静药所不能比拟的优点。

3. 镇静维持

在ICU用于镇静时开始5 min滴注5 μg/（kg·min）；每5 ～ 10 min逐渐增加5 ～ 10 μg/（kg·min）直至达到镇静的目的。维持轻度镇静的滴速为25 ～ 50 μg/（kg·min）；深度镇静为50 ～ 75 μg/（kg·min）。

4. 复合麻醉

丙泊酚问世以来已用于全凭静脉麻醉。如将丙泊酚与氯胺酮合用于全凭静脉麻醉，发现此种配伍能提供稳定的血流动力学状态。且患者不伴有噩梦及异常行为发生，认为丙泊酚能有效地减少氯胺酮的不良反应。此二药用于全凭静脉麻醉是一种较理想的结合。

（三）注意事项

丙泊酚虽有许多优点，但应强调它有较强的呼吸抑制作用。因此，对使用丙泊酚的患者应进行SpO_2监测，并由麻醉医生使用。另外，丙泊酚不应和任何治疗性药物或液体混用，可混于5%葡萄糖溶液中行静脉滴注。在清醒状态下做静脉注射时，为减轻注射部位疼痛，可于溶液中加入1%利多卡因溶液1 ～ 2 mL。

五、依托咪酯静脉麻醉

适应证：当患者有心血管疾病、反应性气道疾病、颅高压或合并多种疾病要求选用不良反应较少或对机体有利的诱导药物时，最适合选择依托咪酯，具有血流动力学稳定性。其主要用于危重患者的麻醉。诱导剂量0.2 ～ 0.3 mg/kg，可用到0.6 mg/kg，既无组胺释放，又不影响血流动力学和冠状动脉灌注压。对心脏外科冠脉搭桥手术、瓣膜置换手术，冠心病患者、心复律患者，神经外科手术、外伤患者体液容量状态不确定时，可用依托咪酯诱导。依托咪酯持续输注时，血流动力学稳定，可维持自主通气。

六、咪达唑仑静脉麻醉

咪达唑仑是常用的苯二氮䓬受体激动剂，可用于术前镇静用药，以及区域麻醉或局部麻醉术中镇静和术后应用。其优点是抗焦虑、遗忘和提高局麻药致惊厥阈值。但咪达唑仑更适于麻醉诱导，用量0.2 mg/kg，老年患者咪达唑仑剂量宜小，要降低20%以上。若与阿片类药物和/或吸入性麻醉药合用时，先0.05 ～ 0.15 mg/kg诱导，再以0.25 ～ 1 mg/kg速度持续输注，足以使患者产生睡眠和遗忘作用，而且术毕可唤醒。注意事项：咪达唑仑主要问题是呼吸抑制，用于镇静或麻醉诱导时，可能发生术后遗忘及镇静过深或时间过长，可用氟马西尼拮抗。

七、右旋美托咪定

右旋美托咪定是高度选择性的α_2受体激动剂，具有镇静、催眠和镇痛作用。右旋美托咪定目前被批准用于短时间（< 24 h）术后镇静。它主要作用于蓝斑的α_2受体，对呼吸影响小。右旋美托咪定对血压有双相作用：血药浓度较低时，平均血压降低；血药浓度较高时，血压则升高。心率和心排血量呈剂量依赖性降低。镇静时先给予负荷剂量2.5 ～ 6.0 μg/kg（超过10 min），然后以0.1 ～ 1 μg/（kg·min）输注。

八、阿片类静脉麻醉

自20世纪中叶大剂量吗啡静脉麻醉用于临床心脏手术以来，阿片类静脉麻醉引起普遍的重视。特别是对心血管抑制极轻，镇痛效能显著，非常适宜于严重心功能不全患者的心脏手术。20世纪末新型强效合成麻醉性镇痛药芬太尼静脉麻醉用于心脏手术，由于不良反应较吗啡少，且国内已能生产，迅速得以推广。近年来又有不少新型强效麻醉性镇痛药也已陆续用于静脉麻醉。阿片类静脉麻醉由于肌肉紧张，术中又可能知晓及术后不遗忘，临床上多复合肌松药及镇静安定药，实际上也是静脉复合麻醉。有时也可复合吸入麻醉，明显地降低吸入麻醉药的 MAC。

（一）吗啡静脉麻醉

吗啡静脉麻醉主要指大剂量吗啡（0.5 ~ 3.0 mg/kg）静脉注入进行麻醉。突出的优点为对心肌抑制较轻，术中及术后镇痛效果很强，抑制呼吸效应，便于控制呼吸或应用呼吸机。其缺点除一般性阿片类静脉麻醉的缺点外，静脉注入过快，剂量大于 1 mg/kg 容易出现周围血管阻力下降及释放组胺引起血压下降，虽持续时间不长，但对个别心功能不全患者可能引起危险，需及时输液或用缩血管药。注入过快也可能兴奋迷走神经，出现心动过缓，需用阿托品拮抗。另一个突出的缺点为剂量过大（多见于 1.5 mg/kg 以上），注射后偶尔出现周围血管收缩，血压剧升，可能为代偿反应，促使去甲肾上腺素释放。且不能用追加吗啡剂量以降低血压，必须用恩氟烷或七氟烷吸入、静脉注射氯丙嗪或扩血管药来拮抗。此外，吗啡剂量超过 3 mg/kg，常使术后引起暂时性精神失常、消化道功能紊乱及尿潴留等，所以，近年来已逐渐为芬太尼静脉麻醉所代替。

（二）芬太尼静脉麻醉

大剂量芬太尼静脉注入对血流动力学的影响多与剂量及心脏功能有关。睡眠剂量个体差异很大，常需要 6 ~ 40 μg/kg，一般动脉压、肺动脉压及心排血量均不改变，术后 3 ~ 6 h 即可苏醒。超过 3 mg 可使心率变慢，但只轻度降低心排血量、血压、体血管阻力及增加每搏量。缺血性心脏病患者给予 20 μg/kg 时可使平均压轻度下降。芬太尼 5 μg/kg 静脉注射后再注射地西泮 10 mg 可引起血压显著下降，主要是由于降低体血管阻力所引起，特别对心脏病患者更明显。同样，在芬太尼静脉麻醉后再给 N20 吸入，也可显著减少心排血量及增加体血管阻力、肺血管阻力及心率，且其机制不明，应予注意。总之，单纯芬太尼静脉注入对血流动力学影响不大，也不释放组胺及产生扩血管作用，更不抑制心肌，还能降低心肌耗氧量。血浆中消除半衰期及维持时间也比吗啡短，遗忘作用及抗应激作用也比吗啡强，如全麻诱导时气管插管引起心动过速及高血压反应的发生率也远较吗啡为少。所以，近年来已取代吗啡麻醉。由于麻醉时间不但决定于芬太尼的药代动力学，而且还决定于剂量、注药次数及与其他药的相互作用，如辅用咪达唑仑可增强及延长芬太尼抑制呼吸的时间，因此，麻醉设计时根据不同的病情及手术方法确定剂量及复合用药。

1. 适应证

与吗啡静脉麻醉适应证相类似。

2. 实施方法

（1）基本方法以 40 ~ 100 μg/kg 静脉注射诱导，注入半量后即给泮库溴铵 0.08 ~ 0.12 mg/kg，然后将余下芬太尼注入，进行气管插管。术中如出现瞳孔稍有变大、结膜或颜面充血、流泪、皱眉、微动或轻度血压上升、心排血量增加等麻醉变浅改变时，应随时追加芬太尼及肌松药。肌松药也可用加拉碘铵或维库溴铵代替泮库溴铵。此法最适于体外循环下心内手术，特别是心功能不全的患者术后又需要用呼吸机辅助呼吸者。

（2）芬太尼复合神经安定药静脉麻醉，一般芬太尼剂量可以显著减少，如先用咪达唑仑 2 mg 静脉注射，再用芬太尼 10 ~ 30 μg/kg 及琥珀胆碱或泮库溴铵静脉注射，进行气管插管，术中随时追加 1/3 ~ 1/2 剂量或吸入七氟烷、异氟烷。如心功能良好，成人可用 2.5% 硫喷妥钠溶液 5 ~ 10 mL 代替咪达唑仑静脉注射。心功能不全者应以羟丁酸钠 40 ~ 60 mg/kg 代替地西泮。

（3）辅助其他全身麻醉，早在 20 世纪中叶已有 N20 全身麻醉时静脉注射补充芬太尼的报道，目前广泛应用的吸入麻醉药如氟烷、七氟烷等镇痛效果稍差，更常辅用小剂量芬太尼 0.1 ~ 0.2 mg 静脉注射。各种静脉复合麻醉也常补充芬太尼 0.1 ~ 0.3 mg。由于对呼吸抑制程度个体差异很大，所以术中应注意呼吸管理，术后也应注意呼吸恢复情况。

（三）阿芬太尼静脉麻醉

阿芬太尼能够迅速穿透脑组织，所以，阿芬太尼在血浆中的浓度比舒芬太尼和芬太尼稍高即可达到血浆和中枢神经系统的平衡。这种特性可以解释在应用镇静 - 催眠药前或与其同时应用，小剂量阿芬太尼 10～30 μg/kg 静脉注射有效。阿芬太尼 25～50 μg/kg 静脉注射和较小睡眠剂量的镇静 – 催眠药配伍使用，常可有效预防喉镜检查及气管插管时明显的血流动力学刺激。对于短小手术，可通过阿芬太尼 0.5～2.0 μg/（kg·min）输注或间断单次静脉注射 5～10 μg/kg 补充应用。在同时应用强效吸入麻醉药的平衡麻醉中，相对较低的血浆阿芬太尼浓度可降低异氟烷 MAC 50%。为避免残余的呼吸抑制作用，在手术结束前 15～30 min，应减少阿芬太尼的输注或重复给药剂量。

（四）舒芬太尼静脉麻醉

诱导更为迅速，在术中和术后能减轻或消除高血压发作，降低左室搏功、增加心排血量且血流动力学更稳定。舒芬太尼诱导剂量 2～20 μg/kg，可单次给药或在 2～10 min 内输注。在大剂量用法中，舒芬太尼的总剂量为 15～30 μg/kg。麻醉诱导期间大剂量阿片类药引起肌肉强直，可导致面罩通气困难。这表明用舒芬太尼 3 μg/kg 行麻醉诱导期间的通气困难是由于声门或声门以上的呼吸道关闭所致。

同时补充应用的药物可显著影响对舒芬太尼的需要。如对于行冠状动脉手术的患者，丙泊酚诱导剂量（1.5±1）mg/kg 和总维持量（32±12）mg/kg 可减少舒芬太尼诱导剂量（0.4±0.2）μg/kg 和总维持量（32±12）mg/kg。依托咪酯和阿片类药联合应用能提供满意的麻醉效果，且血流动力学波动较小。应用舒芬太尼 0.5～1.0 μg/kg 和依托咪酯 0.1～0.2 mg/kg 行麻醉诱导能保持血流动力学稳定性。在平衡麻醉中，用舒芬太尼 1.0～2.0 μg/（kg·h）持续输注维持麻醉，既保持了阿片类药麻醉的优点，又避免了术后阿片作用的延长。

（五）瑞芬太尼静脉麻醉

瑞芬太尼作用时间很短，为了维持阿片类药作用，应该在初始单次给药之前或即刻，即开始输注 0.1～1.0 μg/（kg·min），可有效抑制自主神经、血流动力学以及躯体对伤害性刺激的反应。瑞芬太尼麻醉后苏醒迅速，无不适，最具可预测性。

瑞芬太尼的应用使苏醒迅速，且无术后呼吸抑制。以（0.1±0.05）μg/（kg·min）的速度输注，自主呼吸及反应性可恢复，且其镇痛作用可维持 10～15 min。一项随机、双盲、安慰剂对照研究证实，在局部麻醉下进行手术的门诊患者，瑞芬太尼以 0.05～0.1 μg/（kg·min）持续输注，同时单次给予咪达唑仑 2 mg，可产生有效的镇静及镇痛作用。在开颅术中以瑞芬太尼（1 μg/kg）静脉注射后继续以维持量 0.5 μg/（kg·min）输注，复合丙泊酚及 66% 氧化亚氮应用，可提供满意的麻醉效果及稳定的血流动力学，且术后可迅速拔管。在瑞芬太尼麻醉苏醒期，应考虑到在麻醉苏醒前或即刻应用替代性镇痛治疗。有报道用瑞芬太尼麻醉做腹部大手术，围手术期应用吗啡 0.15 mg/kg 或 0.25 mg/kg 静脉注射，或芬太尼 0.15 mg，并不能立即完全控制术后疼痛。氯胺酮 0.15 mg/kg 静脉注射，维持 2 μg/（kg·min）的应用，可以减少腹部手术中瑞芬太尼及术后吗啡的应用，且不增加不良反应的发生。

小剂量瑞芬太尼输注缓解术后疼痛也已取得成功。在腹部或胸部手术中，应用丙泊酚 75 μg/（kg·min）和瑞芬太尼 0.5～1.0 μg/（kg·min）行全身麻醉后，持续输注瑞芬太尼 0.05 μg/（kg·min）或 0.1 μg/（kg·min），可提供充分的术后镇痛。

第二节　静脉复合麻醉

任何一种静脉麻醉药很难达到全身麻醉的基本要求，即神志消失、镇痛完全、肌肉松弛及抑制神经反射，且不少静脉麻醉药常有蓄积作用，不能用于长时间手术，会刺激血管引起疼痛及形成血栓，甚至还可出现变态反应。但近年来静脉麻醉用药还出现了不少具有高选择性的强效镇痛药、速效催眠药、新型肌肉松弛药及各种抑制神经反射的神经阻滞药、神经节阻滞药，均可使麻醉者有可能充分利用各药的长处，减少其剂量，以补不足之处。这种同时或先后使用多种全麻药和辅助用药的方法统称为复合麻醉，也有称平衡麻醉或互补麻醉。所有麻醉用药全经静脉径路者，也可称为全凭静脉复合麻醉。

一、静脉复合麻醉药的选择及配方

静脉复合麻醉需要经静脉应用多种静脉麻醉药及辅助用药。静脉麻醉药进入静脉，不易迅速清除，停药后不像吸入麻醉药可经气道排出或迅速洗出。因此，应选择短效、易排泄、无蓄积的静脉麻醉药，同时满足全麻四要素的基本原则。静脉复合麻醉的配方应该因人而异。要尽量少用混合溶液滴注，以避免因不同药代动力学的麻醉药出现不同的效应，致消失时间不同，从而使调节困难，容易混淆体征。或者持续滴注一种药物，再分次给其他药物较易控制。一旦出现不易解释的生命体征改变，首先应停止静脉麻醉用药，必要时可改吸入麻醉，以明确原因，便于处理。

二、静脉复合麻醉深度的掌握

静脉复合麻醉的麻醉深度已很难按常用的全麻分期体征进行判断，需根据药代动力学、药效动力学及剂量，结合意识、疼痛、肌松及血流动力反应分别调整相关用药。首先要熟悉各药的最低有效滴速（简称 MIR），即此滴速可使半数受试者对疼痛刺激有运动反应。切忌单纯加大肌松药剂量，掩盖疼痛反应及恢复知晓，并可因手术产生过度应激反应，使患者遭受极大痛苦。这种情况已屡见不鲜，应从中吸取教训。还要避免大量应用有蓄积作用的麻醉药，如长期应用硫喷妥钠或地西泮可使术后数天不醒。所以，麻醉者必须具备丰富的全麻经验及深知用药的作用时间。

三、静脉麻醉过程中的管理

静脉复合麻醉处理得当，对机体影响极小，但麻醉管理常不比吸入麻醉简单，处理不当，同样引起较严重并发症。首先应用套管针穿刺静脉并保持静脉径路通畅，持续滴注时更应保持滴速稳定并避免输液过多。此外，应密切注意气道通畅及呼吸管理，并遵循吸入麻醉时应注意的事项。几种麻醉药复合应用还应注意交互作用，需依赖于麻醉者的经验、过硬的技术及扎实的基本功。

四、神经安定镇痛麻醉及强化麻醉

神经安定镇痛麻醉也是复合麻醉。法国学者拉波里提出一种麻醉方法，不但阻断大脑皮质，而且也阻断某些外来侵袭引起机体的应激反应，如自主神经及内分泌引起的反应，并称之为"神经节阻滞"或"神经阻滞"，配合人工低温曾称之为"人工冬眠"，主要应用以吩噻嗪类为主的"神经阻滞剂"，即冬眠合剂。临床麻醉时并用神经阻滞剂，可增强大脑皮质及自主神经的抑制，所以称为强化麻醉。由于吩噻嗪类药对机体的作用机制过于广泛，对血流动力学影响又较大，常混淆临床体征及增加麻醉与麻醉后处理的困难。Janssen 提出神经安定镇痛术概念，并用于临床麻醉，也称神经安定麻醉，主要用神经安定药及强效镇痛药合剂，使患者处于精神淡漠和无痛状态，20 世纪中叶开始应用依诺伐（即氟哌利多、芬太尼合剂），迅速得以推广，也属于静脉复合麻醉范畴。

1. 强化麻醉

主要应用吩噻嗪类药增强麻醉效应，使全麻诱导平稳，局麻患者舒适。

（1）适应证：强化麻醉多适用于精神紧张而施行局部麻醉的患者，尤其对甲状腺功能亢进症和颅脑手术时可降低代谢，还有促进降温的优点。应用东莨菪碱麻醉或氧化亚氮麻醉时，常采用强化麻醉，以增强其麻醉效果。

（2）实施方法：主要用药为氯丙嗪 1 mg/kg 或冬眠合剂 1 号（M1）即氯丙嗪 50 mg、异丙嗪 50 mg 及哌替啶 100 mg（6 mL），也有用二氢麦角毒碱 0.9 mg 代替氯丙嗪，称冬眠合剂 2 号（M2）。此外，还有乙酰丙嗪、二乙嗪等代替氯丙嗪者。一般多在麻醉前 1 h 肌内注射或入手术室后麻醉前将合剂或氯丙嗪置于 5% 葡萄糖溶液 250 mL 中快速滴入或分次从滴壶内输入，然后再进行各种麻醉。

（3）注意事项：①强化麻醉常使全麻患者术后苏醒迟缓，而且意识清醒后保护性反射又不能同时恢复。一旦出现呕吐，可能误吸而造成窒息的危险。此外，强化麻醉后过早地翻动患者，容易引起直立性低血压，增加麻醉后护理的困难，也是近年来应用逐渐减少的原因。②由于强化麻醉后周围血管扩张，头部受压过久，易产生麻醉后头部包块，即局部水肿，继而脱发。因此，术中、术后应不断变换头部位置，并对受压处给以按摩。③强化麻醉中氯丙嗪等用量，应不超过 2 mg/kg。如麻醉失败或麻醉效果不确定，应及时地改换麻醉方法，切不要盲目增加冬眠合剂用量而增加术后并发症或意外。④椎管内及硬膜外麻醉和腹腔神经丛阻滞时并用氯丙嗪等合剂，可使血压明显下降，偶尔遇到升压困难者，可造成死亡。主要由于氯丙嗪、乙酰丙嗪等具有抗肾上腺素作用，脊椎及硬膜外麻醉或腹腔神经丛阻滞可使交感神经阻滞，二者并用后一旦血压剧降，有可能使肾上腺素类药无效而出现意外。为安全起见，椎管内及硬膜外麻醉时禁用氯丙嗪等药。

2. 神经安定麻醉

基本上类似强化麻醉，是增强麻醉效应的辅助措施，并能减少术后的恶心、呕吐等不适反应。

（1）适应证：类似强化麻醉，更常作为复合麻醉中重要辅助用药，偶尔也可用于创伤或烧伤换药时的镇痛措施。有帕金森病（震颤麻痹症）、癫痫史者及甲状腺功能低下患者等禁用。

（2）实施方法：麻醉时肌内注射或静脉注射神经安定类药及强效镇痛药，目前最常用的前者为氟哌利多 0.1 ~ 0.2 mg/kg 或咪达唑仑 0.1 ~ 0.2 mg/kg，后者为芬太尼 0.1 ~ 0.2 mg 或喷他佐辛（镇痛新）30 ~ 60 mg。也有用氟哌利多－芬太尼合剂依诺伐，但复合麻醉中应用仍根据需要以分开静脉注射为合理，因为氟哌利多作用时间长，而芬太尼作用时间较短。

（3）注意事项：芬太尼注入速度过快，偶尔出现胸腹壁肌肉僵硬引起呼吸抑制，则需用琥珀胆碱配合控制呼吸拮抗之。氟哌利多用量过大时，偶尔出现锥体外系反应，可经静脉注入异丙嗪 10 mg 或氯丙嗪 5 ~ 10 mg 即可制止，必要时可重复给予。术后适当应用哌替啶，常可起到预防作用。

术后出现呼吸抑制或呼吸暂停，多为芬太尼用量过多，可用纳洛酮 0.2 mg 静脉注入即可解除。

第三节　靶控输注静脉麻醉

近年来，随着计算机技术的飞速发展和在临床医学中的广泛应用，麻醉技术也朝着更加安全、可靠，易于管理，可控精确的目标发展。靶控输注静脉麻醉就是"数字化麻醉管理"的典型代表。靶控输注的发展使静脉麻醉更加方便，易于控制。

一、靶控输注的概念及基本原理

靶控输注（TCI）是指将计算机与输液泵相连，根据以群体药代－药效动力学参数编制的软件，通过直接控制"靶部位"——血浆或效应室的麻醉药物浓度，从而控制及调节麻醉深度的静脉输注方法。TCI 与传统用药方法最大的不同是不再以剂量为调整目标，而是直接调整靶浓度，使麻醉医师能像使用吸入麻醉药挥发器那样任意调节静脉麻醉药血药浓度成为可能。

TCI 的基本原理即 BET 方案根据药物的三室模型原理，为了迅速并准确维持拟达到的血药浓度，必须给予负荷剂量，同时持续输注从中央室消除的药物剂量，并且加上向外周室转运的药物剂量，这就是著名的 BET 输注方案。很显然，如果按照上述 BET 给药模式来计算非常复杂，只能通过计算机模拟。计算机控制的药物输注能够成功地达到相对稳定的靶浓度，麻醉医师可以根据临床反应来增加或降低靶浓度。

二、TCI 系统的组成及分类

完整的 TCI 系统主要有以下几个组成部分。①药动学参数：已经证明正确的药物模型以及药动学参数。②控制单位：计算药物输注速度，如控制输注泵的软件和微处理器。③连接系统：用于控制单位和输注泵连接的设备。④用户界面：用于患者数据和靶控浓度（血浆或效应室浓度）的输入。

目前，大多数 TCI 系统仍处于临床实验阶段，主要原因在于，这些输注设备对输注药物没有进行统一的标准化设置。此外，提供 TCI 的输液泵种类和安全功能也有待进一步研究。由 Kenny 等设计的 Diprefusor 系统是首个面市的 TCI 系统，它是将计算机及其控制软件整合到输液泵的中央处理器，该系统结构紧凑、使用方便、可靠性高。但是，该系统仍具有一些缺陷：只能用于丙泊酚，不能用于 15 岁以下儿童，且只有一个适于年轻健康成年人的参数可以设定。

根据靶控部位的不同可以将 TCI 分为血浆 TCI 和效应室 TCI 两种模式。而根据是否依赖机体反馈信息还可将 TCI 系统分为开放环路系统和闭合环路系统。

血浆 TCI 模式是以药物的血浆浓度为靶控目标的输注方法，开始给予一定的负荷量，当血浆计算浓度达到预定的靶浓度时即维持在这一浓度。效应室浓度随之逐渐升高，将迟滞一定时间（相对于血浆浓度）后最终与血浆浓度平衡一致。这种方法适合于平衡时间较短的药物，同时也适合于年老体弱的患者，因其负荷量较小，循环波动较小，而对于平衡时间长的药物则会导致诱导缓慢。

效应室 TCI 模式则是以药物的效应室浓度为靶控目标的输注方法，给予负荷量后暂时停止输注，当血浆浓度与效应室浓度达到平衡一致时再开始维持输注。与血浆靶控相比，使用同一药物时平衡时间短、诱导快、负荷量较大而使循环波动较大，因此适合于年轻体健的患者。开放环路 TCI 是无反馈装置的靶控，仅由麻醉医师根据临床需要和患者生命体征的变化来设定和调节靶浓度。

闭合环路 TCI 则通过一定反馈系统自动调节靶控装置，根据反馈指标的变化自动调整输注剂量和速度。这样就提供了个体化的麻醉深度，克服了个体间在药代学和药效学上的差异，靶控目标换成了患者的药效反应而不是药物的浓度，最大限度地做到了按需给药，从而避免了药物过量或不足以及观察者的偏倚。例如通过脑电双频谱指数（BIS）指标来反馈调控丙泊酚的 TCI，是目前比较成熟的方法之一。在使用闭合环路 TCI 时要注意反馈指标是否真实、准确，不可盲目相信单一指标而忽略综合评估，避免由于干扰因素造成麻醉深度不当。

三、TCI 技术的临床应用

与传统的静脉麻醉技术相比，TCI 有如下优点。

（1）操作简单，易于控制、调整麻醉深度，安全、可靠；理论上能精确显示麻醉药物的血中或效应器（大脑）部位的浓度。

（2）提供平稳的麻醉，对循环和呼吸的良好控制，降低了麻醉意外和并发症。

（3）能预知患者的苏醒时间，降低术中知晓和麻醉后苏醒延迟的发生率。

鉴于 TCI 的给药模式，最适合应用起效时间和消退时间均很短的药物，即 $T_{1/2}k_{e0}$ 和 $T_{1/2}cs$ 值较小的药物。$T_{1/2}k_{e0}$ 是指恒速给药时，血浆和效应室浓度达平衡的时间（效应室药物浓度达到血浆浓度 50% 所需的时间），其意义是可以决定起效快慢。如果持续输注（或停止输注）5 个 $T_{1/2}k_{e0}$，可以认为效应室的药物浓度达到稳态（或药物基本消除）。

时量相关半衰期（$T_{1/2}cs$）是指维持某恒定血药浓度一定时间（血药浓度达稳态后）停止输注后，血药浓度（作用部位药物浓度）下降 50% 所需的时间。它不是定值，而是随输注剂量、时间的变化而变化。其意义是可以预测停药后的血药浓度。采用这两个参数较短的药物才能达到诱导、恢复都十分迅速的目的，又利于在麻醉过程中根据需要迅速调节麻醉深度，真正体现出 TCI 的特点。

目前临床使用的麻醉药物中，以瑞芬太尼和丙泊酚的药代动力学特性最为适合。其他药物如咪达唑仑、依托咪酯、舒芬太尼、阿芬太尼、芬太尼也可以用于 TCI，但其效果不如前二者。至于肌肉松弛药，由于其药效与血浆浓度关系并不密切，而且药代动力学并非典型的三室模型，因此，目前不主张使用 TCI 模式，而以肌松监测反馈调控输注模式为宜。

TCI 适用的手术种类：TCI 技术可以应用于目前大多数手术的临床麻醉。TCI 的特点是起效快、维持平稳且可控性好、恢复迅速彻底，因此更加适用于时间短而刺激强度大且变化迅速的手术，例如支撑喉镜下手术、眼科手术、口腔科手术、腹腔镜检查及手术、气管镜检查及手术、胃镜检查、肠镜检查、胆管镜手术、门诊日间手术等。

TCI 临床应用的注意事项。

（1）选择适合的患者和手术。

（2）尽量选择 $T_{1/2}k_{e0}$ 和 $T_{1/2}cs$ 小的药物。

（3）要结合患者的具体情况选择 TCI 模式（血浆靶控或效应室靶控）。

（4）手术过程中不要以单一靶浓度维持，而应根据手术刺激强度和患者的反应来及时调节靶控浓度。

（5）一定要从麻醉开始就使用靶控输注，而不要中途加用靶控输注（由于靶控输注有负荷量）。

（6）靶控装置具有自动补偿功能（即换药后可以自动补充换药期间的药量），不需要手动追加或增大靶浓度。

（7）手术结束前根据手术进程和药物的 $T_{1/2}$ cs 选择停止输注的时机，不宜过早。

（8）注意静脉通路的通畅和注射泵的工作状态，一旦静脉阻塞或注射泵有故障，患者会发生术中知晓。

四、TCI 系统性能的评估

计算机预期浓度与实际血药浓度的一致性反映了 TCI 系统的性能。影响系统性能的因素如下。

（一）系统硬件

主要指输液泵的准确性。目前临床上大多数输液泵的机电化设计已经比较完善，因此来源于系统硬件的误差率很小。

（二）系统软件

主要指药代动力学模型数学化的精度。因为药代模型涉及极为烦琐的运算，运用计算机模拟运算则可以大大提高精确度，而且目前迅猛发展的计算机处理器已经完全可以精确到位。

（三）药代动力学的变异性

这是影响 TCI 系统准确性的最主要来源，包括两个部分。一是所选择的药代模型本身有其局限性，表现为所使用的药代模型（如开放型三室模型）并不能说明药物在机体中的药代学特征，即使运用个体的药代学参数也不能对浓度进行准确的估计。虽然三室模型是 TCI 系统应用最为广泛的药代模型，但是也有其应用的局限性。如模型假设药物进入房室内即均匀分布，而事实上并非如此。个体的生物学变异性或患者生理状态的不同均能改变药代学特性，从而导致模型对浓度预测值的误差。二是 TCI 系统的药代参数只是对群体的平均估计，与个体实际的药代参数之间有着相当的差距。目前已证实生物学的差异性使 TCI 系统的误差不可能低于 20%。

由于缺少静脉麻醉药物浓度的快速测定方式，缺乏广泛接受的针对不同性别、年龄及生理状态的人群的药代模型和药代参数，以及缺乏对静脉麻醉药及阿片类药物敏感而可靠的药效学监测指标，目前的 TCI 仍有诸多不足之处。但其实现了麻醉药由经验用药到定量化用药的跨越，从而提高了麻醉质量及麻醉用药的安全性和合理性。随着计算机辅助麻醉的理论基础及相关知识的发展和进一步完善，TCI 的临床应用范围必将越来越广。

第九章　胸内手术麻醉

第一节　常见胸内手术麻醉

一、常见胸内手术的麻醉特点

常见胸内手术包括全肺切除、肺叶切除、肺段切除、食管手术、纵隔手术等,传统手术多采用开胸入路,开胸对呼吸、循环功能可产生明显影响。手术操作对纵隔内结构的牵拉与压迫可引起不良神经反射。术前疾病本身影响呼吸、循环功能,手术可加重这种不良影响。因此,胸内手术的麻醉处理与管理要求较高。为方便手术操作与保护健肺,胸内手术多采用全身麻醉、肺隔离技术。现今胸内微创手术开展日趋增多,肺隔离技术已成为胸腔镜下乃至达芬奇机器人辅助下手术的必要条件。

二、麻醉选择

胸内手术的麻醉方法以气管内插管全身麻醉为主。麻醉诱导可根据患者病情选择静脉诱导、吸入诱导及静－吸复合诱导的方法。麻醉维持也可采用静脉、吸入及静－吸复合的方法,常使用肌肉松弛药以保证充分的肌肉松弛。全身麻醉联合胸段硬膜外阻滞或椎旁神经阻滞与全身麻醉配合不仅有利于加强镇痛作用、减少术中麻醉药的用量,还有利于术后镇痛,促进患者的恢复。虽有非气管内插管硬膜外、局麻与镇静复合麻醉配合胸腔镜下成功行肺叶切除、淋巴结清扫等胸外科常见复杂手术的报道,但毕竟有一定的局限性,术中要求胸外科医师进行迷走神经的阻滞以抑制咳嗽反射,其有效性、安全性及真正的效益／成本比有待进一步的实践检验。

三、麻醉期间的呼吸管理

（一）保持呼吸道的通畅

由于胸内手术多采用肺隔离技术,故首先应有足够的麻醉深度使双腔支气管导管或支气管阻塞导管准确到位。术中依据气道压力、呼气末二氧化碳波形的持续监测及时发现并处理导管移位、气道分泌物增加等呼吸道受阻的情况。在手术的重要步骤有时需要麻醉医师暂停呼吸来保证手术的顺利进行,有时则需要外科医师在手术台上调整气管导管的位置或直接台上行气管或支气管插管,而在气道吻合结束需要麻醉医师轻柔膨肺来协助外科医师检查是否存在吻合口漏,在关胸前则应再次吸净呼吸道分泌物后充分膨肺,因此,台上、台下医师间的配合甚为重要。

（二）促进术后尽早恢复有效的自主呼吸

正常、有效的自主呼吸有赖于中枢神经系统调节下的呼吸运动。全身麻醉药及阿片类药物对于中枢神经系统的抑制、肌肉松弛药对于呼吸运动肌肉的阻滞及开胸手术对于呼吸功能的损害都可影响患者有效自主呼吸的恢复。因此,在制定麻醉方案时就应考虑这些因素,通过合理的麻醉管理方法,达到术中保持患者无知晓、无疼痛、肌肉松弛无体动、无咳嗽、自主神经抑制适度,手术结束后又能够使患者的意识、自主呼吸迅速恢复,且无明显的疼痛、躁动、恶心、呕吐及不良记忆。

四、麻醉期间的循环管理

（一）胸内手术对循环系统的影响

开胸前，胸腔两侧压力相等，纵隔位于胸腔中间。开胸后，开胸侧胸腔变为正压，而非开胸侧胸腔仍为负压，结果使纵隔移向非开胸侧胸腔。此时，如为自主呼吸，吸气时非开胸侧胸腔负压增加，纵隔向非开胸侧胸腔移位更明显；呼气时非开胸侧胸腔压力增加超过开胸侧胸腔压力，使纵隔向开胸侧胸腔移位，纵隔随呼吸的变化在两侧胸腔之间交替移动，称为纵隔摆动。纵隔摆动容易造成大血管扭曲。腔静脉扭曲可引起回心血量减少，使心排血量降低；大动脉扭曲则直接造成血压下降。因此，开胸手术需要采用气管内插管全身麻醉、正压机械通气以减轻纵隔摆动所致的血流动力学紊乱。何建行等报告已成功开展了非气管插管静脉麻醉微创胸腔镜下肺叶切除术，术中要求外科医师进行迷走神经阻滞以抑制咳嗽反射，但该麻醉方式仅适用于部分患者且存在呼吸、循环抑制的风险。

即便采用了全身麻醉、机械通气，胸内操作对于纵隔内结构的牵拉、压迫、电灼刺激及单肺通气的影响等仍可对循环系统产生明显的干扰，容易造成低血压、心肌缺血、心律失常等。因此，胸内手术中应持续监测心电图、脉搏血氧饱和度、呼气末二氧化碳、有创动脉血压、中心静脉压等。术后搬动患者时也应动作轻柔，尤其是对全肺切除后的患者。

（二）胸内手术循环管理的方法

1. 严密监测　由于心电图电极位置必须让位于手术野，因此，需要更加注意心电图波形的动态变化。心电图可以发现心率、心律及 ST-T 的改变。有创动脉压监测应作为开胸手术所必备的监测。依据上海市胸科医院连续 12 832 例普胸手术发现，围麻醉期心搏骤停的发生率为 0.1%，多发生在肺门周围操作期间，而此时恰逢使用电凝、心电图受到干扰的情况下，有创动脉压监测可不受电凝的干扰，从动脉压力波形改变的瞬间观察到血压的骤降，此时让术者暂停手术，分析心电图波形即可得到心搏骤停类型的诊断，在心脏按压的同时，针对心搏停止、无脉电活动及心室纤颤采用相应的心脏复苏措施，一般均可获得良好的治疗效果。心肺复苏期间有创动脉压还可以直接观察到心脏按压的效果，对于后续治疗有明显的指导意义。此外，有创动脉压监测便于单肺通气期间血气分析血样的获取。中心静脉压监测常作为临床液体管理的主要监测方法，胸内手术中要考虑胸内手术操作对中心静脉压的影响，因此，开胸手术中更加强调中心静脉压的动态观察，结合患者的心功能状况、手术操作、有创动脉压及呼气末二氧化碳等来判断中心静脉压数值的意义更有价值。此外，在紧急状况下中心静脉通路能够为药物迅速起效提供便捷的给药途径。脉搏血氧饱和度和呼气末二氧化碳监测不仅是呼吸功能监测的主要指标，同时两者提供的信息也有利于循环管理。通过观察脉搏血氧饱和度的波形可以获悉心脏收缩强弱、外周血管舒缩及是否存在血容量不足的初步信息；呼气末二氧化碳则是肺血流量减少甚为敏感的指标，术中应同步监测有创动脉压与呼气末二氧化碳，如果术中呼气末二氧化碳突然下降，随之血压下降，要考虑肺栓塞的可能；如果血压下降在前，呼气末二氧化碳随后下降，则肺血流的下降是全身血流下降的一部分。血气分析检查则是单肺通气管理的一部分，在抽取动脉血时应同步记录呼气末二氧化碳的数值，这样可以动态观察动脉血氧化碳与呼气末二氧化碳的差值，借此了解肺通气的有效性。术中容易被忽略的，但也却是最简单、有效的监测，即呼吸音的听诊，在麻醉前、中、后均应重视。

2. 循环功能的调节

以满足机体有效灌注为循环管理之目的，维持好心脏的心泵功能、血容量、血管的完整性及正常的舒缩功能这三者之间的平衡。就心脏而言，周而复始、有序、协调的收缩与舒张是实现正常心泵功能的前提，为此保证心脏自身正常的血供、前后负荷、营养成分、水电解质都是必要的，因此，防治心肌缺血、心律失常及代谢、水电解质紊乱等都是维持正常循环功能重要的组成。相对而言，由于监测技术的发展，心脏异常情况较容易发现。血管的完整性及正常的舒缩功能，需要根据病理生理、手术流程及动脉压力波形或脉搏血氧饱和度波形、末梢毛细血管充盈度等的观察来综合判断，如感染晚期低血压患者可能已经存在毛细血管通透性增加（相当于血管的完整性破坏）。血容量的补充首先考虑"量"然后再考虑"质"，"量"必须与心功能和血管的容积相适宜，本着节约用血的原则，容量补充可用人工羧甲淀粉，"质"

则为血液的有形成分及凝血因子、纤维蛋白等，按需补充，维持水、电酸碱平衡。

3. 备好抢救用药、仪器

常规将麻黄碱、阿托品、利多卡因分别抽好在注射器内备用，此外，在手术室内应能够随时取到肾上腺素等其他抢救药品，在手术室固定场所备好随时可用、性能良好的除颤仪等。

五、术后管理

（一）术后管理模式

手术结束后麻醉管理的目标就是要让患者安全、无痛、舒适地从麻醉状态中快速恢复到正常的生理状态，而无严重不良反应。胸内手术因其手术创伤大，对患者循环和呼吸系统功能的干扰大，可能潜在的问题有术后剧烈疼痛、恶心、呕吐、低氧血症、体温异常、意识障碍和血流动力学不稳定等，需要专业人员迅速诊断与治疗。麻醉后恢复室（postanesthesia care unit，PACU）的管理模式，不仅提高麻醉后患者的安全性，而且还可以提高手术室的使用效率，合理利用医疗资源。

（二）呼吸问题的处理

PACU呼吸问题的处理目标是避免缺氧与减少手术后呼吸系统并发症，如果患者自身能够保持气道通畅（保护性反射恢复，注意食管手术潜在吞咽、咳嗽反射恢复延迟）、神经肌肉接头功能恢复（确认无肌松残余作用）、麻醉药对呼吸的抑制作用消退，在充分膨肺之后可以考虑拔除气管导管。但在此处理过程当中，应避免缺氧，在吸痰、拔管过程中始终供氧。对于胸内手术患者可用潮气量、胸廓起伏、呼吸频率及手握力等来判断潮气量恢复是否足够，没有必要在患者手术恢复早期最需要充分氧供的时候用脱氧自主呼吸观察氧饱和度是否能够维持的方法来判断。

PACU要求气管导管拔除前谨慎评估：①确保拔管后能够保证呼吸道通畅；准备加压面罩和口鼻咽通气道，必要时喉罩；在拔管前应在一定麻醉深度下清除呼吸道分泌物，包括气管、支气管和口腔，必要时进行气管镜检查；双腔支气管导管在不需要肺隔离后，应将小套囊放气，再次清理呼吸道。②确保拔管后能够保证足够的通气与氧合，带管自主呼吸如下：自主呼吸恢复平稳，呼吸频率 < 25 次 /min，潮气量 > 8 mL/kg（可借助呼吸机采用 CPAP 通气模式，将压力参数设置为 0，通过监测数值来判断）；尚未拮抗肌松药如 TOF 在 0.75 ~ 0.9，可拮抗一次，使 TOF > 0.9；气体交换达标：FiO_2 40% 血气分析 $PaCO_2$ < 45 mmHg（既往有 COPD 者 < 50 mmHg），PaO_2 > 100 ~ 200 mmHg，SpO_2 为 99% ~ 100%。③拔管前吸氧，适当膨肺，拔管后面罩吸氧，如患者已清醒，可鼓励深吸气、咳嗽交替进行后面罩吸氧。④循环系统拔管前要求血流动力学稳定，无明显活动性出血，胸腔引流量应 < 100 mL/h。PACU是清醒后拔管还是麻醉状态中拔管，要因人而异，开放气道的难易程度是重要的考虑因素，其次考虑的是患者的心脏能否承受气管导管刺激所致的应激反应。麻醉早期应用右美托咪定可为清醒拔管创造良好的镇静条件。

拔管后要注意观察是否潜在气道并发症，对气管塌陷或出现严重的皮下气肿、纵隔气肿，可能需要再次气管插管，故在拔管前应常规准备气管插管器具，对于存在困难气道的患者，拔管应慎重，必要时在导管内留置交换导管并准备相应的可视喉镜等设备。对于气管或支气管重建患者特殊的体位造成再次插管困难，应保留气管导管直至患者自主呼吸恢复并能够良好配合。

对术前肺功能减退、术中出血、输血量大、手术创伤大等潜在急性肺损伤患者，可考虑带气管导管回 ICU 行呼吸支持治疗。

（三）循环问题的处理

PACU中可以通过监测心电图、血压、中心静脉压及观察患者的末梢循环等来判断患者的循环功能。胸腔引流液的量、色均是观察的重点。拔管前后的吸痰要注意既要吸净分泌物，又要防止患者剧烈咳嗽造成血管结扎线脱落。如果突然血压下降，首先要排出血，如果大出血，及时开胸止血能够挽救患者的生命，一旦拖延则有可能延误抢救时机。血压是反映循环功能的综合指标，血压降低一定要查明原因，切忌仅用升压药治标。在 PACU 中最常见的循环系统并发症是高血压，尤其是术前有高血压且控制不佳的患者，排除疼痛因素外，可以用硝酸盐类或钙通道阻断药或乌拉地尔等控制血压，以免引起心脑血管意外。其次，胸科手术中较常见的是心律失常，尤其是房颤，对于无严重器质性疾病的房颤患者，在

PACU 中首先调整其内环境，包括水电、酸碱、血气、温度等，然后可以在镇静下行电复律，以消除房颤的危害。对于全肺切除术后的患者，在搬动和改变体位时，注意操作轻柔，避免纵隔摆动对生命体征的干扰。

（四）疼痛的处理

术后镇痛是胸内手术麻醉管理中不可或缺的重要组成部分。术后镇痛不仅可改善患者的呼吸功能，增加通气量，还有利于咳嗽、排痰，减少术后肺部并发症。目前采用多模式全程镇痛的模式，静脉自控镇痛（PICA）、硬膜外自控镇痛（PECA）、椎旁神经或肋间神经阻滞等镇痛方法及中枢、外周镇痛药的联合应用可发挥良好的镇痛作用，使得胸科手术后疼痛已非 PACU 中的主要问题，偶有患者主诉疼痛，加用少量镇痛药物多能缓解。

（五）苏醒延迟与躁动的处理

苏醒延迟偶见于老年肝功能不良者，应用氟马西尼可能促进恢复。躁动重在预防，术前良好准备，完善的麻醉计划，恰当的麻醉用药，术中良好的循环、呼吸功能维护，对于预防躁动乃至术后谵妄均有意义。小剂量右美托咪定 1 μg/kg 在麻醉早期应用，不但可以减少术中麻醉用药，而且其加强镇静、镇痛效果对于预防术后躁动、谵妄及寒战不适均有良好的作用。

（六）低体温的处理

低体温多见，偶有寒战。可采用周身覆盖吹热风式加温的方式以避免寒战带来的不利；如有寒战，应用适量哌替啶或曲马朵，多能缓解。

（七）恶心、呕吐的处理

在 PACU 中少见，但在手术后当晚及次日女性患者容易发生。预防性应用地塞米松及中枢性抗呕吐药有一定的作用。对于食管患者在拔除气管导管前一定要注意胃管的通畅，以防误吸。

（八）尿失禁与尿潴留的处理

注意观察，如果尿失禁应注意更换尿垫，尿潴留多见于男性患者，导尿处理简单但要注意预防并发症。

（九）PACU 转出标准与患者的转送

每例患者在转出 PACU 之前必须要进行充分评估，汇总分析。呼吸道的保护反射一定要恢复良好，通气和氧合能力良好，以保证在无监测条件下能克服轻微的病情变化，血压、心率和外周末梢灌注良好，体温正常不是必需的指标，但是应无寒战，镇痛充分，呕吐得到控制，已经超过最后一次用药 15 min 以上。根据患者情况决定返回病房或 ICU。出 PACU 标准归纳见表 9-1。由于个体差异，根据患者临床情况作出判断更加重要，如果对诊断和安全性存在疑问，应该推迟转出 PACU 或入 ICU 继续监护治疗。

表 9-1 出 PACU 标准

一般情况	意识、定向力恢复，清醒合作，对言语和简单指令有反应
	外科情况稳定（无可疑出血）
循环	血压和心率稳定
	无新出现的心律失常
	可接受的血容量
	至少保持 30 min 内的稳定
呼吸	呼吸频率与深度稳定
	足够的咳嗽和排出分泌物的能力
	动脉血气 $PaCO_2$ 低于 50 mmHg
气道	完整的气道保护性反射（吞咽、呛咳和呕吐）无喘鸣、痉挛和梗阻
疼痛	能够确定外科疼痛的位置和强度
	有足够的镇痛处理措施并已经调整观察 >30 min
肾功能	尿量大于 30 mL/h
其他	血糖水平得到控制
	水电解质、酸碱平衡良好
	恶心和呕吐得到控制

第二节　肺部手术麻醉

肺切除术是治疗肺内或支气管疾病的重要外科手段，常应用于肺部肿瘤、药物难以治愈的感染性疾病（肺结核、肺脓肿）、支气管扩张、肺大疱等疾病的治疗。根据不同病情可分为：全肺切除术和部分肺切除（包括肺叶切除、肺段切除或楔形切除）。此外，因病变累及范围增大，可能采取支气管或肺动脉袖形切除术、胸膜肺切除等特殊手术方式。

对肺隔离技术要求较高，熟练掌握各种肺隔离技术和正确应对各种通气和换气功能异常，减少肺损伤，强调肺保护是肺切除术麻醉管理的关键。

一、麻醉前用药

一般无特殊要求。哮喘及喘息性支气管炎患者避免使用吗啡；抗胆碱能药物可能引起患者的不适，不宜在麻醉前给药，术中需要时应用即可。

二、麻醉方式的选择

肺切除术目前基本在支气管内麻醉下完成，全麻方式可选择有全凭静脉麻醉、静吸复合麻醉、静脉或静吸全麻联合硬膜外阻滞或椎旁阻滞麻醉等。

三、选择适当的肺隔离技术

双腔支气管导管仍是最常用的选择，在确定不涉及左总支气管的手术，可常规使用左侧双腔支气管导管，因为右总支气管的解剖特点，决定了右侧双腔支气管定位准确率低、术中移位率高。上海市胸科医院基本选用手术对侧双腔支气管导管，即右胸手术选左侧双腔支气管导管，左胸手术选右侧双腔支气管导管，可取得良好的肺隔离效果。Univent 管和支气管阻塞导管，也可以灵活地运用于肺叶手术，但吸引管细，不适用于湿肺患者，现在支气管阻塞导管基本取代了 Univent 管。在特殊情况下，单腔管也可以灵活地延长成为支气管导管，实施单肺通气。

四、麻醉中处理的要点

（一）呼吸功能的维护

1. 保持对气道的控制　改变体位、手术牵拉等可使双腔支气管导管位置改变而影响通气，随时进行纤维支气管镜检查是最有效的调整方法，此外也可请手术医师探查气管隆嵴处导管位置，辅助调整定位简便有效。

2. 采用个体化的通气模式（详见单肺通气的管理）　依据患者情况，选择容量控制通气，潮气量 $6 \sim 8$ mL/kg，呼吸频率 $12 \sim 14$ 次/min，术中必要时通气侧肺用呼气末正压通气（PEEP5 cmH_2O），非通气侧肺用持续气道正压（CPAP $2 \sim 5$ cmH_2O），可减少单肺通气时肺内分流，从而减少低氧血症的发生。单肺通气中高流量纯氧维持氧合并非必须。高流量麻醉或手术时间长时，应当加用人工鼻保持气道的湿化。

3. 适时气道内吸引　在改变体位、处理气管后及患肺复张前，应常规进行气道内吸引，注意无菌要求，且吸引健侧肺与患侧肺时应常规更换吸引管。

4. 及时纠正低氧血症　基于缺氧的危害及患者对缺氧的耐受能力较差，一旦出现低氧血症应积极采取应对措施。术中低氧血症最常见的原因是双腔支气管导管位置不当，一般调整位置、适当提高吸入氧浓度均可避免低氧血症，但要注意避免过高气道压或过大潮气量等肺损伤因素。对于原有肺疾患者可采用允许性高碳酸血症之策略，但长时间的高碳酸血症终究为非生理状态，条件允许的情况下可做适当调整，采用个体化通气模式，既满足机体代谢之需求，又避免造成肺损伤。

（二）维护循环功能的稳定

1. 保证机体有效循环血量　术前的禁饮禁食、开胸手术的体液蒸发及创面的失血等均可导致患者有效循环血量的不足，因此，在诱导前应适当补液，避免麻醉中因低容量导致低血压而匆忙以缩血管药来维持血压。

2. 避免输液过多　引起肺水过多甚至肺水肿在心、肾功能健全的患者单纯输液引起肺水肿罕见，但是在全肺切除时，相当于瞬间缺失了一个低阻高容的容量器官，余肺要承担全身循环血量，故输液量应加以控制。输液量以满足机体最低有效灌注的容量为目标实施体液平衡管理，避免肺水过多，严密监测中心静脉压，尤其是要注意中心静脉压与动脉压和末梢组织灌注的关系，对指导输液有益。

3. 心律失常的处理　肺切除手术术中及术后房颤的发生率较高，多见于高龄、男性患者，尤其是在淋巴结清扫时。术中使用钙通道阻滞药或 β 受体阻滞药是否可以减少发生，还有待观察；但对术中心率增快、血压增高，或房性期前收缩增多的患者，提示心脏在手术操作过程中有易受激惹，推荐在维持适宜麻醉深度的基础上，运用瑞芬太尼降低心脏的应激性。一旦术中发生房颤，在不伴有过快心室率和不影响血流动力学稳定性的情况下，暂不做处理，但必须检查血钾等电解质水平；对伴有快心室率、循环受干扰明显者，则可用 β 受体阻断药或胺碘酮来控制心室率，同时检查通气效果、氧合状况和麻醉深度予以调整。如体位方便也可考虑术中电复律。如进入 PACU 仍处于房颤状态，待调整患者内环境及体温正常后，在麻醉状态下行同步电复律，以减少持续房颤所致的不良后果；但对于有严重心脏疾病患者则需慎重考虑，可与心内科共同会诊后处理。在处理肺门时，尤其是左侧开胸或心包内肺切除患者，还需注意手术操作可能诱发的心搏骤停。严密观察有创动脉压波形，可以及时发现心电图受干扰时的心搏骤停，一旦出现，即嘱外科医师暂停操作，鉴别心搏骤停的类型，对于心脏停搏或无脉电活动，外科医师行心脏按压的同时，立刻经中心静脉给予阿托品或后续使用肾上腺素；对于室颤的患者，在外科医师行心脏按压的同时准备除颤器，依据心电图室颤波形，必要时加用肾上腺素后电击除颤。有创动脉压波形是心脏按压是否有效的良好提示。只要处理得当，均可在短时间（3 min）内复苏，对麻醉恢复期无明显影响。

（三）术中维持适宜的麻醉深度，术后早期避免呛咳

术中适当的麻醉深度十分重要，肺门周围神经丰富，探查操作时心血管反应较大，麻醉过浅时，刺激气管易引起强烈的膈肌抽动，应当避免在处理肺血管时吸痰，必须吸引前亦应适当加深麻醉并告知外科医师。目前 BIS 脑电监测和肌松监测是较为有效的监测方法。此外，在麻醉恢复期也要注意避免躁动与呛咳，以防血管结扎处脱落造成大出血，有效的镇静、镇痛显得格外重要。

第三节　气管手术麻醉

气管、支气管与隆突部位手术（不含气管切开术）的麻醉处理中，控制呼吸道、维持良好的气体交换和术野暴露是气管手术麻醉的重点。

一、术前评估

应对患者的全身情况、呼吸困难程度及与体位的关系做详细评估。一般而言，气管腔直径狭窄至 1 cm 时，可出现特殊的喘鸣音，< 1 cm 时则呈明显的呼吸困难，< 0.5 cm 时活动受限，并出现典型的"三凹征"。询问并观察患者排痰的困难度、运动耐力、仰卧位呼吸能力以及用力吸气和呼气时是否存在呼吸困难加重（因气管塌陷或可活动的肿瘤在用力呼吸时可加重气道梗阻）。确认患者的心肺功能情况，以及是否合并其他系统的疾病。术前的肺功能检查虽有参考价值，但部分患者因呼吸困难在术前无法实施，可以通过血气分析检查来获得相关的信息。

明确气管狭窄的部位、性质、范围、程度和可能突发的气道梗阻是术前评估的重点。随着医学影像学技术的提高，判断气管狭窄情况不再仅仅依靠 X 线平片，CT 扫描和磁共振、螺旋 CT 及计算机三维重建技术能更形象地了解气管的具体状况，甚至是气管镜也达不到的狭窄远端。支气管镜检查通过肉眼直视可明确气管狭窄的长度和直径，以及肿物与气管壁的特点，是诊断气道病变的"金标准"，但对于气道严重梗阻，气管镜无法通过狭窄部位的患者，就无法了解病变远端的气道情况，而且严重气道阻塞患者行气管镜检查后因局部水肿或气道受刺激可加剧气喘及呼吸困难。因此，对存在严重气道梗阻的患者，

气管镜检查宜安排在一切准备就绪的手术前，在手术室内且在麻醉及外科医师到位后进行，一旦呼吸困难加剧可以紧急手术。

二、术前准备

麻醉医师应当参与手术计划的讨论，了解手术径路和过程。高位气管手术多采用颈横切口，主动脉弓上主气管手术以胸骨正中切口，下端气管涉及隆突及支气管多采用右后外侧切口进胸。常见的手术方式有：气管壁的切除与修补、气管环形切除端端吻合、隆突切除和成形等。

根据患者和手术情况制定完善的麻醉方案，重点在于手术各阶段的通气方案和应急准备。完善术前器械的准备，重点是各种型号的气管导管、可供手术台上使用的灭菌导管、通气延长管和接口，此外备有两套呼吸环路、各型支气管镜。对于急性严重气道梗阻患者，拟在体外循环下实施手术者，还应准备紧急体外循环所需设备。麻醉医师和护士人员齐备，麻醉诱导前手术医师在场，做好紧急建立外科气道的准备。

术前对患者进行心理疏导和安慰，介绍术后体位和咯痰事项，以争取得到患者最大程度的配合。

对严重的气道狭窄建议术前不使用镇静药，以免削弱患者维护其自主呼吸的能力；抗胆碱能药虽可减少呼吸道分泌物，但可使分泌物黏稠，或形成痰栓加重阻塞，故术前不用，术中按需给予。

三、麻醉管理

采取各种手段尽早地控制气道，不同阶段努力维持有效通气是气管手术麻醉的关键。

（一）诱导期麻醉管理

麻醉诱导过程是气管手术麻醉最危险的阶段之一，诱导用药和插管方式必须结合患者具体病情、病变情况和麻醉医师的实际经验，遵循"安全、无痛、舒适"三阶梯麻醉管理规范，依照麻醉计划和准备进行选择。

1. 局部麻醉　在局部麻醉下行气管切开后再从气管造口处插入气管导管。但由于惧怕呼吸道梗阻而过度保守地应用镇静、镇痛药物，可能使患者经历一定程度的痛苦。α_2受体激动剂右美托咪定为保留自主呼吸清醒镇静提供了便利，总量用 1 μg/kg，10 min 静脉微泵注射，可达到镇静而无呼吸抑制之虑，从而减轻患者的痛苦。

2. 吸入诱导　采用七氟烷吸入诱导，达到足够的麻醉深度后，结合呼吸道表面麻醉再实施支气管镜检查，进行气管插管或置入喉罩。

3. 静脉诱导　如果患者在仰卧位可保持呼吸通畅（例如日常睡眠不受限），而且气道病变固定，估计气管插管无困难时，则可采用含肌肉松弛药的静脉诱导。

4. 人工心肺支持下麻醉诱导　对于严重呼吸困难，需要上半身抬高及麻醉后气道情况无法判断的患者，可借助体外循环，在局麻下行股动、静脉插管，经股静脉至右房引流体外膜肺氧合的方法来保证患者的正常氧供。体外循环开始后行麻醉诱导，将气管导管放置在气管狭窄部位以上，然后行纤维支气管检查，注意避免气道内出血。

（二）麻醉插管方法的选择

1. 根据病变部位及病变特点

（1）肿瘤或狭窄位于气管上部靠近声门，气管导管无法通过，在局麻下和静脉镇静下由外科医师行颈部气管切开，在狭窄部位下建立通气；如果瘤体较小，气管最狭窄处直径 > 1 cm，可以在纤支镜引导下插入细直径气管导管通过肿瘤。也可以先插入喉罩，保留自主呼吸麻醉下，行颈部气管切开，在狭窄部位下建立通气后拔除喉罩更换气管导管，待气后壁吻合后，将经口气管导管推进越过吻合口，然后吻合气管前壁。

（2）肿瘤或狭窄位于气管中部，对于气管肿瘤蒂细、肿瘤质地脆、易出血等患者，可放弃导管通过肿瘤的尝试，将导管留置狭窄部位以上，手法正压通气无阻力的情况下全麻下开始手术。对于蒂粗、不易脱落的肿瘤，在纤维支气管引导下气管导管尝试可以通过的就通过，通不过的将导管留置狭窄部位以上。

（3）肿瘤或狭窄位于气管下部接近隆突，可将单腔气管导管置于肿瘤上方，如果插管无困难，可考虑纤维支气管镜引导下将单腔气管导管插入一侧支气管。此类患者有建议用较细导管通过肿瘤部位行高频喷射通气，但狭窄严重、排气不畅仍有可能造成气体滞留和气压伤。

2. 根据呼吸困难的程度

（1）对于气促明显，伴有紧张焦虑甚至窒息濒死感的患者，给予保持端坐位，轻扣面罩予高浓度氧吸入，而后静脉缓慢给予小剂量阿片类药物，可达到清醒镇静的目的，依诺伐 1/3 剂量启用也是较好的选择。也可用右美托咪定 1 μg/kg，10 min 静脉微泵注射的方法，镇静效果较为理想。此类患者在使用丙泊酚、咪达唑仑时切忌给药剂量过大过快。采用七氟烷吸入也可以使患者保持自主呼吸下入睡，但紧闭面罩可能加重患者的紧张和窒息感，此外由于患者的通气量不足，麻醉入睡时间可能延长。病变部位较高的患者，可以进行气管切开，在狭窄部位下建立通气；不能进行气管切开的患者，为了提高安全性，可在局麻下暴露好股动静脉，然后麻醉用药，一旦呼吸困难加剧，立即股动静脉插管进行体外循环。

（2）术前无明显气促、可以平卧的患者，估计稍细气管导管（ID6.5）可通过狭窄部位的患者，可给予丙泊酚和阿片类药物，逐步过渡到面罩正压通气，如无供氧困难，可考虑给予肌松剂后插管。

3. 根据肿瘤的生长情况

（1）气管内生肿瘤患者的插管，建议均在纤维支气管镜明视引导下进行，可避免无谓的插管通过尝试，或减轻导管通过时对瘤体的冲击，同时随时可交替使用气管内吸引和供氧。切忌盲目插管，特别是蒂细、质地脆、易出血的肿瘤触之易引起脱落和出血，加重气道梗阻。

（2）肿瘤侵犯气管所造成的外压性气管狭窄，在确认插管通过狭窄部位前忌用肌肉松弛药。

四、术中麻醉维持和气道管理

（一）麻醉维持

采用全凭静脉麻醉，其优点是在气道开放时，不会有麻醉气体污染。丙泊酚 TCI 靶控输注复合瑞芬太尼，一旦停止输注，麻醉苏醒迅速而完全。宜采用中效非去极化肌肉松弛药维持肌肉松弛状态，以减少操作中刺激气管造成患者的不随意体动。

（二）手术中气道管理

其重点是在气道开放时确保气道通畅和患者的正常氧合。目前最常用的方法主要还是交替使用经口气管内导管和外科医师行台上插管。成功的术中气道管理是麻醉医师和外科医师默契配合的结果。

1. 台上插管　可以根据不同的手术部位而定，颈部和胸部气管手术的重建方法相对较单一（图 9-1 和图 9-2），而隆突重建术的方法较多，但是基本原理相仿：台上气管手术切开前，经口气管插管放置于病变上方通气，在下方切开气管，使用台上导管插入远端气道通气，切除病变后先吻合气管后壁，而后放弃台上插管，将口内气管导管送过吻合口远端，气囊充气后施行通气，缝合气管前壁完成吻合（图 9-3 和图 9-4）。

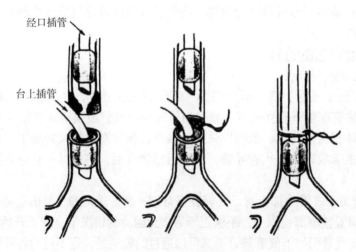

图 9-1　颈部气管手术中气管插管的方法

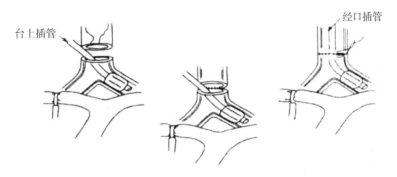

图 9-2 胸部气管手术中气管插管的方法

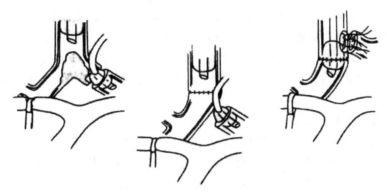

图 9-3 隆突重建手术中气管插管的方法（1）

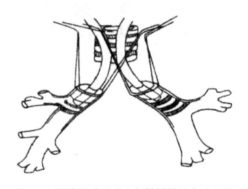

图 9-4 隆突重建手术中气管插管的方法（2）

2. 台上插管导管型号的选择　术中麻醉医师应准备各个型号气管导管和连接管供选用。台上插管可用灭菌气管导管或自制导管，在满足通气前提下宜选用套囊稍细的导管，导管过粗气囊过大可能影响气管缝合操作。需要注意的是，由于目前使用的导管的套囊与导管前端位置较远，因此在使用过程中比较容易插深，易阻塞上叶管口。

3. 低氧血症的预防与处理

（1）术中可能需要间断的呼吸停止，可采用 100% 氧吸入，过度通气后，可获得 3 ~ 5 min 的呼吸暂停时间，需要注意的是期间应密切观察血氧饱和度，一旦血氧饱和度下降至 90%，应立即重新通气，此时可能需要外科医师用手封堵尚未缝合完毕的吻合口，待血氧饱和度上升后再次暂停呼吸继续手术。

（2）血液和分泌液阻塞远端气道，需术者配合吸引远端气道。

（3）插管导管位置不良，位置太浅漏气或者太深部分肺段通气不足，需术者调整插管位置；麻醉医师提高新鲜气流量，采用间断通气的方法可以改善氧合。

（4）单肺通气中肺内分流，如不能采用双侧台上插管两肺分别通气，可考虑请术者临时套扎非通气侧肺动脉，或能改善血氧浓度。高频喷射通气（HFJV）作为一种在开放条件下的通气手段，在气管手术中应用有其优越性：喷射导管较细，使用灵活，提供充分的氧和避免单肺通气所致低氧，可以通过狭窄部位和气管切端，且对手术缝合干扰小。但需要注意的是，高氧流量导致手术野血液喷溅、血液吸入、导管不稳定，低通气和 CO_2 重复吸入也有可能发生。尤其要重视的是在气管壁未打开前使用 HFJV，有引起严重气道狭窄患者气压伤的风险。

（三）麻醉恢复期气道管理

气管重建术后麻醉恢复期也潜在风险。由于手术后机械通气可影响气管吻合口的愈合，因此提倡在手术后尽早拔除气管导管，但重建的气道是脆弱的，随时有可能出现危险，而且重新建立安全的气道也是困难的。

应注意以下几点问题：

1. 尽量保持患者颈部前屈　减少吻合口张力。

2. 完全逆转肌肉松弛药的作用　即便应用非去极化肌肉松弛药的拮抗药，也必须要有足够的时间使肌肉松弛药的作用完全逆转，保证患者有足够的通气量后，才能拔除气管导管。

3. 苏醒应平稳　尽量避免患者因躁动、呛咳而致吻合口裂开。如果采用全静脉麻醉，邻近手术结束时可逐渐减小瑞芬太尼的输注速度，给予芬太尼 0.05 ~ 0.1 mg，或者曲马朵 50 ~ 100 mg 以减轻麻醉恢复期患者疼痛，同时启用术后 PCA 镇痛。麻醉前期右美托咪定的应用，也能有效防止躁动，增加麻醉恢复期的舒适感。

气管手术后患者应在 ICU 监护治疗。入 ICU 后应常规行胸部 X 线检查以排除气胸。患者应始终保持头俯屈的体位以降低吻合口张力，面罩吸入湿化的氧气。隆突部位手术可阻碍气道分泌物的排出，必要时可使用纤维支气管镜辅助排痰。术后吻合口水肿可引起呼吸道梗阻，严重时需要再插管。由于体位的影响，ICU 插管应在纤维支气管镜引导下避免误伤吻合口。术后保留气管导管的患者应注意气管导管的套囊不应放置于吻合口水平。

靠近喉部位的气管手术后易出现喉水肿，表现为呼吸困难、喘鸣与声嘶。治疗可采用改变体位（坐位）、限制液体、雾化吸入肾上腺素等措施，喉水肿严重时甚至需要再插管。

第十章 神经外科手术麻醉

第一节 颅脑创伤手术麻醉

颅脑创伤(traumatic brain injury，TBI)是指头部遭受撞击或贯穿伤，引起脑功能障碍。在所有创伤中，颅脑创伤往往是最严重和危及生命的，是导致儿童和青壮年残疾和死亡的首要原因。TBI围手术期正确的麻醉管理对改善患者的转归至关重要。

一、颅脑创伤的分类和病理生理

按照创伤发生时间，TBI可分为原发性颅脑创伤(primary brain injury)和继发性颅脑创伤(secondary brain injury)。原发性颅脑创伤在创伤即刻发生，是对颅骨和脑组织的机械撞击和加速挤压引起的颅骨骨折和颅内损伤，主要有脑震荡、弥漫性轴索损伤、脑挫裂伤和原发性脑干损伤等。目前还没有应对原发性颅脑创伤的有效办法。继发性颅脑创伤发生于伤后数分钟、数小时或数天后，表现为源于原发性损伤的一系列复杂病理生理过程，主要有脑水肿和颅内血肿，后者按血肿的来源和部位又分为硬脑膜外血肿(通常是由于颅骨骨折和硬脑膜动脉或静脉窦破裂所致)、硬脑膜下血肿(通常是由于大脑皮质和脑膜之间的静脉撕裂所致)和脑内血肿等。最常见加重损伤的因素包括缺氧、高碳酸血症、低血压、贫血和高血糖，这些因素都是可以预防的。伤后数小时或数天若出现癫痫、感染和败血症会进一步加重脑损伤，必须及时防治。继发的神经损害和全身性并发症是可以预防和治疗的。颅脑创伤管理的目标是采取及时有效的措施预防继发性脑损伤。

TBI后典型表现为颅内血肿形成、脑血管自主调节功能障碍、颅内压(intracranial pressure，ICP)升高和脑血流(cerebral blood flow，CBF)降低。创伤局部CBF降低导致脑细胞缺血缺氧，引起细胞毒性脑水肿，而TBI又常常伴发不同程度的血脑屏障(blood brain barrier，BBB)破坏，并发血管源性脑水肿。由于颅腔是一个几乎封闭的结构，颅内血肿和脑水肿的形成都会导致ICP升高，这时机体会启动代偿机制抑制ICP的增加，初期以减少颅内脑脊液容量为主，后期全脑CBF进一步降低，形成缺血-水肿恶性循环，最终导致脑疝。

TBI后还会引起全身其他器官系统并发症，在呼吸系统可表现为呼吸节律异常、舌后坠、反流误吸、支气管痉挛和肺不张等，TBI后剧烈的应激反应可引起急性神经源性肺水肿。由于出血、呕吐和脱水利尿治疗等因素，绝大多数TBI患者伴有不同程度的低血容量，但临床上机体为了维持CBF的代偿性反应以及应激状态，多表现为高血压，高血压反应又会引起反射性地心动过缓。当创伤累及心血管运动中枢时会出现各种心律失常，当心电图出现高P波、P-R和Q-T间期延长，以及深U波、S-T段和T波改变、严重的室性早搏或传导阻滞时提示预后不良。TBI患者还常常伴发高热、应激性溃疡和弥散性血管内凝血等。

二、颅脑创伤的麻醉管理

TBI 患者围手术期管理的重点是内环境，避免引起继发性损伤的全身和颅内损害。继发性脑损伤加重病情，严重影响预后。麻醉管理目标是迅速恢复心肺功能、维持脑灌注压（cerebral perfusion pressure，CPP）和脑供血供氧，降低 ICP，减轻脑水肿，避免继发性脑创伤。

1. TBI 患者的麻醉前评估　对 TBI 患者的诊治要争分夺秒，应在最短的时间内对患者的脑创伤程度、呼吸和循环状态进行快速评估，包括既往病史、受伤过程和时间、最后进食水时间、意识障碍的程度和持续时间、ICP 情况以及是否并发颈椎、颌面部和肋骨骨折以及内脏器官出血等。通过已有的辅助检查如头颅 CT、MRI、胸片、血常规、出凝血时间、血生化、电解质和血气分析等迅速了解患者的一般状态并制定麻醉方案。

TBI 患者的预后与入院时格拉斯哥评分（GCS，见表 10-1）、年龄、循环呼吸状态、继发性颅脑创伤的救治等因素相关。重度 TBI（GCS ≤ 8）患者死亡率可达 33%，轻度（GCS 13 ~ 15）和中度（GCS 9 ~ 12）TBI 患者约 50% 可能后遗致残和认知功能障碍。

表 10-1　格拉斯哥昏迷评分（Glasgow coma score）

项目	得分
睁眼	
不睁眼	1
刺激睁眼	2
呼唤睁眼	3
自动睁眼	4
言语反应	
无发音	1
只能发音	2
只能说出（不适当）单词	3
言语错乱	4
正常交谈	5
运动反应	
无反应	1
异常伸展（去脑状态）	2
异常屈曲（去皮层状态）	3
对疼痛刺激屈曲反应	4
对疼痛刺激定位反应	5
按指令动作	6

2. TBI 患者的呼吸管理　TBI 患者多为饱胃，且常合并颅底骨折、胸部创伤和通气不足等。大多数轻、中度 TBI 患者的呼吸功能仍可维持稳定，无须紧急气管插管，但应尽早实施面罩吸氧，密切观察，可待麻醉诱导后进行气管插管。GCS ≤ 8 分的 TBI 患者应尽早行气管插管以保护呼吸道，并进行有效呼吸支持。

2% ~ 3%TBI 患者合并有颈椎骨折，而 GCS ≤ 8 的重型 TBI 患者可高达 8% ~ 10%。颈椎骨折患者进行气管插管操作有导致进一步脊髓损伤的风险，因此除非已经有影像学指标明确排除颈椎损伤，在插管过程中所有患者都应进行颈椎保护。插管时由助手用双手固定患者头部于中立位，保持枕部不离开床面可以维持头颈部不过度后仰，颈部下方放置颈托也有助于保护颈椎。颈椎固定后增加了喉镜暴露和气管插管的难度，而 TBI 患者对缺氧的耐受性很差，必须事先准备好应对插管困难的措施，如训练有素的助手和各种插管设备等，紧急时应迅速行气管切开。颅底骨折患者经鼻插管和置入鼻咽通气道有可能损伤脑组织，属相对禁忌证。

麻醉中应保证 PaO_2 在 100 mmHg 以上。合并肺挫伤、误吸或神经源性肺水肿的患者需要呼气末正压通气（positive end-expiratory pressure，PEEP）来维持充分的氧合，同时应尽量避免过高的 PEEP 导致 ICP 显著升高。

过度通气可引起脑血管收缩、减少脑血容量而达到降低 ICP 的目的，但近年来其应用价值受到了广泛质疑。在 TBI 的早期 CBF 通常是降低的，过度通气会进一步降低 CBF，加重脑缺血。在 TBI 后 5 d 内，尤其是 24 h 内要避免预防性的过度通气治疗。过度通气的缩血管效应时效较短，研究发现其降低 CBF 的效应仅能维持 6 ~ 18 h，所以不应长时间应用，尤其不能将 $PaCO_2$ 降至 25 mmHg 以下。对 TBI 患者是否采用过度通气应综合考虑 ICP 和脑松弛等方面因素，尽量短时间使用。过度通气后将 $PaCO_2$ 恢复正常范围时也应逐步进行，快速升高 $PaCO_2$ 也同样会干扰脑生理。

3. TBI 患者的循环管理　TBI 患者往往伴有中枢神经反射（Cushing reflex），在循环方面表现为高血压和心动过缓，是机体为了提高脑灌注的重要保护性反射，所以在此时不可盲目地将血压降至正常水平。ICP 升高的患者若伴有低血压会严重影响脑灌注，应进行积极纠正。心率若不低于 45 次 /min，一般无须处理，若用抗胆碱药宜首用格隆溴铵，阿托品可通过血脑屏障，可能引起中枢抗胆碱综合征（central anticholinergic syndrome），表现为烦躁、精神错乱和梦幻，甚至可出现惊厥和昏迷，应避免用于 TBI 患者。TBI 患者出现心动过速时常常提示可能有其他部位的出血。

TBI 早期 CBF 大多先明显降低，然后在 24 ~ 48 h 内逐步升高，TBI 后脑组织对低血压和缺氧十分敏感，多项研究证实轻度低血压状态就会对转归产生明显不利影响，所以目前认为对 TBI 患者应给予积极的血压支持。

正常人 MAP 在 50 ~ 150 mmHg 范围内波动时，通过脑血管自动调节功能可使 CBF 保持恒定，而 TBI 患者这一调节机制受到不同程度破坏，有研究表明约三分之一 TBI 患者的 CBF 被动地随 CPP 同步改变，所以此时维持 CPP 至少在 60 mmHg 以上对改善 CBF 十分重要（儿童推荐维持 CPP 在 45 mmHg 以上）。

对于无高血压病史的 TBI 患者，为保证 CPP > 60 mmHg，在骨瓣打开前应将 MAP 至少维持在 80 ~ 90 mmHg 以上。血压过高也会增加心肌负担和出血风险，应给予降压治疗，但一定小剂量分次进行，谨防低血压的发生。手术减压后（打开骨瓣或剪开硬膜）ICP 降为零，此时 CPP = MAP，同时脑干的压迫缓解，Cushing 反射消失，很多患者会表现为血压突然降低和心率增快，在此期应维持 MAP 高于 60 ~ 70 mmHg，可通过使用血管收缩药和加快输液提升血压。由于骨瓣打开后血压降低的程度很难预料，所以不提倡预防性给予升压药，但应预先进行血容量的准确估计，在开颅前补充有效循环血量。

4. TBI 患者的液体治疗　TBI 患者多伴有不同程度的低血容量，但往往被反射性的高血压状态所掩盖，此时液体治疗不要仅以血压为指导，还要监测尿量和中心静脉压（central venous pressure, CVP）等的变化，尤其复合伤伴有其他部位出血时。在围手术期应避免血浆渗透压降低以防加重脑水肿，0.9% 盐水属轻度高渗液（308 mOsm/L），适用于神经外科手术，但大量使用时可引起高氯性酸中毒，乳酸钠林格液可避免此情况，但它属于低渗液（273 mOsm/L），大量使用时会引起血浆渗透压降低，所以在需要大量输液的情况下，可以混合使用上述两种液体并在术中定期监测血浆渗透压和电解质作为指导。

关于 TBI 手术中晶体液和胶体液的选择方面一直存在争议，目前认为对于出血量不大者无须输入胶体液，但需要大量输液时应考虑加入胶体液。胶体液可选择白蛋白、明胶和羟乙基淀粉等，前两种有引起变态反应的风险，而后者大量使用时会影响凝血功能，要注意 TBI 本身即可引发凝血异常。

甘露醇和呋塞米都可以用来降低脑组织细胞外液容量，甘露醇起效快且效果强，对于 TBI 破坏严重的患者使用甘露醇有加重脑水肿的顾虑，但目前临床上仍将其作为脱水治疗的首选。甘露醇的常用剂量为 0.25 ~ 1.0g/kg，使用后产生有效降低 ICP 或脑松弛效果时可考虑继续应用，而无效或血浆渗透压已经超过 320 mOsm/L 时则不推荐继续使用。近年来高渗盐水（3% 或 7.5%）用于 TBI 患者的效果引起了广泛的兴趣，尤其在多发创伤患者的急救方面，但已有研究未能证实高渗盐水较甘露醇具有明显优势，使用不当反而可导致严重的高钠血症，以及中枢系统脱髓鞘改变。

高血糖状态与神经系统不良预后密切相关，所以应尽量避免单纯使用含糖溶液。

围手术期应将血细胞比容维持在 30% 以上，不足时应输入浓缩红细胞，闭合性脑创伤可进行术野自体血回收利用。小儿本身血容量就很小，单纯的帽状腱膜下血肿和头皮撕裂即可引起相对大量的失血，应注意及时补充。

5. 麻醉实施

（1）麻醉诱导：麻醉诱导的原则是快速建立气道，维持循环稳定，避免呛咳。临床上常用快速序贯诱导插管法。给药前先吸入100%氧气数分钟，静脉注射丙泊酚、硫喷妥钠、依托咪酯或咪达唑仑后立即给予插管剂量的肌肉松弛药。饱食患者不可加压通气，待自主呼吸停止即进行气管插管。除非明确排除颈椎损伤，插管过程中应保持头部中立位，助手持续环状软骨压迫直到确认导管位置正确、套囊充气。

低血容量患者使用丙泊酚会引起明显的低血压，可选用依托咪酯或咪达唑仑。循环衰竭患者可不使用任何镇静药。在置入喉镜前90 s静脉注射利多卡因1.5 mg/kg可减轻气管插管引起的ICP升高反应。

虽然琥珀胆碱可引起ICP升高，但程度较轻且持续时间短暂，在需要提供快速肌肉松弛时仍不失为一个较好的选择。传统观点认为琥珀胆碱引起的肌颤可升高胃内压，增加反流的概率，但实际上其增加食管下段括约肌张力的作用更强，并不会增加误吸的发生率。

苄异喹啉类非去极化肌肉松弛药如阿曲库铵等可引起组胺释放，导致脑血管扩张，引起CBF和ICP升高，而全身血管扩张又会导致MAP降低，进一步降低CPP，所以不主张用于TBI患者。甾类非去极化肌肉松弛药对CBF和ICP无直接影响，适用于TBI患者，但泮库溴铵的解迷走作用可使血压和心率升高，用于脑血流自动调节机制已损害的患者则可明显增加CBF和ICP，应慎用。维库溴铵和罗库溴铵几乎不引起组胺释放，对血流动力学、CBF、$CMRO_2$和ICP均无直接影响，尤其后者是目前临床上起效最快的非去极化肌肉松弛药，静脉注射1.0 mg/kg后约60 s即可达到满意的插管条件，尤其适用于琥珀胆碱禁忌时的快速气管插管。

（2）麻醉维持：麻醉维持的原则是不增加ICP、$CMRO_2$和CBF，维持合理的血压和CPP，提供脑松弛。静脉麻醉药除氯胺酮外都可减少CBF，而所有的吸入麻醉药都可引起不同程度脑血管扩张和ICP升高，因此当ICP明显升高和脑松弛不良时，宜采用全凭静脉麻醉方法，若使用吸入麻醉药应小于1MAC。气颅和气胸患者应避免使用氧化亚氮。

临床剂量的阿片类药物对ICP、CBF和$CMRO_2$影响较小，可提供满意的镇痛并降低吸入麻醉药的用量，对于术后需保留气管插管的患者，阿片类药物的剂量可适当加大。头皮神经阻滞或手术切口使用局部麻醉药有助于减轻手术刺激引起的血压和ICP的突然增高，避免不必要的深麻醉。

血糖宜维持在4.4 ~ 8.3 mmol/L，高于11.1 mmol/L时应积极处理。应定期监测血浆渗透压并控制在320 mOsm/L以内。常规使用抗酸药预防应激性溃疡。TBI患者术后有可能出现惊厥，如果没有禁忌证，可考虑在术中预防性应用抗惊厥药如丙戊酸钠。糖皮质激素可减轻肿瘤引起的脑水肿，之前也大量应用于TBI患者，以期减轻脑水肿，但被证实对TBI患者反而产生不利影响，现在的共识是在TBI患者不再使用糖皮质激素。

（3）麻醉恢复期：术前意识清楚，手术顺利的患者术后可考虑早期拔管，拔管期应避免剧烈的呛咳和循环波动。重型TBI患者宜保留气管导管，待呼吸循环状态良好、意识恢复时再考虑拔管，为了抑制气管导管引起的呛咳反射，在手术结束后可在监测下追加小剂量的镇静药和阿片类药物。创伤程度重，预计需要长时间呼吸支持者应及时行气管切开术。

三、颅脑创伤患者的脑保护

药物脑保护主要是通过降低$CMRO_2$，尽管大量的动物实验支持钙通道阻滞剂、自由基清除剂和甘氨酸抑制剂等具有明确的脑保护作用，但无一能在临床上得到有效验证。巴比妥类药是目前临床上唯一证实具有脑保护作用的药物，但二级证据并不支持使用预防性巴比妥达到脑电图爆发抑制。推荐使用大剂量巴比妥类药处理难治性ICP升高，但必须在患者血流动力学稳定的前提下。

TBI后创伤核心区发生严重脑缺血，极短时间内即出现脑细胞坏死，治疗时间窗极其有限，而核心区周围的缺血半影区脑缺血程度相对较轻，如果局部CBF得到恢复，脑细胞坏死的程度和速度会明显改善，所以及时恢复缺血半影区的脑血流是临床上进行脑保护的关键，在此过程中，血压、$PaCO_2$、血糖和体温管理等对TBI患者的转归起到重要影响。

脑缺血时氧供减少，低温可降低氧耗。体温降低到33 ~ 35℃可能起到脑保护的作用。尽管一些临床实验得出了令人鼓舞的结果，但都没能表现出统计上的显著改善。一项TBI后亚低温治疗的多中心研究在收入392名患者后被中止，正常体温组和亚低温组的死亡率没有差异，而且亚低温组还出现了更多的并发症。目前还不清楚是否存在创伤后亚低温保护作用的治疗时间窗，当实施低温时，必须注意避免副作用，如低血压、心律失常、凝血障碍和感染等。复温应缓慢进行，复温不当时反而会加重脑损害，所以目前不推荐将低温作为一种常规治疗方案；围手术期体温升高会严重影响预后，必须积极处理。

为维持足够的 CBF，应保证 TBI 患者的 CPP 至少在 60 mmHg 以上，也有很多学者认为将 CPP 保持在 70 mmHg 以上更为合适。为了达到这一目标，临床上常常使用血管收缩药将血压提升基础值的 20% 左右，但应注意升压过快过高也会增加颅内出血的发生率。TBI 后低血压状态是导致预后不良的重要因素，必须积极纠正，α - 受体激动剂去氧肾上腺素提升血压的同时不引起 CBF 降低，是较为合适的选择。

葡萄糖在缺氧状态下会引起乳酸性酸中毒，加速脑细胞坏死，所以必须积极防治 TBI 患者的高血糖状态，可以通过输入含胰岛素的葡萄糖液调控血糖。对于将血糖控制到何种程度尚无定论，目前一般认为应将其维持在 5.6 ～ 10.0 mmol/L 的范围内。治疗期间应加强血糖监测，随时调整胰岛素用量，避免血糖过低。

应积极地采取防治措施预防 TBI 后惊厥。苯二氮䓬类药、巴比妥类药、依托咪酯和丙泊酚等都可快速处理惊厥，需长期抗惊厥治疗时考虑苯妥英钠等。

目前认为 TBI 后药物的脑保护作用是十分有限的，我们更应该将治疗的重点放在维持足够的 CPP、合理使用过度通气、积极控制血糖、避免体温升高和惊厥等生理治疗上。

第二节 幕上肿瘤手术麻醉

幕上肿瘤主要是指小脑幕以上所包含的所有脑组织中所生长的肿瘤。其包含范围广泛，肿瘤性质繁杂，更因累及多个功能区而具有其独特的病理生理特性。其不同的病种和病变位置，临床症状多样，麻醉的特点与要求也有所不同。

一、幕上肿瘤的特点概述

1. 幕上肿瘤的定位及其特性 幕上肿瘤以胶质瘤最多，脑膜瘤次之，再次为神经纤维瘤、脑血管畸形、脑转移瘤等。幕上肿瘤包括位于额叶、颞叶、顶叶、枕叶、中央区、丘脑、脑室内和鞍区的广泛部位的肿瘤。其位置不同，临床表现各异。额叶肿瘤发生率居幕上肿瘤的首位，临床表现有精神症状、无先兆的癫痫大发作、运动性失语、强握反射和摸索运动、尿失禁等。颞叶肿瘤临床上表现为视野改变、有先兆（如幻嗅、幻视，恐惧）、精神运动型癫痫发作、命名性失语等。顶叶肿瘤主要表现为对侧半身的感觉障碍，失用症、失读症、局限性癫痫发作。枕叶肿瘤常可累及顶叶和颞叶后部，主要表现为视觉障碍（视野缺损、弱视）、幻视及失认症。中央区肿瘤指中央前回、中央后回区的肿瘤，临床表现运动障碍，病变对侧上、下肢不同程度的瘫痪，温、痛、触觉障碍，局灶性癫痫。丘脑部肿瘤临床表现颅压增高、精神障碍、"三偏"症（偏瘫、偏身感觉减退、同向性偏盲）。脑室内肿瘤可无症状，影响脑脊液循环可产生 ICP 增高。

2. 幕上肿瘤的病理生理 幕上肿瘤能引起颅腔内动力学的改变。在最初病变较小、生长缓慢的时候，颅腔内容积的增加可以通过脑脊液（CSF）的回流和临近的脑内静脉收缩所代偿，从而阻止 ICP 的增加。当病变继续扩张，代偿机制耗竭，肿瘤大小的增加将导致 ICP 的急剧升高，脑组织中线结构移位。ICP 的增加可进而导致脑缺血和脑疝。

幕上肿瘤临床表现主要包括局灶性症状和 ICP 升高症状两大类。麻醉医师要掌握麻醉及药物对 ICP、脑灌注压、脑代谢的影响，避免发生继发性脑损伤的因素（表10-2）。同时，关注可能出现的一些特殊问题，如颅内出血、癫痫、空气栓塞等。麻醉中还要综合考虑同时伴随的其他疾病，如心、肺、肝、肾疾病；副肿瘤综合征伴转移癌；放化疗等对手术和麻醉可能造成的影响。

表 10-2 引起继发性脑损伤的因素

颅内因素	全身因素
ICP 增加	高碳酸血症 / 低氧血症
癫痫	低血压 / 高血压
脑血管痉挛	低血糖 / 高血糖

续　表

颅内因素	全身因素
脑疝：大脑镰疝，小脑幕切迹疝，枕骨大孔疝，手术切口疝 中线移位：脑血管的撕裂伤	心排血量过低 低渗透压 寒战/发热

3. 麻醉对 ICP、脑灌注压、脑代谢的影响　麻醉（药物与非药物因素）易导致颅内外生理状态的改变（如颅内顺应性、颅内疾病、颅内血容量），而麻醉操作、麻醉药物和通气方式等都对 ICP、CPP、脑代谢产生影响，并直接关系到疾病的转归。

（1）麻醉操作：气管内插管、气管内吸引均可致 ICP 急剧升高。

（2）静脉麻醉药：多数静脉麻醉药能降低 $CMRO_2$、CBF 及 ICP，维持脑血管对 CO_2 的反应。巴比妥类药、丙泊酚、依托咪酯呈剂量依赖性降低 $CMRO_2$，可引起 EEG 的爆发性抑制。静脉麻醉药降低 ICP 的程度依次为丙泊酚 > 硫喷妥钠 > 依托咪酯 > 咪达唑仑。颅内高压患者应用丙泊酚或硫喷妥钠后，对体循环的影响较大，但可使脑灌注压下降，致 CBF/$CMRO_2$ 比例下降，影响脑氧供需平衡；应用依托咪酯则无此顾忌；咪达唑仑对脑血流的影响相对较小。氯胺酮对脑血管具有直接扩张作用，迅速增加 CBF，升高 ICP，禁单独用于幕上肿瘤手术的麻醉。利多卡因抑制咽喉反射，降低 $CMRO_2$，防止 ICP 升高。

（3）吸入麻醉药：吸入麻醉药都可增加 CBF、降低 $CMRO_2$。常用吸入麻醉药均引起脑血管扩张、CBF 增加，从而继发 ICP 升高，其 ICP 升高的程度依次为氟烷 > 恩氟烷 > 氧化亚氮 > 地氟烷 > 异氟烷 > 七氟烷。脑血流 – 代谢耦联功能正常时，当吸入浓度 < 1 ~ 1.5 MAC 时，与清醒时比较脑血流降低，但 CBF 自动调节功能保存完整；当吸入浓度 > 1 ~ 1.5 MAC 时，CBF 呈剂量依赖性降低，CBF 自我调节功能减弱或丧失，但仍保留脑血管对 CO_2 的反应性。吸入麻醉药对 ICP 的影响取决于两个因素：①基础 ICP 水平，在基础 ICP 较低时吸入麻醉药不致引起 ICP 升高或升高较少；② $PaCO_2$ 水平，过度通气造成低碳酸血症时，吸入麻醉药 ICP 升高作用不显著；而在正常 $PaCO_2$ 水平下，等浓度吸入麻醉药可使 ICP 明显升高。

（4）阿片类药：阿片类药可引起 CBF、$CMRO_2$ 下降，不影响脑血流 – 代谢耦联、CBF 的自动调节功能，不影响脑血管对 $PaCO_2$ 的反应性。

（5）肌肉松弛药：肌肉松弛药虽不能直接进入血脑屏障，但通过作用于外周肌肉、神经节或组胺释放而间接引起 ICP 改变。筒箭毒碱、阿曲库铵和米库氯铵有较弱的组胺释放作用，均可引起 ICP 升高。罗库溴铵、维库溴铵都不引起明显的 CBF、$CMRO_2$ 和 ICP 增加，故适合于长时间神经外科手术。去极化肌肉松弛药琥珀酰胆碱一过性的肌颤可增加 ICP，但困难气道或脑外伤快速序贯诱导时，选用琥珀酰胆碱是有效的经典方法。罗库溴铵起效快，也可作为快速序贯诱导的选择用药。

4. 控制颅内高压、减轻脑水肿　脱水治疗是降低 ICP、治疗脑水肿的主要方法。脱水治疗可减轻脑水肿，缩小脑体积，改善脑供血和供氧情况，防止和阻断 ICP 恶性循环的形成和发展，尤其是在脑疝前驱期或已发生脑疝时，正确应用脱水药物常是抢救成败的关键。常用脱水药物有渗透性脱水药和利尿药两大类，低温、激素等也用于围手术期脑水肿的防治。

（1）渗透性脱水药物：高渗性药物进入机体后一般不被机体代谢，又不易从毛细血管进入组织，可使血浆渗透压迅速提高。由于血脑屏障作用，药物在血液与脑组织内形成渗透压梯度，使脑组织的水分移向血浆，再经肾脏排出体外而产生脱水作用。另外，因血浆渗透压增高还能增加血容量，同时增加肾血流量，导致肾小球滤过率增加。因药物在肾小管中几乎不被重吸收，因而增加肾小管内渗透压，从而抑制水分及部分电解质的回收产生利尿作用，可减轻脑水肿，降低 ICP。常用药物有 20% 的甘露醇、山梨醇、甘油、高渗葡萄糖等。20% 甘露醇 0.5 ~ 1.0 g/kg，于 30 min 内滴完，每 4 ~ 6 h 可重复给药。

（2）利尿脱水药：此类药物通过抑制肾小管对氯和钠离子的再吸收产生利尿作用，导致血液浓缩、渗透压增高，从而间接地使脑组织脱水、ICP 降低。此类药物利尿作用较强，但脱水作用不及甘露醇，降 ICP 作用较弱，且易引起电解质紊乱，一般与渗透性脱水药同时使用，可增加脱水作用并减少渗透性脱水药的用量。常用药物有呋塞米等。

（3）过度通气：过度通气造成呼吸性碱中毒，使脑血管收缩、脑血容量减少而降低 ICP。ICP 平稳后，应在 6～12 h 内缓慢停止过度换气，突然终止可引起血管扩张和 ICP 反跳性增高。过度通气的靶目标是使 $PaCO_2$ 在 30～35 mmHg 间波动。

（4）糖皮质激素：糖皮质激素亦有降低 ICP 的作用，对血管源性脑水肿疗效较好，但不应作为颅内高压治疗的常规用药。糖皮质激素降低 ICP 主要是通过减少血脑屏障的通透性、减少脑脊液生成、稳定溶酶体膜、抗氧自由基及钙通道阻滞等作用来实现。

二、幕上肿瘤手术的麻醉

1. 麻醉前评估　幕上肿瘤患者的麻醉前评估与其他患者相类似，需要特别注意进行神经系统的评估。根据患者的全身一般情况、神经系统功能状态、手术方式制订麻醉计划。

（1）术前神经功能评估：神经功能评估包括 ICP 的升高程度、颅内顺应性和自动调节能力的损害程度、在脑缺血和神经性损害发生之前 ICP 和 CBF 的稳态的自动调节能力，评估已经存在的永久性和可恢复的神经损害。术前详细了解患者病史、体格检查及相关的影像学检查，了解采用的手术体位、手术入路和手术计划，进行术前讨论。

病史：头痛、恶心、呕吐、视觉模糊等颅内压升高表现；癫痫发作及意识障碍、偏瘫、感觉障碍等神经功能缺失表现等；脱水利尿药、类固醇类药、抗癫痫类药用药史。

体格检查：包括意识水平、瞳孔、Glasgow 昏迷评分、脑水肿、Cushing 反应（高血压、心动过缓）等，脱水状态评估。

影像学检查：包括肿瘤的大小和部位，如肿瘤位于功能区还是非功能区？是否靠近大血管？与重要神经的毗邻关系；颅内占位效应，如中线是否移位，脑室受压，小脑幕切迹疝，脑干周围有脑脊液的浸润，脑水肿等。

（2）制定麻醉方案：麻醉方案的制定应考虑以下要点：①维持血流动力学的稳定，维持 CPP，②避免增加 ICP 的技术和药物；③建立足够的血管通路，用于监测和必要时输入血管活性药物等；④必要的监测，颅外监测（心血管系统的监测），颅内监测（局部和整体脑内环境的监测）；⑤创造清晰的手术视野，配合术中诱发电位等神经功能监测；⑥决定麻醉方式：根据肿瘤部位特点和手术要求，决定麻醉方法，语言功能区肿瘤必要时采用术中唤醒方法。

2. 麻醉前用药　垂体肾上腺轴或垂体甲状腺轴抑制的患者继续激素治疗，术前服用抗癫痫药、抗高血压药或其他心血管系统用药应持续至术前。麻醉前用药包括镇静药咪达唑仑、抗胆碱能药物，如阿托品或长托宁；H_2 受体阻滞剂或质子泵抑制剂。

3. 开放血管通路　开放两条或两条以上外周血管通路。必要时进行中心静脉穿刺。中心静脉穿刺可选用股静脉或颈内静脉。注意体位对中心静脉回流的影响，保持静脉通路的通畅，避免脑静脉血液回流受阻继而升高 ICP。

4. 麻醉诱导　麻醉诱导方案（表 10-3）的选择以不增加 ICP、保持血流动力学的稳定为前提。

表 10-3　推荐的麻醉诱导方案

1. 充分镇静，开放动静脉通路

2. 心电图，脉搏氧饱和度，无创血压监测，直接动脉压、呼气末 CO_2 监测

3. 预先充氧，随后给予芬太尼 1～2 μg/kg（或阿芬太尼、苏芬太尼、瑞芬太尼），利多卡因 1.0～1.5 mg/kg；丙泊酚 1.25～2.5 mg/kg，或依托咪酯 0.4～0.6 mg/kg；非去极化肌肉松弛药

4. 根据患者状态，适度追加 β 受体阻滞剂或降压药

5. 控制通气（$PaCO_2$ 维持于 35 mmHg 左右）

6. 气管内插管

7. 上头架前，0.5% 罗哌卡因局部浸润麻醉，或追加镇痛药（单次静注芬太尼 1～3 μg/kg 或苏芬太尼 0.1～0.2 μg/kg，瑞芬太尼 0.25～0.5 μg/kg）

8. 适当的头位，避免颈静脉受到压迫

上头架时疼痛刺激最强。充分镇痛、加深麻醉和局麻浸润可有效抑制血流动力学的波动。固定好气

管导管，以防意外脱管或因导管活动引起的气道损伤。保护双眼以防角膜损伤。轻度头高位以利于静脉回流；膝部屈曲以减轻对背部的牵拉。避免头颈侧向过度的屈曲 / 牵拉（确保下颌与最近的骨性标志间距大于 2 横指）。过度牵拉头部易诱发四肢轻瘫、面部和口咽部严重水肿，导致术后拔管延迟。

5. 麻醉维持 麻醉维持的基本原则在于维持血流动力学稳定，维持 CPP，避免升高 ICP；通过降低 $CMRO_2$、CBF 来降低脑部张力；麻醉方案（表 10-4）确保患者安全的同时，可进行神经功能监测。

表 10-4 推荐的麻醉维持方案

无电生理功能监测	电生理功能监测
丙泊酚或七氟醚 1.5% ~ 2.5%，或异氟醚 1% ~ 2%	丙泊酚
镇痛药：芬太尼，或阿芬太尼、苏芬太尼、瑞芬太尼	镇痛药：瑞芬太尼 0.2 ~ 0.3μg/（kg·min）
间断给予非去极化肌肉松弛药体位：头高位，颈静脉回流通畅	不给予肌肉松弛药
维持足够的血容量	

（1）吸入全身麻醉：适用于不伴有脑缺血、颅内顺应性下降或脑水肿患者；早期轻度过度通气；吸入麻醉药浓度 < 1.5 MAC；避免与 N_2O 合用。在术中进行电生理功能监测时，吸入麻醉药的浓度应 < 0.5 MAC，对皮层体感诱发电位影响小。

（2）全凭静脉麻醉：全凭静脉麻醉可控性强，维护 CBF-$CMRO_2$ 耦联，降低 CBF、ICP，减轻脑水肿，适用于颅内顺应性下降、ICP 升高、脑水肿以及术中进行电生理监测患者。常用药物选择以丙泊酚、瑞芬太尼、苏芬太尼为主。

6. 液体治疗和血液保护 液体治疗目标在于维持正常的血容量、血管张力、血糖，维持血细胞比容约 30%，轻度高渗（术毕 < 320 mOsm/L）。避免输注含糖的溶液，可选择乳酸林格液（低渗）或 6% 羟乙基淀粉。预计大量出血的患者进行血液回收，对切除的肿瘤为良性的患者可以将回收的血液清洗回输给患者。根据出血量、速度及血红蛋白水平及凝血功能决定异体红细胞和异体血浆的输注，维持凝血功能和血细胞比容。

7. 麻醉苏醒 麻醉苏醒期维持颅内或颅外稳态，避免诱发脑出血和影响 ICP、CBF 的因素，如咳嗽、气管内吸引、呼吸机对抗、高血压等。苏醒期患者应表现安静、合作，能服从指令。根据回顾性研究证实，影响术后并发症的主要因素包括：肿瘤严重程度评分（肿瘤位置、大小、中线移位程度）、术中失血量及输液量、手术时间 > 7 h 和术后呼吸机机械通气。因此，呼吸恢复和术中维持情况对麻醉苏醒期尤为重要。

术前意识状态良好，心血管系统稳定，体温正常，氧合良好，手术范围不大，无重要脑组织的损伤，不涉及后组脑神经（Ⅸ ~ Ⅻ）的后颅窝手术，无大的动静脉畸形未切除（避免术后恶性水肿）的情况下，可以早期苏醒。

在持续使用超短效镇痛药（如瑞芬太尼）或吸入麻醉药时，停药前注意镇痛药的衔接。在术毕前追加长效镇痛药，芬太尼或苏芬太尼，或者曲马朵，待患者呼吸及反射恢复后拔出气管导管。

神经外科手术的术后镇痛对于避免患者躁动、减轻痛苦有着重要的意义，可以选择多模式镇痛的方式。在头皮神经阻滞及局部切口浸润麻醉的基础上，以阿片类药物为主，根据患者一般状态和不同手术入路可采用不同的配方。应注意药物用量以避免影响患者的意识水平和神经功能评估。

第三节 颅内动脉瘤手术麻醉

在脑卒中的病例中，15% ~ 20% 是脑出血性疾病。动脉瘤是造成自发性蛛网膜下腔出血（subarachnoid hemorrhage，SAH）的首要原因，75% ~ 85% 的 SAH 是由于颅内动脉瘤破裂引起，其中 20% 存在多发性动脉瘤。

颅内动脉瘤好发于颅内大血管的分叉处，表现为血管壁的囊性扩张。据估算动脉瘤患病率为 2 000/10 万人。国际研究的最新报道称，动脉瘤破裂的发生率很低，每年动脉瘤破裂所致的 SAH 发病率为 12/10 万人。SAH 的危险随着年龄的增加而升高，主要发病患者群集中在 30 ~ 60 岁，平均初发年龄

55 岁，女性居多，男女比例为 1 : 1.6。在北京天坛医院近年的麻醉记录中，30 ~ 60 岁的患者占到了 80%，最小 11 岁，最大 76 岁。

一、动脉瘤病理特点

与颅内动脉瘤相关的疾病包括常染色体显性遗传的多囊肾病、纤维肌性发育不良、马方综合征、Ⅳ 型 Ehlers-Danlos 综合征（遗传性皮肤和关节可过度伸展的综合征）和脑动静脉畸形。估计在常染色体显性遗传的多囊肾病患者中，5% ~ 40% 有颅内动脉瘤，10% ~ 30% 有多发性动脉瘤。

颅内动脉瘤多发生在血管分叉处或 Wills 环周围。大约 90% 的颅内动脉瘤位于前循环，常见部位是大脑前动脉与前交通动脉分叉处，颈内动脉与后交通分叉处，大脑中动脉两分叉处或三分叉处。后循环动脉瘤的常见位置包括椎动脉与基底动脉分叉处，椎动脉与大脑后动脉分叉处及基底动脉顶部。

动脉瘤多数是囊状或浆果型的，少数是感染性动脉瘤、外伤性动脉瘤、夹层动脉瘤、梭型动脉瘤或肿瘤相关性动脉瘤。根据动脉瘤直径的大小可将动脉瘤分为小动脉瘤（< 0.5 cm）、中等动脉瘤（0.5 ~ 1.5 cm）、大动脉瘤（1.5 ~ 2.5 cm），巨大动脉瘤（> 2.5 cm）。

二、动脉瘤病理生理学特点

动脉瘤破裂时，动脉与蛛网膜下腔相交通，导致局部 ICP 与血压相等，引起突然剧烈的头痛和短暂的意识丧失。血液流入蛛网膜下腔导致脑膜炎、头痛及脑积水。神经受损表现为意识障碍及局灶神经系统定位体征。单纯的脑神经麻痹可能为原发性损伤所致的神经失用症。

动脉瘤首次破裂出血时会有约 1/3 的患者死亡或出现严重的残疾，在幸存者中仅有 1/3 的患者神经功能恢复正常。虽然有经验的外科医师手术死亡率低于 10%，但再出血及脑血管痉挛等非手术相关并发症仍会很严重。

SAH 会引起广泛交感兴奋，导致高血压，心功能异常，心电图 ST 段改变，心律失常及神经源性肺水肿。SAH 后患者常由于卧床休息及处于应激状态而引起血容量不足，常出现电解质紊乱如低钠血症、低钾血症及低钙血症，并需及时纠正。大约有 30% 的患者出现低钠血症，可能由脑盐耗综合征（CSWS）或抗利尿激素分泌异常综合征（SIADH）引起。

对于曾有过 SAH 和正处在 SAH 恢复期的脑动脉瘤患者麻醉处理稍有不同。SAH 患者可能会发生多种并发症，包括心功能不全、神经源性或心源性肺水肿、脑积水，以及动脉瘤再出血，其中动脉瘤再出血是最严重的并发症。动脉瘤破裂后最初两周内未行手术者再出血的发生率为 30% ~ 50%，而死亡率大于 50%。

脑血管痉挛（cerebrovascular spasm，CVS）仍是 SAH 患者致残致死的主要原因。脑血管造影显示 60% 的患者出现血管痉挛，但仅有 50% 的患者有临床症状，表现为逐渐加重的意识障碍（为全脑血流灌注不足的表现），随后出现局灶神经定位体征。这与 SAH 的量、部位以及患者的临床分级有关。目前为止确切的病因仍未知晓，但可能与氧合血红蛋白及其代谢产物有关。经颅多普勒是床旁诊断 CVS 的有效辅助检查方法。CVS 时脑血流速度大于 120 cm/s，随 CVS 加重脑血流速降低。尼莫地平是治疗及预防 CVS 的有效药物。血管造影表明尼莫地平并未缓解血管痉挛，可能源于其脑保护作用。目前，治疗措施包括高血容量、高血压、高度血液稀释疗法（3H 疗法）。这种方法的目的是提高心排血量、改善血液流变性及增加脑灌注压（CPP）。大约有 70% 的患者可通过 3H 疗法逆转 CVS 所致的缺血性神经功能缺损。

三、动脉瘤的治疗

动脉瘤破裂后血液流入蛛网膜下腔，导致剧烈头痛、局部神经功能障碍、嗜睡和昏迷。出血后幸存的患者，应进行手术或者血管内介入治疗避免再出血。此外，对于意外发现脑动脉瘤的患者，应采取干预措施以减少 SAH 的风险，包括开颅动脉瘤夹闭术和血管内栓塞术。

1. 治疗原则　从未破裂的小动脉瘤（< 0.5 cm）发生破裂出血的概率很低（每年 0.05% ~ 1%），可以通过定期影像学检查监测变化。已破裂出血动脉瘤再次出血的概率是上述情况的 10 倍，应进行治疗。

目前主要有两种治疗方法，开颅动脉瘤夹闭术及血管内弹簧圈栓塞术。动脉瘤颈夹闭术是过去50年直至目前治疗动脉瘤的"金标准"。

Glasgow昏迷评分和Hunt-Hess分级（表10-5，表10-6）是评估患者的神经功能的常用指标。Hunt-Hess分级与患者预后相关度极高。术前分级为Ⅰ～Ⅱ级的患者经手术治疗，其预后明显好于分级较高的患者。动脉瘤手术的最佳时间取决于患者的临床状态及其他相关因素。临床状态良好的患者应早期手术（即SAH后48～96 h之内）。早期手术时手术致残率增加，而血管痉挛和再出血的发生率要明显降低。而对困难部位的大动脉瘤及临床状态较差的患者应延迟手术（即SAH后10～14 d）。目前，血管内介入治疗在动脉瘤治疗中占据了很高比例，一些患者可能在脑血管造影术后立即进行血管内弹簧圈栓塞治疗，对于那些有全身并发症或Hunt-Hess分级较高的患者，这种创伤小的治疗方法更适合。

表10-5 SAH的Hunt-Hess分级

评分	描述
0级	动脉瘤未破裂
1级	无症状，或轻度头痛，轻度颈项强直
2级	中等至重度头痛，颈项强直，除脑神经麻痹外无其他神经功能损害
3级	嗜睡或谵妄，轻度定向障碍
4级	昏迷，中等至重度偏瘫
5级	深昏迷，去脑强直，濒死表现

表10-6 世界神经外科医师联盟（WFNS）委员会的SAH分级

WFNS分级	GCS评分	运动障碍
Ⅰ	15	无
Ⅱ	14～13	无
Ⅲ	14～13	有
Ⅳ	12～7	有或无
Ⅴ	6～3	有或无

2. 内科治疗 安静、卧床。降低ICP，调控血压，预防CVS，纠正低钠血症，改善全身状况，适当镇静、止吐，预防再出血。

3. 血管内介入治疗 神经介入医师通过动脉导管到达动脉瘤病变部位，填入弹簧圈栓塞动脉瘤。血管内治疗需要选择适合栓塞的动脉瘤，弹簧圈一旦植入就能稳定下来。随着医疗技术的进步，如在载瘤动脉邻近动脉瘤的部位植入支架，扩大了适合进行血管内治疗的动脉瘤的范围。

介入手术创伤小，但是它与开颅手术具有同样严重的并发症，包括再出血、卒中和血管破裂。尽管介入手术的刺激特别小，但仍需要全身麻醉。应该尽量避免喉镜置入时的高血压反应及术中患者的任何体动，避免影响弹簧圈在血管内的植入。应该避免过度通气，因为过度通气将减少CBF，使弹簧圈更难到达动脉瘤病变区域。手术中常规使用肝素，其目的是减少与动脉导管相关的血栓栓塞并发症的危险。应准备好鱼精蛋白，以备动脉瘤破裂或发生渗漏时使用。当神经介入治疗失败后应该迅速转移到手术室进行开颅手术。

4. 外科治疗 开颅手术治疗包括动脉瘤夹闭术、载瘤动脉夹闭及动脉瘤孤立术、动脉瘤包裹术等。

四、颅内动脉瘤的麻醉

颅内动脉瘤麻醉管理的目标是控制动脉瘤的跨壁压力差，同时保证足够的脑灌注及氧供并避免ICP的急剧变化。另外还应保证术野暴露充分，使脑松弛，因为在手术早期往往出现脑张力增加及水肿。动脉瘤跨壁压力差（TMP）等于瘤内压（动脉压）减去瘤外周压（ICP）。在保证足够脑灌注压的情况下而不使动脉瘤破裂。在动脉瘤夹闭前，血压不应超过术前值。SAH分级高的患者ICP往往增高。另外，脑血肿、脑积水及巨大动脉瘤也使ICP增高。在硬膜剪开之前应缓慢降颅压，因为ICP迅速下降会使动脉瘤TMP急剧升高。

1. 术前准备 脑动脉瘤的内科治疗包括控制继续出血、防治CVS等。治疗方案要根据患者的临床状态而定，包括降低 ICP，控制高血压，预防治疗癫痫，镇静、止吐，控制精神症状。SAH 患者可出现水及电解质紊乱、心律失常、血容量不足等，术前应予纠正。除完成相关的脑部影像学检查，术前准备需要完善的检查包括血常规，心电图，胸部 X 光片，凝血功能，血电解质，肝、肾功能，血糖等。完成交叉配血试验，对于手术难度大或巨大动脉瘤，应准备足够的血源，并备自体血回收装置。一些患者 ECG 会显示心肌缺血，高度怀疑心肌损害的患者可以行血清心肌酶和超声心动图检查，必要时请相关科室会诊。

2. 麻醉前用药　对于高度紧张的患者可适当应用镇静剂，但应结合患者具体情况而定，尤其对于有呼吸系统并发症的患者。术前抗胆碱药物的选择要根据患者心率等情况决定，除非患者心动过缓，一般不选择阿托品，因其可使心率过快，增加心脏负担。

3. 麻醉监测　常规监测包括心电图、直接动脉压、脉搏氧饱和度、呼气末二氧化碳分压、经食管核心体温监测、尿量等。对于临床分级差的患者，最好在麻醉诱导前进行直接动脉压监测，明显的心脏疾病需要监测中心静脉压。出血较多者，进行血细胞比容、电解质、血气分析的检查，指导输血、治疗。有些患者需要监测脑电图、体感或运动诱发电位。但至今无前瞻性临床试验表明神经功能监测的有效性。

4. 麻醉诱导　麻醉诱导应力求血流动力学平稳，由于置喉镜、插管、摆体位及上头架等操作的刺激非常强，易引起血压升高而使动脉瘤有破裂的危险。因此在这些操作之前应保证有足够的麻醉深度、良好的肌松，并且血压应控制在合适的范围。对于老年患者或体质较差者可以选择依托咪酯，为防止出现肌阵挛，可预先静注小剂量咪达唑仑或瑞芬太尼。丙泊酚具有诱导迅速平稳，降低 CBF、ICP 和 CMRO$_2$，不干扰脑血管自动调节和 CO$_2$ 反应性等特点，是目前诱导用药的首选。选择起效较快的非去极化肌肉松弛药，如罗库溴铵可以迅速完成气管插管。另外在上头钉的部位行局部浸润麻醉是一种简单有效的减轻血流动力学波动的方法。若 ICP 明显升高或监测体感诱发电位，宜选用全凭静脉麻醉。

5. 麻醉维持　麻醉维持原则是保持正常脑灌注压，防治脑缺氧和水肿，降低跨壁压。保证足够的脑松弛，为术者提供良好的手术条件，同时兼顾电生理监测的需要。

全麻诱导后不同阶段的刺激强度差异可导致患者的血压波动，在摆体位、上头架、切皮、去骨片、缝皮这些操作时，应保持足够的麻醉深度。切皮前用长效局麻药行切口部位的局部浸润麻醉。术中如不需要电生理监测，静吸复合麻醉可以达到满意的麻醉效果。

减小脑容积可以使术野暴露更充分，使脑松弛，为夹闭动脉瘤提供便利。为了保持良好的脑松弛度，术前腰穿置管用于术中脑脊液引流是动脉瘤手术较常用的方法，术中应与术者保持良好沟通，观察引流量，及时打开或停止引流。为避免脑的移位及血流动力学改变，引流应缓慢，并需控制引流量。维持 PaCO$_2$ 在 30 ~ 35 mmHg 有利于防止脑肿胀。也可以通过静注甘露醇 0.5 ~ 1 g/kg 或合用呋塞米（10 ~ 20 mg，静注）使脑容积减小。甘露醇的作用高峰在静注后 20 ~ 30 min，判断其效果的标准是脑松弛度而非尿量。甘露醇增加脑血流量，降低脑组织含水量。早期 ICP 降低可能说明脑血管代偿性收缩以使脑血流恢复正常。

术中合理使用糖皮质激素及甘露醇，预防脑水肿，使用抗癫痫药物预防术后癫痫发作。

6. 麻醉恢复和苏醒　在无拔管禁忌的患者，术后早期苏醒有利于进行神经系统评估，便于进一步的诊断治疗。苏醒期常出现高血压。轻度高血压可以提高脑灌注，这对预防 CVS 有益。血压比术前基础值增高 20% ~ 30% 时颅内出血的发生率增加，对有高血压病史的患者，苏醒及拔管期间可以应用心血管活性药物控制血压和心率，避免血压过高引起心脑血管并发症。术中使用短效阿片类镇痛药维持麻醉者，应在停药后及时追加镇痛药，可以选择曲马朵或小剂量芬太尼、舒芬太尼等，同时应注意药物对呼吸的抑制。预防性应用适宜的止吐药也可避免手术结束后患者出现恶心、呕吐，引起高血压。对术前 Hunt-Hess 分级为 3 ~ 4 级或在术中出现并发症的患者，术后不宜立即拔管，应保留气管导管回 ICU 并行机械通气。严重的患者术后需要加强心肺及全身支持治疗。

五、颅内动脉瘤麻醉的特殊问题

1. 诱发电位监测　大脑皮层体感诱发电位及运动诱发电位可用来监测大脑功能。通过诱发电位监测脑缺血可以指导外科操作及循环管理。进行神经生理监测时，首选全凭静脉麻醉，因为其对诱发电位描记的干扰较吸入麻醉小。运动诱发电位监测要求不使用肌肉松弛药，目前多联合应用丙泊酚和瑞芬太尼静脉麻醉，既能满足监测需要，也能很好抑制呼吸以维持机械通气。

2. 术中造影　为提高手术质量，确保动脉瘤夹闭的彻底，术中造影是最有效的方法。动脉置管术中造影需在手术开始前放置导管，使手术时间延长，对患者创伤较大。术中吲哚菁绿荧光血管造影使显微手术操作和荧光血管造影可以同时进行。该技术一经出现，即在神经外科领域得到迅速推广，能在术中判断动脉瘤是否完全夹闭，载瘤动脉及其分支血管是否通畅等，通常术者在造影后 1 min 以内即能做出判断。在荧光剂注射后会出现部分患者几秒钟的脉搏血氧饱和度降低。少数患者可能出现对吲哚菁绿的过敏反应，应予以注意。

3. 载瘤动脉临时阻断术　在处理巨大动脉瘤或复杂动脉瘤时，为减少出血，便于分离瘤体，常会使用包括对载瘤动脉近端夹闭在内的临时阻断技术，阻断前应保持血压在 120 ～ 130 mmHg，以最大限度保证脑供血。

4. 预防脑血管痉挛　动脉瘤破裂 SAH 后，30% ～ 50% 的患者可出现 CVS，手术后发生率更高。预防措施包括维持正常的血压，避免血容量不足，围手术期静脉注射尼莫地平，动脉瘤夹闭后，局部使用罂粟碱或尼莫地平浸泡等。

5. 控制性降压　降低动脉瘤供血动脉的灌注压可以减小动脉瘤壁的压力并使手术时夹闭动脉瘤更易操作。另外，如果动脉瘤破裂会更易止血。但是目前，随着神经外科医师技术的提高，以往常用的控制性降压技术目前不再常规使用。低血压虽然有助于夹闭动脉瘤，但可能破坏脑灌注，尤其是在容量不足情况下，使 CVS 发生率增加导致预后不良。大多数神经外科医师通过暂时夹闭动脉瘤邻近的供血动脉的方法达到"局部降低血压"的效果。有些是 3 ～ 5 min 短期多次夹闭，但另外一些医师发现多次夹闭可能会损伤血管而采用 5 ～ 10 min 的时间段。血压应保持在正常范围或稍高于正常水平以增大其他部位的血流量。但应避免暂时夹闭后尚未处理的动脉瘤直接处于血压过高的状态。

6. 术中动脉瘤破裂　术中一旦发生动脉瘤破裂，必须迅速补充血容量，可采用短暂控制性降压，以减少出血。如短时间内大量出血，会使血压急剧下降，此时可适当减浅麻醉，快速补液，输血首先选择术野回收的红细胞，其次可以适当补充异体红细胞及新鲜血浆。如血压过低可以使用血管收缩药维持血压。出血汹涌时可以采用两个负压吸引器同时回收血液，注意肝素的滴速，避免回收血凝固，回收的红细胞可加压输注。已有的大量病例证实，术野自体血液回收是挽救大出血患者生命的有力措施，术前应做好充分准备。

7. 低温　低温麻醉会使麻醉药代谢降低，苏醒延迟，增加术后心肌缺血、伤口感染及寒战发生率。在研究中采用低温麻醉实施动脉瘤夹闭术并未发现有益。

第四节　颈动脉内膜剥脱术麻醉

近年来，脑血管疾病和脑卒中是仅次于心脏病和肿瘤的第三大死亡原因。有报道，30% ～ 60% 的缺血性脑血管病的发生归因于颈动脉狭窄。颈动脉内膜剥脱术（carotid endarterectomy，CEA）作为治疗颈动脉狭窄的金标准一直沿用至今。颈动脉狭窄通常是由于动脉硬化性疾病引起，患者在围手术期存在各种并发症，最重要的是源于心脑血管的并发症。因此，麻醉医师要了解相关知识，重点考虑对于患者理想的围手术期管理，包括患者的选择，麻醉技术、脑功能监测和脑保护。

一、CEA 手术适应证和禁忌证

1. 手术适应证

（1）短暂性脑缺血发作（TIA）：①多发 TIA，相关颈动脉狭窄；②单次 TIA，相关颈动脉狭窄 ≥ 70%；③颈动脉软性粥样硬化斑或有溃疡形成；④抗血小板治疗无效；⑤术者以往对此类患者手术的严重并发症（卒中和死亡）率 < 6%。

（2）轻、中度卒中：相关颈动脉狭窄。

（3）无症状颈动脉狭窄：①狭窄 ≥ 70%；②软性粥样硬化斑或有溃疡形成；③术者以往对此类患

者手术的严重并发症率 < 3%。

2. 手术禁忌证

（1）重度卒中，伴意识改变和 / 或严重功能障碍。

（2）脑梗死急性期。

（3）颈动脉闭塞，且闭塞远端颈内动脉不显影。

（4）持久性神经功能缺失。

（5）6 个月内有心肌梗死，或有难以控制的严重高血压、心力衰竭。

（6）全身情况差，不能耐受手术。

3. 手术时机

（1）择期手术：①短暂性脑缺血发作；②无症状性狭窄；③卒中后稳定期。

（2）延期手术：①轻、中度急性卒中；②症状波动的卒中。

（3）急诊（或尽早）手术：①颈动脉重度狭窄伴血流延迟；②颈动脉狭窄伴血栓形成；③ TIA 频繁发作；④颈部杂音突然消失。一旦发现异常 EEG 或任何神经功能改变的征兆，必须立即进行干预，以防发生永久性脑损伤。

二、术前评估及准备

1. 病史

（1）了解患者既往脑梗死面积、时间等，病变部位和程度，对侧颈动脉病变和 Willis 环是否完整。

（2）患者心肺功能、手术耐受性等。近期脑梗死发作、冠状动脉供血不足、慢性阻塞性肺疾病、双侧颈内动脉严重狭窄、对侧颈内动脉闭塞、颈动脉分叉位置高和 Willis 环不完整被认为是颈动脉手术的高危患者。

2. 术前检查

（1）心脏超声检查：动脉硬化病变具有全身性、进行性加重的特点。CEA 术患者常常患有冠状动脉硬化性心脏病，也是患者早期和晚期死亡的首要原因。

（2）肺功能检查。

（3）双侧颈动脉多普勒超声。

（4）CTA、DSA 和 Willis 环检查明确诊断和评估手术风险和疗效。

3. 增加手术风险的因素

（1）内科危险因素：如心绞痛、6 个月内心肌梗死、充血性心力衰竭、严重高血压（> 180/110mmHg）、慢性阻塞性肺疾病、年龄 > 70 岁、严重糖尿病等。

（2）神经科危险因素：进行性神经功能缺损、术前 24 h 内新出现神经功能缺损、广泛性脑缺血、发生在术前 7 d 之内的完全性脑梗死、多发脑梗死病史、不能用抗凝剂控制的频繁 TIA（逐渐增强 TIA）。

（3）血管造影的危险因素：对侧颈内动脉闭塞、虹吸部狭窄、血栓在颈内动脉远端延伸 > 3 cm 或在颈总动脉近端延伸 > 5 cm、颈总动脉分叉在 C_2 水平并伴短且厚的颈部、起源于溃疡部位的软血栓、颈部放疗病史。

4. 术前准备

（1）改善心脏功能：颈动脉狭窄的患者常伴有冠状动脉狭窄，术前检查若有严重心肌缺血，应做心血管造影，排除冠状动脉狭窄，并行介入治疗后再行 CEA，以防止术后出现心功能不全和心搏骤停，降低死亡率。心脏治疗药物服到手术当日，如无禁忌阿司匹林不停药。

（2）控制血压和血糖：有效的抗高血压治疗可以改善脑血流，恢复脑的自动调节机制，术前宜将血压控制在理想范围，但应避免快速激烈的降压治疗，否则可损伤脑的侧支循环，加重脑局部缺血。

三、麻醉方法

CEA 术麻醉管理原则在于保护心、脑等重要器官不遭受缺血性损害，维护全身及颅脑循环稳定，消除手术疼痛和缓解应激反应。保证患者术毕清醒以便进行神经学检查。CEA 术可以在全身麻醉、区域阻滞或局部浸润麻醉下进行。

1. 区域麻醉　颈动脉剥脱术的麻醉需要阻滞 $C_{2 \sim 4}$ 的神经根。有报道应用颈部硬膜外阻滞及局部浸润麻醉，但最主要的麻醉方法是颈浅丛及颈深丛阻滞，可以单独或联合应用。此种麻醉方法的优点在于：可实时对清醒患者的神经功能进行连续评估，避免昂贵的脑监测，减少对分流术的需要，血压更稳定，减少血管收缩药物的应用；降低住院费用等。

颈深丛及浅丛阻滞是内膜剥脱术最常用的区域麻醉。沿胸锁乳突肌后缘皮下注射局麻药以阻滞颈丛从该处发出的支配颈部外侧皮肤的浅支。颈深丛阻滞是在椎旁对 $C_{2 \sim 4}$ 的横突部位注入局麻药进行神经根阻滞，包括将局麻药注入椎间孔（横突）以阻滞颈部肌肉、筋膜和邻近的枕大神经。颈浅丛阻滞即沿胸锁乳突肌后缘行局部麻醉，这种方法局麻药吸收慢，可以提供良好的肌松，但操作复杂，危险系数高。有大约一半的患者出现膈神经阻滞。若阻断星状神经节或喉返神经则可能分别出现 Horner 综合征或声带麻痹。若局麻药误入血管则可能导致癫痫发作。也有误入硬膜外或蛛网膜下腔的报道。

许多前瞻性随机试验已经证实颈浅丛及颈深丛麻醉均可阻滞 $C_{2 \sim 4}$ 的皮区，但仍需术者在术区行局麻。对 7 558 位至少行颈深丛阻滞的患者及 2 533 位行颈浅丛阻滞的患者进行 Meta 分析，显示这两种方法的并发症均很少。两组严重并发症（如卒中、死亡、颈部血肿、心肺相关并发症等）的发生率（颈深丛与颈浅丛阻滞分别为 4.72% 和 4.18%，$P > 0.05$）基本相同。阻滞相关并发症仅在颈深丛组进行研究，包括误入血管及呼吸抑制，后者可能由膈神经或喉返神经阻滞引起。阻滞失败或患者紧张时可改为全身麻醉。

颈丛阻滞应尽量选择作用时间长且毒性小的局麻药物，如左旋丁哌卡因和罗哌卡因。区域阻滞麻醉的同时小剂量多次静脉给予芬太尼 10 ~ 25 μg 和 / 或咪达唑仑 0.5 ~ 2 mg 予以镇静，使患者感觉舒适并能合作。也可以选择丙泊酚 0.3 ~ 0.5 mg/kg 静脉间断给予，或 1 ~ 5 mg/（kg·h）小剂量持续给药。术中严格控制镇静药用量以保证术中进行持续的神经功能监测。要监测患者的觉醒程度、言语以及对侧肢体力量。因术中可能出现紧急情况，应做好转为全身麻醉的一切准备。

2. 全身麻醉　全身麻醉是 CEA 术采用最多的麻醉方式，具有保持患者的舒适体位，减轻心理负担，易于控制通气，降低脑代谢，增加脑对缺氧的耐受性等优点。

全身麻醉诱导应该平稳，可应用艾司洛尔以控制喉镜和气管插管过程中的血压心率波动，丙泊酚、依托咪酯、咪达唑仑均可用于诱导，可给予阿片类药物提供镇痛。所有非去极化肌肉松弛药均可达到插管时所需的肌松，无使用琥珀胆碱禁忌。麻醉维持通常使用吸入麻醉药（异氟烷、地氟烷或七氟烷）复合静脉阿片类镇痛药维持。瑞芬太尼广泛用于 CEA 手术，其短时效便于控制麻醉深度，促进迅速苏醒，特别是在结合使用短效的吸入麻醉药如地氟烷和七氟烷时。全身麻醉需要在手术结束后尽早让患者清醒以进行神经功能评估。

3. 全身麻醉与区域麻醉(或局麻)的比较　CEA 术可以采用全身麻醉或局麻，这两种方法各有优缺点。一些研究报道，与全身麻醉相比，颈丛阻滞可明显降低严重心脏不良事件的发生率，且血流动力学更加稳定。患者同侧脑血流更好，耐受颈动脉阻断的时间更长，但其可能的缺点是在紧急情况下不易控制通气道，术中血压波动比较明显，血中儿茶酚胺水平较高；要求患者能够主动配合才能完成手术。全身麻醉能够更有利于气道管理、安静的手术野，当缺血发生时可提高血压提供最大脑灌注；便于采取术中脑保护措施。缺点是不能完全准确地判定脑灌注的状态，特别是在颈动脉夹闭时。最近有学者提出全身麻醉术中唤醒的麻醉方法以综合全身麻醉与局麻两种麻醉方法的优点，而避开其缺点（表 10-7）。

表 10-7　颈动脉内膜剥除术全身麻醉与区域麻醉（或局麻）优缺点分析

	区域麻醉（或局麻）	全身麻醉
优点	患者清醒，可直接行神经功能评估 血流动力学稳定 术后疼痛易控制 术中一般不需采取搭桥术	术中患者舒适 大多数患者适用 气道管理更方便 可给予脑保护药物
缺点	不适合所有的患者 可能需要气道管理	术中多需要采取搭桥术 血流动力学不稳定 术后恶心、呕吐

CEA 术中，若出现脑血流灌注不足，需要术中采取搭桥术，此时最好采用全身麻醉。据报道，全身麻醉时采取搭桥术有 19% ~ 83%，而局麻下仅为 9% ~ 19%。全身麻醉时采取搭桥术居多，与监测脑血流灌注不足的方法有关。与局麻下清醒进行神经功能评估相较，全身麻醉时的仪器监测特异性低。另外这也与全身麻醉药有关。全身麻醉时搭桥术的增多是否会使危险因素增加，目前尚未明了。局麻也有其优越性，对合并有一些内科疾病的患者列为首选。

直至目前，很多研究致力于比较全身麻醉与局麻对预后的影响，如术后新发卒中、心肌梗死的发生率、死亡率，但尚未发现有何不同。目前有研究进行颈部手术行全身麻醉与局麻的比较，从多家医院随机选取 3 526 位行颈动脉内膜剥脱术的患者进行研究分析。两组术前并发症与危险因素相似。结果显示，与全身麻醉相比，局麻术中分流及血压控制少，但是术后出现卒中、心肌梗死或死亡的发生率两组相比无差异。最终选择应取决于患者的适应能力和愿望、外科和麻醉医师的经验和技术，以及脑灌注监测的状况。

四、术中管理

1. 手术相关的病理生理学改变　颈总动脉邻近组织的分离和牵拉或直接刺激颈动脉窦常引起减压反射，导致剧烈的血流动力学变化，甚至冠状动脉痉挛。颈动脉窦附近常规注射 2% 利多卡因 1 ~ 2 mL 可有一定的预防作用。

（1）过度挤压、牵拉颈动脉还可引起粥样斑块脱落，导致脑梗死。

（2）阻断并纵形剪开颈动脉后，在颈动脉窦内分布的Ⅰ、Ⅱ型压力感受器通过舌咽神经迅速将低压信号上传至孤束核，触发中枢性缩血管效应，导致血压急剧升高。与此同时，颈动脉血氧分压迅速下降，并通过颈动脉体内的化学感受器经上述通路将低氧信号上传，从而加剧中枢性缩血管效应，导致心脏的前、后负荷增加。在此过程中，粥样硬化内膜的粗暴剥离、动脉弹性纤维层的暴露（目前认为也有神经分布）也可能促进上述感受器的兴奋，导致血压升高。

（3）颈动脉阻断期间必须经常对区域麻醉患者进行神经系统检查，或应用 EEG 对全身麻醉患者进行。

2. 脑功能的监测　在术中阻断一侧颈动脉后对脑血流及脑功能的监测是避免术后卒中及死亡率的较理想方法。虽然常规采取搭桥术时可以不监测脑灌注情况，但在搭桥术时很可能会使斑块脱落而造成脑梗死。大部分医院常应用选择性搭桥术，并进行监测以发现脑灌注不足等情况。对于局麻行 CEA 术的患者，监测神经功能的变化是判断脑灌注是否充足的金标准。神经功能测试简单精确，但并不是对每位患者均适用。

全身麻醉患者应用仪器进行监测，包括脑电图、诱发电位、残端压及近红外线光谱分析等。脑电图及诱发电位均依靠检测神经活性的改变而判断脑血流量是否不足。这些监测手段比较可靠并可提供相对连续的信息，但需要专业人员进行判读，由于假阳性率较高使得许多患者接受了不必要的搭桥术。经颅多普勒可检测脑内大血管的血流速度。但是目前由于专业技术人员的限制，很难有明确的标准判定脑灌注不足。残端压测量的是颈总及颈外动脉阻塞后颈内动脉远端的压力，反映了 Willis 环的压力。虽然残端压的测量比较简单，但连续监测就很困难。另外，近红外线光谱分析可以检测脑内血氧饱和度。这种方法简单，可以进行连续监测，并且不需要专业人员培训，但这是项新技术，且目前尚未发现是否能够检测出脑灌注不足。

（1）颈内动脉残端压（carotid artery stump pressure，CSP）：代表对侧颈动脉和椎基底动脉系统的Willis 血管环侧支循环对患者血压的代偿情况。通常情况下，颈内动脉残端压低于 50 mmHg 则意味着低灌注。

（2）EEG：可对皮层神经元的电活动进行持续监测，其波形的减慢和衰减常反映同侧大脑皮层的缺血。一般认为，当脑血流降至 0.15 mL/（g·min）以下时，大脑将发生缺血损伤，EEG 也将发生改变，此时应适当提升血压；如 EEG 仍无改善，则应考虑放置转流管。但越来越多的证据表明，EEG 监测有许多局限性，如无法监测皮层下损伤、假阳性率较高、对有脑梗死史的患者敏感性差、全身麻醉药物可影响 EEG 等。

（3）TCD：是目前应用最为广泛的无创脑血流监测方法，通过颞窗探头可以连续观察到大脑中动脉的血流速度变化。阻断颈动脉后应用 TCD 技术可连续地对 Willis 环的各个组成动脉进行血流监测，可弥补测颈内动脉残端压的一些不足。

（4）诱发电位：是基于感觉皮层对外周感觉神经受刺激后产生的电冲动反应。感觉皮层基本上由大脑中动脉供血，在颈动脉夹闭时有受损的危险。诱发电位振幅下降超过 50% 或潜伏期延长 > 10%，则提示有脑缺血发生，需放置转流管。但麻醉药物、低温以及低血压可以显著影响诱发电位监测结果。

（5）局部脑血流量测定：通过经静脉或同侧颈动脉内注射放射性元素氙，并在大脑中动脉供血的同侧大脑皮质区域放置探测器分析放射性衰变而获得。通常在夹闭前、夹闭时或夹闭后即刻进行测量。与脑电图的联合应用，可以获得脑缺血的脑血流量和脑电图变化并得到不同麻醉药物的临界局部脑血流量。

3. 脑保护措施 良好的脑保护措施、预防脑缺血损伤是手术成功的关键之一。

（1）手术方面：在维持理想血压的前提下先试验性阻断颈动脉，测量其阻断远端血压，如血压高于 50 mmHg，即开始重建血管，如血压低于 50 mmHg，则考虑在临时旁路下行血管重建。置放临时旁路分流管能够保证术中足够的脑灌注，使患侧脑组织血供不受明显影响，但可增加血栓形成的危险。

手术中应注意充分灌洗剥脱的血管，并采取颈内与颈外动脉开放反冲，以防止残存的碎屑在血流开放后脱落引起脑栓塞。

开放前静脉注射 20% 甘露醇 200 ~ 250 mL。开放后即刻头部抬高 10° ~ 20°，减轻脑组织水肿。

血管吻合完毕后，按顺序依次开放颈总动脉、颈外动脉及其分支，最后开放颈内动脉，可以避免栓子进入颈内动脉引起缺血性脑卒中。

（2）生理方面。

①低温：头部温度降至 34℃，可明显增加缺血期的安全性。但要注意恢复期很多患者出现寒战，从而增加心肌氧耗并促使心肌缺血的发生，并不推荐常规使用。

②二氧化碳：颈动脉阻断期间诱导性高碳酸血症可扩张脑血管，改善脑缺血区域的血供，但研究表明它具有脑窃血效应，可引起对侧半球血管扩张，加重同侧脑缺血，因此目前仍主张维持 $P_{ET}CO_2$ 在正常范围。

③血糖：术中监测血糖，控制血糖在正常范围。

④高血压：在缺血期间，自动调节功能被破坏，脑血流对灌注压的依赖变得更加明显，应保持正常或稍高的血压水平。

⑤血液稀释：脑缺血期间理想的血细胞比容约为 30%，对 CEA 患者应该避免血细胞比容过高。

（3）围手术期处理：手术前 2 d、术中和术后用尼莫地平 0.2 mg/（kg·d），以 1 mg/h 速度静脉泵入以扩张脑血管，增加脑血供。

麻醉选择有脑保护作用的静脉麻醉药丙泊酚。丙泊酚控制性降压幅度达 30% ~ 40% 时，SvO_2 不仅未降低，反而升高，显示了丙泊酚在脑低灌注状态时的明显的脑保护作用。

术中静脉注射地塞米松 10 mg，稳定细胞膜。

血管分离完毕静脉内注入肝素 0.5 ~ 1 mg/kg，全身肝素化。

五、术后并发症及处理

1. 脑卒中和死亡的相关危险因素 年龄 > 75 岁、对侧颈动脉闭塞、颅内动脉狭窄、高血压（舒张压 > 90 mmHg）、有心绞痛史、糖尿病、CT 和 MRI 有相应的脑梗死灶、术前抗血小板药物用量不足等。

（1）手术因素：内膜剥脱术后急性血栓形成造成颈动脉闭塞；内膜剥脱时脱落的栓子造成脑栓塞；术中阻断颈动脉时间过久造成脑梗死。

（2）防治：术前合理评估高危患者；尽量减少术中脑缺血时间。

（3）维持围手术期血压平稳。

2. 过度灌注综合征

（1）过度灌注综合征多发生于术后 1 ~ 5 d，这是由于术前颈动脉高度狭窄，狭窄远端的大脑半球存在慢性灌注不全，大脑血管扩张以弥补血流灌注不足的影响。当严重狭窄解除后，正常或过高的血流灌注进入扩张的失去收缩调节能力的大脑半球，脑血管持续扩张，引起血浆或血液外渗，导致脑水肿或脑出血。

（2）处理：术后严格控制高血压，最好不用脑血管扩张药，慎用抗凝及抗血小板药物，严密监测神经功能的变化。应常规给予甘露醇以减轻脑水肿。

3. 高血压 CEA 术后高血压可能与手术引起颈动脉压力感受器敏感性异常有关。积极将血压控制术前水平，收缩压理想值为 110 ~ 150 mmHg，慢性严重高血压者可耐受较高血压。短效药物往往安全有效。

4. 低血压 CEA 术后低血压可能机制在于粥样斑块去除后，完整的颈动脉窦对升高的血压产生的反应。此类患者对液体疗法、血管加压药的反应较好，可以通过在颈动脉窦内注入局麻药而抑制。要排除心源性休克，加大补液量，严重者给予升压药。术后需要持续小心地监测血压、心率和氧供。

5. 血管再狭窄 常见远期并发症之一。血管再狭窄是常见远期并发症之一，是动脉内膜切除后的一种损伤反应，涉及平滑肌细胞、血小板、凝血因子、炎细胞和血浆蛋白之间复杂的相互作用。术后给予小剂量阿司匹林抗凝，同时治疗全身动脉粥样硬化及高血压、糖尿病等并发症有利于再狭窄的预防。

第五节 垂体瘤手术麻醉

垂体腺瘤是常见的颅内肿瘤之一，占颅内肿瘤的 8% ~ 15%，发病率仅次于胶质瘤和脑膜瘤，占颅内肿瘤的第三位。男女比例约为 1：2，成年人多发，青春期前发病者罕见。垂体腺瘤按照分泌激素类型可分为高功能腺瘤和无功能腺瘤，高功能腺瘤又包括生长素腺瘤、泌乳素腺瘤、皮质激素腺瘤、生殖腺瘤、甲状腺素腺瘤。有相当部分的垂体腺瘤分泌两种或两种以上的激素，有报道 68% 的生长素腺瘤同时分泌生长激素和泌乳素，仅 32% 只分泌生长激素；而 97% 的泌乳素型垂体腺瘤只单纯分泌泌乳素，不复合分泌其他激素。通常认为垂体腺瘤是良性颅内占位性病变，易复发，但垂体瘤也有恶性，如垂体后叶细胞瘤，非常少见。

一、垂体腺瘤的发病机制

垂体腺瘤的发病机制有两种假说：下丘脑假说和垂体假说。前者认为，垂体腺瘤是控制垂体前叶功能的下丘脑功能紊乱或正常生理调节机制缺失所致；后者则认为是垂体自身细胞发生改变的结果。

目前认为，垂体腺瘤发展可以分为两个阶段：首先垂体细胞发生突变，然后在内外因素作用下突变的细胞异常增殖，发展成垂体腺瘤。可以用单克隆细胞异常增殖来解释。目前还未找到垂体腺瘤真正的发病机制。

二、垂体腺瘤的临床表现

在垂体腺瘤早期，往往因为肿瘤较小，临床上没有任何颅内占位症状，仅出现内分泌改变症状，常被患者忽视。随着瘤体的增大，内分泌改变症状凸显，主要表现为：①垂体本身受压症群，造成其他垂体促激素的减少和相应周围靶腺体的萎缩，表现为生殖功能低下，和／或继发性甲状腺功能低下，和／或继发性肾上腺皮质功能低下等；②垂体周围组织受压症群，主要压迫视交叉，此类患者可能存在颅内高压，表现为视力减退、视野缺损和眼底改变等，还可因肿瘤生长到鞍外，压迫颈内动脉、Willis 动脉环等组织产生血管神经性头痛；③垂体前叶功能亢进症候群，以高泌乳素血症、肢端肥大症和皮质醇增多症多见。

在垂体腺瘤的大小诊断标准中，Hardy（1969）提出直径 10 mm 以下者为微腺瘤，10 mm 以上者为大腺瘤。Grote（1982）提出肿瘤直径超过 40 mm 者为巨大腺瘤。相当比例的垂体腺瘤都表现为一种或几种激素异常分泌增多（见表 10-8）。

表 10-8　垂体瘤分型及临床表现

垂体腺瘤分型	分泌激素	临床表现
生长素腺瘤	GH 和 PRL	巨人症，肢端肥大症
泌乳素腺瘤	PRL	男：阳痿，性腺功能下降
		女：溢乳 - 闭经 - 不孕
皮质激素腺瘤	ACTH	Cushing 综合征
	α MSH	Nelson 综合征
生殖腺瘤	FSH/LH	性腺功能减退
甲状腺素腺瘤	TSH	（中枢性）甲状腺功能亢进

三、常见类型垂体腺瘤的麻醉管理

垂体腺瘤患者的临床症状表现多样，尽管内分泌紊乱所致的独一无二的表现很容易被发现，如库欣病和肢端肥大症，但理想的麻醉管理需要充分理解每一位患者的内分泌及复杂的病理生理。所有患者都需要慎重的术前评估，有很多种可行的麻醉方案供选择，但麻醉药物的最终选择应该是个体化的。

1. 泌乳素型垂体腺瘤　此型腺瘤是最常见的垂体腺瘤，占所有垂体腺瘤的 50% 以上。高泌乳素血症是最常见的下丘脑 - 垂体紊乱表现。泌乳素型垂体腺瘤的 65% 为小泌乳素瘤，发生于女性，其余 35% 腺瘤男女均可发生。除鞍区神经占位压迫症状外，男性表现为性功能减退，女性表现为"溢乳 - 闭经 - 不孕"三联症。

高泌乳素功能腺瘤，相关激素合成或分泌不足，导致不同程度的代谢失常及有关脏器功能障碍，应激水平相对低下，对手术和麻醉的耐受性差，术前应补充糖皮质激素，以提高机体对药物的反应性。麻醉诱导、麻醉维持可适当减低镇静、镇痛药物剂量，术中亦可追加糖皮质类激素。此型腺瘤的麻醉苏醒期也较其他类型为长。

2. 生长素型垂体腺瘤　此型腺瘤起病隐匿，逐渐出现手足增大、鼻唇增大增厚、皮肤粗厚、皮质骨增厚、下颌骨增长等特有面容，从症状出现到最终确诊，平均 6 年，初次就诊原因通常为腕管综合征或出现视野缺损。随着病程的延长，此型患者均伴有不同程度的血压增高、心律失常，出现左心室肥厚、瓣膜关闭不全等心脏器质性改变的患者，手术后激素水平可逐步恢复正常，但心脏器质性改变已不可逆转。

麻醉前访视应充分评估气道，准备困难气道的应对措施。由于舌体肥厚、会厌宽垂，还有下颌骨过度增长，导致咬合不正、颅骨变形，即使应用最大号喉镜片也不能充分推开舌体，全部置入喉镜片也感提升会厌吃力，声门常常暴露困难。国外一项回顾研究显示，746 例经蝶入路垂体腺瘤患者有 28 例遇到困难气道问题，占 3.8%，发生率并不比普通外科困难气道发生率高，但在垂体腺瘤患者当中，生长素型患者困难气道的发生率是其他类型垂体腺瘤患者的 3 倍。生长素型垂体腺瘤患者困难气道的发生与性别、肿瘤大小无关。

应激反应主要由交感 - 肾上腺髓质系统和下丘脑 - 垂体 - 肾上腺皮质系统参与，可见垂体是应激反应的重要环节。此型腺瘤患者麻醉诱导、麻醉维持阶段的镇静镇痛要求较高，可能与高生长激素血症、高代谢有关，也可能与骨质增厚导致外科有创操作困难、耗时长久有关。

垂体依赖性血糖升高，系因垂体占位病变造成中枢性内分泌激素分泌异常，可出现糖尿病的临床表现，也有人认为垂体瘤性高血糖是由抗激素因子存在引起的。糖代谢的紊乱是影响神经功能恢复的重要风险因素，高血糖可以加重乳酸酸中毒，造成脑继发损害。术中动态监测血糖水平，必要时给予胰岛素进行干预，有利于术中脑保护及术后脑功能的恢复，对缺血性脑损伤有明显的保护作用。

3. 皮质激素腺瘤　典型的皮质激素腺瘤患者表现为库欣综合征，是由腺垂体的促皮质激素腺瘤引起的皮质醇增多症的一种表现形式，男女比例约为 1 : 5，女性主要集中在孕产期年龄阶段，大于 7 岁的儿童若合并有库欣综合征，则多患有垂体瘤，反之，小于 7 岁的儿童若合并有库欣综合征，则多提示肾上腺肿瘤。1912 年 Haevey Cushing 首次报道并定义之，并且揭示了库欣综合征患者中，接近 80% 的患者是由于垂体 ACTH 分泌增多引起的，其余 20% 是由于异位存在 ACTH 分泌功能的肿瘤，如：燕麦细胞癌、支气管肿瘤、胰岛细胞瘤、嗜铬细胞瘤。

与生长素腺瘤基本一致，此型应激反应更剧烈，增加麻醉深度，并辅以尼莫地平、艾司洛尔等维护循环稳定，将应激反应控制在一定程度内，保证内环境稳定，减少内分泌并发症，避免过强过久的应激反应造成机体损伤，深麻醉恐是不二选择。

术中应动态监测血糖水平，将血糖控制在 12 mmol/L 以内，加深麻醉以削弱外科操作引起的强烈应激反应，可降低交感神经 – 下丘脑 – 肾上腺轴的反应性，使糖异生减少，抑制无氧酵解增多导致的乳酸生成；逆转应激状态下机体胰岛素受体敏感性的下降，减弱血糖升高的趋势，稳定糖代谢，有利于术后脑功能恢复。

第六节　神经外科术中唤醒麻醉

近年来，随着神经影像学、神经导航及术中神经电生理监测技术在临床的应用和发展，神经外科手术已经从传统的解剖学模式向现代解剖 – 功能模式转化，从而大大提高了手术质量并显著改善了手术效果。在术中唤醒状态下，应用电刺激技术进行脑功能监测，是目前在尽可能切除脑功能区病灶的同时保护脑功能的有效方法。通过术中直接电刺激判断大脑功能区，对全身麻醉术中唤醒技术的要求很高，这种麻醉方法既需要患者开、关颅过程中镇痛充分，能够耐受手术从而在麻醉与清醒过程中平稳过渡，又需要患者术中大脑皮质电刺激时维持清醒状态，配合神经功能测试；而且在手术中有效控制气道，不发生呼吸抑制，同时保证患者的舒适性而不误吸、无肢体乱动。目前的麻醉方法主要有静脉全身麻醉或清醒镇静术，复合手术切口局部麻醉或区域神经阻滞麻醉。

一、术中唤醒麻醉适应证和禁忌证

1. 术中唤醒麻醉适应证　包括脑功能区占位，功能区顽固性癫痫，脑深部核团和传导束定位，难治性中枢性疼痛的手术治疗。

2. 术中唤醒麻醉禁忌证　包括术前严重颅内高压，已有脑疝者；术前有意识、认知障碍者；术前沟通交流障碍，有严重失语，包括命名性、运动性以及传导性失语，造成术前医患之间的沟通障碍，也难以完成术中的神经功能监测；合并严重呼吸系统疾病和长期大量吸烟者；枕下后颅窝入路手术需要俯卧位者；病理性肥胖，BMI > 35 kg/mm^2，合并有肥胖性低通气综合征及阻塞性睡眠呼吸暂停综合征；不能耐受长时间固定体位的，如合并脊柱炎、关节炎患者；对手术极度焦虑恐惧，手术期间不合作者；无经验的外科医师和麻醉医师。

二、唤醒麻醉方法与实施

1. 麻醉前访视与医患沟通　麻醉前一天麻醉医师进行麻醉前访视，设法解除患者的紧张焦虑情绪，恰当阐明手术目的、麻醉方式、手术体位，以及麻醉或手术中可能出现的不适等情况，针对存在的顾虑和疑问进行说明，以取得患者信任，争取麻醉中的充分合作。对过度紧张而不能自控的患者应视为唤醒麻醉的禁忌证。

2. 麻醉前准备　麻醉前对气道的评估极为重要。对于合并困难气道、上呼吸道感染、未经控制的肺病患者应视为唤醒麻醉的禁忌证。癫痫、颅内肿瘤、运动障碍病及中枢性疼痛患者，术前常已接受一系列药物治疗，麻醉前除了全面检查药物治疗的效果外，还应重点考虑某些药物与麻醉药物之间存在的相互作用。

麻醉前用药目的为解除患者的焦虑，充分镇静和产生遗忘；抑制呼吸道腺体分泌；预防术后恶心呕吐；预防术中癫痫发作等。常用药物包括苯二氮䓬类药、抗呕吐药、抗癫痫药、抗胆碱药等。

3. 手术体位摆放　唤醒麻醉手术最适宜体位为侧卧位，便于呼吸管理和术中监测。体位摆放既要充分考虑患者的舒适性和安全性，又要照顾术者手术操作的方便与舒适。头部应高于心脏平面，降低双侧颈静脉压和ICP。避免过度扭转颈部防止发生静脉回流和通气障碍，同时避免颈部关节及神经损伤。头架固定后，防止颈部肌肉过度牵拉损伤臂丛神经，同时缓解头架的压力。手术体位摆好后铺放手术单，应保证患者眼前视野开阔，减轻患者焦虑心情。

4. 头部神经阻滞与切口局部浸润麻醉

（1）头部神经支配与分布：头部伤害性知觉传入纤维主要源于三叉神经，也有发自面神经、舌咽神经和迷走神经，颈神经也参与其中。与唤醒麻醉技术有关的头部的感觉神经包括枕大神经、枕小神经、耳颞神经、眶上神经、滑车上神经和额支。

（2）头皮神经阻滞和局部浸润麻醉的药物选择：常用的局部麻醉药有利多卡因、丁哌卡因、左旋丁哌卡因以及罗哌卡因。唤醒麻醉中常用局麻药浓度、剂量与用法见表10-9。

表10-9　常用局麻药浓度、剂量与用法

局麻药	用法	浓度（%）	起效时间（min）	作用时效（min）	一次最大剂量（mg）	产生中枢神经系统症状的阈剂量（mg/kg）
利多卡因	头皮局部浸润	0.25 ~ 0.5	1.0	90 ~ 120	400	7.0
	头皮神经阻滞	1.0 ~ 1.5	10 ~ 20	120 ~ 240	400	7.0
	硬膜表面贴敷麻醉	2.0 ~ 4.0	5 ~ 10	60	400	7.0
丁哌卡因	头皮局部浸润	0.25 ~ 0.5		120 ~ 240	150	2.0
	头皮神经阻滞	0.25 ~ 0.5	15 ~ 30	360 ~ 720	200	2.0
罗哌卡因	头皮局部浸润	0.25 ~ 0.5	1 ~ 3	240 ~ 400	300	3.5
	头皮神经阻滞	0.5 ~ 1.0	2 ~ 4	240 ~ 400	300	3.5

5. 术中人工气道建立与呼吸管理

（1）人工气道建立：唤醒麻醉过程中依据手术步骤和麻醉深度可采用口咽和鼻咽通气道、带套囊的口咽通气道（cuffed oropharyngeal airway, COPA）和鼻咽通气道、喉罩通气道和气管内插管作为人工气道。

喉罩通气道适用于唤醒麻醉中建立人工通气道。食管引流型喉罩通气道通过引流管插入胃管吸引胃内的气体和胃液，可有效预防反流误吸。唤醒麻醉插入喉罩前，应进行口腔和会厌部位充分的表面麻醉（2% ~ 4% 利多卡因），丙泊酚（1 ~ 2 mg/kg）诱导，抑制咽喉反射。一般不用肌肉松弛药以避免潜在危险。

（2）唤醒麻醉期间呼吸管理：唤醒期间出现通气不足必然导致缺氧与二氧化碳蓄积，前者可增加吸入氧浓度来弥补，后者则必须加强通气管理维持足够的通气量。通气量应维持 $P_{ET}CO_2$ 35 ~ 45 mmHg 较为适宜。当麻醉中患者通气不足时，需通过人工通气道进行手法或机械通气。

双水平气道正压通气（bilevel positive airway pressure, BiPAP）本质为压力支持通气（PSV）与自主呼气状态下持续气道内正压通气（CPAP）的结合形式。PSV的特点是自主吸气时，采用设定的吸气正压辅助自主呼吸，以克服气道阻力，并协助呼吸肌在减轻负荷下做功。这种无创通气模式，可用于无气管内插管、无喉罩通气道的术中唤醒麻醉呼吸管理。

6. 清醒镇静麻醉　清醒镇静麻醉方法是早期神经外科唤醒麻醉时常用的麻醉技术之一，在切口局部浸润麻醉和/或头部神经阻滞的基础上应用镇静/镇痛药物不仅可以减轻患者的恐惧、焦虑及术中疼痛，还能消除对伤害性刺激的记忆，从而提高患者的舒适和接受程度。常用药物有咪达唑仑、丙泊酚、芬太尼、苏芬太尼。α_2受体激动药右美托咪啶（dexmedetomi-dine，DEX）具有剂量依赖性镇静、抗焦虑和止痛作用，且无呼吸抑制，还有止涎作用，可单独应用于唤醒麻醉，也可与阿片类或苯二氮䓬类药物合用。应用右美托咪啶可增加拔管期间患者的适应性，且容易唤醒，对血流动力学不稳定的患者，在快速注射右美托咪啶时应警惕引起心动过缓和低血压等。

采用清醒镇静麻醉方法在开颅和关颅阶段应充分镇痛，且达到足够的镇静深度，Ramsay 分级应在 4 级以上。术中麻醉唤醒期间 Ramsay 分级应在 2 ~ 3 级。在术中唤醒阶段使用镇静药的同时，经常与患者交流使之适应周围环境，给予充分的镇痛以及改善周围环境都可以起到减轻焦虑的作用。

7. 全凭静脉唤醒麻醉　以丙泊酚和瑞芬太尼 TCI 输注的全凭静脉麻醉是目前唤醒麻醉的主要应用方法之一。在应用 TCI 静脉麻醉时，要获得满意的麻醉效果，必须熟悉所选择药物的血药浓度 – 效应的关系，以便在临床上设置靶浓度（表 10-10）。

表 10-10　常用药物血浆浓度与临床效应之间的关系

药物	诱导麻醉	切皮	自主呼吸	清醒	镇痛或镇静
丙泊酚（μg/mL）	4 ~ 6	2 ~ 6	—	0.8 ~ 1.8	1 ~ 3
瑞芬太尼（ng/mL）	4 ~ 8	4 ~ 6	< 1 ~ 3	—	1 ~ 2
苏芬太尼（ng/mL）	1 ~ 3	1 ~ 3	< 0.2	—	0.02 ~ 0.2

丙泊酚血药浓度为 1.0 ~ 1.5 μg/mL 时，患者有良好的镇静效果。全凭静脉麻醉维持期丙泊酚血药浓度达到 3.5 ~ 5 μg/mL 时，BIS 可降到 50 左右。

瑞芬太尼输注速度与药效直接相关，由于其独特的药代动力学特点，适用于静脉持续输注。由于代谢过于迅速，停药后镇痛作用很快消失，可能造成麻醉唤醒期的患者躁动。应用瑞芬太尼也应采用头部神经阻滞和 / 或切口局部麻醉，在瑞芬太尼停药前 10 min 应用小剂量的芬太尼（1 ~ 2 μg/kg）或曲马朵（50 ~ 100 mg）。

三、术中唤醒麻醉并发症及其防治

1. 麻醉唤醒期躁动　术前良好的交流和解释工作对于消除患者焦虑和恐惧至关重要。消除不良刺激，包括唤醒期镇痛完善，避免尿潴留等。由于疼痛引起的躁动给予芬太尼 0.05 mg 或曲马朵 100 mg 效果较好。术中维持平稳，避免术中知晓，避免呼吸抑制、缺氧和二氧化碳潴留等，避免使用拮抗剂。不恰当的制动也是术后躁动的原因，适当安抚患者，放松强制制动有效。

2. 呼吸抑制　术前对唤醒麻醉患者呼吸功能障碍或合并睡眠呼吸暂停综合征患者呼吸代偿能力进行重点评估。麻醉药物抑制了缺氧和高二氧化碳的呼吸驱动。在低氧血症和二氧化碳蓄积发生时辅助和控制呼吸的实施。

3. 高血压与心动过速　唤醒过程保持麻醉唤醒期适宜的镇静水平，避免患者焦虑紧张；保持适宜的镇痛水平，避免麻醉唤醒期疼痛刺激；保持呼吸道通畅，避免镇痛药和全麻药抑制呼吸，必要时采用有效的辅助呼吸。对于麻醉唤醒过程中发生的高血压与心动过速，在加强监测和针对原因处理的同时，给予药物有效地控制血流动力学改变。

4. 癫痫的控制　术中应保持患者安静，避免刺激，保证呼吸道畅通，维持生命功能等。在术中皮层功能区定位脑皮层暴露情况下发生癫痫，可立即局部冲洗冰盐水终止癫痫发作。使用丙泊酚静脉注射亦可，但药物作用时间较短。

5. 颅内压增高　对于颅内占位及病灶周围明显水肿，颅内顺应性降低患者，应积极治疗脑水肿。麻醉中保持呼吸道通畅、通气充分，避免二氧化碳蓄积。麻醉前行腰部蛛网膜下腔穿刺，术中打开颅骨骨瓣后放脑脊液。针对脑水肿主要采用高渗性利尿药和肾上腺皮质激素等。头高位（15 ~ 30℃）利于颅内静脉回流，降低 ICP。

6. 低温与寒战　对低温的预防比对并发症的处理更为重要，应根据体温监测及时采取保温和其他相应措施。维持正常体温可使用热温毯，维持适宜的室温，静脉输入液体和术野冲洗液体适当加温。曲马朵（50 mg）在终止寒战和降低氧耗中非常有效。

总之，唤醒麻醉技术是保证神经外科手术过程中进行功能监测、准确定位病灶和功能区的必要方法。如何选择适宜的麻醉方法对提高麻醉效果、减少或预防并发症具有极其重要的作用。唤醒麻醉方法与术中管理尚需不断改进，最终保证手术最大限度切除病灶的同时尽可能保护患者脑功能的完整。

第七节　术中神经电生理监测麻醉

近年来，神经监测技术已成为神经外科术中监测神经功能状态、最大限度减少神经损伤、提高手术治疗效果的重要手段，应用各种电生理技术监测处于危险状态的神经系统功能，了解神经传递过程中电生理信号的变化，有助于手术医师及时、全面地判断麻醉状态下患者神经功能的完整性。术中神经电生理监测能够监测到神经生理的改变从而防止术后神经损伤。神经外科麻醉医师应熟知术中神经电生理监测技术，并了解术中使用的每一种麻醉药物和方法对神经生理参数的影响。

一、脑电图

脑电图（electroencephalogram，EEG）是监测脑功能最基本的方法，是将脑自发性生物电放大记录而获得的波形图，它反映了大脑皮层锥体细胞产生的突触后电位和树突电位的整合，包括原始脑电图、计算机处理后脑电图和双频谱分析。

1. 脑电图的基本组成　在人类，脑电波根据频率及波幅的不同，可分为 α 波、β 波、θ 波和 δ 波（见表 10-11），一般来讲兴奋时脑电波快而波幅小，睡眠时脑电波较慢而波幅大。

表 10-11　脑电图波形及临床意义

波形	频率	常见位置	意义
α 波	9 ~ 12 Hz 中频	枕部最明显，其次为顶部，额部最少	清醒、闭眼时可见，可被睁眼、心算或呼其姓名等所抑制
β 波	13 ~ 30 Hz 高频	额部和中央前回多见	当 α 活动因外界刺激（如睁眼）被抑制时出现，清醒状态时占优势，思考、情绪紧张、激动时变多
θ 波	4 ~ 8 Hz 低频	顶叶及颞叶多见，常见于正常小儿	见于成年人，多属病理性，为皮质趋于抑制状态的表现
δ 波	0 ~ 4 Hz 频率最低	可见于成人及儿童睡眠时	一般出现 δ 波均属异常。过度通气、睁眼及呼叫等对 δ 波无影响。波幅升高提示脑功能抑制，和深度昏迷一致（由麻醉、代谢和缺氧引起）

脑电图电极的安放方法按照国际会议建议的 10/20 系统放置 16 通道记录。术中脑电图的记录点会根据手术部位而改变，导联设置明显少于临床脑电图。术中导联的设置主要是围绕大脑前动脉、大脑中动脉的供血区域，导联多设为 8 导或 4 导，其中以 4 导脑电图记录最为简单、实用，监测范围包括了大脑半球的大部分区域。

2. 术中脑电图监测的适应证　主要适应证包括：颅内动脉瘤暂时夹闭载瘤动脉；脑血管畸形手术；CEA 术；癫痫手术中判断癫痫灶部位；心肺转流术；颅内外血管旁路手术操作。

3. 手术和麻醉对脑电图的影响

（1）脑血流和缺血缺氧对 EEG 的影响：缺血缺氧早期先为 β 波短暂活性升高，随后出现高幅低频的 θ 波和 δ 波，β 波逐渐消失，最后出现低幅的 δ 波。缺血进展期引起脑电活动抑制，偶发暴发性抑制。术中阻断血管时突然出现的 δ 波提示有脑损害的危险。缺血性脑电图发生越快，不可逆损伤可能性越大。

（2）血压对 EEG 的影响：低血压所导致的脑电图的改变通常为全脑性的，即两侧半球的脑电图均呈减慢节律，低电压变化。阻断一侧颈总或颈内动脉导致一侧供血障碍时，若对侧侧支循环血供不充分，即使血压正常，也可造成阻断一侧局部或半脑缺血。

（3）麻醉对 EEG 的影响：麻醉诱导时，β 波常变为以额部为主的广泛的阵发性高幅慢波。除氯胺酮外，多数静脉麻醉药对脑电图都呈剂量依赖性抑制，并可引起爆发性抑制。吸入麻醉药也可使脑电图呈全脑慢波状态，在吸入麻醉药物中，N_2O 对波形影响最大，应避免使用。

麻醉较浅导致患者活动或肌肉收缩会影响脑电图，需加深麻醉或使用适量肌肉松弛药。避免心电图导线和脑电图导线交叉，防止计算机把心电波形作为慢波成分计算。此外，电极导线摆动、医师挪动患者头部或将手放在患者头部、患者出汗、手术室中的电子仪器设备等都会造成脑电图出现一些伪差。

二、诱发电位

诱发电位（evoked potentials，EP）指于神经系统（包括感受器）某一特定部位给予适宜刺激，在中枢神经系统（包括周围神经系统）相应部位检出的与刺激有关的电位变化，即中枢神经系统在感受外在或内在刺激过程中产生的生物电活动。需要对多次采集的信息经过信号平均的方法，将诱发电位波从众多干扰信号中过滤、突出并记录清晰的诱发电位波形，主要包括以下几种（表10-12）：

表10-12　诱发电位的分类

感觉诱发电位（sensory evoked potentials, SEPs）

躯体感觉诱发电位（somatosensory evoked potentials, SSEPs）

脑干听觉诱发电位（brainstem auditory evoked potentials, BAEPs）

视觉诱发电位（visual evoked potentials, VEPs）

运动诱发电位（motor evoked potentials, MEPs）

经颅磁刺激运动诱发电位（transcranial magnetic rmotor evoked potentials）

经颅电刺激运动诱发电位（transcranial electrical motor evoked potentials）

脊髓诱发电位（spinal cord evoked potentials）

下行神经源性诱发电位（descending neurogenic evoked potentials）

1. 躯体感觉诱发电位　刺激外周神经，感觉冲动经脊髓上传至大脑，在整个传导通路上的不同部位放置记录电极，再经信号放大得到波形，即躯体感觉诱发电位。用来监测感觉通路的完整性，用于评价手术可能造成的中枢神经系统缺血或损伤的危险。术中常用的刺激部位和记录部位见表10-13。

表10-13　术中体感诱发电位的周围神经刺激部位及记录部位

	常用刺激部位	记录部位	记录反应的区域
上肢	正中神经，尺神经	锁骨上窝Erb´s点	刺激点－锁骨上窝的外周神经电位反应
		颈2～5椎体水平的颈部电极	颈电位
		头皮电极	中央区感觉皮质的皮质电位
下肢	胫后神经（术中常用），腓总神经	腘窝电极	胫后神经刺激的腘窝电位
		颈2～5椎体水平的颈部电极	皮质下电位
		头皮电极Cz	中央区旁中央小叶感觉皮质的皮质电位

（1）躯体感觉诱发电位的适应证：脊柱、脊髓手术（包括脊柱畸形、脊髓肿瘤、脊髓血管畸形等）；后颅窝手术；顶叶皮质区附近的手术；丘脑附近的手术；CEA术；颅内动脉瘤手术。

（2）躯体感觉诱发电位的解释及预警：按照经典的50/10法则，麻醉稳定并确立诱发电位反应基线后，如果反应波幅降低 > 50% 和 / 或潜伏期延长 > 10% 则为警报标准。

除了监测感觉神经是否受损外，躯体感觉诱发电位用在颅内外血管手术中，可反映大脑前、中动脉供血区内感觉皮质神经通路上电生理功能的改变。

引起躯体感觉诱发电位改变的影响因素很多，应综合考虑。术中监测到的变化没有绝对的界限说明神经是否已经受到损伤。此外，躯体感觉诱发电位只监测感觉通路的完整性，不能监测术中运动系统的功能。

（3）躯体感觉诱发电位的影响因素：吸入麻醉药对SEPs有抑制作用，呈剂量依赖性，在麻醉维持阶段吸入麻醉药的浓度应维持在 0 ～ 1 MAC 以下。七氟醚对SEPs的影响与其他吸入麻醉药相似。N_2O 对 SEPs 的抑制作用强于其他吸入麻醉药。当 N_2O 与其他吸入麻醉药或阿片类药物合用时这种抑制作用更明显。

静脉麻醉药对SEPs的抑制作用较吸入麻醉药弱。术中以 6 mg/（kg·h）的速度持续静脉输注丙泊酚对SEPs的抑制作用很小，此浓度是用于SEPs监测手术麻醉的最佳浓度。依托咪酯分别以 0.15 mg/kg，0.3 mg/kg 和

0.4 mg/kg 用于麻醉诱导时，显著增加 SEPs（N_2O）的波幅，给药 10 min 后仍可以观察到增高的波幅，在 SEPs 监测的麻醉诱导时推荐使用依托咪酯。氯胺酮对躯体感觉诱发电位没有抑制。

阿片类药物对 SEPs 的影响微弱，持续静脉输注的影响更小。以 0.2 ~ 0.6 μg/（kg·h）的速度输注瑞芬太尼可安全用于 SEPs 监测手术的麻醉维持。

右美托咪啶可以用于神经外科麻醉而不影响术中神经电生理监测。血浆浓度为 0.6 ng/mL 时对躯体感觉诱发电位没有明显抑制作用。

低温会延长躯体感觉诱发电位潜伏期，并且随着体温的下降，诱发电位的潜伏期也随之延长。体温每下降 1℃，外周神经传导和中枢神经传导会相应地减少 5%（0.5 ms）和 15%（1.5 ms）。

2. 脑干听觉诱发电位　通过声音刺激监测听觉通路的完整性，听觉通路起始于耳，还包括神经结构如毛细胞、螺旋神经节、第Ⅷ对脑神经、耳蜗核、上橄榄核、外侧丘系、下丘、内侧膝状体，最后到达听觉皮质。监测中一系列的"滴答"声通过放置在外耳道的传感器传导刺激听觉，从而产生脑干听觉诱发电位，由放置在头皮的电极来监测反应。

（1）脑干听觉诱发电位的适应证：听神经瘤；第Ⅴ对脑神经受压：三叉神经痛；第Ⅶ对脑神经受压：面痉挛；后颅窝手术；颞叶或顶叶皮质损伤；椎 – 基底动脉瘤。

（2）脑干听觉诱发电位的解释及预警：患者需有足够的听觉才能引发有意义的脑干听觉诱发电位，若有中耳或耳蜗病变，将不会出现波形，第Ⅷ对脑神经损伤将影响波形 I 后所有的波形。小脑萎缩常会导致波形 I 和波形 V 间的峰间潜伏期延长。短暂的改变不能预测听力丧失，但是当后面的波形都全部消失时，很有可能预示听觉通路永久性破坏。

（3）脑干听觉诱发电位的影响因素：脑干听觉诱发电位几乎不受麻醉药物的影响，肌肉松弛药对其也无影响。体温降低可造成脑干听觉诱发电位反应潜伏期和反应间期明显延长。

3. 运动诱发电位　运动诱发电位是指用电或磁刺激中枢运动神经（脑功能区或脊髓），在刺激点下方外周神经（神经源性运动诱发电位）或肌肉（肌源性运动诱发电位）记录反应电位。由于感觉诱发电位只监测感觉通路的完整性，运动诱发电位可以与感觉诱发电位互补，来监测运动传导通路的损伤。经颅刺激运动神经诱发的复合肌肉动作电位（compound muscular activity potentials，CMAPs）能够监测整个运动系统的功能，并且对脊髓缺血的敏感性也很高，因此得到了广泛的临床应用。但是由于突触传递参与到 CMAPs 的产生过程中，使得 CMAPs 对麻醉药物的抑制作用异常敏感。

（1）运动诱发电位的适应证：脊柱手术；髓内肿瘤；运动皮质附近的颅脑肿瘤；运动皮质附近的脑血管手术。

（2）运动诱发电位的解释及预警：波幅降低、潜伏期延长或运动诱发电位的刺激阈值急剧增加都暗示有神经损伤。对于经颅刺激脑皮质引发的肌源性运动诱发电位尚没有明确的警报标准线。

（3）运动诱发电位的影响因素：术前就存在肌肉病变（由于神经病变或肌病）的患者术中很难监测到运动诱发电位。小儿需很强的刺激才能引发运动诱发电位，可能由于未成熟的运动通路缺乏完全髓鞘化。

吸入麻醉药呈剂量依赖性抑制 CMAPs 的波幅，临床使用剂量可导致监测的失败。吸入麻醉药抑制运动神经元活动，即使是低浓度的吸入麻醉药（0.25 ~ 0.5 MAC）也足以抑制单个经颅刺激产生的诱发电位。

丙泊酚抑制脊髓灰质 α 运动神经元的活动，对 CMAPs 有一定的抑制作用，但是很难确定丙泊酚抑制 CMAPs 的剂量曲线。进行运动诱发电位监测时，应当使用成串刺激技术并限制丙泊酚的血浆浓度。成串刺激技术提高了丙泊酚麻醉下运动诱发电位监测的成功率。

与其他巴比妥类药物和丙泊酚相比，依托咪酯对经颅刺激诱发的 CMAPs 的抑制作用很小。持续输注依托咪酯维持麻醉可以为运动诱发电位监测提供一个良好的条件，以 10 ~ 30 μg/（kg·min）持续输注依托咪酯维持麻醉而不影响运动诱发电位监测。

氯胺酮对 MEPs 的波幅和潜伏期的影响较小，但由于可导致严重精神症状和升高颅压的缺点限制其临床应用。

阿片类药物作为运动诱发电位监测过程中的辅助麻醉药，以低剂量或持续输注时对运动诱发电位的影响很小。临床上以 0.35 μg/(kg·min) 的速度静脉输注瑞芬太尼时，CMAPs 波幅降至其基线的50%，以 0.06 μg/(kg·min) 的速度持续输注，单个刺激后的 CMAPs 也不会消失。

肌肉松弛药会导致 CMAPs 波幅大幅降低，在进行运动诱发电位监测时应尽量避免使用肌肉松弛药。在不完全肌松的条件下可进行有效的 MEPs 监测，但需要权衡外科手术肌松要求和进行有效的 CMAPs 监测对肌松的要求。需要注意的是，进行肌松监测的肌肉群应与 CMAPs 的记录点是同一肌肉群。

综上所述，麻醉药可能对诱发电位的振幅和潜伏期产生复杂的影响。吸入麻醉时，若要获得有效的信号，需将吸入浓度维持在 0.5 MAC 剂量下，以免影响信号质量（潜伏期延长和振幅降低）。吸入低浓度麻醉药时，常联合应用阿片类药物，以确保麻醉的安全性和监测的有效性。使用丙泊酚进行全凭静脉麻醉时，也可以获取非常好的信号质量。

三、肌电图

肌电图不同于其他诱发电位监测，EMG 信号不是通过故意刺激神经传导通路某一特定点而产生的，而是记录手术区域内的神经根所支配的肌肉群的自发 EMG 活动。其目的是探查手术区域内的神经根是否有损伤。当手术器械触碰到神经根时，很容易观察到其所支配肌肉的自发 EMG 活动，可提醒医师及时调整操作以免造成进一步的神经损伤。小的神经激惹会导致暂时性肌电活动，但很快会消失，强烈的神经激惹会产生持续性肌电活动。肌电图常应用于颅底手术、颈椎和腰椎的手术中。在脊柱手术中脊髓和脊神经根有损伤风险时，可把电极安放于存在神经损伤风险的肌肉上，从上、下肢记录肌电活动。

麻醉药物不干扰肌电活动的反应。但要特别注意，肌肉松弛药会阻断神经肌肉接头，使肌肉完全松弛，影响或无法记录到肌肉反应活动，因此在肌电图描记时应避免使用肌肉松弛药。此外，电凝和盐水冲洗也是其主要的影响因素。

四、脑神经监测

后颅窝的手术毗邻脑干周围，如听神经瘤切除术，神经外科医师需在脑神经周围进行操作，有极大的可能会碰触到脑神经。如前所述，BAEP 可用于监测第Ⅷ对脑神经的功能，其他几对脑神经同样需要监测。一般来说，只能监测运动神经，通过支配肌肉的反应来推测其功能的完整性，即通过产生 EMG 或通过局部电刺激诱发产生 EMG 来推测神经功能的完整性。常用的脑神经监测包括 Ⅴ、Ⅶ、Ⅸ、Ⅺ、Ⅻ对脑神经监测。

第八节　神经介入治疗麻醉

神经介入治疗就是利用血管内导管操作技术，在计算机控制的数字减影血管造影（digital subtraction angiography，DSA）的支持下，对累及神经系统血管的异常进行纠正，对所造成的神经功能和器质性损害进行诊断与治疗，从而达到治疗疾病、恢复正常功能的效果。神经介入治疗具有微创、精准度好、成功率高等优点，给很多高龄、多并发症、不能承受开颅手术打击和病变范围过广、手术切除风险过大的重症患者提供了治疗的机会，但同时对麻醉医师提出了更高的要求。

一、神经介入治疗的特殊问题

1. 神经介入治疗疾病特点　神经系统血管病大致可分为出血性血管病和闭塞性血管病两大类。前者主要包括动脉瘤、动静脉畸形（AVM）、硬脑膜动静脉瘘、海绵状血管瘤等；后者主要包括椎动脉、基底动脉狭窄，大脑中动脉、颈动脉狭窄，急性脑梗死等。此分类决定了神经介入治疗的目的，即对出血性病灶进行封堵、栓塞，而对闭塞性病变做溶栓、疏通或血管成形。

2. 神经介入治疗的并发症　神经介入手术并发症的发生快而重，其中最严重的为脑梗死和 SAH，其他的包括造影剂反应、微粒栓塞、动脉瘤穿孔、颅内出血、局部并发症、心血管并发症等。在紧急情况下首先要辨别并发症是阻塞性还是出血性，它决定不同的治疗措施。麻醉医师此刻首先要保证气道安全，其次对症处理、提供脑保护。

（1）出血性并发症：出血多见于导管、金属导丝、弹簧圈或注射造影剂所致的动脉瘤破裂或普通血管穿孔。患者可表现为平均动脉压突然增高和心率减慢，提示 ICP 升高和造影剂外溢。如果患者清醒，可能会出现意识丧失，处理措施包括：①解除病因：微小的穿孔可予以保守治疗，有时导管本身就可以用于阻塞破孔，或尽快置入更多的电解式可脱微弹簧圈以封闭裂口。②若 ICP 持续增加，需要进一步行 CT 检查，可能需要紧急行脑室穿刺术甚至开颅血肿清除术（动脉瘤夹闭术）。③立即逆转肝素的抗凝作用。④降低收缩压，减少出血。⑤通过过度通气（将 $PaCO_2$ 维持在 30 ~ 35 mmHg）、给予甘露醇 0.25 ~ 0.5 g/kg 等措施减轻脑水肿、降低 ICP。

（2）阻塞性并发症：血栓栓塞、栓塞材料、血管痉挛、低灌注、动脉剥离或静脉梗阻等均可导致颅内血管阻塞、缺血，其中痉挛性缺血多见，因脑血管具有壁薄、易痉挛的特点。

颅内血管痉挛（CVS）的原因包括术中导管、导丝等介入治疗器械对血管壁的直接物理刺激；造影剂用量过大或浓度过高或存在动脉粥样硬化、高血压、吸烟等促 CVS 的危险因素。CVS 重在预防，术前可常规使用钙通道阻断剂（如尼莫地平），术中应维持正常范围的血压和血容量以及适当的血液稀释。CVS 的处理措施包括：①应用高血压、高容量、血液稀释的 3H 方法治疗，但应警惕肺水肿、心肌缺血、电解质失衡和脑水肿等相关并发症的出现。②动脉内灌注罂粟碱具有较好的解痉效果，但其作用为短暂效应，并可能引起低血压、惊厥、瞬间 ICP 增高、瞳孔散大、呼吸暂停等不良反应，应注意。③也有报道动脉内灌注尼莫地平、尼卡地平或酚妥拉明治疗血管痉挛有效。

一旦出现阻塞，应采取以下处理措施：①提升动脉压以增加相关的血流并采取措施脑保护。②造影下可视的血栓可通过金属导丝或局部注射盐水机械碎栓。③通过微导管注射溶栓剂可治疗血栓。④血管成形术是最有效的治疗手段，2 h 内应用效果最佳。⑤肝素抗凝预防和治疗血管栓塞。⑥地塞米松治疗栓塞引起的脑水肿。

（3）造影剂性肾病：造影剂性肾病占医源性肾功能衰竭的第三位，其危险因素包括糖尿病、高剂量造影剂、液体缺乏、同时服用肾损害药物及既往肾脏病史等。已有肾功能不全的患者，应注意：①应用非离子造影剂可减少医源性肾病的发生；②液体治疗（容量的保证）是防止肾脏并发症的关键；③高风险患者建议应用 N- 乙酰半胱氨酸、输注等张的重碳酸盐碱化肾小管的液体以减轻对肾小管的损害，血管扩张剂（小剂量多巴胺，酚妥拉明）、茶碱、钙通道阻滞剂、抗氧化剂（维生素 C）等都曾尝试应用，但无确凿证据。

（4）造影剂反应：多数目前应用的非离子等渗造影剂，过敏的发生率大大降低。对于有过敏史的患者，术前应给予激素、抗组胺药预防。

（5）心血管并发症：神经介入治疗过程中，特别是颈内动脉分支处的操作，可直接刺激颈动脉窦，产生减压反射，患者可出现心率、血压显著降低，烦躁，微汗，胸闷等症状。因此，术前应建立可靠的静脉通路，积极扩容，正确使用血管活性药物，改善心脑供血，纠正心律失常；术中应操作熟练，尽量减少牵拉刺激，重要操作时密切观察循环的变化；对于频繁使用球囊扩张的，可给予阿托品；术后监护循环，防止迟发性心血管事件。

二、麻醉前评估与准备

1. 麻醉前评估　麻醉医师术前应详细询问病情，仔细观察患者，综合分析患者、疾病及手术三方面因素，适时地与手术医师沟通，最终制定出最适宜的麻醉方案。

缺血性脑血管病患者及大部分动脉瘤患者既往可能有高血压、冠心病，血管弹性差，术中循环极易波动、难控制，术前应掌握基础血压情况，仔细评估心血管贮备，尽量优化循环状况。患者日常服用降压药、硝酸酯类药物、抗心律失常药等应持续用至术前。术前应用钙通道阻滞剂以预防脑缺血。

施行这类手术的患者，术前需要进行气道检查，为术中可能会出现的紧急情况做准备。对术前存在肾功能不全的，应谨慎用药，避免进一步肾功能损害。认真评估凝血功能有助于围手术期凝血及抗凝的管理，应详细询问患者既往过敏史，尤其是否有造影剂反应及鱼精蛋白、碘及贝壳类动物过敏史。术前应明确记录已存在的神经功能不全，以利于术中、术后的神经系统功能评估。

择期手术患者的状况通常较好，而急诊患者状况往往复杂且不稳定，可能存在高血压、心肌缺血、心律失常、电解质紊乱、肺水肿、神经功能损害及相应的气道保护性反射削弱等，更应充分做好术前评估及相应处理，并在适当的监测、管理下转运至手术室以确保生命安全。此外，应特别注意饱胃患者的处理。

2. 麻醉前用药　麻醉前用药无明确的规定。可给予适量抗焦虑药；对于意识改变的患者应尽量避免镇静类药物；既往有过敏史的，可预防性应用激素和抗组胺药；对于 SAH、肥胖和胃食管反流者，应使用 H_2 受体拮抗剂以降低误吸导致的风险。

三、麻醉管理

1. 术中监测　神经介入治疗中的基本监护与手术室相同。术中应根据患者基础血压、手术步骤及病情需要来控制血压。对于颈动脉狭窄或 SAH 的患者，缺血区脑血管已丧失自身调节功能，术中控制和维持血压、预防和正确治疗低血压极为重要。应将血压控制于术前可耐受水平，发生低血压时，应停止刺激、减浅麻醉、补充液体，仍无效时宜用 α 肾上腺素受体激动药提升血压。在血管阻塞或痉挛患者，应采取控制性高血压。在 AVM 注射栓塞材料前或动脉瘤未被完全阻塞时，应降低血压以减缓供血动脉血流，治疗原发性或反应性高血压以防止再出血或脑水肿。

术中维持轻度呼吸性碱中毒（$PaCO_2$，30 ~ 34 mmHg）利于降低 ICP，还可通过收缩血管，使造影剂流入动脉边缘而提高血管造影质量。高 $PaCO_2$ 在局部脑缺血时可引起脑内窃血，还可增加交感神经活性及心律失常的发生率，并破坏冠心病患者的心肌氧供需平衡，应避免。可在鼻导管的采样口进行 $PECO_2$ 监测。脉搏氧饱和度探头夹在患者的趾端以观察是否有股动脉栓塞或远端梗死。

对于预计术中有较大循环波动或术中需要实施控制性降压、控制性高血压的患者应监测直接动脉压。穿刺困难时可从股动脉导管鞘的侧腔进行监测。对于心肺功能很差、术中循环极不平稳、需要药物控制血压等的特殊患者，可监测 CVP。

术中的造影剂、冲洗液及利尿剂（如：甘露醇、呋塞米）都起到利尿的作用，应监测尿量并严格管理液体。除术中密切观察患者意识状态、语言功能、运动功能及瞳孔变化外，可依需要监测脑电图、体感诱发电位、运动诱发电位等协助了解神经功能。对 SAH 已行脑室穿刺引流的患者，可监测 ICP。

2. 麻醉管理　监护下麻醉和全身麻醉是神经介入治疗中应用较多的麻醉方法，具体选择有赖于患者状况、手术需要及麻醉医师习惯等因素。

（1）监护下麻醉（monitorcd anesthesia care，MAC）：由于介入手术微创、刺激较小，MAC 曾被广泛使用，这种麻醉方法所要达到的目标是：镇静、镇痛、解除不适；保持不动；苏醒迅速。注入造影剂时可能会有脑血管烧灼感及头痛，并且长时间固定的体位也会使患者感到不适。其优点在于：①术中可以全面、有效地监测神经功能状态；②对生命体征影响小，尤其适用于伴有严重系统性疾病不能承受全麻打击的患者；③避免了气管插管、拔管带来的循环波动；④使患者处于轻度镇静，减少紧张、焦虑，减轻应激反应。MAC 的缺点在于缺乏气道保护，不恰当运用可有误吸、缺氧、高碳酸血症的潜在危险；长时间的手术令患者紧张不适，无法避免突然的体动，一般不适用于小儿及丧失合作能力的患者；会延迟术中紧急情况的处理。在应用 MAC 时应注意：①对术中可能发生脑血管破裂、血栓形成、血管阻塞及心律失常等紧急情况的，应随时做好建立人工气道、循环支持的准备；②术中合理运用口咽或鼻咽通气道，密切观察、防止呼吸抑制或气道梗阻；③术中监测应视同全麻；④股动脉穿刺置管及可解离式弹簧圈解离时都会有一定的头痛、疼痛、发热等不适感；⑤应常规导尿以防止膀胱充盈，影响镇静效果。

采用哪种镇静方法，可以根据术者的经验及麻醉管理目标而定。几乎所有的镇静方式均会导致上呼吸道梗阻。由于给予抗凝治疗，在放置鼻咽通气道时可能导致出血不止，应避免使用。

应用 MAC 时选择短效麻醉药物（如瑞芬太尼、咪达唑仑、丙泊酚）使麻醉深度易于掌控，利于术中神经状况评估。药物可单独或组合应用，单次给予或持续输注均可。咪达唑仑复合阿片类药物、丙泊酚复合阿片类药物等为临床上常用的复合给药方式。应用阿片类药物出现恶心呕吐时可给予抗呕吐药物。

右美托咪啶是选择性 α_2 受体激动剂，具有抗焦虑、镇静及镇痛的作用，最主要的优点是镇静而不抑制呼吸。但是该药对脑灌注的影响尚不明确，患者易发生苏醒期低血压。大部分介入治疗的患者存在脑侧支循环，并需保证足够的侧支灌注压。因此，任何致血压降低的方法均需慎重应用。

（2）全身麻醉：麻醉诱导应力求平稳、气管插管操作轻柔、避免循环波动，术中保证患者制动并控制 ICP、脑灌注压，维持生命体征及液体容量于最适合的状态，术后拔管和复苏尽可能快速、平稳。

全身麻醉具有以下优势：①能保证气道安全并改善氧合，控制通气可加强对 $PaCO_2$ 及 ICP 的控制。②全麻状态有利于对患者进行循环控制（包括控制性降压、控制性高血压）和脑保护。③发生严重并发症时，已建立的安全气道能为抢救和及时处理并发症赢得更多主动。④使用肌肉松弛药可确保患者制动，提高了重要步骤的操作安全性。⑤对于手术时间长、术中操作困难、儿童、不能合作及需要控制运动甚至暂时性呼吸停止以提高摄片质量的患者特别适用。全麻因优点众多，越来越受到麻醉医师和神经介入医师的推崇，逐渐占据主导地位。

应注意全身麻醉期间气管插管、拔管引起的循环波动会导致心肌耗氧量增加，打破氧供需平衡；高血压、呛咳、屏气等最终会升高 ICP，循环的波动和随之而来的跨壁压增加会直接导致动脉瘤破裂；外科医师术中不能随时评估神经功能。

全麻下气管内插管虽然利于呼吸管理，但插管、拔管操作可造成强烈的应激反应。用双腔喉罩避免了喉镜对会厌声门感受器、舌根和颈部肌肉深部感受器及气管导管对气管黏膜的机械性刺激，同时明显减少呛咳、应激及心血管反应，减少动脉瘤的破裂的风险，加之神经介入手术刺激小，术中可减少麻醉药用量，从而缩短患者苏醒时间，有利于术后早期神经功能评估。应用喉罩时应注意破裂的动脉瘤术中再次破裂的风险较大，喉罩不能防止误吸，应禁用于饱食患者；应谨慎用于慢性阻塞性肺疾病的患者。

用药原则应选择起效快、半衰期短、无残余作用、无神经毒性、无兴奋及术后神经症状，不增加 ICP 和脑代谢，不影响血脑屏障功能、CBF 及其对 CO_2 反应性的药物。目前的多数麻醉药，如丙泊酚、地氟烷、七氟烷，均为短效，诱导和恢复迅速，对循环影响较小，术中可快速、平稳地调整麻醉深度。介入手术有创伤小、并发症少、术后恢复快、疼痛轻、疼痛时间短且无须术后镇痛等特点，采用全凭静脉麻醉丙泊酚复合瑞芬太尼为目前首选方案。丙泊酚和瑞芬太尼起效快、半衰期短，术中复合应用可随时调整麻醉深度，可控性强，术后苏醒迅速彻底，无迟发性呼吸抑制。靶控输注（TCI）的方法可将血浆或效应室的药物浓度维持在恒定水平，具有起效快、药物浓度维持稳定、可控性好的特点，有利于麻醉深度的稳定。

3. 术中管理的特殊要求

（1）控制性高血压：大脑具有高代谢、低储备的特点。慢性缺血患者依靠逐步建立侧支循环改善血流，而急性动脉阻塞或血管痉挛时，增加循环血量的唯一有效方法便是通过提高血压，从而提高灌注压。但升压前应权衡提高缺血区灌注之利与缺血区发生出血之弊。血压升高的幅度取决于患者全身状况及疾病情况，一般可将血压升至基础血压基线以上 20% ~ 30%，或尝试升至神经系统缺血症状得到解决，应在升压同时严密监测生命体征。全麻时可通过适当减浅麻醉同时使用升压药的方法提升血压。通常首选去氧肾上腺素，首剂量 1 $\mu g/kg$，而后缓慢静脉滴注，并依据血压调节用药量。对于心率较慢或其他条件限制使用去氧肾上腺素的，可选择多巴胺持续输注。提高灌注压与缺血部位出血需要慎重权衡，但是在大多数情况下升压对急性脑缺血是有保护作用的。

（2）控制性降压：术中及时、准确地根据需要调控血压，使颅内血流动力学达到最优化，将大大有利于手术操作、降低并发症发生率。较大 AVM、动脉瘤栓塞术中或大动脉闭塞性试验时采用控制性降压以增加栓塞的准确性、降低破裂发生率或检测脑血管贮备，为永久性球囊栓塞做准备。控制性降压可用于对颈动脉闭塞的患者行脑血管容量测试以及闭合动静脉畸形的滋养动脉前减慢血流速度。选择合适的降压药可以安全快速地达到理想血压水平并能够维持患者的生理状态。可根据医师的经验、患者的情况进行选择用药。

在采用控制性降压时应注意：①降压的幅度不宜过大，速度不宜过快。MAP 低于 50 mmHg，脑血管

对 $PaCO_2$ 的反应性消失，而 MAP 降低大于 40% 时，脑血管的自身调节作用消失。对于术前合并动脉硬化、心脑血管疾病的患者，降压幅度应比对基础血压并考虑到患者的承受能力。②降压效果应恰出现在栓塞材料脱离时。③清醒患者的降压过程会比较困难，血压的突然下降会让患者感觉不适、恶心、呕吐、难以忍受，以至被迫中断手术。因此，降压过程应更缓慢，并在实施降压前确保充分氧合，预防性给予抗恶心呕吐药。清醒患者高度的紧张和焦虑会增高体内儿茶酚胺含量，加之无全麻药额外的降压作用，需要加大降压药的剂量。

用于控制性降压的药物应能快速、安全地将血压降至适合的预定目标且药效能快速消失。药物的选择取决于麻醉方式、患者全身状况及血压所需要降低的程度。常用药物包括硝酸甘油、艾司洛尔、拉贝洛尔。

（3）术中并发症：麻醉医师在术前应综合考虑各方面因素并做好术中急救准备。发生紧急情况时，麻醉医师的首要任务是维持气体交换，即保持气道通畅，同时应判断是否出现出血或栓塞等并发症，其次应与外科医师及时沟通、商讨措施并协作处理，必要时及时寻求上级医师帮助。

如并发症出现于手术刚结束时，可能需要进一步做 CT、MRI 等检查。基于对检查的需要和患者并发症的考虑，无论是全麻还是监护下麻醉，应继续维持麻醉，同时应全面考虑手术室外麻醉所强调的各项内容。

出现血管栓塞时，不论是否直接溶栓均需要通过升压来增加末梢灌注。出血时，应立即停用肝素，并用鱼精蛋白进行拮抗。每 1 mg 鱼精蛋白用来拮抗 100 U 的肝素，通过测定 ACT 来调整用量。在应用鱼精蛋白时的主要并发症有低血压、过敏反应和肺动脉高压。若应用新型的长效直接凝血酶抑制剂如比伐卢定，需要新的拮抗方法。

清醒患者在致命性大出血前往往会诉头痛、恶心呕吐及动脉穿破部位的血管疼痛。颅内出血常不会导致意识的迅速消失。造影剂、短暂性局部缺血及癫痫发作后状态均可导致癫痫发作。麻醉状态下或昏迷的患者，若突然出现心动过缓、血压升高（Cushing 反应）或术者发现造影剂外渗则说明有出血。血管造影术可以发现大部分的血管破裂。手术医师可以填塞破裂的动脉并停止手术，并应紧急行脑室引流。

四、术后管理

手术结束后应尽快复苏、尽早拔管。应避免复苏过程中的任何应激、躁动、呛咳和恶心。术后患者应送入监护室以监测血压及神经功能。术中及术后均应控制血压。出现并发症后首先应进行 CT 等影像学检查，在运送及进行影像学检查时均应进行监护。

血压的监控仍很重要，对于颅内高血流病变实施栓塞治疗的，术后 24 h 应将 MAP 维持在低于术前基础值 15%~20% 的水平，以防止脑水肿、出血或过度灌注综合征；而对有阻塞或血管痉挛性并发症的则建议将 MAP 维持在高于正常值 20%~30% 的水平以维持脑灌注压。对长期低血压或缺血的血管再灌注时，往往会引起颅内出血或脑水肿。血管成形术及 CEA 术颅内出血或脑水肿的发生率约为 5%，AVM 或 DAVF 栓塞术的发生率较低，与脑内高灌注及术后血压不易控制有关。由于术中应用的高渗性造影剂有大量利尿的作用，术后维持液体容量很重要。需要仔细观察穿刺点，及时发现血肿。术后的恶心呕吐发生率高可能与术中应用造影剂和麻醉剂有关，可以给予氟哌利多、恩丹西酮等处理。

第十一章 骨科手术麻醉

骨科手术范围包括四肢、脊柱、骨关节、肌肉等位置，手术的目的主要是解除疼痛、恢复和改善运动器官的功能，提高生活质量。

第一节 麻醉和手术的要求

一、骨科手术的麻醉特点

（一）骨科手术可见于任何年龄

小儿常见先天性疾病；随着生活质量的不断提高，骨关节病、骨折的老年人越来越多，老年患者手术前常有卧床史，易发生肺部感染、深静脉血栓形成等并发症，且患者常常合并有严重的关节炎导致活动受限，由此可能掩盖其他疾患所致的运动耐量减少，评估心血管功能状态可能比较困难。因此，拟行大型手术且伴有严重心血管系统疾病的患者需要有心内科医生的会诊。

（二）骨科手术常需要特殊的体位

1. 骨科手术需要俯卧位时　胸廓受压可造成通气障碍，腹压升高致静脉回流受阻，迫使静脉血逆流到脊椎静脉丛，导致硬膜外静脉充血，加重术中出血，增大了止血难度。因此俯卧位时，应取锁骨和髂骨作为支点，尽量使胸廓与手术台保持空隙，妥善保护眼球及生殖器。

2. 全麻辅助呼吸、控制呼吸时　压力不宜过大，以免增加胸腔内压影响静脉回心血量而引起低血压。关节突起部还可能压迫外周神经引起神经麻痹，应加以预防。全麻下变动体位时，要注意气管导管有无滑脱、变位或扭曲，更要注意血流动力变化，防止心搏骤停意外。

（三）警惕脂肪栓塞及肺栓塞

1. 骨科手术麻醉期间　应特别注意脂肪栓塞、肺栓塞等可能发生的严重并发症。长管状骨骨折和严重创伤的患者中脂肪栓塞的发生率为 1% ~ 5%，骨盆粉碎性骨折者的发生率可高达 5% ~ 10%，但小儿少见。

2. 脂肪栓塞

（1）可发生在骨折 12 h 以后及术中，也可在术后数天发生。主要临床表现为呼吸和中枢神经功能障碍，如呼吸困难、急促。多数患者会出现原因不明的低氧血症、意识不清、神志障碍直至昏迷。

（2）主要病理改变是毛细血管内皮细胞破坏使毛细血管渗透性增加，脂肪从骨髓释放后侵及肺和脑血管，使血浆中游离脂肪酸增加。游离脂肪酸以对肺泡 II 型细胞有毒性作用，释放血管活性物质如组胺、5- 羟色胺，使肺毛细血管内膜破坏，肺间质水肿出血导致低氧血症。

（3）缺氧和脑水肿可出现中枢神经系统症状。严重创伤或长骨骨折后的患者出现原因不明的低氧血症、心动过速、发热应考虑到脂肪栓塞的可能。治疗主要是防治低氧血症，保持循环功能稳定。呼吸机辅助呼吸、高压氧疗法、维持体液及离子平衡对其起着重要作用。

3. 肺栓塞

（1）主要发生在全关节置换术后，发生率高达 3.5%。血栓主要来自下肢深静脉，多于术后发生，偶有麻醉期间发生。下肢骨折后因活动受限致静脉血瘀滞，深静脉炎及创伤后的应激反应引起血液高凝状态，易形成静脉血栓。

（2）临床表现为剧烈胸痛、咳嗽、发热。有的表现为血压和心率的突然改变，甚至突然死亡。动脉血气检查常有低氧血症，进而出现低 CO_2 血症，心电图表现为右心扩大、房颤心律。治疗主要是气管内插管辅助呼吸、氧疗法，应用正性肌力药物改善心功能。

（四）控制出血

1. 骨手术　创面渗血较多，且又不易止血，失血量可达数千毫升以上，时间愈长出血愈多，如椎体切除术失血量可在 5 000 ~ 6 000 mL，脊索瘤手术失血量最多可达 10 000 mL，因此术前对此应有充分的准备，准备充足的血源。

2. 四肢手术时　常使用止血带以求得术野无血，目前常用气囊充气止血带。

（1）应用止血带时细胞易发生缺氧、酸中毒，漏出性水肿。

（2）放松止血带可出现一过性酸中毒，循环失代偿。

（3）上肢止血带应放在中上 1/3 处，充气时间不应超过 1 h。

（4）下肢止血带应放在尽量靠近腹股沟部位，充气时间不应超过 1.5 h，若持续超过 2 h 可引起神经麻痹，因此上肢每 1 h、下肢每 1.5 h 应松开止血带 10 ~ 15 min，需要时可再充气，以免引起神经并发症。

（5）另外，驱血时血压上升，而松开止血带时由于驱血肢体血管床突然扩大及无氧代谢产物经静脉回流到心脏，抑制心肌收缩可出现血压下降，称"止血带休克"。此时应立即抬高肢体，静脉注射缩血管药，待血压平稳后再缓慢松开止血带。还应注意缺血缺氧后再灌注诱发血栓素 A2（thromboxaneA2，TXA2）释放对肺的损害。

3. 脊柱手术　为减少出血可行控制性低血压，对于那些出血量极大而非恶性肿瘤的手术，可利用红细胞回收器进行自体血回收，经处理后将洗涤红细胞输回。

4. 手术过程中　至少开放两条以上的静脉通路，术中连续监测动脉血压、中心静脉压和尿量以指导输血输液。

（五）骨黏合剂反应

骨黏合剂置入后，约 0% 的患者出现血压明显降低甚至心搏骤停，这与液态或气态单体吸收有关。单体有扩张血管和抑制心肌的作用。另一原因当假体置入时，因压力过大，使髓内脂肪、骨髓等进入血液而引起肺栓塞。临床表现为严重心血管反应、低血压、呼吸窘迫、低氧血症。治疗方面主要有吸氧、人工通气、补充血容量及血管活性药物等对症措施。

二、麻醉选择

选择麻醉方法应根据手术部位、体位、时间长短、患者的状态、麻醉医师的技术水平、设备条件及外科医师或患者的特殊要求等，选择最熟练、最可靠的麻醉方法。

1. 脊柱手术　常取俯卧位、侧卧位及头低位。

（1）腰椎间盘摘除术、腰椎管狭窄减压术可用硬膜外麻醉。

（2）颈椎、胸椎手术都是在全麻下进行，颈椎骨折或脱位患者在意识清醒状态下，由于颈部肌肉痉挛强直的支持，病情比较稳定，一旦全麻诱导使意识消失或使用肌松药失去颈部肌肉支持或移动体位，或使头后仰皆可因颈椎变位压迫脊髓而损伤延髓引起呼吸肌麻痹，甚至突然死亡。因此，宜采用局部黏膜表面麻醉，严禁头后仰情况下清醒气管插管。插管途径可经鼻或经口盲探插管，气管插管困难时，纤维喉镜可以发挥独特的作用。

（3）颈椎关节强直者气管插管也可参照上述方法，但可用镇静药使意识消失，以减少患者的紧张和痛苦，同时应注意舌后坠可使气道梗阻。有些手术因呼吸管理困难，如俯卧位手术、呼吸道异常等也应在气管内全麻下进行。

（4）减少术中出血，可行控制性降压或血液稀释。

2. 上肢手术常选用臂丛神经阻滞　下肢选用连续硬膜外麻醉或蛛网膜下腔阻滞，药物往往选用0.5%丁哌卡因或0.75%罗哌卡因。仅少数肩关节等手术或小儿不能配合者选用全身麻醉，其中髋关节置换术的患者多数合并类风湿关节炎、髋关节强直或肌骨头坏死等疾病，因长期卧床，营养极差。

（1）老年人多有脊柱骨质增生和韧带钙化，硬膜外穿刺困难时可改用全身麻醉。

（2）闭合性复位手术，如关节脱臼或长管状骨闭合性骨折常做手法复位，有时在X线下进行，手术时间短暂，但要求无痛和良好的肌松。成人可用异丙酚2 mg/kg复合芬太尼50 μg缓慢静脉注射，既能使患者意识消失，又能保持自主呼吸，但要严防注射速度过快而引起呼吸抑制或停止，一旦出现应立即面罩加压供氧。术前应按全麻准备。肩关节复位也可用肌间沟法臂丛麻醉。

（3）小儿可用氯胺酮4～10 mg/kg肌内注射或2 mg/kg静脉注入，使病儿意识消失又具止痛作用，术前应按全麻准备，术中注意保持气道通畅。开放性整复手术一般只需中度的肌松即可，上肢整复时对肌肉松弛的要求没有下肢整复时严格，骨髓炎及其他骨科手术时则很少需肌肉松弛。

3. 脊髓损伤或压迫致截瘫或神经干损伤引起肌肉麻痹者　全麻诱导应禁用琥珀胆碱，以免引起侧肢瘫痪。另外，失用性肌肉萎缩的患者用琥珀胆碱时血高钾血症而造成心律失常，甚至心搏骤停而死亡。血钾上升虽不如前者明显，但还是选用非去极化肌经测定麻痹侧静脉血中钾离子浓度明显高于正常松药为佳。

第二节　术前病情估计

一、插管条件

1. 脊柱骨折、炎症或肿瘤压迫常合并截瘫、颈髓损伤　可引起呼吸肌麻痹而仅存膈肌呼吸。颈椎骨折或脱位严禁头后仰，造成气管插管非常困难。脊柱前曲或侧屈畸形可致胸廓发育畸形，限制肺脏运动使通气功能障碍，严重者可有肺动脉高压，有的病例还合并有其他部位的畸形给麻醉带来困难。

2. 全身类风湿关节炎脊柱强直　头不能后仰，下颌关节受侵而开口受限，造成气管插管困难。

二、特殊服药史

术前长期服用肾上腺皮质激素有消炎、消肿、止痛和改善功能的作用，但可导致肾上腺皮质功能减退或衰竭，术中易出现原因不明的休克虚脱、苏醒延迟或呼吸抑制延长等表现，围手术期应再静脉注入氢化可的松或地塞米松等，防止低血压发生。术前接受过抗凝治疗者，应注意凝血机制方面的改变。

三、并发症

1. 长期卧床者　常合并营养不良，心肺代偿功能减退，末梢循环状态较差，常合并坠积性肺炎改变。

2. 高龄者长期卧床　因血液浓缩及血流缓慢可引起下肢静脉深静脉血栓形成，活动或输液时血栓脱落栓塞肺动脉可引起致命后果。

3. 脊柱结核患者　常合并肺结核，身体明显衰弱。截瘫患者瘫痪部位血管舒缩功能障碍，变动体位时可出现直立性低血压，应注意防治。

4. 老年和小儿患者　应注意老人是否合并动脉硬化性心脏病、高血压症或糖尿病等，小儿有无先天心脏病等畸形，熟悉老年人和小儿麻醉特点，做好术前准备。

第三节　骨科特殊手术的麻醉

一、颈椎手术的麻醉

1. 颈椎间盘突出症　常见于中年人，以神经根型最常见，其次为脊髓型。手术分前路、后路两种，以前路为主，当前路手术尚不足以解压时需加做后路手术。

2. 颈前路手术　主要麻醉方法为颈神经浅丛阻滞麻醉，常用0.375%的丁哌卡因或罗哌卡因，后者安全性大。术前应进行气管、食管推移训练。高位颈前路手术常选用气管内全身麻醉、仰卧甲状腺体位，插管时切勿使颈部向后方过伸，以防引起脊髓过伸性损伤。

为方便术野手术时需将气管、食管等拉向对侧，反复牵拉易引起气管黏膜、喉头水肿，等拔管后出现即时的或迟发的呼吸困难，此时因椎间植骨颈部制动而插管困难，严重者可危及生命。因此，可暂缓拔管，待度过喉水肿的高峰期后再拔管以确保安全。术中要注意监测血压、中心静脉压及尿量，及时补充血容量。

二、脊柱侧弯畸形手术的麻醉

脊柱畸形的矫形术是利用矫正杠撑开矫正侧弯。脊柱畸形患者因脊柱变形使胸廓、肺发育活动受限及胸肺顺应性降低，大部分患者表现为限制性通气功能障碍，也可有混合性通气功能障碍，麻醉及术中需注意监测及处理。

（一）术中脊髓功能的监测和麻醉

1. 该手术治疗中最严重的并发症为截瘫　原因可能是手术直接损伤或过度牵张脊髓。为了尽早发现手术对脊髓的损害，应对脊髓功能进行监测。

（1）躯体感觉皮质诱发电位（somatosensory cortical evoked potential，SCEP）：要求特殊的设备技术且影响因素较多，如低血压、低体温、麻醉药等。

（2）唤醒试验：简便易行常用于临床，但它只是对脊髓前索的运动功能提供参考，而不能测试脊髓后索的感觉功能，并不适用于有严重心理问题或精神迟缓的患者，最理想的监测技术是对运动皮质的电磁刺激法。

2. 手术多采用俯卧位　切口长、范围广、手术时间长，气管内插管全麻常用。必须保证术中唤醒试验顺利进行，麻醉不宜太深，一般认为氧化亚氮-氧-麻醉性镇痛药-中短效肌松药复合麻醉较适用，尽量少用吸入麻醉药。亦可用浅全身麻醉配合硬膜外麻醉，可以减少全麻药物的用量，保证患者不痛，患者安静。

（二）控制性低血压的应用

脊柱畸形矫正手术切口长，取髂骨融合剥离脊椎可达10个椎体以上，创伤大而出血多，为减少出血可行控制性低血压。在保证补足容量的情况下可将平均动脉压控制在8 kPa左右，值得注意的是，有人从SCEP观察到脊髓功能对动脉血压变化非常敏感，在脊柱畸形矫正同时存在低血压能加重局部缺血，影响神经功能。因此降压应在脊柱侧弯矫正前停止，使血压维持至术前水平或稍高，以防脊髓缺血。

（三）呼吸功能的维持

脊柱畸形可使胸廓、肺发育、活动受限，胸肺顺应性降低，加之俯卧位、垫枕等因素使通气功能进一步恶化，所以术中应保证通气量充足，避免发生缺氧及二氧化碳蓄积，更为重要的是在手术结束后还要注意保持足够的通气量，防止因残余麻醉药物的影响使通气功能降低。

三、椎体切除术的麻醉

（1）因肿瘤、骨折或退行性变使椎管容积变小，造成脊髓或马尾神经受压，出现程度不同的神经功能障碍等症状，严重者可出现截瘫，手术治疗需要切除椎体。

（2）手术常取侧卧头高位或俯卧位，对呼吸、循环影响很大。

（3）经胸行椎体切除，选用气管内全麻，术中注意心肺功能，手术创伤大、失血多，切除椎体时不能完全控制椎体松质骨出血，尤其是椎管前静脉丛及切除椎体后壁时静脉窦破口的出血更难以控制，这时可行控制性降压减少出血，同时使用血液回收机，补足血容量。胸段椎体切除也可通过胸腔镜完成手术，此时要求双腔气管插管，术中单肺通气。

（4）要注意切除椎体时发生的神经反射，如窦神经等，有时会引起严重的低血压甚至心搏骤停，应提高警惕。

四、全髋关节置换术的麻醉

1. 主要对象为老年人　术前常合并高血压、冠心病、肺心病、慢支等老年性疾患,对于手术及各种麻醉的耐受性均明显降低,全麻易发生呼吸系统并发症,故硬膜外麻醉列为首选。以腰2～3或腰3～4间隙穿刺,在老年人局麻药要小剂量分次注射。对无法进行硬膜外穿刺并且肺功能差的患者选择全麻。术中应严格控制麻醉平面,及早扩容。

2. 术中使用骨水泥对血流动力学影响甚大　可出现严重的低血压甚至心搏骤停,所在应注意以下几点:

(1)将骨水泥充分混匀,凝成"面团"时置入以减少单体或其他附加成分的吸收。

(2)髓腔应扩大到假体能用手加压插入,避免猛力捶击。

(3)置入骨水泥前要补足血容量,必要时可在中心静脉压和心功能监测下超量补充。

(4)填入骨水泥前吸入高浓度氧,以提高吸入气的氧分压。

(5)维持麻醉平稳,要保持循环、呼吸系统相对稳定。该手术失血量很大,尤其当修整髋臼、扩大髓腔时出血速度较快、失血量较大,应注意及时给予补充。

(6)对行较长时间的手术、有明确前列腺疾病史或行术后硬膜外镇痛的患者应置入尿管。

五、股骨颈骨折的麻醉

1. 多发生在老年人　手术治疗复位内固定有利于早期活动,避免了因长期卧床而引起的并发症,如肺部感染、血栓形成等。硬膜外麻醉可改善下肢血流,阻断因创伤引起的应激反应而改善血液高凝状态,从而减少深静脉血栓的发生率。老年人各项生理功能均减退,心血管和呼吸的储备功能降低,全麻后易发生低氧血症,肺部的并发症也多,故不为首选。

2. 术中将阻滞平面控制在T10以下　保持通气充足,避免低氧血症。由于创伤引起的应激反应可使血液的流变性改变引起高凝状态,所以必要时应监测血细胞比容,进行适当的血液稀释,降低血液黏稠度,防止形成血栓。

六、关节镜手术的麻醉

关节镜手术需无痛和良好的肌松,这样便于下肢内收、外展、屈曲等位置变换,腰段连续硬膜外麻醉联合腰麻(腰2～3)能充分阻滞腰骶神经、肌肉松弛使关节腔开大,利于窥测关节病变和手术操作。

七、四肢显微外科手术的麻醉

这类手术一般时间较长、操作精细,要求麻醉平稳、镇痛完善;同时应注意复合伤的发展和处理;手术中常用抗凝药。对于此类手术,一般应注意以下几点。

(1)上肢手术可选连续臂丛麻醉,下肢可用连续硬膜外麻醉。对于有复合伤者或不能合作者,应选全麻。

(2)手术中应避免低血压,适度血液稀释。

(3)尽量避免使用缩血管药,避免低体温,以免血管痉挛,影响肢体恢复。

第十二章　妇产科手术麻醉

第一节　妇科腹腔镜手术麻醉

一、麻醉前准备

（一）麻醉前访视

麻醉医师应该在麻醉前 1～2 d 访视患者，全面了解患者一般状态、既往史、现病史及疾病治疗过程，与妇科医师充分沟通，了解手术具体方案，评估麻醉中可能出现的问题，制定合适的麻醉方案。

1. 详细了解病史，认真实施体格检查　询问患者既往是否有心脏病史、高血压病史、血液系统病史、呼吸系统病史、外伤史、手术史、长期用药史以及药物过敏史等；进行全面的体格检查，重点检查与麻醉相关的事项，如心肺功能、气道解剖和生理状况等。

2. 查阅实验室检查及辅助检查结果　血、尿、便常规，胸透或胸片、心电图；血清生化、肝功能检查；年龄大于 60 岁者或有慢性心肺疾病者应常规做动脉血气分析、肺功能检查、屏气时间等。查阅相关专科检查结果，了解患者病情。

3. 与患者和术者充分沟通　使患者了解手术目的、手术操作基本过程、手术难度及手术所需要的时间等情况，根据患者病情向术者提出术前准备的建议，例如是否需要进一步实施特殊检查，是否需要采取措施对患者血压、血糖及电解质等基础状态进行调整等。

4. 对患者做出评价　在全面了解患者病情的基础上评价患者 ASA 分级，评估心功能分级和气道 Mallampati 分级，制定合适的麻醉方案，向患者交代麻醉相关事项，让患者签署麻醉知情同意书。

（二）患者准备

1. 患者心理准备　通过向患者介绍麻醉方法、效果和术后镇痛等情况，尽量消除患者对手术造成痛苦的恐惧、焦虑心理，充分了解患者的要求与意见，取得患者的充分信任，使患者得到充分的放松和休息，减少紧张导致的应激反应。

2. 胃肠道准备　术前访视患者应告知患者术前禁食水时间，以防患者因不知情而影响麻醉。一般情况下，妇科医师会给患者使用缓泻剂以清理胃肠道，防止手术中胀大的肠管影响术野清晰，妨碍手术操作。

（三）麻醉器械、物品准备

1. 麻醉机　麻醉前常规检测麻醉机是否可以正常工作，包括检查呼吸环路是否漏气，气源是否接装正确，气体流量表是否灵活准确，是否需要更换 CO_2 吸收剂等。

2. 监护仪　检查监护仪是否可以正常工作，通常要监测血压、心电图、脉搏氧饱和度、呼气末 CO_2 浓度、体温等。

3. 麻醉器具　检查负压吸引设备是否工作正常，检查急救器械和药品是否齐备。在麻醉诱导前准备好麻醉喉镜、气管导管、气管导管衔接管、牙垫、导管管芯、吸痰管、注射器、口咽通气道、吸引器、喉罩等器械物品，并检查所有器械物品工作正常。

二、妇科腹腔镜手术麻醉选择

麻醉医师应当在选择麻醉方式的一般原则的基础上，根据腹腔镜手术的特点、患者体质的基本状态、麻醉设备情况、麻醉医生的技术和临床经验来决定实施麻醉的方案。

（一）人工气腹腹腔镜手术麻醉方法选择

1. 全身麻醉　虽然腹腔镜手术对局部的损伤小，但是如前所述人工气腹腹腔镜手术过程中对患者的呼吸循环功能影响较大，因此应该选择全身麻醉实施手术。这样就利于术中患者气道管理，调节合适的麻醉深度，控制不良刺激引起的有害反射，有利于保证适当的麻醉深度和维持有效的通气，又可避免膈肌运动，利于手术操作，在监测 PETCO2 下可随时保持通气量在正常范围。全身麻醉期间宜应用喉罩或者气管插管进行气道管理，时间短小、术中体位变化不大、采用低压人工气腹技术时，可以在应用喉罩通气道的情况下安全实施手术；而由于气管插管全身麻醉是最确切、安全的气道管理技术，因此目前临床上大多数人工气腹腹腔镜手术都是采用这种气道管理方式，尤其是手术时间长、术中体位变动大的情况更是应该实施气管插管。

2. 椎管内麻醉　椎管内麻醉镇痛确切、肌松效果良好，可以基本满足腹腔镜手术的麻醉镇痛需要，但是 CO_2 人工气腹升高的 IAP、手术操作牵拉腹膜、CO_2 刺激等均可导致迷走神经反射性增强；CO_2 人工气腹期间导致的高碳酸血症也使心肌迷走神经反射增强；椎管内麻醉阻滞部分交感神经，导致副交感神经相对亢进；椎管内麻醉不能满足手术过程中所有的需要，患者舒适度差，可以辅助静脉镇静 – 镇痛剂，使用不当则会影响到呼吸、循环系统的稳定。上述这些因素都可导致患者术中出现腰背、肩部不适，甚至虚脱、恶心呕吐等症状，使手术无法继续进行，而且这些因素也是麻醉过程中发生不良事件的潜在风险，麻醉管理起来相当困难，因此目前已基本不选择椎管内麻醉实施人工气腹腹腔镜手术。诊断性检查，或短小手术，可考虑选择椎管内麻醉。

（二）免气腹腹腔镜手术麻醉方法选择

1. 局麻　如前所述，时间短小的免气腹腹腔镜检查术是采用局麻的适应证。

2. 椎管内麻醉　由于免气腹腹腔镜手术没有人工气腹操作导致一系列的生理学改变，但是要求腹肌松弛度良好，以便腹壁得到充分悬吊，为手术创造良好视野；椎管内麻醉镇痛确切、肌松效果好，术后恢复快，术后恶心呕吐发生率低，因此椎管内麻醉尤其是腰硬联合麻醉是妇科免气腹腹腔镜手术的理想麻醉选择。

3. 全身麻醉　虽然椎管内麻醉可以满足妇科免气腹腹腔镜手术的麻醉要求且有前述的很多优点，但是由于妇科患者大多数存在恐惧、焦虑等情况，很多患者自己选择全身麻醉实施手术，这些患者就是实施全身麻醉的适应证。

三、妇科腹腔镜手术麻醉监测与管理

（一）妇科腹腔镜手术麻醉监测

妇科腹腔镜手术麻醉过程中在选择了合适麻醉方法的基础上必须进行合理的监测来及时发现异常情况和减少麻醉并发症。妇科腹腔镜手术麻醉时通常需要常规监测心电图、无创动脉血压、脉搏血氧饱和度、体温、气道压、$P_{ET}CO_2$、肌松监测、尿量等项目。对于肥胖患者、血流动力学不稳定患者以及心肺功能较差患者，术中需要实施动脉穿刺置管严密监测血压变化，定时监测血气分析。

1. $P_{ET}CO_2$ 监测　妇科腹腔镜手术麻醉期间最常用的无创监测项目，用以代替 $PaCO_2$ 来评价人工气腹期间肺通气状况。然而应该特别注意的是，人工气腹时由于通气 / 血流不相匹配致使 $P_{ET}CO_2$ 与 $PaCO_2$ 之间浓度梯度差异可能增加，此时两者的浓度梯度差已不是普通手术全身麻醉时的两者之间相差 3 ~ 5 mmHg，而是因患者心肺功能状态、人工气腹 1AP 大小等因素而异。因此，我们无法通过 $P_{ET}CO_2$ 来预测心肺功能不全患者的 $PaCO_2$，故在这种情况下就需要进行动脉血气分析来评价 $PaCO_2$ 以及时发现高碳酸血症。

对于肥胖患者、术中高气道压、低氧血症或 $P_{ET}CO_2$ 不明原因增高患者，也需要监测动脉血气分析。

2. 妇科腹腔镜手术机械通气时 术中监测气道压的变化有利于及时发现 IAP 过高。当 IAP 升高时，由于膈肌抬高，胸肺顺应性降低，导致气道压升高，故当术中发现气道压较高时，排除气道梗阻、支气管痉挛等情况后，应当提醒术者注意 IAP 是否太高。

3. 妇科腹腔镜手术期间 应当监测患者肌松状态，术中肌肉松弛，以使腹壁可以有足够的伸展度，令腹腔镜有足够的操作空间，且有清楚的视野，同时可以降低 IAP；另一方面，足够的肌松状态也可以确保患者术中不会突然运动，导致意外损伤腹腔内组织器官。

（二）妇科腹腔镜手术麻醉管理要点

妇科腹腔镜手术的特点决定了麻醉的特点，除遵循常规的麻醉原则外，尚需针对妇科腹腔镜手术的特点注意相应的特殊问题。一般地，腹腔镜手术麻醉过程中首先要维持手术时适宜的麻醉深度、合适的肌肉松弛状态，以防术中患者突然运动造成腹腔内组织器官损伤。其次，CO_2 人工气腹腹腔镜手术时，要适当过度通气，以维持体内酸碱平衡状态。第三，妇科腹腔镜手术时体位改变也可能对患者造成一定的影响，应当注意防止体位改变引起的损伤。这里主要叙述 CO_2 人工气腹腹腔镜手术时全身麻醉的管理要点。

1. 麻醉维持 提供适当的麻醉深度，保障循环和呼吸平稳、适当的肌松状态并控制膈肌抽动，慎重选择麻醉前用药和辅助药，保证术后尽快苏醒，早期活动和早期出院。妇科腹腔镜手术时间一般较短，因此要求麻醉诱导快、苏醒快、并发症少。适合于此类手术麻醉维持的药物及方式有：①丙泊酚、芬太尼、罗库溴铵静脉诱导，吸入异氟烷、七氟烷维持麻醉，术中适量追加肌松剂；②丙泊酚、芬太尼、罗库溴铵静脉诱导，静脉靶控输注丙泊酚、瑞芬太尼或者可调恒速输注丙泊酚、瑞芬太尼维持麻醉，术中适量追加肌松剂；③吸入七氟烷麻醉诱导，吸入或者静脉麻醉维持。

2. 妇科腹腔镜手术麻醉循环管理 腹腔镜手术人工气腹 IAP 在 20 cmH₂O 以下时，中心性血容量再分布引起 CVP 升高，心排血量增加。当 IAP 超过 20 cmH₂O 时，则压力压迫腹腔内血管影响右心充盈而使 CVP 及心排血量降低，麻醉过程中应当考虑这些因素对循环的影响，采取相应的措施。当人工气腹头低位时，要注意由于头低位可能引起回心血量增加，前负荷增加，引起血压升高，并非是麻醉深度不足的表现，不要一味加深麻醉而致麻醉药过量。腹腔镜手术过程中可能由于人工气腹压力升高、手术操作牵拉腹膜等因素，引起迷走神经反射，导致心动过缓，应当及时发现，对症处理。术中根据手术出血量情况适当输血补液，维持患者血容量正常。

3. 妇科腹腔镜手术麻醉呼吸管理 目前腹腔镜手术多数是在 CO_2 人工气腹下实施的，腹内压升高可致膈肌上抬而引起胸肺顺应性下降，潮气量下降，呼吸无效腔量增大，FRC 减少，$P_{ET}CO_2$ 或 $PaCO_2$ 明显升高，BE 及 pH 降低，$P_{A-a}CO_2$ 增加，加之气腹时腹腔内 CO_2 的吸收，造成高碳酸血症，上述变化在头低位时可更显著。人工气腹后，腹式呼吸潮气量降低，胸式呼吸潮气量与总潮气量比值增加，均说明腹部呼吸运动受限，因此要求人工机械通气实施过度通气。常规实施 $P_{ET}CO_2$ 监测，及时调节呼吸参数，使 $P_{ET}CO_2$ 维持在 35 ~ 45 mmHg。

4. 苏醒期管理 妇科腹腔镜手术结束后早期，即使是已经停止了 CO_2 人工气腹，由于手术过程中人工气腹的作用，患者仍然有可能存在高碳酸血症，这种状态一方面可以刺激患者呼吸中枢，使患者呼吸频率增快、通气量增加，另一方面也导致患者 $P_{ET}CO_2$ 升高。如果在此期间由于麻醉药物残留患者呼吸功能尚未完全恢复，通气量不足，更加容易加重高碳酸血症状态，导致严重后果，此时就需要延长机械通气时间，等待患者通气功能完全恢复后方可停止机械通气。术前患有呼吸系统疾患的患者可能无法排出多余的 CO_2 导致高碳酸血症甚至呼吸衰竭。患有心脏疾病的人可能由于腹腔镜人工气腹导致的高碳酸血症而引起血流动力学状态不稳定。麻醉医师必须关注这些腹腔镜手术结束时特有的情况，并且予以及时处理。

5. 术后镇痛 虽然与开腹手术相比，腹腔镜手术后患者的疼痛程度相对轻，持续时间也没有开腹手术疼痛时间长，但是腹腔镜手术后也是相当痛的，因此也需要预防和处理。通常可以使用局麻药、非甾类消炎药和阿片类镇痛剂来进行处理，可以手术开始前使用非甾类消炎药等实施超前镇痛，也可以这几种药物联合应用。

（三）妇科腹腔镜手术麻醉常见问题及处理

1. 妇科腹腔镜手术过程中　可能会出现低血压、心动过缓、心动过速等心律失常、CO_2 蓄积综合征和 CO_2 排出综合征等并发症。气腹后 CVP 升高，肺内分流量增大，下腔静脉受压回流减少，心排血量下降，可致血压下降，CO_2 吸收入血可致总外周阻力增加、通气／血流比例失调，因而可增加心肺负荷。人工气腹吹胀膈肌、手术操作牵拉腹膜，都可能引起迷走神经反射，高碳酸血症心肌对迷走神经的反应性增强，引起心动过缓。气腹压和术中头低位所致的血流动力影响，对心功能正常者尚能代偿，但心血管系统已有损害者将难以耐受。患者存在高碳酸血症可能引起 CO_2 蓄积综合征，使患者颜面潮红、血压升高、心率增快。在 CO_2 快速排出后容易导致 CO_2 排出综合征，使患者血压急剧下降，甚至可能导致心搏骤停。另外，手术期间呼吸性酸中毒、缺氧、反应性交感神经刺激都可能导致心律失常。如果术中发生低血压，首先要分辨低血压原因，如果是由于 IAP 过高导致静脉回流减少所致，应提醒妇科医师调整 IAP，如果是由于麻醉深度过深导致低血压则需降低麻醉药用量，在没有查清原因前，可以对症处理。对于心动过缓者，给予阿托品静脉注射对症处理。术中监测 $P_{ET}CO_2$，调整呼吸参数，防止 CO_2 蓄积，一旦出现 CO_2 蓄积，在处理时要逐步降低 $P_{ET}CO_2$，以防出现 CO_2 排出综合征。

2. 气管导管移位进入支气管　由于人工气腹期间腹腔内压力增加，膈肌上升，肺底部肺段受压，头低位时引起腹腔内脏器因重力而向头端移位，使胸腔长径缩短，气管也被迫向头端移位，从而使绝对位置固定的气管导管与气管的相对位置发生改变，原本位于气管内的导管滑入了支气管内，导致单肺通气，患者表现为低氧血症、高碳酸血症、气道压上升，故当人工气腹建立后、体位改变后都要重新确认气管导管位置，以及时发现气管导管进入支气管。相反地，当头低位时，也可能由于重力的原因导致气管导管滑脱，这种情况相对少见。

3. 胃液反流　人工气腹后，因胃内压升高可能致胃液反流，清醒患者常有胃肠不适的感觉，全麻患者则有吸入性肺炎之虑。因此，要求术前常规禁食至少 6 h，禁水 4 h，术中经胃管持续胃肠减压。术前应用抗酸药和 H_2 受体阻滞药可提高胃液 pH，以减轻误吸的严重后果。气管插管选用带气囊导管，气腹过程中常规将气囊充足。

4. 术后恶心呕吐　由于女性患者容易发生恶心呕吐、腹腔镜手术人工气腹牵拉膈肌、术中以及术后使用阿片类药物等因素，所以妇科腹腔镜手术后恶心呕吐发生率较高。所以妇科腹腔镜手术以后可以预防性使用止呕药，尤其是术后使用阿片类药物镇痛者更应该使用。甲氧氯普安、氟哌利多以及 5-HT 受体阻滞剂昂丹司琼、阿扎司琼、托烷司琼等均可以降低术后恶心呕吐的发生率。

第二节　宫腔镜手术麻醉

一、宫腔镜手术的特点

宫腔镜检查是采用膨宫介质扩张宫腔，通过纤维导光束和透镜将冷光源经宫腔镜导入宫腔内，直视下观察宫颈管、宫颈内口、宫内膜及输卵管开口，以便针对病变组织直观准确取材并送病理检查，同时也可在直视下行宫腔内的手术治疗。目前比较广泛应用的宫腔镜为电视宫腔镜，经摄像装置把宫腔内图像直接显示在电视屏幕上观看，使宫腔镜检查更方便。检查适应证：①异常子宫出血的诊断；②宫腔粘连的诊断；③节育环的定位及取出；④评估超声检查的异常宫腔回声及占位性病变；⑤评估异常的 HSG 宫腔内病变；⑥检查原因不明不孕的宫内因素。治疗适应证：①子宫内膜息肉；②子宫黏膜下肌瘤；③宫腔粘连分离；④子宫纵隔切除；⑤子宫内异物的取出。

（1）宫腔镜有两种基本操作技术，接触镜和广角镜，分别取决于镜头的焦距。接触镜通常不需扩张宫颈和宫腔，供诊断用，检查简便但视野有限，亦不需麻醉和监测，可在门诊实施。广角宫腔镜应用复杂精细的设备，通过被扩张的宫颈并需使用膨胀宫腔的膨宫介质，视野满意，便于镜检诊断及手术治疗，因扩张宫颈及宫腔以及手术治疗，都需麻醉和监测。

（2）宫腔镜有直的硬镜和纤维光学可弯软镜。前者有镜鞘带有小孔供膨胀宫腔的膨宫介质或灌流液流通，硬镜主要管道可容手术器械通过，如剪刀、活检钳、手术镜以及滚动式电切刀等。纤维光镜外径细，适用于诊断及活组织检查，尤适用于非住院患者的诊断应用。

二、宫腔镜麻醉处理

宫腔镜手术刺激仅限于宫颈扩张及宫内操作。感觉神经支配前者属 $S_{2\sim4}$，后者属 $T_{10}\sim L_2$。

麻醉选择取决于：

（1）诊断镜或手术治疗镜用光学纤维镜或是硬镜。

（2）是否为住院患者。

（3）患者的精神心理状态能否合作，患者的麻醉要求。

（4）手术医师的要求和熟练程度。

麻醉可分别选择全身麻醉、区域麻醉（脊髓麻醉、硬膜外麻醉或由手术医师行宫颈旁阻滞）。区域麻醉最大的优点是一旦发生 TURP 综合征和穿孔时便于患者提供主述症状并监测其特有的体征，尤其是稀释性低钠血症时可能发生的意识改变，硬膜外麻醉和宫颈旁阻滞适用于非住院患者，对中老年患者可选择脊髓麻醉，脊髓麻醉后头痛发生率低于青年女性，脊髓麻醉阻滞效果完善，阻滞速度优于硬膜外麻醉。

宫腔镜麻醉和监测一如常规，但更重要的是基于麻醉医师应知晓宫腔镜手术可能发生的不良反应（如 TURP 综合征）和手术操作的并发症，通过分析监测生理参数及其变化，为尽早诊治提供依据，并为手术医师对并发症的进一步手术处理（如腹腔镜手术诊治内出血，必要的剖腹探查等）提供更好的麻醉支持和生理保障。

术中应监测与评估体液平衡情况，有主张在膨宫液中加入乙醇，监测呼出气中乙醇浓度可提示膨宫液吸收程度。对泌尿科应用 5% 葡萄糖为冲洗液或进行妇科宫腔镜检查时用膨宫液的患者，术中输液仅用平衡液，定时快速测定血糖浓度（one touch 血糖测定仪），遇血糖升高提示冲洗液或膨宫液吸收，继而测定床边快速生化（I-stat 生化测定仪），测定血液电解质，可早期检出稀释性低钠血症，为防治急性水中毒提供可靠诊断依据。

宫腔镜手术一般耗时不长，被认为是普通手术，而忽视正确安放手术体位——截石位。长时间截石位时膝关节小腿固定不妥可致腓骨小头受压使腓总神经麻痹，术后并发足下垂，妥善的体位安置避免组织受压亦应作为麻醉全面监测项目之一。

新型的宫腔镜已采用高亮度纤维冷光源，通过微型摄像头将宫腔图像借电视屏幕显示。手术关键是为了宫腔镜能窥视宫腔，常需扩张宫颈，同时应用气体（CO_2）或液体作膨宫介质扩张宫腔。随之在术中可能引发有关不良反应和严重并发症。麻醉人员对此应有所认识，除麻醉处理外应进行相应的监测，以行应急治疗。

三、宫腔镜的并发症

（一）损伤

1. 过度牵拉和扩张宫颈　可致宫颈损伤或出血。

2. 子宫穿孔　诊断性宫腔镜手术子宫穿孔率为 4%，美国妇科腹腔镜医师协会近期报道，宫腔镜手术子宫穿孔率为 13%。严重的子宫粘连、瘢痕子宫、子宫过度前倾或后屈、宫颈手术后、萎缩子宫、哺乳期子宫均易发生子宫穿孔。有时子宫穿孔未能察觉，继续手术操作，可能导致严重的肠管损伤。穿孔都发生在子宫底部，同时应用腹腔镜监测可减少穿孔的发生。一旦发生穿孔，应停止操作，退出器械，估计穿孔的情况，仔细观察腹痛及阴道出血。5 mm 的检查镜穿孔无明显的后遗症，而宫腔镜手术时穿孔，则需考虑开腹或腹腔镜检查。近年来使用的电凝器或激光器所致的穿孔，更应特别小心。宫腔电切手术时，通过热能传导可能损伤附着于子宫表面的肠管，或者电凝器穿孔进入腹腔，灼伤肠管、输尿管和膀胱。宫腔镜电切手术时，同时用腹腔镜监测，可协助排开肠管，确认膀胱空虚，减少并发症的发生。宫腔镜下输卵管插管可能损伤子宫角部，CO_2 气体膨宫可致输卵管积水破裂，气体进入阔韧带形成气肿。

（二）出血

宫腔镜检术后一般有少量阴道出血，多在一周内消失。宫腔镜手术可因切割过深、宫缩不良或术中止血不彻底导致出血多，可用电凝器止血，也可用 Foly 导管压迫 6 ~ 8 h 止血。

（三）感染

感染发生率低。掌握好适应证和禁忌证，术前和术后适当应用抗生素，严格消毒器械，可以避免感染的发生。

1. 膨宫引起的并发症　膨宫液过度吸收是膨宫常见的并发症，多发生于宫腔镜手术，与膨宫压力过高、子宫内膜损伤面积较大有关。膨宫时的压力维持在 100 mmHg 即可，过高的压力无益于视野清晰，反而促使液体经静脉或经输卵管流入腹腔被大量吸收。手术时间长，也容易导致过度吸收，导致血容量过多及低钠血症，引起全身一系列症状，严重者可致死亡。用 CO_2 作膨宫介质，若充气速度过快，可引起静脉气体栓塞，可能导致严重的并发症甚至死亡。目前采用专用的充气装置，充气速度控制在 100 mL/min，避免了并发症的发生。CO_2 膨宫引起术后肩痛，系 CO_2 刺激膈肌所致。

2. 过敏反应　个别患者对右旋糖酐过敏，引起哮喘、皮疹等症状。

第三节　妇科肿瘤手术麻醉

妇科肿瘤根据病理性质分为良性肿瘤和恶性肿瘤，根据肿瘤的发生部位又可分为外阴肿瘤、阴道肿瘤、子宫肿瘤、卵巢肿瘤、输卵管肿瘤、滋养细胞肿瘤等。子宫肌瘤是最常见的妇科良性肿瘤，宫颈癌、子宫内膜癌和卵巢癌则是常见的妇科恶性肿瘤。一般良性肿瘤如外阴乳头状瘤、卵巢囊肿、子宫肌瘤等，手术涉及范围较小，但恶性肿瘤如宫颈癌等根治性手术，手术范围除切除子宫及附件外，还可涉及盆腹腔的其他器官，如直肠、膀胱、输尿管、尿道、大网膜、淋巴结等盆腹腔内的器官组织，这类手术时间长、范围广、创伤大、出血多，对机体内环境干扰大，加之恶性肿瘤患者术前存在严重贫血、营养不良，晚期出现恶病质，某些恶性肿瘤患者术前还可能进行化疗、放疗，患者全身状况差，因此，增加了麻醉的难度和风险。本节主要介绍几种常见妇科肿瘤的病理解剖学特点、手术主要步骤及麻醉特点。

一、子宫肌瘤

子宫肌瘤（myoma of uterus）是女性生殖器中最常见的良性肿瘤，也是人体最常见的良性肿瘤之一，多见于 30 ~ 50 岁妇女，以 40 ~ 50 岁女性发病率最高。子宫肌瘤主要由子宫平滑肌组织增生而成，其间有少量纤维结缔组织，故又称为"子宫纤维肌瘤""子宫纤维瘤"或"平滑肌瘤"。

（一）子宫肌瘤的分类及其病理解剖学特点

子宫肌瘤按其生长位置与子宫壁各层的关系可分为壁间肌瘤、浆膜下肌瘤、黏膜下肌瘤三种类型。

1. 子宫肌壁间肌瘤　最为常见，占总数的 60% ~ 70%，肌瘤位于子宫肌层内，周围被肌层所包围。壁间肌瘤常使子宫增大，宫腔弯曲变形，子宫内膜面积增加。

2. 浆膜下肌瘤　约占总数的 20%，肌瘤向子宫体浆膜面生长，突起于子宫表面。瘤体继续向浆膜面生长时，可仅有一蒂与子宫肌壁相连，成为"有蒂肌瘤"，营养由蒂部血管供应。当血供不足时可变性、坏死；或蒂部扭转、断裂，肌瘤脱落至腹腔或盆腔，可两次获得血液供应而形成游离性或寄生性肌瘤。肌瘤还可贴靠邻近的组织器官如大网膜、肠系膜等。有时，可使在大网膜随行部分扭转或阻塞而发生组织液漏出，形成腹水，子宫肌瘤的症状因肌瘤生长的部位、大小、生长速度、有无继发变性及并发症等而异，浆膜下子宫肌瘤多以腹部包块为主要症状，极少出现子宫出血、不孕症等。当肌瘤发展增大到一定程度时，可产生邻近脏器压迫症状。

3. 黏膜下肌瘤　占总数的 10% ~ 15%，肌瘤向子宫黏膜方向生长，突出于宫腔。常为单个，易使宫腔变形增大，多不影响子宫外形。极易形成蒂，在宫腔内犹如异物，可以刺激子宫收缩，将肌瘤推出子宫口或阴道口。

子宫肌瘤常为多发性，并且以上不同类型肌瘤可同时发生在同一子宫上，称为多发性子宫肌瘤。

（二）子宫肌瘤的手术方式及其特点

手术治疗是有症状的子宫肌瘤患者的最佳治疗方法。经腹全子宫切除术、次全子宫切除术及子宫肌瘤剔除术是传统的子宫肌瘤手术方式。随着微创外科的发展，近几年国内腔镜手术治疗子宫肌瘤也得到迅速发展，成为治疗子宫肌瘤的手术方式之一。可根据肿瘤的大小、数目、生长部位及对生育的要求，采取相应的手术方式。

1. 全子宫切除术适应证

（1）子宫出血较多，经药物治疗无效且造成贫血。

（2）子宫达妊娠三个月大小，或有明显的压迫症状，如大小便困难、尿频尿急、下肢水肿、腰腿酸痛等症状日趋严重。

（3）子宫肌瘤可疑肉瘤变性。

（4）附件触诊不满意。

2. 子宫切除的方式

（1）经腹全子宫切除术：经腹全子宫切除术（total abdominal hysterectomy，TAH）是传统的手术方式，适用于肌瘤较大数目较多的患者，可选用下腹部横切口或纵切口。

TAH操作简单直接，容易掌握，技术及理论成熟且肉眼判断肌瘤恶变可立即扩大手术，减少转移，但TAH容易出现一些术后并发症，在处理子宫血管、主韧带、髁骨韧带时，有可能直接损伤膀胱、输尿管、直肠等盆腔脏器。此外，交感和副交感神经经骨盆神经丛到达膀胱，穿过主韧带到Fran Kenhauser神经丛，子宫全切术在宫颈旁分离时易损伤这些神经，术后膀胱和肠发生感觉神经整合性改变。

（2）经腹次全子宫切除术：次全子宫切除术又称宫颈上子宫切除术，是将子宫体部切除保留子宫颈的手术，手术适应证大体上同全子宫切除术。做全切或次全切除有时要在开腹探查或手术进行中才能做最后决定，如探查发现子宫颈周围组织有严重粘连，向下剥离时可能损伤直肠、膀胱及输尿管，或引起出血者可行次全子宫切除术。根据病情需要，在不影响切除子宫病灶的情况下，对年轻妇女也可做高位子宫部分切除，能保留部分子宫的生理功能。次全子宫切除术易于操作，出血较少，能保持阴道的解剖学关系，对术后性生活影响较少。

（3）经腹筋膜内全子宫切除术：筋膜内全子宫切除术与全子宫切除术的主要差别在于前者保留包绕和固定子宫颈的韧带、血管、筋膜组织。该术式的优点是：①不需要充分分离膀胱，避免了膀胱损伤。②不切断子宫骶、主韧带及宫旁和阴道组织，维护了盆底支持结构，缩短了手术时间。③保持了阴道完整供血系统，对性功能影响小。手术成败的关键是正确分离宫颈筋膜。

（4）经阴道子宫切除术：经阴道子宫切除术（transvaginal hysterectomy，TVH）即从阴道切除子宫，关闭阴道断端。经阴道子宫切除术的优点：①TVH使用特制的专用器械，对手术步骤进行如下简化及改进：一是在分离子宫间隙时采用组织剪尖端紧贴宫颈筋膜向上推进、撑开；二是处理子宫骶主韧带及子宫血管时采用一次钳夹处理；三是处理圆韧带和输卵管、卵巢固有韧带时将过去的分次钳夹改为用固有韧带钩形钳一并钩出，在直视下一次钳夹处理，加上阴式手术无须开、关腹，明显缩短手术时间。②经阴道子宫切除术具有创伤小、手术时间快、术后疼痛轻、肠功能恢复早、术后并发症发生率低、住院时间短及腹壁无切口瘢痕等优点。

（5）子宫肌瘤的内镜手术：近十年来，妇科手术已从经典的剖腹术转向最小损伤的内镜手术，包括宫腔镜黏膜下肌瘤切除、子宫内膜切除和腹腔镜子宫切除等。

①宫腔镜下黏膜下肌瘤切除术：宫腔镜下子宫肌瘤挖除术适用于有症状的黏膜下肌瘤、内突壁间肌瘤和宫颈肌瘤。肌瘤的大小、瘤蒂的有无、肌瘤的位置、宫腔的深度都会影响镜下手术的时间，在临床上应综合以上因素恰当选择病例和手术方式。宫腔镜手术的优点是：a. 不开腹，缩短了术后恢复时间。b. 子宫无切口，对未生育者，大大减少了以后剖宫产率。c. 对出血严重又不要求再生育的妇女，可同时行子宫内膜切除术。缺点是：a. 手术技术要求高，目前尚不能在基层普及。b. 对于无蒂肌瘤，手术需分期进行，一次难以切除干净。对于壁间肌瘤、浆膜下肌瘤不适用。c. 手术有一定的并发症，可导致子宫穿孔及引起肠管、膀胱的损伤。d. 术中应用膨宫液，液体吸收导致体液超负荷，可能引起肺水

肿和电解质紊乱等并发症。

②腹腔镜下子宫切除术：随着腹腔镜器械的更新及手术操作技巧的提高，应用腹腔镜行子宫切除有普及的趋势，一些适于阴式子宫切除的病例可借助腹腔镜完成手术。手术类型包括腹腔镜全子宫切除术、腹腔镜阴道上子宫切除术及腹腔镜筋膜内子宫切除术。腹腔镜手术的优点是：避免了腹部大切口，并发症少，住院时间短，恢复快。缺点是：对手术者技术要求高，手术时间长，费用高；如在术中发现严重盆腔粘连、出血、视野显露困难、恶性病变、膀胱损伤等则需中转开腹，以及术后出现气腹、感染等副反应。

（6）子宫肌瘤剔除术：子宫肌瘤剔除术的适应证为：①单个或多个子宫肌瘤，影响生育；②子宫肌瘤引起月经失调、痛经；③宫颈肌瘤需保留生育功能。此术式的优点：①保留生育功能；②黏膜下肌瘤或突向阴道的宫颈肌瘤可经宫腔镜或经阴道摘除；③对生理影响小。此术式缺点：①术后复发率高；②子宫肌瘤剔除术后妊娠，发生子宫破裂的风险增加。

（三）子宫肌瘤手术的麻醉

1. 术前评估与准备　子宫肌瘤是最常见的妇科疾病，子宫切除术也是妇科最常采用的手术方式。麻醉医师麻醉前访视应重点了解患者有无贫血及其程度，是否合并内科疾病，如瓣膜性心脏病、高血压、冠心病、糖尿病。对于重度贫血的患者，术前应将血红蛋白升至 70g/L 以上。对伴有风湿性瓣膜疾病、冠心病、高血压等患者，应详细了解心血管系统情况，必要时请专科医师会诊，指导术前治疗，改善心脏功能。对糖尿病患者，应详细了解血糖水平、有无酮症酸中毒、水电解质失衡以及有无心、肾功能受损，还应了解采用的治疗方案，尤其要了解胰岛素的使用情况。肥胖患者应充分评估气道和呼吸功能，对于评估为困难气道者，无论是采用全身麻醉或椎管内麻醉，均应按困难气道患者处理，做好困难气管插管的各种准备。

2. 常用的麻醉方法及管理要点

（1）局部麻醉和区域阻滞麻醉：可用于浆膜下小型肌瘤的切除术。经腹或腹腔镜子宫肌瘤手术宜选用椎管内麻醉或全身麻醉。

（2）蛛网膜下腔阻滞（腰麻）：单次腰麻（0.5% ~ 0.75% 丁哌卡因）持续时间为 2 ~ 3 h，可用于子宫肌瘤剔除术、估计手术难度不大、手术时间 2 h 内可完成的子宫全切除术，但为了保证足够的麻醉时间及术后镇痛之需要，目前大多数以腰麻联合硬膜外麻醉取代单次腰麻。伴有高血压、冠心病及心功能差的患者慎用腰麻。

（3）硬膜外阻滞：硬膜外阻滞是子宫切除术传统的麻醉方法，一点法（$L_{2~3}$ 向头端置管）或两点法（$T_{12} ~ L_1$ 向头端置管加 $L_{2~3}$ 或 $L_{2~4}$ 向尾端置管）连续硬膜外阻滞均可满足手术要求，但麻醉阻滞不全发生率较高，可达 10%，需辅助应用镇静镇痛药。两点法硬膜外阻滞要注意避免局麻药过量所引起的局麻药中毒。

（4）腰麻联合硬膜外阻滞：腰麻联合硬膜外阻滞（CSEA）作为一点穿刺达到两种麻醉效果的技术，操作简便、对患者损伤小、起效迅速、麻醉确切且可行术后镇痛等优点，尤其术中仅需给予少量镇静药，易于保持呼吸通畅。但 CSEA 的应用应注意以下两点：①当硬膜外腔常规注入试验量时，因患者已出现腰麻平面，给硬膜外导管是否误入蛛网膜下腔的判断带来一定的障碍，故置入硬膜外导管后必须回抽有无脑脊液，同时仔细观察麻醉平面的扩散及患者的生命体征。CSEA 针内针技术一个潜在不利因素是硬膜外导管可能通过腰穿针孔进入蛛网膜下腔。②采用 CSEA 时腰麻宜选择低浓度小剂量的局麻药，选择 0.375% ~ 0.5% 丁哌卡因 7 ~ 10 mg，既保留了腰麻起效快、麻醉效果确切、骶神经阻滞完善的优点，又尽量避免了腰麻的各种不良反应如低血压、恶心、呕吐及术后头痛等。随后辅以亚剂量的硬膜外腔局麻药，加强延续了麻醉效果，并可通过硬膜外进行术后镇痛。

（5）全身麻醉：适用于严重高血压、心肺功能较差、凝血功能障碍或椎管有病变的患者。腹腔镜下子宫切除术应首选全身麻醉，以确保麻醉效果和安全。但对患有糖尿病的患者尽可能不采用全麻，因为与椎管内麻醉相比，全麻对患者的血糖及术后恢复的不利影响较大。全麻可采用静吸复合麻醉或者全凭静脉麻醉。对伴有高血压、冠心病等心脏病的患者，尽量避免应用对心肌抑制明显的药物，力求麻醉诱导平稳，避免血流动力学剧烈波动。肥胖患者或其他原因而存在困难气道的患者，无论采用何种麻醉方式，均必须严格按照困难气道的处理原则实施麻醉。

二、宫颈癌

宫颈癌（carcinoma cervicis）是全球妇女中仅次于乳腺癌的第二个最常见的恶性肿瘤，在发展中国家的妇女中尤为常见。在 1990 年至 1992 年我国部分地区女性常见肿瘤死因构成中占 4.6%，发病率为 3.25/10 万，仍居女性生殖系统恶性肿瘤第一位。

（一）宫颈癌的病理分类及临床分期

宫颈癌的组织类型主要有鳞状细胞癌及腺癌两种。

宫颈癌随着浸润的出现，可表现为四种类型：

1. 糜烂型 环绕宫颈外口有较粗糙的颗粒状糜烂区，或有不规则的溃破面，触之易出血。

2. 外生型 癌一般来自宫颈外口，向外生长成息肉、乳头或菜花状肿物。肿瘤体积大，但浸润宫颈组织表浅。可侵犯阴道，较少侵犯宫颈旁组织，预后相对较好。

3. 内生型 多来自颈管或从外口长出后向颈管内生长。浸润宫颈深部组织，使宫颈增大成桶状或浸透宫颈达宫颈旁组织，预后较差。

4. 溃疡型 内生或外生型进一步发展，合并感染坏死后可形成溃疡。尤其是内生型，溃疡可很深，有时整个宫颈及阴道穹隆部组织可溃烂、完全消失。

根据国际妇产科联合会（FIGO）2006 年的标准，将宫颈癌临床分期如下（表 12-1）：

表 12-1 宫颈癌分期

FIGO 分期		TMN 分类
	原发肿瘤无法评估	T_x
	没有原发肿瘤的证据	T_0
0 期	原位癌（浸润前癌）	T_{is}
I 期	宫颈癌局限在子宫（扩展至宫体将被忽略）	T_1
I $_a$	镜下浸润癌。所有肉眼可见的病灶，包括表浅浸润，均为 I $_b$	T_{1a}
I $_{a1}$	间质浸润深度 < 3 mm，水平扩散 ≤ 7 mm	T_{1a1}
I $_{a2}$	间质浸润深度 3 ~ 5 mm，水平扩散 ≤ 7 mm[a]	T_{1a2}
I $_b$	肉眼可见癌灶局限于宫颈，或者镜下病灶 > I $_{a2}$	T_{1b}
I $_{b1}$	肉眼可见癌灶最大径线 ≤ 4cm	T_{1b1}
I $_{b2}$	肉眼可见癌灶最大径线 > 4cm	T_{1b2}
II 期	肿瘤超越子宫，但未达骨盆壁或未达阴道下 1/3	T_2
II $_a$	无宫旁浸润	T_{2a}
II $_b$	有宫旁浸润	T_{2b}
III 期	肿瘤扩展到骨盆壁和 / 或累及阴道下 1/3 和 / 或引起肾盂积水或肾无功能	T_3
III $_a$	肿瘤累及阴道下 1/3，没有扩展到骨盆壁	T_{3a}
III $_b$	肿瘤扩展到骨盆壁和 / 或引起肾盂积水或肾无功能	T_{3b}
IV $_a$	肿瘤侵犯膀胱黏膜或直肠黏膜和 / 或超出真骨盆[b]	T_4
IV $_b$	远处转移	M_1

注：a. 无论从腺上皮或者表面上皮起源的病变，从上皮的基底膜量起浸润深度不超过 5 mm。肿瘤浸润深度的测量要从上皮 – 间质连接处最表层的乳突量起到浸润的最深处来确定。无论是静脉或淋巴等脉管区域的浸润，均不影响分期。
b. 泡状水肿不能分为 T_4 期。

（二）宫颈癌的治疗

1. 微小浸润癌 只有在宫颈锥切活检边缘阴性，或子宫颈切除或全宫切除后才能做出宫颈癌 I $_{a1}$ 或 I $_{a2}$ 期的诊断。如果是宫颈上皮瘤样病变（CIN）III 级宫颈锥切边缘阳性或浸润癌，需要再做一次宫颈锥切或者按 I $_{b1}$ 期处理。

在确定治疗前应该做阴道镜检查排除相关的阴道上皮内瘤变（VAIN）。

I $_{a1}$ 期 推荐经腹或经阴道全子宫切除术。如果同时存在阴道上皮内瘤变，应该切除相应的阴道段。

如患者有生育要求，可行宫颈锥切，术后 4 个月、10 个月随访追踪宫颈细胞学抹片。如两次宫颈细胞学抹片均阴性，以后每年进行一次宫颈抹片检查。

I_{a2} 期　I_{a2} 期宫颈癌明确有淋巴结转移可能，治疗方案应该包括盆腔淋巴结切除术。

推荐的治疗是改良广泛子宫切除术（Ⅱ型子宫切除术）加盆腔淋巴结切除术。如果没有淋巴血管区域浸润，可以考虑行筋膜外子宫切除术和盆腔淋巴结切除术。

要求保留生育功能者，可选择：①大范围的宫颈锥切活检，加腹膜外或腹腔镜下淋巴结切除术；②广泛宫颈切除术，加腹膜外或腹腔镜下淋巴结切除术。

2. 浸润癌　I_{b1} 和 II_a 期（肿瘤直径 < 4 cm）。

早期宫颈癌（I_{b1}、II_a < 4 cm）采用手术或放疗的预后均良好。

手术和放疗联合应用并发症将增加。为了减少并发症的发生，初始治疗方案时应该避免联合应用广泛手术和放射治疗。

手术治疗：I_{b1} 和 II_a 期（肿瘤直径 < 4 cm）宫颈癌的标准手术治疗方法是改良广泛子宫切除术或广泛子宫切除术和盆腔淋巴结切除术。年轻患者可以保留卵巢，如果术后需要放疗，应将卵巢悬吊于盆腔之外。对于特殊病例，可以行经阴道广泛子宫切除术和腹腔镜下盆腔淋巴结切除术，加放射治疗或术后辅助治疗。

I_{b1} 和 II_a 期（肿瘤直径 > 4 cm），初始治疗措施包括：①放化疗；②广泛子宫切除术和双侧盆腔淋巴结切除术，术后通常需要加辅助放疗；③新辅助化疗（以铂类为基础的快速输注的三疗程化疗），随后进行广泛子宫切除术和盆腔淋巴结切除术加或不加术后辅助放疗或放化疗，手术加辅助放疗。新辅助化疗后广泛子宫切除术加盆腔淋巴结切除术。

3. 晚期宫颈癌（包括 II_b、Ⅲ、IV_a 期）　标准的初始治疗是放疗，包括盆腔外照射和腔内近距离放疗联合同期化疗。

（三）宫颈癌各种手术及麻醉特点

1. 宫颈锥形切除术　宫颈锥形切除术是由外向内呈圆锥形的形状切下一部分宫颈组织。此手术适用于：①原位癌排除浸润；②宫颈重度非典型增生，进一步明确有无原位癌或浸润癌同时存在；③宫颈刮片持续阳性，多次活检未能确定诊断者。此手术尤其适用于要求保留生育能力的年轻患者。全身情况差、不能耐受大手术、病变局限者，也可采用宫颈锥形切除术。

宫颈锥形切除术可选用腰麻、硬膜外麻醉。理论上，完全阻滞骶神经丛即可满足手术要求，但如果为了减轻或消除手术牵拉子宫引起的牵拉反射，阻滞平面应达到 T_6 或适当使麻醉性镇痛药以消除牵拉痛。

2. 次广泛性全子宫切除术和广泛性全子宫切除术加盆腔淋巴结清除术　次广泛性全子宫切除术适用于宫颈癌 I_a 期、子宫内膜癌 Ⅰ 期以及恶性滋养细胞肿瘤，经保守治疗无效者。有严重心、肝、肾等重要器官疾病不能耐受手术者禁施行此手术。

手术范围：切缘距病灶大于 2 cm，必须游离输尿管、打开输尿管隧道，向侧方分离，切除宫旁组织、韧带及阴道壁 2 ~ 3 cm。

广泛性全子宫切除术主要适用于宫颈癌 I_b ~ II_a 期，I_a 期中有脉管浸润及融合性浸润者，子宫内膜癌 Ⅱ 期。此手术禁忌证有：①年龄 65 岁以上，又有其他伴发不良因素；②体质虚弱或伴有心、肝、肾等脏器疾病不能耐受手术者；③盆腔有炎症或伴有子宫内膜异位症，且有广泛粘连者；④宫颈旁有明显浸润，或膀胱、直肠已有转移的 II_a 期以上患者；⑤过分肥胖者。

3. 子宫颈癌次广泛性全子宫切除和广泛性子宫切除术加盆腔淋巴结清除术的麻醉　手术切口在脐上 3 ~ 5 cm 到耻骨联合，腹腔探查范围广及全腹、盆腔，涉及中胸、腰、骶段脊神经支配区，因此，根据患者情况、手术要求、患者的意愿、麻醉条件及麻醉者的技术水平，可选用全身麻醉、硬膜外阻滞或腰硬联合麻醉。腹腔镜下施行的广泛性全子宫切除术、高龄患者或合并严重心血管疾病的患者，采用全身麻醉较椎管内麻醉更易于维持血流动力学的稳定及充分的氧供。目前尚无足够的临床证据说明全身麻醉与椎管内麻醉对术后患者康复的影响存在差异。椎管内麻醉完全无痛平面要求上至 $T_{5~6}$，下达 $S_{3~4}$。硬膜外阻滞采用两点法（T_{12} ~ L_1 向头端置管加 $L_{2~3}$ 或 $L_{3~4}$ 向尾端置管）更能确保麻醉平面满足手术要求。麻醉平面小于此范围切皮可以完全无痛，然而腹腔内脏牵拉反应往往较严重，除恶心、呕吐、低血压及心动过缓外，甚至腹肌紧张、鼓肠、牵拉痛，影响术野暴露。遇腹壁厚、骨盆深患者更增加手术困难。测试麻醉平面时如果耻骨联合区皮肤有痛感，常提示骶神经阻滞不完善，牵拉子宫尤其涉及宫颈旁组织时有大、小便感及酸胀不适，致使患者不能安静。盆腔淋巴结清除术野达闭孔，此处神经支配来自 $L_{1~2}$ 脊神经，因此，只要子宫提拉时无反应，手术解剖此区时麻醉效果也应满意。

盆腔血管由盆侧壁向正中集中，除子宫动脉外在腹膜外与盆腔之间有丰富的静脉丛，其特点是管腔大、壁薄，因此易发生渗血。麻醉者应注意吸引血量及血染纱布数，粗略估计出血量，及时输血输液，维持有效循环血量。对于高龄、全身情况差的患者，既要维持足够的血容量，但又要避免容量过多而损害心肺功能，此类患者应行中心静脉压监测，以指导液体治疗。

三、子宫内膜癌

子宫内膜癌（endometrial carcinoma）又称子宫体癌（carcinoma of uterine corpus），是指发生于子宫内膜腺上皮的癌，包括腺癌、棘腺癌、腺鳞癌及透明细胞癌等类型，是女性生殖道常见的恶性肿瘤之一，约占女性总癌症的7%，占女性生殖道恶性肿瘤的20%～30%，近年发病率有上升趋势，多见于老年妇女。

（一）子宫内膜癌的大体病理解剖与病理分级

1. 子宫内膜癌的大体病理解剖　按腺癌的生长方式，病变主要表现局限型和弥漫型。局限型病变局限于一个区域，多位于宫底或宫角处，后壁比前壁多见。肿瘤形成局部的斑块、息肉或结节、菜花，向肌层侵犯较深，有时病灶较小而浅，可于刮宫时被刮去，手术切除子宫标本检查，注意多在宫角处取材。弥漫型肿瘤累及宫腔内膜大部或全部，病灶呈息肉状、乳头状瘤组织，脆灰白，表面可有溃疡坏死，肿瘤可侵及肌层或向下蔓延累及宫颈甚至突出于宫颈外口处。

2. 病理分级　根据细胞分化程度，子宫内膜癌又可分为三级。

I级（G_1）：高分化腺癌

II级（G_2）：中等分化腺癌

III级（G_3）：低分化腺癌

子宫内膜癌发展缓慢，局限在子宫内膜的时间较长，可通过直接蔓延、淋巴道或血行侵犯邻近器官或转移远处器官。

（二）子宫内膜癌的临床分期

1989年FIGO新的分期法（表12-2），根据手术中探查和病理镜下癌组织浸润情况分期。

表12-2　子宫内膜癌的FIGO分期

I期	III期
I$_a$ 病变局限子宫内膜	III$_a$ 病变侵犯子宫浆膜和/或附件和/或腹腔细胞学阳性
I$_b$ 病变浸润小于1/2肌层	III$_b$ 阴道转移
I$_c$ 病变浸润大于1/2肌层	III$_c$ 转移至盆腔和/或腹主动脉旁淋巴结
II期	IV期
II$_a$ 病变只浸润到宫颈腺体	IV$_a$ 病变累及膀胱和/或肠黏膜
II$_b$ 病变侵及宫颈间质	IV$_b$ 远处转移包括腹腔外和/或腹股沟淋巴结

（三）子宫内膜癌的治疗及手术的麻醉特点

1. 治疗原则　子宫内膜以手术治疗为主，以放射治疗、孕激素治疗及化疗为辅。手术是I、II期子宫内膜癌的主要治疗手段，选择性地辅加放疗。对晚期患者，多数学者倾向于尽量切除病灶，缩小瘤体，再辅加放疗或孕激素治疗。复发性癌可行综合治疗。

2. 子宫内膜癌的手术治疗　手术方式：有常规的全子宫切除术常规切除双附件、次广泛性全子宫切除术、广泛性全子宫切除术及盆腔淋巴结清扫术三种。目前，人们对子宫内膜癌术式的选择有不同意见。应用最广的是次广泛性全子宫切除术，切除子宫同时，切除一部分宫旁组织和约2 cm长阴道穹隆部分。如病变很早，且年龄较大，或合并其他脏器病变，手术耐受性差，可以选择子宫全切加双附件切除术，缩短手术时间。对早期年轻患者，可保留一侧卵巢，但须作楔形切除活检，以排除癌瘤侵犯的可能性。第三种手术方式一般用于细胞分化不好、肌层浸润较深或癌瘤已侵及子宫外的病例，因这些情况下，淋巴转移率较高。病变属于临床早期，且仅有浅肌层浸润者，一般不考虑第三种手术，但手术中须探查淋巴结。

3. 子宫内膜癌手术的麻醉特点 子宫内膜癌多见老年妇女，因此，对于子宫内膜癌的老年患者，麻醉医师应在麻醉前了解患者的全身情况，尤其要注意患者有无合并重要的心、肺、肝、肾等重要系统疾病。此类患者可能因全身情况差，对手术和麻醉耐受的能力差，因此，选择麻醉时应做出全面的评估。对于情况良好的患者可选用椎管内麻醉，情况差或合并有严重系统疾病患者，采用全身麻醉则更容易维持稳定的血流动力学和充分的氧供。

四、卵巢良性肿瘤

卵巢肿瘤（ovarian tumor）是妇科常见病，占女性生殖道肿瘤的32%，可以发生于任何年龄，但多见于生育期妇女。实性肿瘤较少见，囊性肿瘤多为良性。目前无法预防卵巢肿瘤的发生，但早期发现及时处理，对防止其增长、恶变、发生并发症及保留卵巢功能有重要意义。

（一）卵巢良性肿瘤常见类型

良性卵巢肿瘤占卵巢肿瘤的75%，多数呈囊性，表面光滑，境界清楚，可活动。常见类型有：

1. 浆液性囊腺瘤 约占卵巢良性肿瘤的25%，常见于30～40岁患者，以单侧为多。外观呈灰白色，表面光滑，多为单房性，囊壁较薄，囊内含淡黄色清亮透明的液体，有部分病例可见内壁有乳头状突起，群簇成团或弥漫散在，称乳头状浆液性囊腺瘤。乳头可突出囊壁，在囊肿表面蔓延生长，甚至侵及邻近器官，如伴有腹水者，则多已发生恶变。

2. 黏液性囊腺瘤 占卵巢肿瘤的15%～25%，最常见于30～50岁，多为单侧。肿瘤表面光滑，为蓝白色，呈多房性，囊内含藕粉样黏液，偶见囊壁内有乳头状突起，称乳头状黏液性囊腺瘤，若囊壁破裂，瘤细胞可种植于腹膜及内脏表面，产生大量黏液，称腹膜黏液瘤。

3. 成熟畸胎瘤 又称囊性畸胎瘤或皮样囊肿，占卵巢肿瘤的10%～20%，占畸胎瘤的97%，大多发生在生育年龄。肿瘤多为成人拳头大小，直径多小于10 cm，单侧居多，约25%为双侧，外观为圆形或椭圆形，呈黄白色，表面光滑，囊壁较厚，切面多为单房，囊内常含皮脂及毛发，亦可见牙齿、骨、软骨及神经组织，偶见甲状腺组织。

（二）卵巢良性肿瘤的手术治疗

卵巢肿瘤不论大小，一经确诊，原则上一律行手术治疗。年轻或要求保留生育功能且肿瘤不大者，可行肿瘤剔除（剥出）术，较大肿瘤行患侧附件切除术，术前须排除卵泡囊肿、黄体囊肿、黄素囊肿、巧克力囊肿（即卵巢的子宫内膜异位囊肿）、输卵管伞端积液及输卵管卵巢囊肿（炎症性）等卵巢的瘤样病变。

卵巢良性肿瘤合并蒂扭转、囊内出血、感染、盆腔嵌顿或囊壁破裂者，一经确诊，应立即手术。

大型卵巢囊肿手术时，应尽可能将囊肿完整取出。如有粘连，应仔细分离，避免撕破囊壁。如延长切口仍不能取出时，可穿刺放出部分液体，但必须注意保护，勿使囊液流入腹腔，以防瘤细胞在其他组织上种植或引起化学性腹膜炎。

卵巢良性肿瘤常用术式：

1. 卵巢良性肿瘤剔除术 卵巢良性肿瘤剔除术是指将肿瘤从卵巢中剔除，保留正常卵巢组织，保留其功能的手术。缝合卵巢包膜重建卵巢组织，剔除肿瘤时切忌挤压，以防肿瘤破裂引起瘤细胞种植。

2. 患侧附件切除术 患侧附件切除术适用于单侧卵巢良性肿瘤，对侧卵巢经查正常，或患者年龄较大（45岁以上），如浆液性乳头状囊腺瘤可行患侧附件切除术。

3. 全子宫及附件切除术 发生于围绝经期或绝经期妇女患一侧或双侧卵巢肿瘤，则行全子宫及附件切除术。

4. 双侧附件切除术 绝经期前后的妇女患一侧或双侧卵巢肿瘤而患者全身情况不能耐受手术或子

宫周围严重炎症患者，可行此手术。

（三）卵巢囊肿蒂扭转

卵巢囊肿蒂扭转是卵巢囊肿的一种常见并发症。多数患者过去在下腹部有中等大小、能活动的肿块，扭转后，突然下腹一侧剧烈疼痛（多为持续性或发作性绞痛），或恶心、呕吐，疼痛有时可恢复。不能恢复的瘤蒂扭转，时间过长，瘤蒂内静脉闭塞，肿瘤充血，继而发生间质出血，且流入囊肿腔内，使囊肿呈紫茄色，还可继发感染或破裂，故一经确诊，应立即手术。

手术特点：主要是蒂的处理与卵巢囊肿有区别。在切除前，应先用弯止血钳夹住扭转蒂的根部正常组织，再行转回扭转的瘤蒂。因为卵巢囊肿扭转后，蒂内静脉淤血，可形成血栓，如不先夹住就复位，有可能造成血栓脱落，引起栓塞危及生命。也可先钳夹根部，不用复位，直接切除。手术步骤按输卵管卵巢切除处理。

（四）巨大卵巢囊肿手术

卵巢囊肿过大（如近足月妊娠大小）者，完整切除肿瘤要做很大的切口，从大切口突然托出巨大肿物，可因腹内压骤减而使血压下降，甚至休克。经探查无恶性征象时，可先做穿刺放液，然后再手术。用盐水棉垫隔开肠管，在囊壁较厚处先作一个荷包缝合，勿穿透囊壁，在其中心用刀或穿刺器刺入囊腔，连接吸管，吸出囊内液。待瘤体缩小后，将荷包缝合线抽紧结扎，防止液体继续外溢。如无吸引设备，也可用 100 mL 空针连续抽取囊内液，以缩小囊肿体积。抽液后以中弯止血钳夹住穿刺部位的囊壁，将囊肿托出切口外，进行切除。这样可避免延长腹壁切口，防止腹压骤降所引起的休克。巨大卵巢囊肿可能会压迫腹腔血管，引起仰卧位低血压综合征，这为实施麻醉增加了一系列需要处理的问题（后面详述）。在麻醉手术过程中，应当保证上肢静脉通路通畅。囊肿切除步骤同输卵管、卵巢切除术。

（五）卵巢良性肿瘤手术的麻醉特点

1. 术前评估与准备　卵巢囊肿可发生于任何年龄，其囊肿的大小亦相去甚远，巨大的卵巢囊肿由于腹内压升高而出现相应的脏器受压症状，对心肺功能均构成一定威胁，术前访视应加以重视。卵巢囊肿发生蒂扭转，起病急骤需施行紧急手术，此时患者全身情况及术前准备难以达到通常的要求，所以麻醉医师术前访视应根据患者的特点，给予适当的调整，做好麻醉前的准备。

（1）一般卵巢囊肿的手术：对比较小的囊肿，患者往往因其他疾病就诊时被发现，或在妇科普查时才被发现，此类患者以年轻人居多，无明显的症状。中等大小的囊肿，患者因腰围增粗而被发现，患者多无压迫症状，全身情况较好。此类患者的手术，按麻醉常规准备即可。

（2）巨大卵巢囊肿的手术：巨大卵巢囊肿病程较长，全身状况较差，心肺功能受累较严重，巨大的囊肿充盈整个腹腔内，压力增高致膈肌上升胸腔内容积缩小，潮气量减少，故术前应进行肺功能检查和血气分析。下腔静脉受压，回心血容量减少，下腔静脉回流受阻，导致腹水和下肢水肿。术前应了解心脏功能，常规检查心电图，超声心动图、全身情况较差的如贫血、低蛋白血症，术前应积极纠正。

（3）卵巢囊肿蒂扭转：发生蒂扭转的囊肿一般为中等大小，可以是急性扭转，也可以是慢性扭转。发生急性扭转的患者，起病急骤，腹痛的同时伴恶心呕吐。卵巢囊肿在妊娠及产褥期由于子宫位置的改变也易发生蒂扭转。此类患者饱胃的比例较大，麻醉医师对此类患者应及时进行访视，重点了解患者循环、呼吸、神志及肝肾功能，是否进食，进食时间，做好饱胃患者麻醉的防治措施。

2. 麻醉前用药与麻醉选择　麻醉前用药：对于巨大卵巢囊肿患者，术前避免使用阿片类镇痛药，以免加重呼吸抑制。对蒂扭转的急症患者，镇痛、镇静药要避免药量过大，以保持患者的意识和反射，对呕吐严重的给予抗吐药。

麻醉方式应根据患者的情况及手术要求进行选择。

（1）局部麻醉：适用于腹腔镜的检查，或在腹腔镜的检查中进行治疗，如腹腔镜下卵巢囊肿的穿刺，或剔除术。

（2）腰麻：适用于囊肿比较小而又年轻的患者，其手术范围不大，手术需时较短如卵巢囊肿除术，或一侧的输卵管、卵巢切除术。

（3）硬膜外阻滞或腰硬联合麻醉：对切口在脐以下的中等大小囊肿，可采用连续硬膜外麻醉或腰硬联合麻醉。对囊肿较大的患者，因囊肿长期压迫腔静脉，可使硬膜外腔血管扩张，在硬膜外穿刺及置管时易损伤血管，应予以注意，同时硬膜外的局麻药用量应减少。

（4）全身麻醉：对巨大卵巢囊肿，麻醉处理比较困难，采用全身麻醉比较稳妥。全麻药物的选择可根据患者心肺情况来决定。

3. 术中管理　对于非巨大卵巢肿瘤情况良好的患者，麻醉则按常规管理即可。对蒂扭转的饱胃患者，术中慎用辅助用药，积极防止呕吐误吸。较大的囊肿，麻醉管理的难易与囊肿的大小直接相关。要注意患者平卧时可出现仰卧位低血压综合征，一旦发生立即手术床向左侧倾斜15°～30°，必要时静脉注射适量麻黄碱。巨大卵巢囊肿，由于腹压升高，胃受压，麻醉诱导易导致反流误吸。麻醉前应置入胃管进行胃肠减压。全身麻醉诱导宜采用表面麻醉下清醒插管或慢诱导气管插管，如采用快速麻醉诱导插管，麻醉前应高流量8 L/min，吸氧3～5 min，然后采用快速序贯法进行麻醉诱导插管，避免大潮气量辅助呼吸，以防气体进入胃内，增加反流误吸的风险。

术中探查及吸除囊内液时，要注意心率、血压、中心静脉压的变化。防止由于减压过快致腹压骤减，回心血量突然增加而发生肺水肿，故吸放囊液要分次，缓慢减压。当囊肿搬出腹腔时要立即给予腹部加压，可以将囊肿暂放在腹腔或用沙袋给腹部加压，患者采取头低位，以防腹内压骤然消失，腹主动脉的压迫突然解除造成血压骤降。注意术中输液的调整，囊肿减压前后应适当加快输液速度，补充血容量，同时根据中心静脉压随时调整输液速度，适当增加胶体的输入。

因巨大囊肿难以平卧的患者，如诊断明确，可以考虑术前B超引导下行囊肿穿刺，缓慢放液减压后再施行麻醉。

五、卵巢恶性肿瘤

恶性卵巢肿瘤是妇科多见的肿瘤之一，其发病率占女性全身恶性肿瘤的5%（仅次于乳腺癌、皮肤癌、胃肠癌、宫颈癌和肺癌），居第六位。在妇科恶性肿瘤中，发病率仅次于宫颈癌和恶性滋养细胞肿瘤，占第三位。由于卵巢位于盆腔深处，故对恶性卵巢肿瘤缺乏早期特异性诊断方法，又无特殊症状，所以当出现症状就诊时多数已达晚期，故其死亡率超过宫颈癌和子宫内膜癌死亡率的总和，居妇科恶性肿瘤死亡率之首。

恶性卵巢肿瘤常见转移部位主要在盆腔器官，其次是腹膜、大网膜及肠壁，远处转移的器官有肝、胆囊、胰、胃肠道、肺、膈肌等。淋巴转移主要在腹主动脉旁及盆腔淋巴结等处。

（一）卵巢肿瘤的临床分期

在妇科癌瘤中，宫颈癌及宫体癌首先是局部浸润，继而远处扩散，而卵巢癌的转移，很早就出现盆腔或腹腔内扩散种植，或淋巴结转移。这些部位的转移，在早期无症状和体征，单凭临床检查不易发现。其转移部位及累及的范围也不易确定。因而卵巢癌的准确全面分期需要依靠手术所见和手术时详细探查的结果，而且还要配合病理组织学及细胞学的检查。国际妇产科联盟（FIGO）为取得一个卵巢癌完善的分期标准，曾对不同分期的定义多次反复修改。1985年FIGO修订的卵巢恶性肿瘤分期法（表12-3）如下：

表12-3　卵巢恶性肿瘤的FIGO分期

Ⅰ期	病变局限于卵巢
Ⅰ$_a$	病变局限于一侧卵巢，包膜完整，表面无肿瘤，无腹水
Ⅰ$_b$	病变局限于双侧卵巢，包膜完整，表面无肿瘤，无腹水
Ⅰ$_c$	Ⅰ$_a$或Ⅰ$_b$期病变已穿出卵巢表面，或包膜破裂，或腹水或腹腔冲洗液中找到恶性细胞
Ⅱ期	病变累及一或双侧卵巢，伴盆腔转移
Ⅱ$_a$	病变扩展或转移至子宫或输卵管
Ⅱ$_b$	病变扩展至其他盆腔组织
Ⅱ$_c$	Ⅱ$_a$期或Ⅱ$_b$期病变已穿出卵巢表面，或包膜破裂，或腹水或腹腔冲洗液中找到恶性细胞

Ⅲ期	病变累及一或双侧卵巢，伴盆腔以外种植或腹膜后淋巴结或腹股沟淋巴结转移，肝表浅转移属于Ⅲ期
Ⅲa	病变大体所见局限于盆腔，淋巴结阴性，但腹腔腹膜面有镜下种植
Ⅲb	腹腔腹膜种植瘤直径＜2 cm，淋巴结阴性
Ⅲc	腹腔腹膜种植瘤直径＞2 cm 或伴有腹膜后或腹股沟淋巴结转移
Ⅳ期	远处转移，胸腔积液存在时需找到恶性细胞，肝转移需累及肝实质

＊Ⅰc及Ⅱc，如细胞学阳性，应注明是腹水还是腹腔冲洗液，如包膜破裂，应注明是自然破裂或手术操作时破裂

（二）卵巢恶性肿瘤的手术治疗

目前对恶性卵巢肿瘤多数仍处于确诊晚、治疗效果差的状况，手术治疗仍是恶性卵巢肿瘤首选的方法，无论肿瘤属于早期或晚期都应行手术探查。原则上应尽量将癌瘤切除，强调首次手术的彻底性，但不宜进行不必要的扩大手术范围，术后辅以化疗或放疗。太晚期的患者以姑息性手术为妥。

1. 手术适应证　几乎不受限制，初次接受治疗者，都应给予1次手术切除的机会。但对有大量胸腹水、不能耐受1次手术者，应于胸腹水基本控制后再手术；经探查，腹腔广泛种植，原发灶很小或大部分肠管包裹在肿瘤之中、肠系膜缩成一团已分不清，则不宜立即行手术切除。

2. 各期卵巢恶性肿瘤的手术范围　一般根据手术分期、患者全身情况、年龄等来决定手术范围。

（1）对Ⅰ、Ⅱa期癌原则上行全子宫、双侧附件、阑尾、大网膜切除。

（2）对Ⅱ期以上的中晚期患者，初治病例应行肿瘤缩减术或细胞灭减术。

肿瘤细胞灭减术是将肉眼所见的肿瘤，包括全子宫和双侧附件、大网膜、阑尾、肠段、腹膜等转移病灶全部切除，还包括腹膜后淋巴结切除。

（三）卵巢恶性肿瘤手术的麻醉特点

卵巢恶性肿瘤患者年龄及全身情况个体差异悬殊。30% 患者腹部肿块巨大或有大量腹水，近半数患者有化疗、激素或手术治疗史。近半数患者可出现心电图异常，其中心律不齐最为常见。一般病例全身情况尚好，肿瘤亦不太大，手术单纯行全子宫及附件切除或包括部分大网膜切除者，硬膜外麻醉或腰硬联合麻醉基本满足手术的要求。对于需清除腹主动脉旁淋巴结者，如果清除范围只达髂总动脉分叉处，椎管内麻醉平面亦无特殊。但如果若清除范围达肾门区，麻醉平面需相应提高达 $T_{4 \sim 6}$ 水平，此时可考虑采用两点穿置管（$T_{10 \sim 11}$，$L_{1 \sim 2}$），推荐采用全身麻醉。

晚期患者全身情况很差，常出现营养不良、贫血、低蛋白血症、腹部膨隆，腹腔内脏受压，肠曲被推向横膈，膈面抬高，膈肌活动受限，肺下叶受压发生盘状肺不张，肺容量减少，顺应性降低。呼吸浅速甚至呼吸困难，不能平卧。心脏被推移，活动受限，可能影响每搏量和心排出量。下腔静脉受压迫致腹壁静脉怒张，甚至波及胸壁静脉，回心血量减少，脉搏细速。反复放腹水可加重低蛋白血症和水电解质的紊乱。有的患者可伴有发热、低血容量。这些状态都给实施麻醉提出了挑战，麻醉前必须充分了解患者病情，准确评估麻醉风险，麻醉过程中必须处理好这些变化与麻醉的关系，尽可能保障麻醉安全。

对于腹腔肿块巨大，伴有大量腹水或呼吸困难不能平卧的患者，麻醉方式宜选用全身麻醉，以确保血流动力学的稳定和充分的氧供，防止低氧血症和高碳酸血症的发生。对曾用化疗药者，要了解用药及剂量，注意化疗药物对心肺等脏器功能的影响以及麻醉药与化疗药的协同作用。术前曾用皮质激素治疗者，麻醉前及术中、术后均需补充用药，以免引起肾上腺皮质功能低下，导致严重低血压。肿块巨大或伴有大量腹水的患者，在手术吸除腹水或搬出瘤体时，注意维持循环稳定，避免输液过多或过少。输入液体过多过快或麻黄碱多次反复使用，可导致心脏前负荷增加而诱发肺水肿。

六、外阴癌

外阴癌是最常见的外阴恶性肿瘤，占外阴恶性肿瘤的 95%，平均发病年龄 60 岁，但 40 岁以前也可发病。

（一）外阴癌的病理解剖

外阴是特殊的皮肤区域，可发生性质不同的肿瘤，最常见的是鳞状细胞癌，其次是恶性黑色素瘤、

基底细胞癌及腺癌。发生部位以皮肤较黏膜多见，外阴前部较后半部多见。外阴受侵部位以大阴唇最常见，其次是小阴唇及阴蒂。癌瘤可多灶性或在两侧大阴唇对称性生长，称"对称癌"，这不是直接接种，而是属于多灶癌或经淋巴转移。根据镜下结构分类如下：

1. 外阴原位癌　有时与宫颈原位癌同时存在，属多灶癌。基底完整，无间质浸润。镜下表皮增厚过度角化，棘细胞层排列紊乱，失去极性。外阴原位癌包括三类特殊原位癌：外阴鲍文病、外阴帕哲特（paget）病及增生性红斑。

2. 外阴镜下浸润癌　上皮内少数细胞侵入间质，侵入深度不超过 5 mm，局部基底膜断裂或消失，周围有淋巴细胞浸润。容易继发感染，流脓发臭，触及出血。镜下绝大多数为分化好的棘细胞癌，可见癌巢向间质浸润。分化差的鳞癌生长快，转移早且远。分化良好者生长慢易治愈。

3. 外阴浸润癌　可继发于白斑、外阴原位癌或没有先驱病变。肉眼见溃疡、结节或菜花型。早期外阴鳞癌小结节状，表面有光滑的皮肤或黏膜。以后皮肤水肿与癌块粘连，继续发展表面破溃坏死脱落形成溃疡，表现为外凸或内陷。

4. 基底细胞癌　早期为表面光滑圆形斑块，表皮菲薄，也可有边缘隆起的侵蚀性溃疡。除个别病例外，一般不发生转移。镜下特征性改变为细胞核大而呈卵圆形或长形，胞质较少，各细胞质界线清，胞核无细胞间桥，无间变，大小不一，无异常核分裂象。

5. 外阴腺癌　一般起源于前庭大腺。

（二）转移方式

局部蔓延与淋巴转移为主，极少血行转移。

1. 局部蔓延　外阴部逐渐增大，可沿黏膜向内侵及阴道和尿道，并可累及肛提肌、直肠与膀胱。

2. 淋巴转移　外阴有丰富的、密集的毛细淋巴网，错综复杂、互相吻合。大阴唇的淋巴管均沿大阴唇本身向前经阴阜外下转向腹股沟淋巴结。会阴部的淋巴管沿大阴唇外侧斜横向流经大腿部到达腹股沟淋巴结，且一侧癌肿可经双侧淋巴管转移。经腹股沟浅淋巴结转向腹股沟下方的股管淋巴结（Cloquet淋巴结），并经此进入盆腔淋巴结。阴蒂部癌可直接至 Cloquet 淋巴结，而外阴后部及阴道下段癌可绕开直接转移到盆腔淋巴结，所以该处癌应清扫盆腔淋巴结。淋巴系统的转移主要是癌栓的转移，而不是渗透作用。外阴癌即使到晚期也很少血行远处转移，少数病例可以转移到远处器官脏器。

（三）外阴癌的临床分期（表12-4）

表 12-4　外阴癌的临床分期

Ⅰ期	肿瘤局限于外阴或 / 和会阴，直径≤ 2 cm，无淋巴结转移
Ⅰ a 期	肿瘤局限于外阴或 / 和会阴，直径≤ 2 cm，间质浸润不超过 1.0 mm（从邻近上皮间质交界处最表面的真皮乳头到浸润的最深点），无淋巴结转移
Ⅰ b 期	肿瘤局限于外阴或 / 和会阴，直径≤ 2 cm，间质浸润 > 1.0 mm，无淋巴结转移
Ⅱ期	肿瘤局限于外阴或 / 和会阴，直径 > 2 cm，无淋巴结转移
Ⅲ期	肿瘤无论其大小，累及下段尿道或 / 和阴道、肛门或 / 和单侧腹股沟淋巴结转移
Ⅳ期	肿瘤不论其大小，侵犯膀胱或 / 和直肠、尿道上段黏膜，或侵犯骨骼，或双侧腹股沟有淋巴结转移，或盆腔淋巴结转移，或远处转移

（四）外阴癌的手术治疗

1. 癌前病变 – 白斑　外阴白斑剧烈瘙痒，经常搔破，治疗效果不佳者，应预防性切除。

2. 原位癌　由于原位癌多灶性或隐性浸润，应行外阴广泛切除术，术后若浸润，应加双腹股沟淋巴结清扫。

3. 镜下浸润癌的治疗　当肿块小于 2 cm，间质浸润 < 5 mm，无脉管浸润者，可以行外阴广泛切除术；否则应行外阴广泛切除加双腹股沟淋巴结清扫。

4. 浸润癌　应行外阴广泛切除加双腹股沟淋巴结清扫术。当腹股沟管淋巴结（Cloquet 淋巴结）转移时，应加盆腔淋巴结清扫术。对侵犯尿道直肠患者，可行部分尿道、直肠切除术。

（五）外阴癌手术的麻醉特点

根据患者情况及手术要求，外阴手术的麻醉方式可选用椎管内麻醉或全身麻醉。椎管内麻醉应根据手术范围选择相应的穿刺点。如做外阴广泛切除术加双腹股沟淋巴结清扫术，硬膜阻滞平面上达 T_{10} 下达 S_5 即可。若需行腹膜外盆腔淋巴结清扫术则阻滞平面需达 $T_{8\sim9}$，方可阻滞腹膜刺激反应。全膀胱切除回肠代膀胱、直肠切除、人工肛门等需同时开腹者，麻醉平面要求与子宫内膜癌相同。如手术广泛、时间冗长，患者难以配合者，可考虑采用全身麻醉，且必须加强呼吸循环的管理。

第四节 辅助生殖手术麻醉

辅助生殖手术主要有输卵管造口术、输卵管粘连松解术、输卵管吻合术、输卵管宫腔移植术和体外受精-胚胎移植术，现将五种手术分述如下。

一、输卵管造口术

输卵管造口术适合于输卵管伞端梗阻（亦称输卵管积水）的患者。

（一）经腹输卵管造口术的操作要点

于耻骨联合上正中切口，长 8 cm 左右，逐层切开腹壁。开腹后先仔细探查了解盆腔脏器情况，如子宫大小、有无畸形、有无肌瘤、与周围有无粘连等。了解双侧输卵管伞端是否可见，或已形成盲端，或有积水，周围有无粘连，输卵管粗细是否正常，弹性如何，有无局部增生、屈曲或结节等。了解卵巢的大小、硬度、与输卵管有无粘连等。如输卵管周围有粘连，先分离粘连，使输卵管和卵巢恢复正常位置。分离粘连时以锐性分离较好，可减少损伤。在输卵管伞闭锁端的扩大部最菲薄处用纤维细电刀或显微解剖刀作"十"字形或"米"字形切开，然后用 6 号平头针或细硅胶管自切口处插入，缓缓注入生理盐水，再进一步检查明确输卵管全段通畅情况，注入方法同输卵管吻合术。将切开之黏膜瓣外翻，用 7-0 尼龙线将外翻之伞端缝呈"花瓣状"。由于管腔较大，一般不需保留支架，术后宜早期通液。对粘连较重者，使用支架可预防新的粘连形成。

输卵管壶腹部造口术，由于伞端破坏严重或伞端被完全切除，近端输卵管正常，不能做伞部造口时，可切除病变部分，在壶腹部造口，但成功率很低。根据壶腹部病损的程度采取不同的手术方法，壶腹部长度超过 3 cm 者，于盲端处将输卵管的浆膜层做一环形切开，用小剪刀将远端做环形或斜至露出正常黏膜为止，插入导管通液检查，近侧段输卵管将膜作间断缝合，形成新口。如伞部及壶腹部外侧段全部闭锁，则切除瘢痕，在壶腹部接近卵巢侧做一斜切口，黏膜外翻缝合，将开口固定于卵巢上。造口完毕再做一次输卵管通液同时注入预防粘连的药物，生理盐水冲洗腹腔，腹腔内放置液体同输卵管吻合术，缝合腹壁各层，手术结束。

（二）腹腔镜下输卵管造口术的操作要点

（1）切口：脐皱褶下缘，腹壁最薄，容易穿刺，术后不留瘢痕，一般在脐缘下 1 cm 处作一小切口；病情复杂或需要运用腹腔镜附件协助操作手术时，可于耻骨联合上 3~5 cm 避开膀胱，或于左下腹部或右下腹部切第二、第三个小口，达筋膜。

（2）进入腹腔后的操作：如有粘连，应首先分离之。经宫颈加压注入亚甲蓝液，使输卵管远端膨胀。分离出盲端，仔细辨认伞端的细小开口痕迹，有时可见少许亚甲蓝液流出，有时伞端消失仅见膨胀的壶腹部积水。用尖头电凝器在伞端开口痕迹处做 1~2 cm 长的凝固区带，然后用钩形剪或微形剪顺输卵管纵轴方向，剪开输卵管壁，可见亚甲蓝流出。以无损伤抓钳插入壶腹部，反复开张闭合，使输卵管壁在切口处向外翻卷。用内缝针将向外翻卷的输卵管黏膜近 1/3 处间断缝合在浆膜层上。最后将透明质酸钠于缝针及开口处涂抹一薄层，以防粘连，手术结束。

二、输卵管粘连松解术

（一）经腹输卵管粘连松解术的操作要点

手术切口同输卵管造口术。手术时将输卵管周围特别是伞端的粘连分离，使输卵管保持伸直游离的状态，以免过分弯曲形成输卵管妊娠或不孕。手术时可用剪刀或手术刀行锐性分离，分离后创面必须用浆膜层包好，操作须细致，以免再次形成粘连。

（二）腹腔镜下输卵管粘连松解术的操作要点

切口同腹腔镜下输卵管造口术。先将粘连两端的器官分开或用分离棒将粘连带挑起选择无血管区用电凝剪剪断或用单极电凝器分离。如粘连带较厚或内有小血管时，可用鳄鱼嘴钳夹持，施行内凝后剪断，也可用鳄鱼嘴钳行双极电凝后剪断之。仔细检查断端无出血即可结束手术。

三、输卵管吻合术

（一）经腹输卵管吻合术手术的操作要点

切口同输卵管造口术。进入腹腔后进行下列操作：

（1）检查其周围有无粘连，影响范围，伞端外观是否正常。如有粘连应用剪刀实行锐性分离。

（2）检查闭锁近端、远端情况，切除闭锁处，用两手指夹着子宫下部宫颈处，经宫底刺入7号针头，注入稀释亚甲蓝液，可清楚见到输卵管近侧阻塞部位，在其近侧 2 ~ 3 cm 处垂直切断管腔；在瘢痕远端稍外处垂直切断，将两者之间瘢痕组织充分切除。向远端口注入生理盐水，证实输卵管远端通畅，并在镜下检查新切口创面有无瘢痕或纤维组织，肌层、黏膜是否正常、止血。这种经宫底注射亚甲蓝液法较经宫颈插造影器方便且可保持无菌。

（3）吻合输卵管。

（4）亚甲蓝通液检查输卵管通畅程度。

（二）腹腔镜下输卵管吻合术的操作要点

（1）患者取膀胱截石位，下腹壁行四点穿刺：第 1 穿刺点在脐部置入腹腔镜，在直视下于耻骨上部置入 3 个 5 mm 腹腔镜穿刺套管，其一位于正中线，分别在其两侧 5 cm 处各置一腹腔镜穿刺套管。经宫颈置入能进行亚甲蓝通液的举宫器。

（2）检查输卵管走向，辨认绝育处输卵管断端，分离粘连。

（3）在原结扎部位下方输卵管系膜处注射血管收缩剂以减少术中出血。可用 1 U 垂体加压素加入 10 mL 生理盐水或乳酸林格液中，分别浸润输卵管近侧或远端附着的输卵管系膜。

（4）切除阻塞的输卵管。

（5）检查输卵管是否通畅。

（6）吻合输卵管。

（7）亚甲蓝通液检查输卵管通畅程度。通过子宫腔注入亚甲蓝液，如吻合成功，可见亚甲蓝液自输卵管伞端流出。

四、输卵管宫腔移植术

输卵管宫腔移植术适用于输卵管腐蚀粘堵术需复通者。

输卵管宫腔移植术的操作步骤：

（1）切除输卵管峡部阻塞部分。

（2）试通剩余输卵管，检查是否通畅。在近端管口两侧边（3点、9点处）剪开约 5 mm 长度，将前、后壁各缝肠线，用 17 mm 圆孔铰刀在近子宫角子宫后壁上钻通肌壁，然后将已缝好的肠线 4 个线头自孔的上、下壁穿出，穿出部位距孔缘 3 ~ 5 mm 各自打结，移植的输卵管引入并固定在子宫腔顶部两侧。用肠线将输卵管浆膜层固定于子宫浆膜层。子宫上部两侧后壁打洞的优点是使输卵管伞部与卵巢间距接近。

（3）不论哪种部位吻合，完成吻合术后，应再次向宫腔内注入亚甲蓝液，注液时手指捏紧子宫颈上部，检查吻合口有无渗漏，亚甲蓝液有无经伞端流出。如一切正常，注入 32% 低分子右旋糖酐（70）20 mL 及异丙嗪 25 mg，以防粘连和过敏。

五、体外受精 – 胚胎移植术

体外受精 – 胚胎移植术（ln vitro fertilization and embryo transfer，IVF–ET）是指从女性体内吸取卵子，于体外培养后，加入经处理过的精子，待卵子受精后，发育成 2 ~ 8 细胞周期，再植入子宫内，发育成胎儿，分娩。因为这项技术的最早阶段是在培养皿中进行，故俗称试管婴儿。宫腔内人工授精（intrauterine insemination，IUI）是最简单的人工助孕技术，是指在女性排卵期，将处理过的精子直接注入女性子宫腔内，达到受孕目的。体外受精 – 胚胎移植术主要步骤为取卵、体外授精和胚胎移植，其中部分患者在取卵或胚胎移植时，由于不能忍受操作疼痛，需要在麻醉下进行。现就取卵及胚胎移植两大步骤简述如下。

（一）取卵

在注射 hCG 后 34 ~ 36 h 进行取卵，若继续推迟有可能在取卵时已自然排卵或者在手术操作过程中容易造成一些卵泡自行破裂。

（二）取卵方式

1. 超声引导下经阴道取卵

在阴道超声探头引导下，经阴道穿刺抽吸卵泡取卵。目前阴道超声取卵已取代腹腔镜成为最常用的取卵方式。取卵时患者采取截石体位，用生理盐水冲洗阴道或先用含碘液冲洗，然后用生理盐水冲洗。阴道超声探头外套无菌无毒乳胶套，配穿刺架与专用穿刺针，在超声穿刺线引导下从穹隆部进针，尽量不经宫颈、膀胱与子宫，依次穿刺抽吸两侧卵巢的卵泡，抽吸负压为 15 kPa，待一个卵泡抽吸干净后再进入第二个卵泡，每次进针可穿刺多个卵泡，但要注意不要伤及周围脏器与血管。

2. 腹腔镜下卵泡穿刺抽吸术

在阴道超声取卵术出现之前，腹腔镜下卵泡穿刺抽吸术曾经是最主要的取卵手段，腹腔镜取卵术成功与否与盆腔状态有关，至少 50% 的卵巢表面可以由腹腔镜暴露直视才能保证顺利抽吸卵泡。因此，对于那些可疑盆腔粘连的患者，体外受精及胚胎移植之前要先进行一次腹腔镜检查，明确盆腔情况和估计腹腔镜取卵的可行性。目前腹腔镜取卵主要用在输卵管内配子移植术和受精卵输卵管内转移等助孕治疗中，另外，当卵巢被粘连固定在较高位置经阴道穿刺无法达到时仍可借助腹腔镜取卵。

3. 开腹取卵

目前很少使用，仅在有其他指征需要开腹时可同时取卵。

（三）胚胎移植的方法

胚胎宫腔内移植指将受精卵或胚胎转移至宫腔内，经子宫颈宫腔内移植是最常用的胚胎移植方法。

移植前嘱患者排空大小便，移植时一般采取膀胱截石位，前位子宫患者采用膝胸卧位移植，暴露宫颈后用蘸有培养液的棉球清洁宫颈，并用长棉签拭去宫颈管内的黏液，必要时先用一根试验移植管探清宫腔方向。目前多选用带外套管的有弹性的无创伤软移植管，确保抽吸胚胎后顺利移入宫腔。

六、辅助生殖手术的麻醉特点

妇女不育手术均为育龄妇女，全身状况一般良好，术前按常规做好麻醉前准备即可。麻醉方式可选择连续硬膜外阻滞或腰硬联合麻醉，对精神过于紧张的患者或腹腔镜下手术的患者可选用全身麻醉。施行椎管内麻醉的患者，如手术时间过长，患者无法耐受手术体位时，可考虑适当镇静，以确保患者的安静，以免影响手术操作。

体外 – 受精胚胎移植术最关键的步骤之一是取卵。超声引导下经阴道取卵虽然部分患者可在局麻下完成，但局麻有时难以保证患者完全无痛，所以目前已有不少生殖中心为了完全消除患者取卵时的疼痛，采用全身麻醉或硬膜外阻滞下取卵。其中以丙泊酚复合芬太尼最为简便有效，上述两种麻醉方法均不影响总取卵数、受精、卵裂、移植胚胎分级、种植率、流产率等，但与硬膜外阻滞相比，丙泊酚复合芬太尼麻醉具有操作简单和耗时短的优点,可作为取卵的常规麻醉方法。哌替啶和氧化亚氮也可用于减轻患者取卵时的痛苦。胚胎移植一般不需全身麻醉。

第五节　门诊患者麻醉

一、妇科门诊手术的麻醉特点

　　随着妇科和麻醉技术的发展,妇科门诊手术日益增多,由既往最多见的人工流产术、诊断性刮宫扩大至宫颈锥形切除术、宫腔镜或腹腔镜检查与手术、子宫息肉切除、输卵管结扎术和阴式子宫切除术等。人工流产术是我国目前妇科门诊手术最多的一种。门诊手术患者麻醉前与麻醉医师接触少,难以了解病情,术前检查不如住院患者完善。门诊手术麻醉要求方法简单、省时、起效快,苏醒迅速,恢复完全,不影响定向力。在我国,妇科门诊手术尤其是人工流产术已在大多数各级医院开展,但是由于多数单位尤其是基层单位门诊手术的设备和条件简陋,在设备、人员和技术上不够重视,在一些基层单位医院甚至市级医院发生麻醉导致妇科门诊患者(以人工流产术患者多见)死亡的事件,应引起高度重视。事实上妇科门诊手术麻醉的难度并不比住院手术低。因此,实施妇科门诊手术麻醉应由经验丰富的麻醉医师参加,配备必要的麻醉设备、监护仪和复苏设备,要求手术医师操作熟练,并有处理意外事件的能力。

(一)妇科门诊手术患者的选择与术前评估

　　1. 妇科门诊手术患者的选择

　　(1)预计手术操作时间在 90 min 以内,术后无剧烈疼痛,无明显出血危险的手术。

　　(2)年龄适中,ASA Ⅰ~Ⅱ级。虽然有人认为 ASA Ⅲ级和年龄 > 70 岁的患者不是门诊手术的绝对禁忌证,但应根据患者的情况及本单位的条件慎重选择。如果 ASA Ⅲ级和老年患者接受门诊手术麻醉,对麻醉和手术医生的技术要求必然大大提高。对于此类患者,麻醉医师于麻醉前必须与外科医师共同会诊商定是否可行手术麻醉,并且详细了解有无手术麻醉史、药物过敏史,是否合并重要系统疾病,如高血压、冠心病、糖尿病、支气管哮喘、凝血功能障碍等,结合患者的实验室检查和影像学检查,做出综合评估。

　　(3)患者自愿并有家属或委托代理人陪同就诊。

　　2. 妇科门诊手术禁忌证　有如下情况者应列为门诊手术禁忌:

　　(1)可能威胁生命的严重疾病,并未得到最适宜的处理(如一过性糖尿病、不稳定型心绞痛、症状性哮喘)。

　　(2)合并症状性心血管(如心绞痛)或呼吸(如哮喘)疾病的病态肥胖。

　　(3)多种慢性中枢兴奋性药物治疗(如单胺氧化酶)的患者。

　　(4)需复杂的全面监测和术后处理的 ASA Ⅲ~Ⅳ级患者。

　　(5)需要进行复杂的疼痛治疗的患者。

　　(6)最近患上呼吸道感染,有明显的发热、喘息、鼻充血和咳嗽等症状的患者。

　　3. 麻醉前评估　在我国,由于大部分医院没有设立麻醉门诊,门诊手术患者不能在术前充分与患者接触,详细了解病情,大部分门诊患者都是在手术当天才与麻醉医师接触,麻醉医师需在麻醉前几分钟了解病情,进行体格检查,由于时间仓促,有时对病情的了解不够全面,造成麻醉前评估错误,导致麻醉不良事件的发生。麻醉前评估主要通过询问病史、体格检查和必要的实验室检查进行评定。妇科门诊手术患者麻醉前评估应注意如下几方面:

　　(1)在询问病史时,除了解有无重要系统疾病(如高血压、冠心病、糖尿病、哮喘病)外,还应注意询问相关妇科疾病,如有无因月经紊乱引起的严重贫血。

　　(2)由于不少麻醉药具有引起过敏反应的副作用,因此,应注意询问患者有无麻醉史、药物和食物过敏史。

　　(3)女性(尤其是易晕车的妇女)是术后恶心呕吐发生的危险因素,故也应注意询问患者有无容易晕车的个人史，以便做好术后恶心呕吐的防治措施。

（4）进行必要的（如心脏与肺部）体格检查，以免遗漏重要阳性体征。

（5）四十岁以上（尤其有月经紊乱病史）的妇女，应常规做红细胞比容检查，五十岁以上的妇女应增加心电图检查，六十五岁以上的妇女增加血清尿素氮和血糖检查，七十五岁以上妇女还应增加胸透。

（6）麻醉前再次全面复查所有相关医疗记录，包括麻醉同意书、病史及体检、实验室检查结果，以免因评估不全造成不可预料的延误。

4. 麻醉前准备

（1）消除患者焦虑情绪：接受麻醉的手术患者常担心的问题是术中知晓、术后能否醒过来、术后疼痛等。因此，有条件者最好在患者未进入手术室前进行麻醉前访视，以消除患者紧张情绪。

（2）麻醉前用药：麻醉前 30 min 口服咪达唑仑 5 ~ 10 mg，或静脉注射 1 ~ 2 mg 可减轻或消除患者术前焦虑。

（二）妇产门诊手术常用的麻醉技术及管理要点

理想的门诊麻醉用药应起效快而平稳，可产生顺行性遗忘和镇痛，可提供良好的手术条件，术后恢复迅速而完全。

1. 全身麻醉 由于现代全身麻醉药（如丙泊酚、依托咪酯、七氟烷、瑞芬太尼等）的广泛应用，全身麻醉更具有起效迅速、可控性好、苏醒快而完全等优点，因此全身麻醉包括监护麻醉是妇科门诊手术最常用的麻醉方法。

常用于妇科门诊手术全身麻醉的药物：

（1）丙泊酚：丙泊酚是目前门诊手术全麻患者最常用的静脉麻醉药，具有起效快、苏醒迅速、恢复完全以及抗呕吐的优点。对于短小、刺激轻的手术可单独应用，但对于手术刺激大，引起明显疼痛反应的妇科手术（如人工流产术），可复合使用阿片类镇痛药如芬太尼或瑞芬太尼。诱导剂量为 1.5 ~ 2.5 mg/kg，维持 4 ~ 12 mg/kg，与芬太尼或瑞芬太尼复合应用时，可适当减少用量，并注意防治其对呼吸和循环功能的抑制。可引起过敏反应，必须做好过敏反应的防治措施。

（2）依托咪酯：依托咪酯亦可用于妇科门诊短小手术麻醉的诱导与维持，麻醉后恢复较快，最突出的优点是短时间使用对循环功能抑制轻，尤其适用于有心脏疾病（如冠心病）或脑血管疾病的患者，其缺点是注射痛、肌阵挛、肾上腺皮质功能抑制和术后恶心呕吐发生率较高。依托咪酯麻醉诱导量为 0.15 ~ 0.3 mg/kg，维持量为 0.12 mg/（kg·h），必要时与阿片类药复合使用。

（3）吸入麻醉药：新型吸入麻醉药地氟烷和七氟烷可用于门诊手术的麻醉维持，七氟烷还可用于麻醉诱导。这两种吸入麻醉药均具有可控性强、苏醒迅速之优点，但术后躁动和恶心呕吐的发生率高于丙泊酚静脉麻醉。

（4）阿片类镇痛剂：在麻醉诱导前给予小剂量的阿片类药物（如芬太尼 1 ~ 2 μg/kg，阿芬太尼 15 ~ 30 μg/kg，舒芬太尼 0.15 ~ 0.3 μg/kg，瑞芬太尼 0.5 ~ 1 μg/kg）可以减轻气管插管和疼痛引起的应激反应，降低依托咪酯所致的不自主活动的发生率，降低镇静催眠药和吸入麻醉药的用量。与芬太尼比较，阿芬太尼苏醒更快，术后恶心呕吐发生率较小。瑞芬太尼是超短效阿片类镇痛药，作用强度与芬太尼相同，起效迅速，对插管反应和疼痛反应的抑制作用优于芬太尼，但术后疼痛反应较明显。

（5）肌松剂：妇科腹腔镜手术采用全身麻醉时应用肌松剂便于气管插管或喉罩的置入。门诊手术使用的肌松剂应具有起效快、持续时间短的特点。去极化肌松剂琥珀胆碱和非去极化肌松剂米库氯铵（维美松）作用时间短，适用于妇科门诊腹腔镜手术。维美松气管插管诱导用量为 0.15 ~ 0.2 mg/kg，维持量为 6 ~ 8 μg/（kg·min）。

2. 区域麻醉 腰麻和硬膜外麻醉是最简单、最可靠的麻醉技术，但由于椎管内麻醉操作相对全麻复杂、费时，硬膜外麻醉误入血管或误入蛛网膜下腔的可能，感觉阻滞不完全的概率也大。椎管内麻醉容易导致直立性低血压，这也是影响患者离院的重要因素。椎管内麻醉更令人困扰的并发症是感觉和交感神经系统的残留阻断效应，可导致行走迟缓、眩晕、尿潴留和平衡受损。椎管内麻醉后背痛的发生率也较全麻高，这是患者术后常见的主诉。妇科门诊手术经下腹切口操作也可选用硬膜外麻醉或腰硬联合麻醉，经阴道手术可选用骶管阻滞或腰麻，经阴道短小手术可在宫颈旁阻滞和阴部神经阻滞下进行。短小手术（如输卵管绝育术）也可应用局部浸润麻醉，或联合应用短效镇静或镇痛药，也就是监测下麻醉。在局部麻醉的基础上施行监护麻醉，与全身麻醉一样，也同样需要备好麻醉设备、抢救设备和药品，同样进行标准监护。

3. 气道管理　充分有效的气道管理是确保妇科门诊手术麻醉安全的极其重要因素。呼吸抑制是妇科门诊手术麻醉最常见的呼吸系统并发症。人工流产术全身麻醉呼吸抑制（$SpO_2 < 90\%$）发生率可高达10% ~ 30%，多发生在给药后 1 ~ 2 min 内，但也有少数患者呼吸抑制发生在手术结束后，甚至在唤醒之后再度进入睡眠发生呼吸抑制，甚至呼吸停止，还可发生喉痉挛和呼吸道梗阻。因此，必须备好人工辅助呼吸及困难气道处理措施。

妇科门诊腹腔镜手术传统的呼吸道管理是气管插管。气管插管具有确保气道通畅之优点，但其缺点是麻醉诱导插管时需要较深的麻醉深度，患者苏醒后对气管的耐受性差，苏醒后舒适度低。因此，近几年有学者在妇科门诊腹腔镜手术麻醉采用喉罩替代气管插管，结果表明喉罩可维持正常的通气，并未增加反流误吸的风险，可减少麻醉诱导所需的麻醉药量，患者苏醒后对喉罩的耐受性明显优于气管插管。

4. 血流动力学的维护　妇科门诊手术麻醉与住院手术麻醉一样需要标准的循环功能监测，即无创血压、心电图、脉搏血氧饱和度。针对不同的手术采取相应的措施来维持血流动力学的稳定。如人工流产术容易发生人工流产综合征，导致严重的心动过缓和低血压，麻醉前应予阿托品，一旦发生及时应用阿托品和麻黄碱治疗。妇科腹腔镜手术需严密监测循环和呼吸功能，及时发现和处理人工气腹所引起的气栓并发症。使用宫腔镜时注意冲洗液进入体循环，导致容量负荷过多，发生肺水肿。对于某些手术，麻醉深度已达到，但患者仍出现明显的高血压和心动过速，此时，可应用血管扩张剂如尼卡地平和 β - 受体阻滞剂，以防止血压和心率过高，避免不必要的深麻醉。有研究证实，术中使用上述两种药可使患者苏醒时间缩短，阿片类药物用量减少，留院观察时间缩短。

5. 术后麻醉并发症的防治　恶心呕吐是妇科门诊手术最常见的全身麻醉后并发症。如何有效防治全麻后恶心呕吐是麻醉领域里令人关注的焦点问题。由于女性是全麻后发生恶心呕吐的重要相关因素，因此，妇科门诊手术麻醉更应重视全麻后恶心呕吐的防治。主要措施有：

（1）麻醉药的选择：选择具有抗恶心呕吐的麻醉药物。

（2）术中或手术结束时使用抗吐药：最为经济有效的抗吐药为氟哌利多，较小剂量（< 10 μg/kg）即可有效预防术后恶心呕吐，与甲氧氯普胺联合使用更为有效。静脉注射地塞米松 5 ~ 10 mg 亦可以高效地预防术后恶心呕吐。对于术后已发生的恶心呕吐可静脉注射 5- 羟色胺拮抗剂如恩丹司琼治疗。

二、人工流产术及其麻醉特点

妊娠早期，用手术器械把胚胎组织和胎儿吸引或钳刮出来，使之妊娠终止，叫人工流产，人工流产是节育手段之一。目前，常用的人工流产手术方法有两类，一类是吸宫术（有专用的电吸引机吸引和负压瓶吸引术等），另一类是钳刮术。

（一）吸宫术

1. 适应证

（1）10 周以内妊娠，要求终止而无禁忌者。

（2）因某种疾病不宜继续妊娠者。

2. 禁忌证

（1）各种疾病急性期。

（2）生殖器官炎症。

（3）全身状况不良，不能耐受手术者。

（4）手术当日两次体温达 37.5℃以上者。

3. 手术操作步骤　患者取膀胱截石位，常规消毒外阴，指诊复查子宫位置、大小及附件情况。用窥阴器扩张阴道、宫颈及颈管消毒后用宫颈钳轻夹宫颈前唇，下拉牵引，以探针依子宫方向探测宫腔深度，用宫颈扩张器逐号扩张宫颈内口至比所用吸管大0.5～1号。然后根据妊娠周数及操作情况随时调节负压；行宫腔吸引前应首先测试负压装置的负压情况；先将吸管送至宫底，然后按逆时针方向上下移动吸管吸引整个宫腔，幅度不可过大，胎囊剥离后，可感到吸管有轻微振动，同时子宫收缩，子宫壁变粗糙，此时折叠吸管取出，降低负压后，再吸引1～2次，可用小刮匙搔刮宫腔1周，检查是否有残留，特别注意两侧宫角。取出吸管，测量宫腔深度，了解子宫收缩情况。去宫颈钳，检查颈口有否损伤出血，取出窥阴器，结束手术。检查吸出组织有无绒毛及蜕膜组织，必要时送病理检查，若无妊娠组织吸出，应进一步检查、随访。

（二）钳刮术

1. 适应证

（1）妊娠10～14周要求终止妊娠而无禁忌证者。

（2）因疾病或其他原因不宜妊娠者。

2. 禁忌证　同吸宫术。

3. 手术步骤　常规外阴阴道消毒后，取出宫颈扩张棒或导尿管；探测宫腔深度，必要时扩张宫颈；用弯头有齿卵圆钳沿子宫后壁进入宫腔，探测羊膜囊，撕破羊膜囊，使羊水流尽；然后卵圆钳在宫腔内探测胎盘附着部位，当触及胎盘时有柔软感，钳夹住胎盘，轻轻转动，使胎盘逐渐剥离，并轻轻牵拉出子宫；当钳取胎儿时，应尽量先夹碎胎头或胎体骨骼，然后夹出，当胎儿肢体或脊柱通过宫颈管时，要保持纵位，以免6号吸管吸刮宫腔胎儿骨骼损伤宫颈；胎盘、胎儿取出后，用6号吸管吸刮宫腔1周。手术结束后仔细检查取出的胎儿、胎盘是否完整以及是否与妊娠月份相符合。

（三）人工流产对患者生理的影响

支配子宫的内脏神经主要来自$T_{10\sim12}$，$L_{1\sim2}$交感神经支及$S_{2\sim4}$副交感神经组成的盆神经丛。交感神经主要分布在子宫底、体，副交感神经主要分布在子宫颈，并在子宫颈旁内口处形成宫颈旁神经丛。在交感与副交感神经的传出纤维中也伴有传入的感觉神经纤维，感觉神经末梢在宫颈内口尤其丰富，术中扩张宫颈口和吸刮子宫壁时均产生较强烈的疼痛，同时可因占优势的副交感神经（迷走神经）兴奋，释放大量的乙酰胆碱，引起一系列迷走神经兴奋症状，又称"心脑综合征"，对心血管系统产生一系列影响：

（1）冠状动脉痉挛，减少心肌血液供应，引起心悸、胸闷。

（2）抑制窦房结兴奋性，导致心动过缓、心律不齐、异位心律甚至心搏骤停。

（3）心肌收缩力减弱，心排出量减少，周围血管扩张，有效循环血量不足，导致组织灌注不足，组织缺氧，发生一过性休克症状。脑供血不足可产生头晕、抽搐甚至昏厥。

因此，在无麻醉的情况下进行人工流产刮宫术，常有不同程度的腰酸、腹胀、下腹疼痛等反应，多数孕妇能忍受。但有部分孕妇在手术过程中或手术结束时出现一系列症状，如心动过缓、心律不齐、血压下降、面色苍白、头昏、胸闷、恶心、呕吐、大汗淋淋等症状，严重者可发生昏厥甚至抽搐。由于反应轻重不一，其恢复过程也不一致。反应轻的，术后几分钟内逐渐恢复，但如迅速起立，可使症状再行加重，亦有在手术后起立时症状才出现；恢复慢的，可持续1h左右，患者原来心肺功能较差，术前未发现，如各类心脏病、严重贫血、哮喘、慢性肾炎等，因缺血或缺氧往往加剧上述反应的严重性，甚至出现心搏骤停。也有些患者只出现心动过缓或心律不齐，血压有不同程度的下降，以后出现呕吐。心电图检查可发现窦性心律不齐、窦性心动过缓、房室交界性逸搏、房室脱节、室性早搏，部分呈二联律、三联律，心电图改变随着症状消失而恢复正常，以单纯窦性心动过缓最为常见。

（四）人工流产术的镇痛方法

虽然人工流产术操作时间只有3～5min，但由于上述的原因，患者可出现疼痛和不适，甚至可引起兴奋神经反射亢进，引发人工流产综合征，因此，如何让患者在安全、无痛、舒适状态下接受人工流产术，已受到普遍的关注，镇痛方法也日臻完善。

1. 局部麻醉

（1）宫颈旁神经阻滞：用1%～2%利多卡因，于宫颈4点、8点距宫颈口外缘0.5 cm处进针，两侧分别注药0.5～1.5 mL，可有效消除扩宫痛苦，减少"人工流产综合征"的发生。缺点是注药时局部疼痛和不能有效消除宫体宫底之神经反射。

（2）宫颈管及宫腔表面麻醉：以浸润1%丁卡因或2%利多卡因的纱布条置入宫颈管进行宫颈管表面麻醉。以1%利多卡因10 mL注入宫腔也有一定的镇痛作用，但仍有镇痛不全和不能完全消除人工流产不良反应的缺点。

（3）椎管内麻醉：虽然能获得满意的麻醉效果，但因操作技术要求高、并发症严重，而且麻醉恢复时间长，不适用于门诊人工流产手术，一般仅适用于住院条件下的特殊病例。

2. 全身麻醉　根据手术的特点及要求，人工流产术采用全身麻醉最能达到无痛效果，和其他门诊手术一样，要求全麻起效快、苏醒迅速而完全，留院观察时间尽可能短。

人工流产的麻醉方法很多，主要以静脉麻醉为主。静脉麻醉药的选择主要有丙泊酚、咪达唑仑、氯胺酮、依托咪酯，其中丙泊酚是目前在人工流产麻醉中应用最广的首选药物，它具有起效快、恢复快，诱导和恢复期平稳，醒后无残余作用的特点。但对循环和呼吸功能呈剂量依赖性抑制，推注速度过快和（或）用量过多，可发生低血压和呼吸抑制，如联合应用阿片类药，其抑制作用增强。据国内文献报道，采用复合芬太尼麻醉的人工流产术患者其呼吸抑制（$SpO_2 < 90\%$）的发生率可高达10%～30%，多发生在给药后1～2 min内，但也有少数患者呼吸抑制发生在手术结束后，甚至在唤醒之后再度进入睡眠发生呼吸抑制，甚至呼吸停止，已有患者于手术结束后因呼吸抑制未能及时发现而导致死亡的教训。芬太尼、丙泊酚均有呼吸抑制作用，其发生程度与剂量、推药速度呈正相关。单独应用丙泊酚要达到满意的镇痛效果有20%以上的受术者发生呼吸抑制。因此，在进行无痛人工流产时，静脉推注麻醉药（如丙泊酚、芬太尼）的速度不宜过快，同时必须严密观察呼吸情况，尤其是应常规监测SpO_2。必须备好人工呼吸设备及氧源，麻醉者必须熟练掌握呼吸复苏技术。

丙泊酚静注后10%～20%患者出现血压下降、心率减慢，部分患者可能由于药物诱导入睡后原精神紧张导致的心血管应激反应消失，术前增高的血压、心率趋于平稳，另外也与其引起外周血管扩张和对心脏的直接抑制作用有关。丙泊酚复合瑞芬太尼也取得令人满意的麻醉效果，但应注意两者复合应用时，对呼吸的抑制更为明显，应做好辅助呼吸的准备。

在我国，人工流产术全身麻醉是目前妇科门诊手术最广泛开展的麻醉技术，受到早孕者的欢迎，但毋庸置疑，全麻的各种危险仍然存在，有关医疗单位和麻醉者切不可轻视人工流产术麻醉的规范化管理，要求麻醉医师必须保证患者术前有足够禁食时间，避免术中呕吐误吸。麻醉医师必须具有高度的责任心和娴熟的麻醉技术，做好辅助呼吸和循环复苏用具和药物的准备，以确保麻醉安全。

第六节　剖宫产麻醉

近年来，国内剖宫产率显著增高（25%～50%），剖宫产麻醉是产科麻醉的主要组成部分。麻醉医师既要保证母婴安全，又要满足手术要求，减少手术刺激引起的有害反应和术后并发症，这是剖宫产手术麻醉的基本原则。剖宫产麻醉的特点：与其他专科手术比较相对简单、时间短小，如果不出现并发症则恢复较顺利，但由于麻醉医师面对的是产妇特殊的病理生理改变以及孕妇、胎儿的双重安危，不恰当的麻醉处理可导致严重的甚至致死性的后果，因此，剖宫产手术对麻醉的要求很高，我们对围麻醉期的每一个环节都必须予以高度的重视，如采用的技术方法和药物在使用前应反复权衡，避免或减少使用可能透过胎盘屏障的药物，麻醉方法的选择应力求做到个体化。

剖宫产麻醉要点：①麻醉医师应有足够的经验和预防、处理并发症的能力与条件，以最大限度保证母婴安全。②在妊娠期间孕妇的病理生理发生了一系列明显的变化，必须针对这些变化考虑麻醉处理，做好紧急处理失血、栓塞、呼吸循环骤停等严重并发症的应对措施。③一些妊娠并发症如先兆子痫、子痫、产前与产后出血等增加了麻醉风险，麻醉医师应拓宽知识面，能事先考虑到并有效处理围生期的各种问题。因此，做好剖宫产麻醉的关键是必须通晓产妇的病理生理改变，掌握各种麻醉技术，了解麻醉药物对胎儿的影响，合理选择麻醉方法，并注重围术期麻醉医师、产科医师及相关人员及时有效的沟通与协作，这样才能最大限度地保证母婴安全。

一、择期剖宫产麻醉

（一）麻醉特点

目前，造成择期剖宫产率升高的原因是多方面的。

（1）选择性剖宫产（caesarean delivery on maternal request）比率的上升是使剖宫产率增高的原因之一。国外把以社会因素为指征的剖宫产称为选择性剖宫产，即指母体无并发症，缺乏明显的医学指征而患者积极要求的剖宫产。

（2）母婴有异常者，为了确保母婴安全，临床工作中常常放宽了剖宫产的指征，如：①头位难产，包括骨盆狭窄、畸形，头盆不称，巨大胎儿，胎头位置异常等；②瘢痕子宫；③胎位异常，包括臀位、横位等；④中重度妊娠高血压综合征；⑤前置胎盘；⑥妊娠并发症。

（3）剖宫产手术技术和麻醉安全性的提高，使剖宫产率有了不断上升的趋势。其麻醉特点为：①麻醉医生、产科医生、患者三方都有充足的准备时间，利于术前准备，包括满意的禁食水、良好的术前评估、合理的麻醉选择等。②没有发动宫缩的产妇剖宫产后易出现宫缩乏力，应备好促进子宫收缩的药物及做好补液、输血的准备。

（二）麻醉前准备及注意事项

麻醉医生必须深刻地认识到产科麻醉的风险，高度的警惕性与合理的防范措施可确保产科麻醉的安全。

1. 术前评估　麻醉医师应全面了解孕产妇有关病史，包括既往史、药物过敏史、实验室检查结果，同时在麻醉前产科医师应监测胎心，预测手术的紧迫程度及胎儿的风险，并同麻醉医师积极沟通母胎的情况，产妇是否合并有严重并发症，如妊娠高血压综合征、先兆子痫、心肝肾功能不良等，并了解术前多科会诊结果、术前用药的效果以指导术中用药，对凝血功能障碍或估计有大出血的产妇应做好补充血容量和纠正凝血障碍的各种准备。麻醉前必须评估凝血功能状态，对凝血功能的评估以及麻醉方法的选择可能是年轻麻醉医师的难点。许多行剖宫产的产妇往往合并凝血功能异常，如妊娠期高血压疾病、子痫、HELLP综合征（妊娠高血压综合征患者并发溶血、肝酶升高和血小板减少，称为HELLP综合征）、预防性抗凝治疗等。评估凝血功能的方法包括实验室检查及临床观察是否有出血倾向的表现，其中实验室检查方法主要有：出血时间（BT）、凝血酶原时间（PT）、部分凝血酶原激活时间（APTT）、血小板计数（PC）、国际标准化比率（PT-INR）、血栓弹性图描记法等。只有通过对多种检查结果的综合分析，才能全面评估产妇的凝血功能情况。产妇的血小板由于高凝状态的耗损往往较低，美国麻醉学会（ASA）曾建议血小板 $< 100 \times 10^9$/L 的产妇尽量避免椎管内麻醉而选择全身麻醉。但国内学者认为血小板 $< 50 \times 10^9$/L 或出血时间 > 12 min 应禁忌椎管内麻醉。血小板在 $50 \times 10^9 \sim 100 \times 10^9$/L 之间且出血时间接近正常者应属相对禁忌，预计全麻插管困难者可谨慎选用椎管内麻醉，但需注意操作轻柔。另外，如果各项凝血功能的实验室检查结果都正常而且临床上无任何易出血倾向表现者，只要血小板 $> 50 \times 10^9$/L，也可谨慎选用椎管内麻醉。当然，麻醉方法的选择还与麻醉医师的熟练程度密切相关。

2. 术前禁食禁饮　由于产妇胃排空延迟、不完全，对于择期剖宫产产妇必须禁食固体食物 6～8 h，对于无并发症的产妇在麻醉前 2 h 可以进清液体。由于产妇糖耐量下降，考虑到胎儿的糖供应，术前可补充适量的 5% 葡萄糖液。

3. 术前用药　目前，剖宫产术前镇静药的应用并不常见，但对于某些具有并发症的产妇，如：先兆子痫或其他原因引起的癫痫样发作、抽搐等，必须给予镇静剂加以控制。对于合并精神亢奋、焦虑过度的产妇在耐心劝解效果不良时可以在严密监测母胎情况下静注咪达唑仑 1.0～2.5 mg。

对于可以选择椎管内麻醉的产妇，不常规给予抗酸剂，选择全麻的产妇为了降低胃内容物的酸度，可在麻醉前给予抗酸剂，临床常用 H_2 受体拮抗剂，如西咪替丁（cimetidine）、雷米替丁（ranitidine）

以减少胃酸的分泌，需要注意的是 H_2 受体拮抗剂不能影响胃内容物本来的酸度，需在麻醉前 2 h 前应用才有效，或者术前 30 min 内口服枸橼酸钠（sodium citrate）液 30 mL，效果更佳。

对于易恶心、呕吐的产妇可以麻醉前静注 5-HT 受体拮抗剂如格雷司琼、恩丹西酮等，以预防术中各种原因导致的恶心、呕吐，减少反流、误吸的发生率。

4. 麻醉方法的选择及准备　择期剖宫产术的麻醉选择主要取决于产妇的情况，大多数可以选择椎管内麻醉，包括硬膜外麻醉、蛛网膜下腔麻醉或腰麻－硬膜外联合麻醉。对于椎管内麻醉有禁忌证或合并精神病不能合作的患者，可选择全身麻醉。

麻醉前，麻醉医师必须亲自检查麻醉机、氧气、吸引器、产妇及新生儿的急救设备、药物，以便随时取用。根据术前的评估状况，向巡台护士口头医嘱患者所需的套管针型号及穿刺部位，以便输血、补液。备好各项监测手段，包括血压、心电图、脉搏氧饱和度。对于心肺功能障碍、凝血功能障碍等高危产妇应进行有创监测，动态观察动脉压及中心静脉压，以指导术中容量补充，并可以及时进行血气分析，合理调节产妇的内环境稳态。

5. 术前知情同意　麻醉医师经过认真的术前评估后，拟定麻醉方案，向产妇简述麻醉过程，以征得其信任与配合，并客观地向患者及其家属交代麻醉风险，以获得理解与同意并签写麻醉同意书。对于选择性剖宫产者，要特别注意意外情况的告知，如麻醉的严重并发症、围生期大出血等。

6. 关于预防性扩容　剖宫产麻醉大多数选择椎管内麻醉，椎管内麻醉后，由于交感神经阻滞，血管扩张，相对血容量不足而引起低血压；加之产妇仰卧位时下腔静脉受压，使回心血量下降而发生仰卧位低血压综合征。产妇低血压又会导致子宫血流量下降，引起胎儿缺氧，所以为了减少椎管内麻醉所致低血压的发生，在实施椎管内麻醉前进行预防性扩容治疗是十分必要的。

（1）晶体液的选择：生理盐水虽为等张液，但除含钠离子和氯离子外不含其他电解质，且氯离子含量高于血浆，大量输入可造成高钠血症和高氯血症，现已被乳酸钠林格液取代。

①乳酸钠林格液：林格液是在生理盐水的基础上增加了 Ca^{2+}、K^+ 等电解质，属等张溶液。乳酸钠林格液在此基础上又增加了乳酸钠 28 mmol/L，更接近于细胞外液的组成，但为低 Na^+、低渗液。乳酸钠林格液又称为平衡盐溶液，主要用于补充细胞外液容量。输入后在血管内存留时间很短，且还有稀释血液、对红细胞的解聚作用，妊娠末期，产妇自身血容量增多，常合并有稀释性血细胞降低，因此，椎管内麻醉引起的低血压不能完全通过乳酸钠林格液来纠正，相反，大量输注可以降低携氧能力，使剖宫产后肺水肿与外周水肿的危险性增加。

②葡萄糖液：葡萄糖液是临床上常用的不含电解质的晶体液，然而，麻醉与手术期间由于应激反应会使血糖增高，若术中输入葡萄糖液，产妇和胎儿都可能发生高血糖，并且出现相关的副作用，可降低脐动静脉血的 pH 和胎儿的血氧饱和度，出现新生儿反应性低血糖和大脑缺血引起的神经系统功能损伤。因此，剖宫产术中基本不用葡萄糖液扩容。

（2）胶体液的应用：剖宫产麻醉前应用胶体液主要是预防低血压，在 Ueyama 的研究中用晶体液（乳酸钠林格液）与胶体液（中分子羟乙基淀粉）做了扩容效应的比较：当快速输注 1 500 mL 晶体液后 30 min，仅 28% 的输注量留在血管内，只增加血容量 8%，而心排出量无显著变化。当输注胶体液（贺斯，HES）后，100% 留在血管腔内，输入 500 mL 和 1 000 mL 胶体液可分别增加心排出量 10% 和 43%，同时降低腰麻引起的低血压发生率达到 17% 和 58%。这一研究结果表明若想有效降低低血压的发生率，预防性扩容必须足量到使心排出量增加，选择胶体液可以达到事半功倍的效果。

在剖宫产术中目前常用的胶体液有羟乙基淀粉（贺斯和万汶）、琥珀酰明胶（佳乐施）。临床一般选择晶体液与胶体液的容量比为 2 : 1 至 3 : 1 之间，既可有效减少低血压的发生，对产妇和新生儿又不会带来任何不良影响，但研究显示明胶的类过敏反应发生率较羟乙基淀粉明显增高。

7. 围术期的用药

（1）术前应用地塞米松：择期剖宫产，尤其是选择性剖宫产，多数是在产程未发动、无宫缩情况下进行，容易引起新生儿湿肺等并发症，应用地塞米松预防可减少并发症的发生。地塞米松为糖皮质激素类药物，能刺激肺表面活性物质基因的转录，上调肺表面活性物质 mRNA（SPmRNA）的表达，并维持其稳定性，从而增加肺表面活性物质产生。此外应用地塞米松可以增加 SPmRNA 的水平，提高肺泡 II 型细胞对表面活性物质激动剂如 ATP 的敏感性，且随地塞米松浓度升高敏感性升高。另外它还可通过多种途径促进肺成熟，如通过增加肺组织抗氧化酶活性，增加肺组织抗氧化损伤的能力，上调肺内皮型一氧化氮合成酶表达，增加上皮细胞钠离子通道活性等。而且静注地塞米松有预防恶心、呕吐的作用，研究显示，此作用的最低有效剂量为 5 mg。

（2）预防性应用葡萄糖酸钙：妊娠时子宫肌组织尤其是子宫体胎盘附着部的肌细胞变肥大，胞质内充满具有收缩活性的肌动蛋白和肌球蛋白，进入肌内的钙离子与肌动蛋白、肌球蛋白的结合，引起子宫收缩与缩复，对宫壁上的血管起压迫结扎止血作用，同时由于肌肉缩复使血管迂回曲折、血流阻滞，有利血栓形成血窦关闭。另外钙离子是凝血因子 IV，在多个凝血环节上起促凝血作用。尤其对于术前没发动宫缩但要行选择性剖宫产的患者，由于术后部分患者子宫平滑肌细胞不能及时收缩致产后出血量增多。有研究报道，妊娠晚期选择性剖宫产术前静滴葡萄糖酸钙能有效预防产后出血、降低产后出血发生率。

（3）预防性应用抗生素：关于预防性应用抗生素问题一直有争议。提倡应用者认为：正常孕妇阴道和宫颈内存在着大量细菌，各种菌群保持着相对稳定性，当剖宫产时子宫切口的创伤、手术干扰和出血等可使机体免疫抵抗力下降，为阴道内细菌上行入侵和繁殖创造了机会，细菌一旦入侵即大量繁殖，其倍增时间为 15 ~ 20 min。因此选择性剖宫产术后感染实为阴道内潜在病原菌的内源性感染。鉴于选择性剖宫产术前患者并无感染存在，抗生素的使用完全是预防手术创伤而引起的感染，故抗生素应在细菌污染或入侵组织前后很短时间内达到局部组织。术前 30 min 应用抗生素能把大量的细菌消灭在手术前，当手术时药效在血液中已达到高峰。但麻醉医师须了解抗生素与麻醉药物的关系，避免围术期药物的相互作用对母婴安全造成影响。

总之，应高度重视剖宫产麻醉的术前评估与准备工作，产科医师、接产护士、麻醉医师必须训练有素，各负其责并能积极配合，从而避免人为因素、设备因素等造成严重并发症。

（三）麻醉方法的选择

择期剖宫产最常用的麻醉方法为椎管内麻醉（腰麻、连续硬膜外麻醉、腰麻 – 硬膜外联合麻醉）和全身麻醉，只有在极特殊的情况下，选用局部浸润麻醉，每种麻醉方法都有其优缺点，麻醉方法的选择应根据产妇的身体状况、预计剖宫产手术时间、麻醉医师对麻醉技术的熟练程度等来决定。尽可能做到因人施麻，在保证母婴安全的前提下个体化地选择麻醉方法、麻醉药物的种类和剂量。

1. 椎管内麻醉 因具有镇痛完善、肌松满意、便于术后镇痛、对胎儿影响小等特点，适用于大多数择期剖宫产手术患者。

（1）连续硬膜外阻滞（continuous epidural anesthesia，CEA）。

①连续硬膜外阻滞的特点：a. 硬膜外阻滞在剖宫产术中镇痛效果可靠，麻醉平面易于控制，一般不超过 T_6。b. 局麻药起效缓慢，血压下降缓慢易于调节，仰卧位低血压综合征的发生率明显低于蛛网膜下腔阻滞。c. 并发症少，便于术后镇痛。d. 对母婴不良影响小，由于阻滞区的血管扩张，动静脉阻力下降，可减轻心脏前后负荷，对心功能不全的产妇有利；区域阻滞后可增加脐血流而不增加其血管阻力，对胎儿有利。e. 与全麻相比降低了静脉血栓的发生率。

②连续硬膜外阻滞的方法：硬膜外隙穿刺采取左侧（或右侧）卧位，常用的 CEA 有两种。a. 一点法：$L_{1~2}$ 或 $L_{2~3}$ 穿刺置管的连续硬膜外麻醉，麻醉平面上界控制在 $T_{6~8}$。优点：减少多点穿刺所造成的穿刺损伤；不足之处在于麻醉诱导潜伏期较长，延长了胎儿娩出时间，对急需娩出胎儿者不利。b. 两点法：$T_{12} ~ L_1$，$L_{2~3}$ 或 $L_{3~4}$ 穿刺分别向头尾侧置管进行双管持续硬膜外麻醉。优点在于用药量小，阻滞作用出现快于一点法，但 $L_{2~3}$ 或 $L_{3~4}$ 易置管困难，可在备好急救药品、静脉通路的前提下行 $T_{12} ~ L_1$ 穿刺向头侧置管，$L_{2~3}$ 或 $L_{3~4}$ 不置管，单次推入适量局麻药，平卧后了解麻醉平面情况后于 $T_{12} ~ L_1$ 再注入适量局麻药。其优点是用药量小，麻醉阻滞作用出现快，无置管困难发生。通过我们大样本的临床研究显示：硬膜外导管置入的顺畅程度、注入试验量以后导管内是否有回流均与硬膜外麻醉效果有显著的相关性。

③常用局麻药的选择：由于酰胺类局麻药渗透性强，作用时间较长，不良反应较少，因此普遍用于

产科麻醉。我国目前最常用的局麻药为利多卡因、丁哌卡因、罗哌卡因。①利多卡因（lidocaine）：为酰胺类中效局麻药。剖宫产硬膜外阻滞常用1.5% ~ 2.0%溶液，起效时间平均5 ~ 7 min，达到完善的节段扩散需15 ~ 20 min，时效可维持30 ~ 40 min，试验量后应分次注药，总量因身高、肥胖程度不同而应有所差异。可与丁哌卡因或罗哌卡因合用，增强麻醉效果、延长麻醉时间。1.73%碳酸利多卡因制剂，渗透性强，起效快于盐酸利多卡因，适于产科硬膜外麻醉，但其维持时间亦短于盐酸利多卡因。②丁哌卡因（bupivacaine）：为酰胺类长效局麻药。0.5%以上浓度腹部肌松尚可，起效时间约18 min，镇痛作用时间比利多卡因长2 ~ 3倍，由于其与母体血浆蛋白的结合度高于利多卡因等因素，相比之下丁哌卡因不易透过胎盘屏障，对新生儿无明显的抑制作用，但丁哌卡因的心脏毒性较强，一旦入血会出现循环虚脱，若出现严重的室性心律失常或心搏骤停，复苏非常困难。因此剖宫产硬膜外麻醉时很少单独使用丁哌卡因，可与利多卡因合用，增强麻醉效果，减少毒性反应。③罗哌卡因（ropivacaine）：是一种新型的长效酰胺类局麻药，神经阻滞效能大于利多卡因，小于丁哌卡因。起效时间5 ~ 15 min，作用时间与丁哌卡因相似，感觉阻滞时间可达4 ~ 6 h，与丁哌卡因相当浓度、相同容量对比，罗哌卡因起效快、麻醉平面扩散广、运动阻滞作用消退快、感觉阻滞消退慢、肌松效果略弱，但神经毒性、心脏毒性均小于丁哌卡因。在剖宫产硬膜外麻醉中其常用浓度为0.50% ~ 0.75%的溶液，总量不超过150 mg，可与盐酸利多卡因合用，但不可以与碳酸利多卡因合用（避免结晶物的产生）。

④常见并发症及处理。

a. 低血压：硬膜外阻滞后引起交感神经阻滞，其所支配的外周静脉扩张，导致血容量相对不足，易发生低血压；平面高达$T_{1~5}$时则阻滞心交感神经，迷走神经相对亢进，出现心动过缓，分钟心排出量下降，进一步引起血压下降；有90%临产妇在仰卧位时下腔静脉被子宫压迫，使回心血量减少，即出现仰卧位低血压综合征，表现为血压降低、心动过速或过缓，并伴恶心、呕吐、大汗。如不及时处理，重者会虚脱和晕厥，甚至意识消失。持续低血压将影响产妇肾与子宫胎盘的灌注，对母胎都会带来不良影响，应高度重视，积极防治。

b. 预防性的扩容会减低硬膜外麻醉下低血压的发生率；由于子宫压迫下腔静脉，其回流受限，下肢静脉血通过椎管内和椎旁丛及奇静脉等回流至上腔静脉，使椎管内静脉扩张，硬膜外间隙相对变窄，因此临产妇硬膜外腔局麻药的容量应少于非产妇，且应根据身高、体重做到个体化，少量分次注入直到满意的阻滞平面可降低低血压的发生率；产妇在硬膜外穿刺后向左倾斜30°体位可避免仰卧位低血压综合征的发生。在扩容的基础上如血压下降大于基础值的20%，可使用血管活性药物，目前常用静注麻黄碱5 ~ 10 mg，但研究显示，麻黄碱在维持血流动力学稳定的同时却减少了子宫胎盘的血流。2007 ASA产科麻醉的指南中指出对于不存在心动过缓的患者可以优先使用去氧肾上腺素（0.1 mg/次），因为它可以改善胎儿的基础酸状态。如出现心动过缓，可静注阿托品0.3 ~ 0.5 mg。麻醉中除连续监测心率血压外，产妇应持续面罩吸氧。

c. 恶心呕吐：硬膜外麻醉下剖宫产时的恶心、呕吐主要源于血压骤降，脑供氧减少，兴奋呕吐中枢；其次，迷走神经功能亢进、胃肠蠕动增加也增加了此并发症的风险。

处理上应首先测定麻醉平面和确定是否有血压降低，并采取相应措施；其次，暂停手术，以减少迷走神经刺激，一般多能收到良好效果。若不能控制呕吐，可考虑使用止吐药氟哌利多、甲氧氯普胺（胃复安）或5-HT$_3$受体拮抗剂恩丹西酮、格雷司琼、阿扎司琼、托烷司琼等。

d. 呼吸抑制：硬膜外麻醉下剖宫产时的呼吸抑制多数是由于局麻药误入蛛网膜下隙，或局麻药相对容量过大，使药物扩散广泛引起，由此导致麻醉平面过高，胸段脊神经阻滞，引起肋间神经麻痹、呼吸抑制，表现为胸式呼吸减弱、腹式呼吸增强，严重时产妇潮气量不足，咳嗽无力，不能发声，甚至发绀。

因此，再次强调注入局麻药时应少量多次给予到满意平面，严密观察心率、血压变化及麻醉平面的扩散范围，能及时避免此并发症的发生。一旦出现呼吸困难处理原则同全脊麻，应迅速面罩辅助或控制通气，直至肋间肌张力恢复为止，必要时行气管内插管机械通气，同时静注血管活性药来维持循环的稳定。

e. 寒战：与其他手术相比，剖宫产产妇的寒战发生率较高，可高达62%。其机制可能为：i. 妊娠晚期基础代谢率增高，循环加快，阻滞区血管扩张散热增加。ii. 在胎儿娩出后，因腹内压骤降，使内脏血管扩张而散热增多。iii. 羊水和出血带走了大量的热量。iv. 注射催产素后，血管扩张等因素而使寒战更为易发。寒战使产妇耗氧量增加，引起产妇不适，重者可导致胎儿宫内窘迫。目前，尚未发现决定寒战反应的特定解剖学结构或生理药理作用部位，可能是神经内分泌及运动等系统共同调节寒战的发生、发展过程。

建议椎管内麻醉下剖宫产产妇应采取保温措施，维持适当的室温，尽可能使用温液体输注，最大限度地减少产妇寒战的发生。寒战发生后，应当常规面罩吸氧，避免因产妇缺氧而导致胎儿宫内窒息的发生，并且及时采取有效的治疗措施。有研究表明，μ 受体激动剂对术后寒战有一定的治疗效应，其中镇痛剂量的哌替啶具有独特的抗寒战效应；有研究证实硬膜外麻醉前静脉注射 1 mg/kg 曲马朵可防治剖宫产产妇的寒战，而曲马朵的镇静作用较弱且极少透过胎盘，对新生儿基本上无影响，现已有静脉注射曲马朵施行分娩镇痛的报道。

f. 硬膜外阻滞不充分：剖宫产麻醉在置管时发生异常感觉及阻滞效果不全的发生率显著高于一般人及同龄女性，当硬膜外麻醉后，阻滞范围达不到手术要求，产妇有痛感，肌松不良，牵拉反应明显，其原因有：硬膜外导管位置不良，包括进入椎间孔、偏于一侧、弯曲等；产妇进行过多次硬膜外阻滞致间隙出现粘连，使局麻药扩散受阻；局麻药的浓度与容量不足。

对于局麻药的浓度与容量不足，可追加局麻药量，静脉使用阿片类药最好在胎儿娩出后给予。Milon 等发现，硬膜外使用 1 μg/kg 或 0.1 mg 芬太尼，可以使产妇疼痛有所改善，芬太尼剂量 < 100 μg 时对母婴未见不良影响。如经以上处理后产妇仍感觉疼痛可视母胎状况改换间隙重新穿刺或改成蛛网膜下腔阻滞或全麻完成手术。

g. 局麻药中毒：临产产妇由于下腔静脉受压、回流受限，硬膜外间隙内静脉血管怒张，穿刺针与导管易误入血管，一旦局麻药注入血管后会引发全身毒性反应。早期神经系统表现为头晕、耳鸣、舌麻、多语；心血管系统表现为心率加快、血压增高；呼吸系统表现为深或快速呼吸。血浆内局麻药浓度达到一定水平会出现面肌颤动、抽搐、意识丧失、深昏迷；心血管毒性反应为血压下降、心率减慢、心律失常甚至心脏停搏。

硬膜外穿刺置管后、给药前应常规回抽注射器，看有无血液回流；给局麻药开始就密切观察产妇以早期发现中毒反应。一旦可疑毒性反应立即停止给药，面罩吸氧的同时注意观察产妇或试验性的再次给予并观察产妇的反应，如确定为全身毒性反应，应拔管重新穿刺。若没有及时发现，出现抽搐与惊厥应立即面罩加压给氧，静脉注入硫喷妥钠、咪达唑仑或地西泮中止抽搐与惊厥。同时边准备心肺复苏边继续行剖宫产术立刻终止妊娠，并做好新生儿复苏准备。

h. 全脊麻：全脊麻是硬膜外麻醉中最严重的并发症，若大量局麻药误入蛛网膜下腔，可迅速麻痹全部脊神经与脑神经，使循环与呼吸中枢迅速衰竭，若处理不及时则为产妇致死的主要原因。临床表现为注药后，出现迅速广泛的感觉与运动神经阻滞，意识丧失、呼吸衰竭、循环衰竭。

预防措施：麻醉医师熟练操作技巧，按常规细心操作，以免刺破硬膜，一旦穿破可向上改换间隙，但需注意注入局麻药用量减少，必要时改全麻完成手术。同时要求规范的操作程序，如试验剂量 3 ~ 5 mL 后的细心观察，置管、给药前的常规回抽，以及少量间断注药。

处理原则：一旦发现全脊髓麻醉，应当立即按照心肺脑复苏（CPCR）程序实施抢救处理，维持产妇呼吸及循环功能的稳定，若能维持稳定对产妇及胎儿没有明显不利影响。争取同时实施剖宫产术，尽快终止妊娠娩出胎儿。如果心搏骤停发生，施救者最多有 4 ~ 5 min 来决定是否可以通过基本生命支持和进一步心脏生命支持干预使心脏复跳。娩出胎儿可能通过缓解对主动脉、腔静脉的压迫来改善心肺复苏产妇的效果。

（2）腰麻（SA）。

①腰麻的特点：a. 起效快，肌松良好，效果确切。b. 与硬膜外阻滞相比，用药量小，对母胎的药物毒性作用小。

②腰麻的方法：左侧（或右侧）卧位，选择 $L_{3 \sim 4}$ 为穿刺部位。

③常用局麻药及浓度的选择：a. 轻比重液，0.125% 丁哌卡因 7.5 ~ 10 mg（6 ~ 8 mL），0.125% 罗哌

卡因 7.5 ~ 10 mg（6 ~ 8 mL）；b. 等比重液，5% 丁哌卡因 ≤ 10 mg，0.5% 罗哌卡因 ≤ 10 mg：c. 重比重液，0.75% 丁哌卡因 2 mL（15 mg）+ 10% 葡萄糖 1 mL = 3 mL，注药 1.0 ~ 1.5 mL（5 ~ 7.5 mg），0.75% 罗哌卡因 2 mL（15 mg）+ 10% 葡萄糖 1 mL ~ 3 mL，注药 2 ~ 2.5 mL（10 ~ 12.5 mg），临床中轻比重与重比重液常用。

④常见并发症及处理。

a. 头痛：是腰麻常见的并发症，由于脑脊液通过硬脊膜穿刺孔不断丢失，使脑脊液压力降低、脑血管扩张所致。腰麻后头痛与很多因素有关：穿刺针的直径、穿刺方法以及局麻药中加入辅助剂的种类均会影响到头痛的发生率，如加入葡萄糖可使头痛发生率增高，而加入芬太尼（10 μg）头痛发生率则降低。典型的症状为直立位头痛，而平卧后则好转。疼痛多为枕部、顶部，偶尔也伴有耳鸣、畏光。

预防措施：尽可能采用细穿刺针（25G、26G 或 27G）以减轻此并发症；新型笔尖式穿刺针较斜面式穿刺针占有优势；直入法引起的脑脊液漏出多于旁入法，所以直入法引起的头痛发生率也高于旁入法。

治疗方法主要有：去枕平卧；充分扩容，避免应用高渗液体，使脑脊液生成量多于漏出量，其压力可逐渐恢复正常；静脉或口服咖啡因可以收缩脑血管，从而用于治疗腰麻后头痛；硬膜外持续输注生理盐水（15 ~ 25 mL/h）也可用于治疗腰麻后头痛；硬膜外充填血（blood patch）法，经上述保守治疗后仍无效，可使用硬膜外充填血疗法。80% ~ 85% 脊麻后头痛患者，5 d 内可自愈。

b. 低血压：单纯腰麻后并发低血压的发生率高于硬膜外阻滞，其机制与处理原则同前所述，麻醉前进行预扩容，麻醉后调整患者的体位可能改善静脉回流，从而增加心排血量，防止低血压。进行扩容和调整体位后血压仍不升，应使用血管加压药，麻黄碱是最常用的药物，它兼有 α 及 β 受体兴奋作用，可收缩动脉血管以升高血压，也能加快心率，一次常用量为 5 ~ 10 mg。

c. 平面过广：腰麻中任何患者都可能出现平面过广，通常出现于脊麻诱导后不久。平面过广的症状和体征包括：恐惧、忧虑、恶心、呕吐、低血压、呼吸困难，甚至呼吸暂停、意识不清，治疗包括给氧、辅助呼吸及维持循环稳定。

d. 穿刺损伤：比较少见。在同一部位多次腰穿容易损伤，尤其当进针方向偏外侧时，可刺伤脊神经根。脊神经被刺伤后表现为 1 根或 2 根脊神经根炎的症状。

e. 化学或细菌性污染：局麻药被细菌、清洁剂或其他化学物质污染可引起神经损伤。用清洁剂或消毒液清洗脊麻针头，可导致无菌性脑膜炎。使用一次性脊麻用具既可避免无菌性脑膜炎，也可避免细菌性脑膜炎，而且局麻药的抽取、配制应注意无菌原则。

f. 马尾综合征：通常用于腰麻的局麻药无神经损伤作用，但是目前临床有腰麻后截瘫的报道。表现为脊麻后下肢感觉及运动功能长时间不恢复，神经系统检查发现鞍骶神经受累、大便失禁及尿道括约肌麻痹，恢复异常缓慢。

由于腰麻的并发症多且严重，近年来单独腰麻应用得较少。

（3）连续腰麻：随着微导管技术的出现，连续腰麻成为可能。连续腰麻的优点主要是使传统的腰麻时间任意延长；但是连续腰麻不仅操作不方便，而且导管置入蛛网膜下腔较费时，腰麻后头痛的发生率也随之增加，目前在临床上还很少应用。

（4）腰麻 – 硬膜外联合麻醉（CSEA）。

①腰麻 – 硬膜外联合麻醉的特点：CSEA 是近年来逐渐受欢迎的一种新型麻醉技术，其优点：a. 起效快、肌松满意、阻滞效果好、镇痛作用完善。b. 麻醉药用量小，降低了药物对母体和胎儿的不良影响。c. 可控性好，灵活性强，可任意延长麻醉时间，并可提供术后镇痛。d. 笔尖式穿刺针对组织损伤小，脑脊液外漏少，头痛发生率低。

②腰麻 – 硬膜外联合麻醉的方法：常用的 CSEA 有两种。a. 单点法（针内针法）：左侧（或右侧）卧位，选择进行穿刺，穿刺针进入硬膜外隙后，将腰麻针经硬膜外针内腔向前推进直到出现穿破硬脊膜的落空感，拔出腰麻针芯，见脑脊液流出，将局麻药注入蛛网膜下腔，然后拔出腰麻针，再经硬膜外针置入导管。其不足之处是当发生置管困难时，可能在置管时其麻醉固定于一侧或放弃置管则会出现麻醉平面不够。b. 双点法：常用 T_{12} ~ L_1 间隙行硬膜外穿刺置管，$L_{3~4}$ 间隙进行腰麻。优点在于麻醉平面易控性好，

硬膜外穿刺和腰穿不在同一椎间隙，减少硬膜外注入的局麻药进入蛛网膜下腔的量及导管进入蛛网膜下腔的机会。

③常用局麻药及浓度选择：常用局麻药的比重、浓度与药量同腰麻所述。

④腰麻-硬膜外联合麻醉在临床应用中的地位及注意事项：a. 由于其阻滞快速、肌松完善等特点，使 CSEA 优于 CEA，尤其在紧急剖宫产时。b. 由于其头痛发生率、局麻药的用量、低血压发生率均低于 SA，使 CSEA 的临床应用多于 SA。c. CSEA 在临床中应用的比例越来越高，但应注意硬膜外导管可经腰麻针穿破的硬脊膜孔误入蛛网膜下腔，硬膜外给药进行补充阻滞范围或进行行术后镇痛时均应先注入试验量。d. 鉴于 CSEA 的患者有截瘫等神经损伤的发生率，建议选择 $L_{3\sim4}$ 间隙实施腰穿。

2. 全麻

（1）全麻的特点：剖宫产全身麻醉最大的优点是诱导迅速，低血压发生率低，能保持良好的通气，便于产妇气道和循环的管理。其次，全身麻醉效果确切、能完全消除产妇的紧张恐惧感、产生理想的肌松等都是区域麻醉无法比拟的，尤其适用于精神高度紧张与椎管内麻醉有禁忌的产妇。其不足在于母体容易呕吐或反流而致误吸，甚至死亡，此外，全麻的操作管理较为复杂，要求麻醉者有较全面的技术水平和设备条件，麻醉用药不当或维持过深有造成新生儿呼吸循环抑制的危险。

在我国，全麻在产科剖宫产术中应用不多，但近几年随着重症产妇的增多，为确保产妇与胎儿的安全，在全麻比例上升的同时，全麻的质量也逐渐在提高。

择期剖宫产采用全身麻醉的适应证：①凝血功能障碍者；②某些特殊心脏病患者，因心脏疾患不能耐受急性交感神经阻滞，如肥厚型心肌病、法洛四联症、单心室、Eisen-menger 综合征、二尖瓣狭窄、扩张型心肌病等；③严重脊柱畸形者；④背部皮肤炎症等不宜行椎管内麻醉者；⑤拒绝区域麻醉者。

全身麻醉对胎儿的影响主要通过三条途径：

①全麻药物对胎儿的直接作用：目前所用的全麻药物几乎都会对胎儿产生不同程度的抑制作用，其中镇静、镇痛药的作用最明显。决定全麻药物对胎儿影响程度的关键因素除用药种类和剂量外，主要是麻醉诱导至胎儿娩出时间（I-D Intervals）的长度。Datta 等认为，全麻下 I-D 时间 > 8 min 时就极有可能发生低 Apgar 评分，因此，应尽量缩短麻醉诱导至胎儿娩出时间，提高手术者的操作水平以缩短切皮至胎儿娩出时间，使全麻对胎儿的影响降到最低点。

②全麻引起的血流动力学变化特别是子宫胎盘血流的改变对胎儿氧供的影响：在全麻时，尽管低血压发生率较低，但我们也应该意识到 90% 的临产产妇平卧时子宫都会对腹主动脉、下腔静脉造成压迫，我们在手术前应考虑到体位的问题，避免仰卧位低血压综合征的发生，减少血管活性药物的使用，因为这些药物虽然可以维持血流动力学的稳定但是他们却减少了子宫胎盘的血流。

③全麻过程中通气、换气情况的改变所致的酸碱变化及心排出量的变化对胎儿的影响：因产妇的氧耗量增加，功能残气量减少，氧储备量下降，在麻醉诱导前先用面罩吸纯氧或深吸气 5 min，以避免产妇及胎儿低氧血症的发生。而且在全麻中应维持动脉二氧化碳分压在 4.27 ~ 4.53 kPa（32 ~ 34 mmHg），在胎儿娩出前避免过分过度通气，因由此产生的碱血症会使胎盘和脐带的血流变迟缓，并使母体的氧离曲线左移，减少氧的释放，影响母体向胎儿的氧转运。

（2）麻醉方法：产妇进入手术室后，采取左侧卧位或垫高右侧臀部 30°，使之稍向左侧倾斜。连续监测血压、心电图、脉搏血氧饱和度，开放静脉通路，准备吸引器，选择偏细的气管导管（ID 6.5 ~ 7.0 mm）、软导丝、粗吸痰管及合适的喉镜，做好困难插管的准备。同时手术医师进行消毒、铺巾等工作准备，开始诱导前，充分吸氧去氮 3 ~ 5 min。静脉快速诱导，硫喷妥钠（4 ~ 6 mg/kg）或异丙酸（1.0 ~ 2.0 mg/kg）、氯琥珀胆碱（1.0 ~ 1.5 mg/kg）静脉注射，待产妇意识消失后由助手进行环状软骨压迫（用拇指和中指固定环状软骨，示指进行压迫），待咽喉肌松弛后放置喉镜行气管内插管。证实导管位置正确并使气管导管套囊充气后才可松开环状软骨压迫，此法可有效减少呕吐的发生。麻醉维持在胎儿娩出前后有所不同，胎儿娩出前需要浅麻醉，为满足产妇与胎儿的氧供可以吸入 1∶1 的氧气和氧化亚氮，并辅以适量吸入麻醉药（安氟烷、异氟烷、七氟烷），以不超过 1% 为佳，肌松剂选用非去极化类（罗库溴铵、维库溴胺、顺阿曲库胺），这些药通过胎盘量少。阿片类药对胎儿异常敏感，宜取出胎儿，断脐后应用以及时加深麻醉。娩出胎儿后静注芬太尼（100 μg）或舒芬太尼（10 μg），同时氧化亚氮浓度可增至 70%。手术结束前 5～10 min 停用吸入药，用高流量氧"冲洗"肺泡以加速苏醒。待产妇吞咽反射、呛咳反射和神志完全恢复后才可以拔除气管内导管。

总之，剖宫产全麻应注意的环节有：①仔细选择全麻药物及剂量；②有效防治仰卧位低血压综合征；③断脐前避免过度通气，以防止子宫动脉收缩后继发胎盘血流降低，对胎儿造成不利影响；④认真选择全麻诱导时机（待消毒、铺巾等手术准备就绪后再诱导），以尽力缩短 I-D 时间。通过注意各环节，全麻对胎儿的抑制是可以避免的。

（3）全身麻醉的并发症及处理。

①插管困难（difficult intubation）：由于足月妊娠后产妇毛细血管充血，体内水分潴留，致舌、口底及咽喉等部位水肿；另一方面脂肪堆积于乳房及面部。这些产妇特有的病生理特点使困难气管插管的发生率大为提高。产妇困难插管的发生率约为 0.8%，较一般人群高 10 倍，Mallampati 气道评分Ⅳ级和上颌前突被认为是产妇困难气道的最大危险因素。产妇死亡病例中有 10% 没有进行适当的气道评估，随着椎管内麻醉比例的增加，产妇总的死亡率有所下降，但全麻死亡率几乎没有改变。1979—1990 年的一项麻醉相关的产妇死亡的研究显示，因气道问题死亡占全麻死亡的 73%。问题在于：没有足够时间评估气道；意料外的气道水肿；急诊手术；操作者水平所限；对插管后位置确认不够重视等。对策：根据实际情况尽可能全面地评估气道；除常规备齐各型导管、吸引器械等设施外，可能尚需备气道食管联合导管、喉罩等气道应急设施，并做好困难插管的人员等准备，当气管插管失败后，使用面罩正压通气，或能使口咽通畅的仪器保证通气，如果仍不能通气或不能使患者清醒，那么就应该实施紧急气管切开了。

②反流误吸（aspiration and regurgitation）：反流误吸也是全麻产妇死亡的主要原因之一，急诊手术和困难插管时更容易出现。不做预防处理时，误吸综合征的发生率为 0.064%。在美国，大多数医院碱化胃液已作为术前常规。尽管没有一个药物能杜绝反流，但 30 mL 的非颗粒抗酸剂可显著降低反流后的风险。H_2 受体阻滞剂（如雷尼替丁）虽能碱化胃液但不能立即起效，需提前 2 h 服用，其余对策包括：术前严格禁食水；麻醉前肌注阿托品 0.5 mg；快速诱导插管时先给小剂量非去极化型肌松药如维库溴铵 1 mg 以消除琥珀胆碱引起的肌颤，避免胃内压的显著升高；诱导期避免过度正压通气，并施行环状软骨压迫闭锁食管；给予 5-HT 受体拮抗剂如格雷司琼预防呕吐。

③术中知晓（maternal awareness）：术中知晓是产科全身麻醉关注的另一个问题，部分全麻剖宫产者主诉术中做梦或能回忆起术中的声音，但全麻剖宫产术中知晓的确切发生率目前尚无统计。术中知晓并不一定导致显性记忆，但即便是在没有显性记忆的情况下，隐性记忆也可产生不良影响，甚至是创伤后应激反应综合征（PTSD）。有研究发现，单纯 50% 的氧化亚氮（笑气）并不能提供足够的麻醉深度，术中知晓的发生率可高达 26%。有学者对 3 000 例孕妇辅以低浓度的强效挥发性麻醉药（如 0.5% 的氟烷、0.75% 的异氟烷或 1% 的安氟烷或七氟烷），可使知晓发生率降至 0.9%，同时不增加新生儿抑制。娩出后适当增加笑气和挥发性麻醉药的浓度，给予阿片类或苯二氮䓬类药物以维持足够的麻醉深度也可降低知晓的发生率。

④新生儿抑制（newborn depression）：除某些产前急症外，很多原因都可导致新生儿抑制，已证实，臀位和 I-D 时间延长是导致全麻下剖宫产新生儿抑制和窒息的重要因素。有研究显示，全麻和椎管内麻醉下行择期剖宫产时，新生儿酸碱状态、Apgar 评分、血浆 P- 内啡肽水平、术后 24 h 和 7 d 行为学均无明显差异，但全麻下 I-D 时间与 1 min Apgar 评分存在显著相关。I-D 时间 < 8 min，对新生儿的抑制作用有限；I-D 时间延长，可减少 Apgar 评分，但只要防止产妇低氧和过度通气、主动脉压迫和低血压或是控制 I-D 时间 < 3 min，新生儿的酸碱状态可不受影响。

⑤宫缩乏力（uterine atony）：挥发性吸入麻醉药呈浓度相关性抑制宫缩，这在娩出前是有益的，但术后可能导致出血。有人分别用 0.5 MAC 的异氟烷和 8 mg/（kg·d）异丙酚持续输注维持麻醉（两组都合用 67% N_2O 和 33% O_2），结果异氟烷组产妇宫缩不良比例较高。如果能将挥发性吸入麻醉药浓度控制在 0.8～1.0 MAC 以下，子宫仍能对催产素有良好的反应。氧化亚氮对子宫张力无直接影响。氯胺酮

对宫缩的影响各家报道不一。

⑥产妇死亡（maternal mortality）和胎儿死亡（fetal mortality）：尽管全麻下剖宫产的相对危险度较高，但考虑到全麻在高危剖宫产术中的地位，全麻剖宫产母婴死亡率高居不下也不足为奇。美国麻醉护士协会（AANA）对1990—1996年有关产科麻醉的内部资料进行回顾：新生儿死亡和产妇死亡是最常见的严重并发症，分别占27%和22%，产妇死亡病例中有89%是在全麻下实施剖宫产的，不能及时有效控制气道是导致产妇死亡的最主要原因。

二、紧急剖宫产麻醉

紧急剖宫产是指分娩过程中母体或胎儿出现异常紧急情况需快速结束分娩而进行的手术，是产科抢救母胎生命的有效措施之一。常见原因为胎儿宫内窘迫、前置胎盘、胎盘早剥、脐带脱垂、忽略性横位、肩难产、子宫先兆破裂、产时子痫等，以急性胎儿宫内窘迫因素手术者为多见。由于手术是非常时刻临时决定的，以最快的速度结束产程、减少手术并发症、降低新生儿窒息率、保证母婴安全、高质量地完成手术是最终目的。故急诊剖宫产麻醉的选择非常重要。

紧急剖宫产时通常选择全麻，或静脉麻醉辅助下的局麻，也可通过原先行分娩镇痛的硬膜外导管施行硬膜外麻醉。美国妇产科学会（ACOG）指出，对于因胎心出现不确定节律变化而行剖宫产者，不必要将椎管内麻醉作为禁忌，腰麻－硬膜外联合麻醉使麻醉诱导时间缩短，镇痛及肌松作用完全，内脏牵拉反应少，避免了应用镇静镇痛药对胎儿造成的不良影响，减少了新生儿窒息和手术后并发症，提高了剖宫产抢救胎儿的成功率，对减少手术后并发症起到很大的作用，是多数胎儿宫内窘迫可选择的麻醉方式。而且如果事先已置入硬膜外导管，通过给予速效的局麻药足以应付大多数紧急情况。如遇到子宫破裂、脐带脱垂伴显著心动过缓和产前大出血致休克等情况仍需实施全麻。

注意要点：①对急诊或子痫昏迷患者需行全麻时，宜按饱胃处理，留置胃管抽吸，尽可能排空胃内容物。术前给予 H_2 受体阻滞药，如西咪替丁以减少胃液分泌量和提高胃液的 pH 值，给予 5-HT 受体拮抗剂如格雷司琼预防呕吐。②快速诱导插管时先给小剂量非去极化型肌松药以消除琥珀胆碱引起的肌颤，避免胃内压的显著升高，插管时施行环状软骨压迫闭锁食管，以防反流误吸。③常规备好应对困难气道的器具，如小号气管导管、管芯、喉罩、纤支镜等。④由于氯胺酮的全身麻醉效应及其固有的交感神经兴奋作用，故对妊娠高血压综合征、有精神病史或饱胃产妇禁用，以免发生脑血管意外、呕吐误吸等严重后果。

三、特殊剖宫产麻醉

（一）多胎妊娠

一次妊娠有两个或两个以上的胎儿，称为多胎妊娠。多胎妊娠属高危妊娠，与单胎妊娠相比较，具有妊娠并发症发生率高、病情严重等特点，并易导致胎儿生长受限，低体重儿发生率高，其围产儿死亡率是单胎妊娠的3～7倍，随着辅助生育技术的提高和广泛开展，多胎妊娠发生率近年来有上升趋势，故如何做好多胎妊娠的分娩期处理十分重要。而多胎妊娠的分娩方式选择又与新生儿窒息密切相关，所以选择正确的分娩方式尤为重要。分娩方式对新生儿的影响：研究表明，第一胎儿出生后新生儿评分在剖宫产与阴道分娩两组间并无差异，而第二、三胎经阴道分娩组新生儿窒息率显著高于剖宫产组。因此对于手术前已明确胎位不正、胎儿较大、产道狭窄或阴道顺产可能性不大的多胎妊娠以及前置胎盘、妊娠高血压综合征、瘢痕子宫及有母体并发症的产妇等应以剖宫产为宜。

1. 多胎妊娠，妊娠期和分娩期的病理生理变化

（1）心肺功能易受损：多胎患者，宫底高，可引起腹腔和胸腔脏器受压，心肺功能受到影响，血流异常分布。胎儿取出后腹压骤减，受压的腹部脏器静脉扩张，双下肢血流增加，循环血容量不足引起血压下降；或胎儿取出后腹压骤减使下肢淤血回流，血压上升加重心衰。因此在取胎儿时严密观察血压、心率、呼吸的变化，进行补液和使用缩血管药或扩血管药维持循环稳定。

（2）易并发妊娠高血压综合征：由于子宫腔过大，子宫胎盘循环受阻造成胎盘缺氧，如合并羊水过多，

使胎盘缺血更甚，更易发生妊娠高血压综合征，比单胎妊娠明显增多，发生时间更早，而且严重并发症如胎盘早剥、肺水肿、心衰多见。

（3）易并发贫血：多胎妊娠孕妇为供给多个胎儿生长发育，从母体中摄取的铁、叶酸等营养物质的量就更多，容易引起缺铁性贫血和巨幼红细胞性贫血；另外，多胎妊娠孕妇的血容量平均增加50%～60%，较单胎妊娠血容量增加10%，致使血浆稀释，血红蛋白和血细胞比容低，贫血发生程度严重，使胎儿发育受限。贫血不及时纠正，母体易发贫血性心脏病。

（4）易并发早产：多胎妊娠子宫过度膨胀，宫腔内压力增高，易发生胎膜早破，常不能维持到足月，早产儿及低体重儿是围产儿死亡的最主要因素，也是多胎妊娠最常见的并发症之一。

（5）易并发产后出血：多胎妊娠由于子宫腔容积增大，压力增高，子宫平滑肌纤维持续过度伸展导致其失去正常收缩功能，且多胎妊娠有较多的产前并发症。妊娠高血压综合征者因子宫肌层水肿，及长期使用硫酸镁解痉易引起宫缩乏力导致产后出血。此外，多胎妊娠子宫肌纤维缺血缺氧、贫血和凝血功能的变化、胎盘附着面大，使其更容易发生产后出血。准备好常用的缩宫剂如缩宫素、卡孕栓等，以及母婴急救物品、药品；术中建立两条静脉通道，做好输血、输液的准备。

2. 多胎妊娠的麻醉处理要点

（1）重视术前准备：合并心衰者一般需经内科强心、利尿、扩血管、营养心肌等综合治疗以改善心功能。妊娠高血压综合征轻、中度者一般不予处理，重度者给硫酸镁等解痉控制血压，以提高麻醉和手术耐受性。

（2）椎管内麻醉是首选方法：因其止痛效果可靠，麻醉平面和血压较易控制。宫缩痛可获解除，对胎儿呼吸循环几乎无抑制。

（3）充分给氧：妊娠晚期由于多胎子宫过度膨胀，膈肌上抬可出现呼吸困难等压迫症状。贫血发生率达40%，还有严重并发症如心衰。氧疗能提高动脉血氧分压，对孕妇和胎儿均有利，故应常规面罩吸氧。

（4）合适体位：仰卧位时手术床应左倾20°～30°，以防仰卧位低血压综合征的发生。有报道90%产妇于临产期取平卧位时出现仰卧位低血压综合征。多胎妊娠发生率更高。

（5）加强术中监护：常规监测心电图、血压、脉搏血氧饱和度、尿量，维持术中生命体征平稳。血压过低、心率过缓者，给麻黄碱、阿托品等心血管活性药。心衰、妊娠高血压综合征者，随着硬膜外麻醉起效，血管扩张，血压一般会有所下降，只有少数患者才需降压处理。注意补液输血速度，特别是重度妊娠高血压综合征者，往往已使用大量镇静解痉药及降压利尿药，注意预防术中、术后循环衰竭的发生。

（6）促进子宫收缩减少产时出血：多胎妊娠剖宫产中最常见的并发症是产后出血，主要原因是子宫收缩力差。子宫肌层注射缩宫素10 U，静脉滴注缩宫素20 U，多能获得理想的宫缩力量，促进子宫收缩减少产后出血。

（7）重视新生儿急救处理：由于双胎妊娠子宫过度膨胀，发生早产可能性明显增加，平均孕期260 d，有一半胎儿体重＜2 500 g。多胎妊娠的新生儿中低体重儿、早产儿比例多，应做好新生儿抢救保暖准备，尽快清除呼吸道异物。重度窒息者尽早气管插管，及时建立有效通气。心率过缓者同时胸外心脏按压，并注射血管活性药物和纠酸药品等。

（8）术后镇痛：适当的术后镇痛可缓解高血压、心衰，有利于产妇康复。

（二）畸形子宫

畸形子宫类型有双子宫、纵隔子宫、双角子宫、单角子宫、弓形子宫等。畸形子宫合并妊娠后，在分娩时可发生产程延长、胎儿猝死以及胎盘滞留等。为挽救胎儿，畸形子宫妊娠的分娩方式多采用剖宫产。但就麻醉而言，无特殊处理，一般采用椎管内麻醉均可满足手术。

（三）宫内死胎

指与孕期无关，胎儿在完全排出或取出前死亡。尽管围生期死亡率下降，宫内死胎的发生率一直持续在 1.32%，宫内死胎稽留可引起严重的并发症——"死胎综合征"，这会引起潜在的、渐进的凝血障碍，纤维蛋白原浓度下降 < 120 mg/dL，血小板减少 < 100 000/μL，aPTT 延长大多在纤维蛋白原浓度下降 < 100 mg/dL 时才出现。凝血障碍发生率（平均 10% ~ 20%）首先取决于死胎稽留的时间：在宫内胎儿死亡最初 10 d 内这种并发症很少出现，时间若超过 5 周，25% ~ 40% 的病例预计发生凝血障碍病。因为从胎儿死亡到开始治疗的时间大多不明，确诊死胎后，为排除凝血障碍的诊断必须立即进行全套凝血检查：纤维蛋白原浓度、抗凝血酶Ⅲ浓度、血小板计数、aPTT、凝血活酶值以及 D- 二聚体。对血管内凝血因子消耗有诊断意义的是纤维蛋白原浓度下降至 120 mg/dL 以下，抗凝血酶Ⅲ的明显下降，血小板减少至 100 000/μL 以下，aPTT 延长以及 D-2 聚体浓度升高。治疗应在止血能力降低时（如纤维蛋白原 < 100/dL），及时给予新鲜冰冻血浆，给予浓缩血小板的绝对适应证是血小板降至 20 000/μL 以下。凝血障碍严重者均采用全麻完成手术。

（四）产妇脊柱畸形

产妇脊柱畸形，伴随不同程度的胸腔容量减小，加上妊娠中晚期膈肌上抬，严重者可出现肺纤维化、肺不张、肺血管闭塞或弯曲等，引起肺活量降低和肺循环阻力增加，导致肺动脉高压和肺源性心脏病。如发生肺部感染，更增加通气困难，易致心肺功能不全。此外，妊娠期血容量比非孕时血容量增加约35%，至孕 32 ~ 34 周达高峰，每次心排血量亦增加 20% ~ 30%，心脏负荷明显加重。因此脊柱畸形合并妊娠常引起呼吸循环衰竭，严重者威胁母儿生命。脊柱畸形孕妇对自然分娩的耐受力极低，一旦胎儿成熟，应择期行剖宫产终止妊娠，以孕 36 ~ 37 周为宜。临床麻醉医师应依据脊柱畸形部位、严重程度以及自身的麻醉技术水平来选择麻醉方式。

第七节　产科重症麻醉

此章节重点讨论因怀孕或分娩导致的母胎危险性增加的病理产科，如：先兆子痫、早产、围生期的出血所导致的母体心血管功能障碍、子宫胎盘血流不良等。

一、先兆子痫 - 子痫

先兆子痫是在世界范围内引起母亲严重并发症甚至死亡和胎儿死亡的主要原因，在第三世界国家尤其突出。引起孕产妇死亡的原因包括：脑血管意外、肺水肿和肝脏坏死。

先兆子痫最重要的特征是在妊娠 20 周后初次发生的高血压和蛋白尿，可进一步分为轻度、中度和重度。轻度先兆子痫的定义是既往血压正常的女性其舒张压超过 90 mmHg，蛋白尿小于 0.3 g/24 h。重度先兆子痫是指满足如下条件中至少一项者：①间隔 6 h 以上的两次测压，收缩压大于 160 mmHg 或舒张压大于 110 mmHg；②迅速升高的蛋白尿（> 3 g/24 h）；③24 h 尿量少于 400 mL；④脑激惹或视觉障碍症状；⑤肺水肿或发绀。此外，不论高血压的程度如何，只要有惊厥发生就应诊断为子痫。

（一）病因学

先兆子痫 - 子痫的潜在机制目前仍未做出定论。一个主要理论是母体对胎儿组织出现了免疫排斥，最终引起子宫胎盘缺血。

（二）病理生理学

许多研究已表明，先兆子痫中缺血胎盘释放的子宫肾素、血管紧张素能广泛地影响全身小动脉，这将导致其闭塞性痉挛，特别是直径 200 μm 以下的小动脉更易发生痉挛，从而引起高血压、组织缺氧、内皮受损。同时血管内物质如血小板、纤维蛋白等通过损伤的血管内皮而沉积，进一步使小动脉管腔狭小，外周血管阻力增加，使血液浓缩，血容量不足，全血及血浆黏度增高及高脂血症，可明显影响微循环灌流，促使血管内凝血的发生。血管紧张素介导的醛固酮分泌增加可增加钠的重吸收与水肿。这些病理变化必将导致重要脏器相应变化和凝血活性的改变。涉及的系统包括：

中枢神经系统：中枢神经系统激惹可表现为头痛、视觉障碍、反射亢进甚至惊厥。其病因学更倾向于建立在血管痉挛和缺氧的基础上，而非原先认为的大脑水肿。与高血压脑病不同的是，惊厥并非与血压的升高直接相关。

心血管系统：尽管先兆子痫常伴有水钠潴留，但液体与蛋白从血管内转移至血管外可导致血容量不足。先兆子痫产妇平均血容量较正常产妇血容量低9%，在重度病例中可低至30%～40%。外周血管收缩导致的体循环阻力增高和左室每搏功指数升高，易导致左室劳损，由此可能出现与中心静脉压和肺毛细血管楔压无甚关联的左室舒张功能障碍。因此容量治疗时应在 MAP、CVP 的监测下，在合理应用扩血管的药物下小心进行。

凝血系统：血小板附着于内皮损伤处导致消耗性凝血病，使多达三分之一的患者罹患血小板减少症，某些严重病例其血小板计数可急剧下降。此外还可能存在血小板功能的异常。严重病例可能进展为先兆子痫的特殊类型——HELLP 综合征，即溶血（hemolysis）、肝酶升高（elevated liver enzymes）、血小板数降低（low platelets），而高血压和蛋白尿反而是轻微的。

呼吸系统：可表现为肺水肿和上呼吸道（特别是喉）水肿，它可造成呼吸窘迫和气管插管困难，临床中应特别注意，但在病程末期以前很少出现肺的受累。肺水肿最常见于分娩之后，多是由于循环负荷过重、心力衰竭或惊厥时吸入胃内容物造成。

肝脏：肝功能实验室检查显示肝酶水平升高而活性降低，在 HELLP 综合征中尤为突出，这可能是由肝血流降低导致不同程度和范围的缺血或坏死引起。肝破裂是一项罕见但常可致死的并发症。

肾脏：在肾脏肾小球内皮细胞水肿和纤维素沉积，造成毛细血管收缩，肾血流和肾小球滤过率降低，出现少尿和蛋白尿的特征性症状。在伴有低血压和 HELLP 综合征时，疾病常常进展到急性肾衰竭，不过，肾脏的预后通常良好。

胎儿胎盘单位：胎盘灌注减少普遍会导致胎儿宫内发育迟缓，胎盘早剥和早产也有很高的发生率。通常需要提早分娩，从而导致胎儿不成熟。

（三）围术期处理

先兆子痫的处理包括手术和非手术两方面。因为重症监护技术特别是心血管监控以及疼痛管理领域的专门技术均会起到重要的作用，所以严重先兆子痫病例的两方面处理都应有麻醉医师的参与。

减少母体和胎儿并发症的目标：处理高血压、预防与控制惊厥、提高组织灌注、液体疗法与少尿的处理、决定何时分娩、凝血功能异常的处理。在严重病例治疗应持续至分娩后 24～48 h。

1. 高血压的控制　先兆子痫患者在降低血压的同时维持甚至提高组织灌注很重要，因此把高血压降至正常水平低限并不恰当，将平均动脉压控制在 100～140 mmHg（130/90～170/110 mmHg）较合适。轻度先兆子痫可能只需要卧床休息，以避免主动脉和腔静脉受压。扩血管应在扩容之后进行，以避免血压下降。

（1）肼屈嗪：静脉注射，每次给药5 mg，随后以 5～20 mg/h 的速度持续静滴以控制血压。该药物是直接生效的血管扩张药，是用于控制先兆子痫性高血压的最常用药物，它可增加子宫胎盘和肾血流。双肼屈嗪起效缓慢（约15 min），重复给药应该间隔20 min。如果间隔时间不够可能会发生严重的低血压。低血压和心动过速通常对补液有良好的反应。

（2）甲基多巴：通常是有一定慢性因素的高血压患者的用药。标准剂量也可引起嗜睡、抑郁和直立性低血压。长期用药经验表明，孕妇分次用药，日剂量1～3 g 是安全的。

（3）硝苯地平：硝苯地平虽然是个合理的选择，但对于在先兆子痫患者中的应用尚未得到广泛研究。它的主要用途是对超高血压的紧急处理，常用剂量为10 mg 口服。短效硝苯地平的剂型为嚼服胶囊的形式，这种服药方法和广泛应用的舌下含服相比要有效和可靠得多。

（4）β 受体阻滞剂：由于 β 受体阻滞剂对妊娠中晚期胎儿有毒性作用，出于担心 β 受体阻滞剂对胎儿的影响，在妊娠危重患者使用这类药物是不明智的。然而有人报道拉贝洛尔已在小部分患者中成功使用。

（5）硝普钠/硝酸甘油（持续泵入）：硝酸甘油主要作用于静脉容量血管，在扩容之后疗效会降低。硝普钠，一种强效的阻力和容量血管扩张剂，具有起效快和持续时间短的特点，看似理想的降压药，然而出于其代谢产物 – 氰化物对胎儿毒性的担心，限制了该药的临床应用。

（6）静脉液体疗法：有作者报道扩充血浆容量可从本质上促使血管扩张，降低血压，改善局部血流，优化血管扩张药物的效果。然而在严重的特别是产后发生的先兆子痫中，血浆胶体渗透压降低伴有左室功能障碍，可导致肺水肿和脑水肿的高发率。因此如果对严重病例进行扩容，就必须监测肺毛细血管楔压。中心静脉压的绝对值对预测肺水肿的风险并无价值，但是通过观察 CVP 的反应谨慎地静滴补液，也是判断心室处理新增容量能力的有用手段。

2. 惊厥管理　目前硫酸镁已被确立为预防反复的子痫惊厥的特效药。在先兆子痫患者惊厥的预防中，静注镁剂的地位也是明确的。尚无文献明确表明什么是终止子痫惊厥的最佳药物。

（1）硫酸镁：既是有效的脑血管扩张药，又是强有力的儿茶酚胺受体拮抗剂。治疗血药浓度位于 2 ~ 4 mmol/L。有两种普遍应用的给药方法：

肌肉加静脉注射法，指的是静注 4 g 硫酸镁，静注时间要超过 20 min；加上一次肌注 10 g，随后每 4 h 在每侧臀部各肌肉注射 5 g。

静脉注射法则给予 4 g 的负荷剂量，然后每小时 1 ~ 3 g 持续静脉泵入以维持治疗血药浓度水平。

镁剂注射的主要不良反应是神经肌肉阻滞，它和血浆镁浓度呈线性关系。通过每隔 1 h 检查膝反射的方法进行神经肌肉监测是判断早期毒性的标准手段。如果发生反射减退，应停止输液直至反射恢复。因为镁通过降低运动神经末梢乙酰胆碱释放，降低终板对乙酰胆碱敏感性和抑制骨骼肌膜兴奋性而增强去极化和非去极化肌松药作用时间和作用强度，在全麻应用肌松剂时最好有神经肌肉监测。肾脏是镁剂的唯一排泄途径，因此肾功能受损是使用镁离子的相对禁忌证。

（2）地西泮：仍是广泛用于终止惊厥发作的一线药物，每次给药 5 ~ 10 mg，重复给药直至起效。可预防性使用地西泮 10 mg/h 持续泵入，但可能导致过度镇静从而给气道带来危险。对胎儿特别是早产儿产生抑制是导致该药应用减少的主要原因之一。目前更倾向于使用硫酸镁。

（3）苯妥英：虽然该药在过去广泛用于子痫惊厥的预防和控制，但最近的证据并不支持这一用法。

惊厥的预防应该从出现头痛、视觉障碍、上腹痛或反射增强等大脑激惹征象时开始。单独的高血压并不一定是抗惊厥治疗的指征，惊厥也有可能在血压中度升高时发作，因此仅血压一项并非为预测惊厥发作可能性的可靠指标。

决定分娩：产科医师通常在母亲的疾病极其严重时采取择期剖宫产。这往往取决于母亲疾病和胎儿存活力之间的平衡。

（四）麻醉与镇痛

1. 术前准备

（1）详细了解治疗用药：包括药物种类和剂量，最后一次应用镇痛药和降压药的时间，以掌握药物对母胎的作用和不良反应，便于麻醉方法的选择和对可能发生不良反应的处理。

（2）临床观察：应常规观察硫酸镁用药后的尿量，有无呼吸抑制，检查膝反射、心率和心电图，有无房室传导阻滞，如有异常应查血镁离子浓度。一旦有中毒表现应给予钙剂拮抗治疗。

（3）术前停用降压药：应用 α、β 受体拮抗药；血管紧张素转换酶抑制剂，应在麻醉前 24 ~ 48 h 停药。该类药与麻醉药多有协同作用，易导致术中低血压。

总之，麻醉医师必须确保血容量、肾功能以及高血压的控制和抗惊厥治疗是否已达到最佳状态。

2. 分娩镇痛　可以允许轻到中度先兆子痫患者继续正常分娩。如果凝血功能正常，及早进行硬膜外阻滞不仅有助于控制血压和扩张血管，还能减轻由疼痛引起的应激反应和儿茶酚胺释放，往往对患者的管理有所裨益。

3. 麻醉选择　先兆子痫剖宫产手术时怎样选择麻醉技术，是全身麻醉还是区域阻滞，母亲和胎儿的利益以及麻醉医师的相关技能都应被考虑在内。

全身麻醉是用于意识程度降低患者的唯一推荐方法，比如子痫、刚刚有惊厥发作或存在以下问题之一的患者：濒临子痫、严重凝血障碍、妨碍区域阻滞进针的解剖学问题、拟行区域阻滞的穿刺部位有感染。

全麻与区域麻醉用于先兆子痫的相对优劣势总结如表 12-5。

表 12-5　全麻与区域麻醉用于先兆子痫的相对优劣

	区域麻醉		全身麻醉	
	优势	劣势	优势	劣势
气道	无气管插管反应，无插管失败的风险	不能控制气道	可控制气道	过度的插管反应，插管失败的风险
惊厥	无	不能积极控制惊厥的危险	可以控制	
药物和技术	无须镇静药	惊厥的危险，高位阻滞的危险		母亲知晓，胎儿抑制
起效速度	腰麻快，5~10 min	硬膜外麻醉较慢，20~30 min	快，少于 5 min	
血压控制	儿茶酚胺水平较低，不稳定性较小	低血压的危险	低血压较少见	儿茶酚胺水平增高，插管导致 BP、PAWP 和 CVP 的增高
凝血系统	未使用气道器械	血肿的危险	避免了脊髓血肿	气道出血的危险

（1）全身麻醉的实施。

①气道评估：气道水肿并非总是可预见的，但是喘鸣或面部水肿的存在可作为线索。Mallampati 评分可能在分娩中产生显著变化，所以应在立刻要实施全麻之前进行评分。惊厥发作后期、舌或黏膜破裂口也可作为困难插管的警示征象，这类病例可能需要在清醒时行经鼻气管插管。然而，由于这些患者困难气道的不可预见性，麻醉医师应针对不同病例准备相应的器具（比如管芯、喉罩、手术开放气道等）以及有经验的麻醉医师慎重对待困难或失败的插管。

②诱导：预充氧气至少 3 min 后予快速诱导剂；硫喷妥钠 4~5 mg/kg 或异丙酚 2 mg/kg 或依托咪酯 0.2 mg/kg（不用氯胺酮），加琥珀酰胆碱（1.0~1.5 mg/kg）。

不过在这段时间必须用一定的方法减轻喉镜和插管带来的血流动力学反应。有些方法已证实对胎儿健康有害，比如利多卡因、口受体阻滞剂和长效阿片类药物等。有人使用血管扩张药（硝酸甘油和硝普钠），但是对胎儿氰化物中毒和母亲颅内压变化的担心限制了其应用。在使用琥珀酰胆碱前给予阿芬太尼 10 μg/kg 能缓解升压反应，而且由于其作用时间短，只引起最小限度的胎儿抑制。

硫酸镁既有血管扩张作用，又有抗儿茶酚胺的作用。诱导后予 40 mg/kg 静脉推注既能缓和升压反应又不会导致随后的血压过低（在清醒时给药会导致疼痛）。$MgSO_4$ 和阿芬太尼可合并用于严重病例从而减少各自的剂量（30.0 mg/kg + 7.5 μg/kg）。但如果孕妇高危（MAP 达 180 mmHg），也可使用更高的剂量（60 mg/kg + 30 μg/kg）。

不推荐使用肌松药，尤其是在使用硫酸镁之后，因为前者可能在诱导前导致严重的肌无力。需注意的问题是在给予硫酸镁之后，琥珀酰胆碱应带来的肌束颤动可能不出现，给予琥珀酰胆碱后应计时 60 s 再尝试插管。

考虑到异氟烷可能引起脑血管痉挛或脑水肿或两者兼有，最好用中低浓度（0.5~1 MAC）维持麻醉，并且在断脐后使用适当的阿片剂。

③拔管：拔管引起的过度心血管反应常常被忽视，但它可能和插管时的心血管反应一样严重且具灾难性。此时使用 $MgSO_4$ 和阿芬太尼是不合理的，可以使用血管扩张药物（β 受体阻滞剂，特别是艾司洛尔），或者也可使用利多卡因。

（2）区域麻醉的实施：长期有人坚持认为除最轻微的高血压以外，脊髓麻醉并不适合用于先兆子痫患者，因为可能会导致急剧的低血压。然而最近有作者研究脊髓麻醉在严重妊娠高血压综合征的应用后得到了乐观的结论：虽然在考虑到保守补液时低血压仍然是个问题，但是已经发现子宫胎盘血流并未减少甚至有可能增加，推测其可能的原因是小动脉扩张。

而实践告诉我们，正在使用血管扩张药（甲基多巴、硝苯地平、肼屈嗪等）治疗的稳定高血压患者是采用脊髓麻醉的合适候选病例，且术前药物管理得越好（液体加上血管扩张药），低血压的问题就越少，与未经治疗的患者相比较越不容易发生血压降低。对于血压未控制、新近诊断或严重的高血压病例，如果没有快速分娩的必要（胎盘早剥，严重胎儿心动过缓），硬膜外阻滞因具有起效慢、可控性好而成为先兆子痫患者的最理想选择。

（3）硬膜外麻醉和蛛网膜下腔阻滞的实施应符合操作常规。

①蛛网膜下腔阻滞：建议使用 26G 或更细的笔尖式穿刺针，根据患者的身高和腹围用 1.0 ~ 1.6 mL 的重比重（加上葡萄糖）0.5% 丁哌卡因进行麻醉。较高的患者需用较大的剂量，而体重较重的患者因其有较高的蛛网膜下腔压力，故而需要的量较少。阻滞平面高度的理想目标是 T_6。

②硬膜外麻醉：选择 $L_{1~2}$ 或 $L_{2~3}$ 的间隙实施硬膜外腔穿刺置管，使用标准试验剂量。负荷剂量应分次给予而非一次大量注入，从而使阻滞平面的高度缓慢上升，目标也是达到 T_6 的感觉平面。

我们在实施蛛网膜下腔阻滞时给予芬太尼的主剂量是 10 μg，硬膜外麻醉则是 50 ~ 100 μg，这会使感觉阻滞更加彻底。

不能仅仅应用扩容疗法简单处理低血压。更为理想的做法是使用合成胶体液（500 mL 琥珀酰明胶溶液或羟乙基淀粉溶液）和晶体液（1 000 mL 乳酸钠林格液）扩容的同时，必要时分次静脉给予 5 mg 麻黄碱，因为后者不会对子宫血流产生不利影响，维持血流动力学平稳。

（五）术后监护

先兆子痫中 70% 的惊厥和肺部并发症在术后发生。喉水肿可能在术中恶化，拔管后也可能发生气道窘迫，严重时需要再次插管。只要有临床指征，抗高血压治疗就应继续；只要患者有症状，抗惊厥药物也应维持。如果在术中使用了有创监测，术后就应在重症监护环境下继续使用。良好的术后镇痛可使这类病例的管理变得容易些。在少尿的情况下必须不断地密切关注液体平衡并加以纠正。

二、早产

早产（premature delivery）是指妊娠满 28 周至不满 37 足周间分娩者。在围生期死亡中约有 75% 与早产有关。

（一）病因学

与早产发生相关的因素有：①最常见的是下生殖道、泌尿道感染；②胎膜早破、绒毛膜羊膜炎，30% ~ 40% 早产与此有关；③子宫膨胀过度及胎盘因素：如羊水过多、多胎妊娠、前置胎盘及胎盘早剥等；④妊娠并发症：如先兆子痫、妊娠期肝内胆汁淤积症（intrahepatic cholestasis of pregnancy，ICP）、妊娠合并严重贫血、心脏病、慢性肾炎等；⑤子宫畸形：如纵隔子宫、双角子宫等；⑥宫颈内口松弛；⑦吸烟、酗酒。

（二）病理生理学

早产儿死亡的原因多为缺氧、颅内出血、呼吸窘迫综合征等。病理基础有：①早产儿的呼吸中枢和肺发育不全，毛细血管通透性高，易出现肺透明膜病等导致呼吸窘迫综合征；②早产儿的颅骨钙化不全，硬脑膜脆弱，脑血流调节功能不完善，因此容易出现产时窒息、脑出血等，尤其是在缺氧情况下，早产儿颅内压升高，易加重肺出血、硬肿症及颅内出血，最终导致死亡。因此选择合适的分娩方式或积极采取围生期的处理措施，力求产程平顺可降低围生期早产儿的死亡率。大量研究证实：在阴道分娩过程中恰当的镇痛与麻醉可降低围生期新生儿的死亡率；剖宫产由于缩短了取胎时间，并避免早产儿在产道下降时的颅骨变形而可能出现的脑静脉窦破裂及大血管撕裂也降低了早产儿的死亡率。

（三）围生期处理

1. 抑制宫缩药物的使用

（1）β_2- 肾上腺素受体激动剂：能激动子宫平滑肌中的 β_2 受体，抑制子宫平滑肌收缩，减少子宫的活动。目前常用药物有：利托君和沙丁胺醇。

（2）硫酸镁：镁离子直接作用于子宫平滑肌细胞，拮抗钙离子对子宫收缩的活性，抑制子宫收缩。

（3）钙拮抗剂：是一类能选择性地减少慢通道的 Ca^{2+} 内流，从而干扰细胞内 Ca^{2+} 浓度而影响细胞功能的药物，能抑制子宫收缩。

（4）前列腺素合成酶抑制剂：前列腺素有刺激子宫收缩及软化宫颈的作用。前列腺素合成酶抑制剂可抑制前列腺素合成酶的合成或前列腺素的释放以抑制宫缩。

2. 预防新生儿呼吸窘迫综合征 对妊娠 35 周前的早产，应用肾上腺糖皮质激素 24 h 后至 7 d 内，能促进胎儿肺成熟，明显降低新生儿呼吸窘迫综合征的发生率。

（四）麻醉与镇痛要点

未成熟胎儿较到期新生儿更容易受产科镇痛与麻醉药物的影响。增强早产儿对药物敏感性的相关因素有：更少的药物结合蛋白；更高水平的胆红素，可以和药物竞争与蛋白的结合；由于血 - 脑脊液屏障发育不完善更多的药物进入中枢神经系统；体水多而脂肪含量低；代谢和清除药物能力低。

尽管早产儿有如上的这些缺陷，但事实上并不像我们想象的那么严重，在选择麻醉药物和技术时，考虑药物对新生儿的作用远没有预防窒息对胎儿的损伤重要。对于经阴道分娩者，硬膜外阻滞能消除产妇的下推感，松弛产道和会阴部；对于剖宫产分娩者应根据病情的紧急程度、母儿的状况、母亲的意愿等选择麻醉方式。

术中管理麻醉医师应该注意：产科医师为阻止早产经常术前应用多种药物抑制子宫活动，已报道了许多由此引发的母体并发症：低血压、低血钾、高血糖、心肌缺血、肺水肿和死亡。因此，术前应用了 β_2- 肾上腺素受体激动剂者硬膜外阻滞时应减少一次用药量以防止产妇血压大幅度下降；术前存在心动过速、低血压和低血钾时全身麻醉会增加低血压发生的危险性；紧急扩容需小心以防发生肺水肿；避免应用氟烷（心律失常）、泮库溴胺（心动过速）；在非急诊条件下，从安胎停止到麻醉至少应延迟 3 h 以便 β - 交感作用消退；尽管血清钾降低，但是细胞内钾浓度常是正常的，因此一般不需补钾。

（五）对早产的患者，做好新生儿复苏的准备

Apgar 评分在 5 分以下者即为复苏的适应证，在 3 分以下为新生儿重度窒息，新生儿的复苏以保持呼吸道通畅和使肺膨胀为首要，吸痰一定要充分，同时要注意保暖，因为温暖的环境（32 ~ 34℃）对新生儿的复苏最为有利。抗酸治疗常采用脐静脉给予 5% $NaHCO_3$ 10 mL。人工呼吸，在徒手复苏无效时，应立即喉镜直视下清理呼吸道，并气管插管，动作要轻柔，以纯氧控制呼吸，频率为 30 ~ 40 次/min，同时行心外按压。复苏时纳洛酮的应用：有研究发现 1 min Apgar 评分与脑脊液 β - 内啡肽呈高度负相关，窒息新生儿脐血 β - 内啡肽浓度升高，可引起新生儿肺功能障碍，由于纳洛酮与非特异性吗啡受体结合，成为竞争性吗啡抑制剂，使吗啡样物质 β - 内啡肽失活而起到治疗作用，可消除因 β - 内啡肽升高所致的一系列生物效应。再者纳洛酮还可拮抗因麻醉性镇痛药引起的呼吸抑制。复苏时建议采用心前区皮下注射纳洛酮 0.4 mg。

三、围生期出血

（一）产前出血

产前出血（placenta haemorrhage，APH），是妊娠期严重并发症，处理不当能危及母儿生命。最常见的产科原因为前置胎盘、胎盘早剥。

1. 前置胎盘（placenra praevia） 孕 28 周后胎盘部分或全部附着于子宫下段，甚至胎盘下缘，达到或覆盖宫颈内口，其位置低于胎先露部，称前置胎盘，分为完全型、部分型、边缘型。前置胎盘由于胎盘种植于子宫下段，部分并发胎盘植入，该部位肌层菲薄且已被动牵引伸长，缺乏足够有力的平滑肌层收缩止血，因此易发生产前出血休克与产后出血。

（1）病因。

①子宫内膜病变与损伤：如产褥感染、多产、人工流产、剖宫产等。

②胎盘发育异常：如多胎妊娠、糖尿病、母儿血型不合、副胎盘、膜状胎盘等。

③精卵滋养层发育迟缓。

④其他：孕妇年龄大、经产妇、吸烟、可卡因成瘾等。

（2）诊断：当患者出现无痛淡红色阴道出血，尤其是怀孕第 7 个月以后应怀疑前置胎盘。超声可帮助确定诊断。

（3）围生期处理。

①期待治疗：适用于妊娠小于 36 周，胎儿存活，阴道流血不多，一般情况良好无须紧急分娩者。

应绝对卧床休息，左侧卧位，吸氧；纠正贫血；适当用镇静剂；注意阴道流血情况，给予宫缩抑制剂，常用的有硫酸镁、沙丁胺醇，并应用地塞米松促胎儿肺成熟。

②终止妊娠。

a. 剖宫产术：剖宫产是目前处理完全性及部分性前置胎盘的主要手段。切口应尽量避开胎盘附着处，胎儿娩出后给予宫缩剂，迅速徒手剥离胎盘，大纱垫压迫止血；也可在吸收性明胶海绵上放凝血酶置出血部位再加纱垫压迫；或缝合子宫下段开放的血窦；或结扎子宫动脉或髂内动脉；或纱布条填塞宫腔；上述措施无效时，行子宫切除术。

b. 经阴道分娩：适用于边缘性前置胎盘、枕先露、出血量不多、短时间可经阴道分娩者。首先行人工破膜，使胎先露压迫胎盘止血，并可促进子宫收缩加速分娩，如出血量大或产程进展不顺利，立即改行剖宫产。

2. 胎盘早剥（placental abruption） 妊娠20周后或分娩期，正常位置的胎盘在胎儿娩出前部分或全部从子宫壁剥离称为胎盘早剥。胎盘早剥起病急、进展快，易发生凝血功能障碍，引起DIC，休克及DIC使肾脏的血液灌注量减少，导致急性肾功衰竭，也可引起垂体前叶缺血坏死（席汉综合征，Sheehan syndrome）。产妇的死亡率很高（1.8% ~ 11.0%），而新生儿的死亡率更高，超过50%。

（1）病因。

①子宫血管病变：慢性高血压、慢性肾脏疾病、重度先兆子痫等。

②机械性因素：腹部外伤或孕期性交，外倒转胎位术、脐带过短等。

③宫腔内压力突然降低。

④子宫静脉压突然升高。

⑤其他：前次胎盘早剥、孕妇吸烟、子宫平滑肌瘤、经产妇等。

（2）诊断：子宫触痛、张力过高和暗黑色、凝固的阴道出血是其特有的症状。但阴道失血量常会误导低估母体的实际失血量，胎盘后方可达3 000 mL以上的隐性失血而并无明显的外出血。然而，母亲血压和脉搏的改变会提示血容量不足。

（3）围生期处理。

①开放静脉，补充血容量，纠正休克。

②终止妊娠。

a. 剖宫产术：适用于胎儿窘迫，重型胎盘早剥尤其是初产妇，或孕妇病情恶化不能在短时间内分娩者，而不论胎儿是否存活。取出胎儿后应马上给予宫缩剂，并按摩子宫。若发现子宫胎盘卒中，通过注射宫缩剂、热盐水湿敷，若不奏效可行子宫动脉上行支或髂内动脉结扎，或用可吸收线大8字缝合卒中部位的浆肌层，多能止血而保留子宫。若属不能控制的出血，应行子宫切除。

b. 阴道分娩：适用于孕妇一般情况较好，短时间内能结束分娩者。应立即人工破膜，宫口开全后，助产缩短第二产程。胎儿娩出后，立即手取胎盘，给予宫缩剂。应密切观察血压、脉搏、宫高，监测胎心率变化。必要时改行剖宫产。

（二）产后出血

产后出血（post partum hemorrhage，PPH）系指胎儿娩出后24 h内阴道出血量超过或达到500 mL，是分娩期严重并发症，是产妇死亡的重要原因之一。最新的研究报道在欧美发达国家产后出血居孕产妇死亡原因的第2位，占21.3%，仅次于先兆子痫（28%），而在我国居产妇死亡原因的首位。

1. 病因

（1）子宫收缩乏力是最常见的原因，占产后出血总数的70% ~ 90%。

（2）胎盘因素：胎盘粘连、植入及畸形等。

（3）软产道裂伤。

（4）凝血功能障碍、羊水栓塞、重型胎盘早剥、重度先兆子痫等。

2. 诊断 胎儿娩出后24 h内阴道出血量超过或达到500 mL即可诊断。

3. 围生期处理

（1）补足血容量、面罩高浓度吸氧、子宫按摩以及使用促子宫收缩药物（表 12-6）。缩宫素是一种合成的九肽激素，是预防和治疗宫缩乏力性产后出血的常规药物，应引起注意的是使用缩宫素时无须使用大剂量。因为缩宫素是通过缩宫素受体起作用的，而体内缩宫素受体数量有限，大剂量的缩宫素对缩宫素受体起下调作用，从而影响疗效，同时缩宫素是一种血管扩张剂，可加剧低血压，继而引起循环衰竭。另一常用药物甲麦角新碱常规不能静脉注射，因为可能引起高血压，发生脑血管意外，只有抢救时可考虑静脉使用。应该在监测血压的情况下缓慢注射，一般不少于 60 s。

（2）立即采取措施，暂时阻断子宫血运。宫腔填塞纱条将子宫提出腹腔，止血带绕经双侧骨盆漏斗韧带、子宫动脉于子宫下段后方扎紧，可达到预期效果。

（3）经短期内积极治疗无效者，应行子宫切除。

表 12-6　常用促子宫收缩药物

药物	分类	用法	剂量	副作用	说明
缩宫素	垂体神经激素	静脉注射	最高可达 40 IU/L	快速推注时引起低血压	首选用药
麦角新碱	麦角生物碱	肌肉注射	0.4 mg 肌注，重复一次高血压	作用持久	
卡前列素	前列腺素	肌肉注射 子宫肌内注射	0.25 mg 肌注，重复总量不超过 1.0 mg	高血压、肺动脉高压、支气管痉挛 不能静脉注射	

（三）产前、产后出血麻醉与镇痛要点

有产前、产后出血的产妇均有休克、重要脏器灌注不足的危险，因此麻醉医师除提供麻醉以外更主要的是做好产妇复苏的准备。

1. 麻醉前准备　该类患者麻醉前应注意评估循环功能状态和贫血程度。除检查血、尿常规，生物化学检查外，应重视血小板计数、纤维蛋白原定量、凝血酶原时间和凝血酶原激活时间检查，并做 DIC 筛查试验。警惕 DIC 和急性肾衰竭的发生，并予以防治。胎盘早剥是妊娠期发生凝血障碍最常见的原因，尤其是胎死宫内后，很可能发生 DIC 与凝血功能障碍。DIC 可在发病后几小时内，甚至几分钟内发生，应密切注意监测。

2. 做好抗休克治疗的准备　必须开放两条静脉或行深静脉穿刺置入单腔或双腔静脉导管，监测中心静脉压，为快速补血、补液，及时纠正凝血异常做好准备。术中除了备好充足的血源还需做好成分输血的准备，如新鲜冷冻血浆、冷沉淀和浓缩血小板，在出血快速的情况下应使用加压输血器，大量输血易并发低体温，应及早使用液体加温的办法，在血源不足等特殊情况下可用 O 型血救急。

3. 麻醉选择　产前出血多属急诊麻醉，麻醉选择应依病情轻重、胎心情况等综合考虑。凡母体有活动性出血、低血容量休克、有明确的凝血功能异常或 DIC 或要求在 5 ~ 10 min 内进行剖宫产终止妊娠者，全身麻醉是唯一安全的选择。

4. 做好准备　做好人员及器械准备，警惕困难气道。

5. 全麻期间应避免母体过度通气　过度通气可使胸膜腔内压升高，心排血量减少，引起子宫与脐血流量减少，同时呼吸性碱中毒可导致子宫血管收缩，可能导致胎儿低氧血症、胎儿代谢性酸中毒，降低 1 min Apgar 评分以及延迟胎儿开始自主呼吸的时间。

6. 胎儿娩出后　立即使用宫缩剂子宫肌内及静脉注入，同时手法止血，若出血量太大，经短期内积极治疗无效者，应行子宫切除。

7. 预防急性能衰竭　记录尿量，如每小时少于 30 mL，应补充血容量，如少于 17 mL/h 应考虑有肾衰的可能。除给予呋塞米外，应及时检查尿素氮和肌酐，以便于相应处理。

8. 防止 DIC　胎盘早剥时剥离处的坏死组织、胎盘绒毛和蜕膜组织可大量释放组织凝血活酶进入母体循环，激活凝血系统导致 DIC。麻醉前、中、后应严密监测，积极预防处理。

四、产科和麻醉紧急情况的处理

如前所述，当前述各种危重产妇病情进一步发展均会导致紧急情况出现，例如出血紧急事件、气道紧急事件以及心搏骤停等。

针对出血紧急事件发生的可能性，应当根据 ASA 产科麻醉指南在产房配备处理出血紧急事件的设备（表 12-7）。紧急情况下可以使用特殊血型血液或者 O 型 Rh 阴性血，在难治性出血而没有库血可用的情况或者产妇拒绝库血时，有条件的可以考虑自体血液回收输血。应该根据患者治疗史和心血管风险因素等临床适应证来决定是否实施有创血流动力学监测，并且应因个体需要而实施。

表 12-7　处理产科出血紧急事件配备设备

- 大口径静脉留置导管
- 液体加温器
- 充气式体温保暖器
- 有库血资源配备
- 快速输血输液设备，包括但不限于：可手挤式液体袋、手动充气加压袋和自动输液装置

美国心脏学会声明，如果心搏骤停发生，施救者最多有 4 ~ 5 min 来决定是否可以通过基本生命支持和进一步心脏生命支持干预使心脏复跳。娩出胎儿可能通过缓解对主动脉腔静脉的压迫来改善心肺复苏产妇的效果，美国心脏学会进一步指出"妊娠期 > 24 ~ 25 周的胎儿在母体心脏停搏后不超过 5 min 内娩出者存活率最高"，这就表明医师必须在产妇心搏骤停后约 4 min 开始子宫切开。因此，在产房应当配备基本和进一步生命支持设备以降低母、胎、婴并发症。如果产程中和分娩时或者麻醉手术过程中发生心搏骤停，应当开始标准复苏操作，此外，应该维持子宫偏移（通常向左偏移），如果 4 min 内母体循环没有恢复，产科医师应该立即实施剖宫产术。

第八节　分娩镇痛

分娩疼痛是人类最常见的疼痛，亦是大部分妇女一生中所遭遇的最剧烈的疼痛。有统计资料表明约 80% 的初产妇认为分娩时宫缩痛难以忍受，同时因疼痛而烦躁、大声喊叫、影响休息可增加体力消耗，并影响子宫收缩，易造成产妇衰竭、难产，此外部分产妇因担心剧烈疼痛而选择剖宫产，从而使剖宫产率增加。从 1847 年英国医师 John Snow 用氯仿为 Victoria 女王实施第 1 例分娩镇痛以来，临床上进行了各种方法和药物的研究，如全身给予镇静或镇痛药物、全身麻醉法、局部神经阻滞法和椎管内间断推注镇痛法等。但由于镇痛效果不确定、方法较烦琐、易产生产妇低血压和对胎儿呼吸抑制等副作用，因此未能在临床推广应用。随着患者自控镇痛和新药罗哌卡因的临床应用，大大减少了分娩镇痛对产妇、胎儿及分娩过程的不良影响，提高了分娩镇痛的有效性和安全性，使分娩疼痛治疗进入了一个新时代。分娩镇痛越来越受到产科医师、麻醉医师及患者的高度重视，成为临床重要的疼痛治疗手段。

选择分娩的镇痛方式应以患者状态、产程以及设备条件为依据，椎管内麻醉是较为理想的一种方法，其目的是在分娩时提供充分的镇痛，而尽可能减少运动阻滞。使用低浓度局麻药物可达到这一目的，复合阿片类药物时局麻药物浓度可进一步降低而仍能提供完善镇痛。

一、常用方法

（一）孕妇准备

1. 镇痛前评估及检查

（1）产妇的病史和体检：重点应放在详细了解和麻醉有关的产科病史和仔细检查气道。如果选择区域性麻醉镇痛，应进行必要的背部和脊柱检查。为保障产妇和新生儿的安全以及产妇生产的顺利，麻醉医师应与产科和儿科医师，针对每个患者的具体情况进行讨论。此外，注意了解有无高血压、糖尿病等妊娠并发症。

（2）禁食情况：在待产期间，适当饮用液体饮料可使患者减少口渴、提神、补充能量以及增加舒适感，

但不是所有的饮料都可以饮用,我们这里指的是无渣的液体饮料(clear liquid),也就是国内所说的清流食,譬如:清水、无渣的水果汁、汽水、清茶和不加牛奶的咖啡等。产妇饮用的液体种类比饮用的液体容量更有临床意义。饮用液体应因人而异,如产妇有下列情况应适当限制液体的饮用:胃肠动力失调(如肥胖症、糖尿病、胃食管反流等情况)、困难气道、有需手术分娩的可能性(如胎儿健康情况不明、产程进展缓慢等情况)。

(3)增加凝血功能检查:是否应对每个产妇做血小板检查,曾经有过争议。现认为对健康的产妇不需要常规做血小板的检查,但对患有能改变血小板浓度疾病(譬如妊娠高血压)的患者应做血小板检查。因此,临床决策应根据每个患者的具体情况而定。

2. 术前用药

(1)不建议常规术前用药(如阿托品、心率的增加可增加产妇的耗氧)。

(2)妊高征患者降压药持续至术前。

3. 术前准备　麻醉机和复苏用品,包括新生儿复苏用品及抢救药品。胎儿娩出时应有新生儿医生协助治疗。监测方面,除常规监测以外,关于胎儿心率的监测,在美国,对妊娠超过20周的产妇实施区域阻滞麻醉前后,都应由专业人员监测胎儿的心率。

(二)常用方法及优缺点

许多局部麻醉技术用于分娩时既提供理想的镇痛效果,同时对母亲和胎儿的不良影响又很小。与静脉和吸入麻醉技术相比,局部麻醉可控性更强,更有效,抑制效应更少。最常用的局部麻醉技术是椎管内麻醉镇痛,尤其是硬膜外镇痛。较少用的有腰交感神经阻滞。有时产科医生也使用宫颈旁麻醉、阴部麻醉、局部会阴浸润麻醉技术。每一种技术都有其优点和缺点,须根据设备条件、患者情况及麻醉医生的经验等选择采用。

1. 椎管内麻醉

(1)蛛网膜下腔阻滞:穿刺点以 $L_{3\sim4}$ 为宜,可以采用坐位或侧卧位下实施。对于肥胖的产妇,坐位是蛛网膜下腔穿刺的最佳体位。蛛网膜下腔注入小剂量阿片类药物,可以迅速达到镇痛效果。例如 10～20 μg 芬太尼或 3～6 μg 舒芬太尼,可以立即缓解产妇产程中疼痛。蛛网膜下腔阻滞的优点是起效快、阻滞效果完善,缺点是镇痛时间不易控制,不能任意延长镇痛时间,而且术后头痛的发生率较高,因此目前在临床上应用较少。

(2)硬膜外阻滞:硬膜外阻滞是最为常用的分娩镇痛方法,其优点为镇痛效果好,麻醉平面和血压较容易控制,对母婴安全可靠。其缺点为起效缓慢。

有一点穿刺和两点穿刺置管两种。一点穿刺置管法:穿刺 $L_{3\sim4}$ 或 $L_{4\sim5}$ 间隙,向头置管 3 cm。两点穿刺法一般选用: $L_{1\sim2}$ 穿刺,向头置管 3 cm,和 $L_{4\sim5}$ 穿刺,向尾置管 3 cm,上管阻滞 $T_{10}\sim L_2$ 脊神经,下管阻滞 $S_{2\sim4}$ 脊神经,常用 1% 利多卡因或 0.25% 罗哌卡因,在胎儿监测仪和宫内压测定仪的监护下,产妇进入第一产程先经上管注药,一次 4 mL,以解除宫缩痛。于第一产程后半期置管注药,一次 3～4 mL(含 1:20 万肾上腺素),根据产痛情况与阻滞平面可重复用药。只要用药得当,麻醉平面不超过 T_{10},对宫缩可无影响。两点穿刺法对初产妇和子宫强直收缩、疼痛剧烈的产妇尤为适用,用于先兆子痫产妇还兼有降血压和防抽搐功效,但局麻药中禁加肾上腺素。分娩镇痛禁用于原发和继发宫缩无力,产程进展缓慢,以及存在仰卧位低血压综合征的产妇。两点穿刺法用于第二产程时,因腹直肌和提肛肌松弛,产妇往往屏气无力,由此可引起第二产程延长,或需产钳助产。因此,在镇痛过程中应严格控制麻醉平面不超过 T_{10},密切观察产程进展、宫缩强度、产妇血压和胎心等,以便掌握给药时间、用药剂量和必要的相应处理。

硬膜外分娩镇痛常用的局麻药物为罗哌卡因和丁哌卡因,常复合应用阿片类药如芬太尼、舒芬太尼等。常用的药物浓度为 0.075%～0.125% 罗哌卡因(丁哌卡因)+1～2 μg/mL 芬太尼。常用的硬膜外分娩镇痛方法有连续硬膜外镇痛(CIEA)和孕妇自控硬膜外镇痛(PCEA),其中 PCEA 是目前最为常用的硬膜外镇痛方法。具体方法为:穿刺点选择 $L_{3\sim4}$ 或 $L_{2\sim3}$,穿刺成功后给 1.0% 利多卡因 3～5 mL 作为试验量,观察 5 min 无异常接电脑泵,首剂量为 8～10 mL,每小时量设定量 6～8 mL,PCA 量设定为 3～5 mL,锁定时间为 10～15 min。PCA 可由孕妇或助产士给药,胎儿娩出后可给予 2% 利多卡因以消除会阴缝合的疼痛。其优点为镇痛效果满意，对运动神经影响轻，而且减轻了麻醉医生的工作量，又可个体化用药。其缺点为镇痛作用起效较慢。

PCEA 让患者自己用药来控制镇痛程度，而很少需要麻醉医师干涉，运动阻滞也轻，泵控可获得更广泛的药物扩散范围，较浅的麻醉也减少了产妇低血压的发生率。PCEA 使用局麻药昀总量减少，提供更符合产妇需要的药物剂量，与标准硬膜外镇痛技术相比产妇的满意度增加。PCEA 是目前最有效的分娩镇痛方法，如果配合适当的产科处理，硬膜外镇痛技术可以达到令人满意的低钳助产率和剖腹产率，让患者享受到无痛分娩的经历。

（3）蛛网膜下腔 – 硬膜外联合阻滞（CSE）：1984 年首次报道 CSE 用于剖宫产，现在已经迅速推广。近十几年来，CSE 在产科的应用越来越多。CSE 结合了腰麻和硬膜外的特点，起效快并且肌肉松弛良好。和腰麻相比可较好地控制麻醉平面并可任意延长麻醉时间；由于可以随时追加药物，因而可以使用小剂量局麻药，这样可以减少蛛网膜下腔阻滞平面过高和低血压的发生；还可提供术后镇痛。此外，现在 CSE 的穿刺器械有了很大的改进。例如普遍使用管内针技术，从而使针芯更细，减弱了硬膜的损伤程度，同时避免了和皮肤的直接接触，减少了感染的机会；笔尖式针芯、针孔侧置使针芯不似传统的斜面式腰麻针那样切开硬脊膜，而是分开硬脊膜，对硬脊膜的损伤更小且更容易愈合，明显减少了脑脊液的外漏等。正是由于这些方法和技术上的改进，使 CSE 的并发症发生率大大降低。

具体方法为：硬膜外穿刺成功后，用特制细针芯刺穿硬膜，见有脑脊液流出，推入小剂量镇痛药（15～20 μg 芬太尼或 3～6 μg 舒芬太尼 +1.5～2.5 mg 罗哌卡因或丁哌卡因），然后从硬膜外置管保留，至孕妇自感疼痛时再从硬膜外给低浓度局麻药（0.075%～0.125% 罗哌卡因 +1～2 μg/mL 芬太尼或 0.1 μg/mL 舒芬太尼）。用 CSE 行分娩镇痛结合了腰麻和硬膜外的优点，先从蛛网膜下腔少量给药以快速起效，需要时再从硬膜外持续给药，可任意延长镇痛时间。该方法镇痛效果迅速、确切，对运动神经影响小，由于蛛网膜下腔给药量极少（1.5～2.5 mg 罗哌卡因或丁哌卡因），因此对呼吸循环的影响小。其缺点为有一定的副作用，如芬太尼注入蛛网膜下腔可导致一定程度的瘙痒，存在一定的感染风险，其头痛发生率是否增高还存在争论，有研究认为由于穿刺器械的改进，头痛以及感染的发生率极低，和硬膜外相比并没有明显差别。

（4）可行走式分娩镇痛（AEA）：可行走式分娩镇痛是根据孕妇的运动能力来定义的。它是指在给孕妇提供满意的镇痛的同时充分保留孕妇的运动能力，在分娩的第一产程，孕妇可自如的行走，并可适量进食，充分休息，对孕妇非常方便。AEA 对运动神经的影响轻微，最大限度地保留了辅助肌肉在分娩中的作用，减轻硬膜外阻滞对分娩的影响。而且孕妇在行走时，胎儿的重力作用可能会加速分娩，曾有研究报道可行走式分娩镇痛可以缩短产程。因此目前应用越来越广泛，AEA 包括两种方法，原理基本相似。①患者自控硬膜外镇痛：是目前最为流行的方法，一般采用 0.075%～0.1% 罗哌卡因 +1～2 μg/mL 芬太尼，镇痛效果确切，对母亲胎儿影响小。研究证明，罗哌卡因的量大于 0.1% 则有可能影响孕妇运动能力，小于 0.075% 则有可能镇痛效果不满意，一般以 0.1% 罗哌卡因 +1～2 μg/mL 芬太尼为佳（PCEA）。②腰麻 – 硬膜外联合阻滞（CSE）：方法已如上述。其特点为蛛网膜下腔局麻药药量极少（1.5～2 mg 罗哌卡因或丁哌卡因），芬太尼药量 15～20 μg，硬膜外用量同上。

（5）骶管阻滞：主要用于第二产程以消除会阴痛。缺点为用药量大；穿刺置管易损伤血管或误入蛛网膜下腔，发生局麻药中毒者较多；麻醉平面过高可能影响宫缩频率和强度。此外，因盆底肌肉麻痹而无排便感，不能及时使用腹压，延长第二产程，故一直未能广泛应用。

2. 全身麻醉 在分娩过程中，可使用亚麻醉浓度的吸入或静脉麻醉药来缓解产程中疼痛。这种疼痛缓解技术不能与临床普遍使用的全麻相混淆，后者可以产生意识模糊和保护性喉反射丧失。这种技术可以作为椎管内麻醉的辅助用药或者用于无法应用局部麻醉的产妇；可以间断性（在子宫收缩过程）或者连续性地给药。产妇可以自行给药，但是必须同时有一名医护人员在场来保证足够的意识水平和正确的使用仪器。

（1）静脉给药分娩镇痛：麻醉性镇痛药（如吗啡、哌替啶、芬太尼等）及镇静药（如地西泮、氯丙嗪、异丙嗪等）在产科的应用时间较长，使用也较为普遍。须注意，二者都极易透过胎盘，且对胎儿产生一定的抑制。静脉全麻药应用较多的是氯胺酮。作为一种 NMDA 受体拮抗剂，氯胺酮可引起分离麻醉，早在 1968 年就已用于产科，具有催产、消除阵痛增强子宫肌张力和收缩力的作用，对新生儿无抑制，偶可引起新生儿肌张力增强和激动不安。

根据 Fick 定律，目前常用于产科的全麻药经胎盘转运至胎儿体内均是时间依赖性与剂量依赖性的，提示在全麻下用药剂量越大，母 / 脐静脉血药浓度越高，分娩时间越长，母 / 脐静脉血药浓度越接近而对胎儿影响越大。因此应强调低浓度、短时间使用。值得注意的是，研究表明不少临产妇禁食 8 ~ 24 h 后胃内仍有不少固体内容物，因此所有产科患者围麻醉期均应按饱胃处理，尤其是对于准备使用亚麻醉剂量的全麻药物的产妇，采用积极措施防治反流和误吸。

①间断给药法：是指根据患者的需要，每隔一段较长的时间（60 ~ 90 min）将大剂量阿片类镇痛药从静脉给予，这种方法容易使母体、胎儿血药浓度急剧升高，造成呼吸抑制等不良反应的发生。②静脉自控镇痛（PCIA）其基本方法和硬膜外自控镇痛（PCEA）相似，先给一定量首剂，再静脉持续给予维持量，同时设置患者自控给予 bolus 量和锁定时间，这些都由电脑泵控制。可根据患者的需要自己给药，提高了镇痛的满意率，同时使母体和胎儿的血药浓度平稳，并减少了药物的需要量，采用 PCIA 给药也体现了个体化给药的原则。PCIA 所用的药物仍以阿片类为主，一般为度冷丁或者芬太尼，由于新出现的药物雷米芬太尼代谢快、蓄积量少，对胎儿的影响可能较小，其应用正在受到重视。

尽管静脉镇痛分娩、方法有了较大的改进，但所用传统的阿片类药仍存在较大不足：一是镇痛不完善，一般只有 2/3 左右的孕妇表示满意；二是阿片类药量偏大，对母婴的影响较大，无论是哌替啶还是芬太尼都可能引起胎儿呼吸的抑制、Apgar 评分、NACS 评分的改变，增加纳洛酮的使用率。有研究显示，新药瑞芬太尼用于 PCIA 有较为满意的镇痛效果，同时对胎儿无明显的副作用，但也有研究者对此持谨慎态度。但对于孕妇有硬膜外阻滞禁忌证时，PCIA 也有应用的价值。

（2）吸入给药分娩镇痛：氧化亚氮和氟类吸入麻醉药已被成功地应用于分娩的麻醉。氟类吸入麻醉药麻醉效果与氧化亚氮相当或更佳，但其应用由于可致困倦、气味难闻以及费用较高而受到限制。使用这类药物的最大风险就是意外的剂量过大导致的意识不清和保护性反射消失。此外，因多数采用半紧闭法给药，若产房没有换气系统，可能导致相关医护人员长期暴露在一个过高水平的吸入麻醉药的环境中。

①氧化亚氮：氧化亚氮吸入体内后显效快，30 ~ 60 s 即产生作用，停止吸入后数分钟作用消失。同时，氧化亚氮镇痛作用强而麻醉作用弱，质量分数为 30 ~ 50，亚麻醉质量分数 > 80 才有麻醉作用。这些药理学特点使氧化亚氮成为较理想的分娩镇痛药。氧化亚氮吸入分娩镇痛具有下列优点：a. 镇痛效果好，能缩短产程；b. 不影响分娩方式，不抑制胎儿呼吸和循环功能，不增加产后出血量，安全，无明显副反应；c. 产妇始终保持清醒，能主动配合完成分娩；d. 显效快，作用消失也快，无蓄积作用；e. 有甜味，无呼吸道刺激性，产妇乐于接受，且使用方便。

氧化亚氮的镇痛效果与其间断吸入的时机和量有着重要的关系。由于氧化亚氮吸入后需 30 ~ 60 s 方起效，而子宫收缩又先于产痛出现，故间断吸入镇痛至少要在子宫收缩前 50 s 时使用，这样才能使镇痛作用发生与产痛的出现在时相上同步。若在疼痛时才开始吸入，不但起不到镇痛效果，反而易于在间歇期进入嗜睡状态，并伴有不同程度的头晕、恶心。一般应在每次子宫收缩前 30 ~ 45 s 时，嘱产妇吸入较适宜，宫缩间歇期停止吸入，这样既能有效镇痛，又不至吸入过量，同时严密监测产程进展及胎心变化情况，观察产妇的意识是否清醒，发现有头晕、恶心现象，可暂停吸入氧化亚氮即可很快恢复正常。

使用时应注意产妇对氧化亚氮的敏感性和耐受力有个体差异，麻醉医师须随时了解镇痛效果和不良反应，如出现头晕、乏力、嗜睡或不合作情况，说明已过量，应及时减少吸入次数和深度，以确保安全有效。其次，因氧化亚氮的弥散性缺氧作用，对于缺血缺氧的心肌可能有害，加之长时间（> 50 h）吸入氧化亚氮对骨髓增生可能有不良反应，因此对心肺功能不全、血液病及妊娠子痫等产科并发症患者须慎用。

②氟烷类吸入麻醉药：氟烷类吸入麻醉药都易于通过胎盘，可引起与剂量相关的子宫收缩抑制，浅麻醉时对子宫抑制不明显，对胎儿也无明显影响；深麻醉对子宫有较强的抑制，容易引起子宫出血。多作为氧化亚氮的辅助药物，有比氧化亚氮更强的镇痛效果，于第二产程开始时间断吸入。0.2% ~ 0.25% 恩氟烷、异氟烷及地氟烷也被成功地应用于分娩的麻醉，效果似乎与氧化亚氮相当。

3. 其他技术 局部麻醉包括宫颈旁阻滞、阴部神经阻滞、椎旁腰交感神经阻滞、外阴及会阴部局部浸润麻醉等，只要掌握合理的局麻药用量，避免误注入血管，局部麻醉就不影响宫缩和产程，不抑制胎儿，对母子都较为安全，更适于合并心、肺、肾功能不全的产妇。但这些方法都存在镇痛效果不确切、患者满意度不高的问题。虽然产科医生仍旧将这类技术用于非产科手术，但是它在产科的应用因为引起胎心减慢、局麻药中毒、神经损伤和感染而受到限制。这种胎心减慢的病因学可能与子宫血流降低以及胎儿血中局麻药水平较高有关。常用药物为 0.5% 利多卡因。

（1）宫颈旁阻滞：宫颈旁阻滞是一种用于不想或不能接受神经根阻滞的孕妇的替代技术，是一种操作相对简单的阻滞，为第一产程提供镇痛，并且不会影响分娩的进程。其方法是通过子宫和子宫颈结合的侧后部，将局麻药注入子宫颈阴道侧穹隆黏膜下以阻滞穿过子宫颈中心的神经。因为这种阻滞不影响会阴部的躯体感觉纤维，所以不能缓解第二产程的疼痛，仅适于第一产程镇痛，可加快宫口扩张，缩短第一产程减轻疼痛。

（2）阴部神经阻滞麻醉：会阴神经来源于较低位骶部神经根（$S_{2 \sim 4}$），支配阴道下段、阴道外口和会阴部的感觉及会阴部肌肉的运动。经阴道途径容易阻滞该神经，在两侧骶棘韧带后注入局麻药。适于第二产程，在宫口开全后开始阻滞，可缩短第二产程。此法可为阴道分娩和低位产钳分娩提供满意的镇痛，但是在中位产钳分娩、阴道口损伤和宫腔探察时镇痛不足，而且阻滞的失败率较高。

（3）其他：椎旁腰交感神经阻滞可用于阻止第一产程中由子宫产生的疼痛的传导。虽然这项阻滞技术实施困难，但与子宫颈旁阻滞相比，相关的并发症似乎要少得多。

二、注意事项

分娩结局受多方面因素的影响，包括镇痛药物种类及浓度的选择、镇痛实施的时机、分娩镇痛疗效的观察、分娩镇痛不良反应的防治、产妇对疼痛的理解和对镇痛的要求、缩宫素的使用、产程中的积极管理以及产科医师对分娩过程的指导等。良好的分娩结局有赖于麻醉医生、产科医护人员以及产妇的密切配合。

（一）积极预防和处理分娩镇痛对产程的影响

1. 积极地使用催产素 催产素是一种强烈的子宫收缩剂，早已在临床上常规使用。硬膜外分娩镇痛虽然可造成子宫收缩的一过性减弱，但完全可以用催产素来纠正。

2. 降低局麻药的浓度 复合一定量的阿片类药物如芬太尼，可使局麻药物浓度大幅度降低，目前所用的局麻药浓度一般为 0.075% ~ 0.100% 罗哌卡因或丁哌卡因，镇痛效果满意，患者可以自如行走，对运动神经影响轻微，对患者各种辅助肌肉几乎没有影响。

3. 积极的产程管理 其管理措施包括：积极的宫颈检查，早期破膜，催产素的使用以及对难产严格的诊断标准。通过积极的产程管理可明显降低分娩镇痛对产程的影响。研究证明，通过这些方法的采用，硬膜外镇痛对分娩的影响是可以消除的，实验组和对照组的产程和分娩方式没有明显差别。

（二）积极预防和处理分娩镇痛的相关并发症

1. 硬脊膜穿刺后的头痛 硬脊膜穿刺后头痛的病理生理主要有两个方面：颅内压降低与代偿性脑血管扩张。硬脊膜穿刺后头痛的临床过程并非都表现为自限性，亦并非都表现为良性，患者常主诉直立性头痛，有的可出现外展神经麻痹、听觉障碍和硬脊膜下出血。目前治疗多采用硬膜外填充和保守治疗。研究证据支持延迟填充，即在硬脊膜穿刺 24 h 后进行。

2. 麻醉期间低血压 椎管内麻醉，尤其是蛛网膜下腔阻滞，对孕妇循环系统影响较大，诸多学者应用多种液体（胶体液、晶体液）、不同液体量（10 ~ 30 mL/L）和各种血管加压药物试图解决这一问题，但是并不能完全消除低血压的发生。麻醉之前一定要开放静脉通道，如果时间允许，尽可能在麻醉前迅速预防性扩容，同时准备好常用的升压药品。产妇最好采用左侧倾斜 30° 体位。液体预扩容能防止产科手术中低血压，不管使用何种液体预扩容，均必须有足够的量（最好是 1 000 ~ 1 500 mL 晶体液进行中度水化），才能显著增加心排出量，以有效地防止椎管内麻醉时的低血压。液体预扩容可达到增加血容量、降低低血压发生率的目的，早期、积极地应用药物处理低血压，麻黄碱有防治产科低血压的效果，研究认为单次 5 ~ 10 mg 剂量麻黄碱对于液体预扩容的剖宫产者小剂量蛛网膜下腔麻醉时可起到预防低血压的作用。如果持续低血压，应立即手术分娩。

3. 产后腰背痛　产后腰背痛较常见发生率为15% ~ 30%，主要原因为产妇负荷减轻、产妇体重增加和分娩后骨盆韧带及腹部肌肉还处于松弛状态。椎管内麻醉是否引起产后腰背痛目前还没有定论，但穿刺点局部不适在椎管内麻醉中常见。

4. 神经损伤　近年来发现，由于神经损伤并发症引起的医疗纠纷较多，分析其原因有以下几种：

（1）操作损伤，以感觉障碍为主，大多数患者数周内缓解，神经根损伤，有典型根痛症状，很少有运动障碍；与穿刺点棘突的平面一致，而脊髓损伤为剧痛，偶伴意识障碍。

（2）脊髓前动脉栓塞，前侧角受损（缺血坏死）表现，以运动功能障碍为主的神经症状，因可能有严重低血压，局麻药中肾上腺素浓度过高，血管变（糖尿病）。

（3）粘连性蛛网膜炎，注药错误或消毒液、滑石粉等误入蛛网膜下腔造成。

（4）血肿压迫。凝血功能障碍，产妇的血管丰富易穿破出血造成血肿。

5. 反流及误吸　产科麻醉中，产妇反流及误吸的发生率相当高。

产妇发生误吸性肺炎的主要危险因素有四个：①胃内充满酸性内容物，尤其是在急诊产科手术患者；②腹内压或胃内压增加；③食道下端括约肌（LES）的屏障压下降；④食管上端括约肌的保护机制丧失或实施环状软骨压迫操作延迟。产妇胃肠运动减弱和胃排空延长，因此术前禁食禁饮应相应延长。

降低产妇酸误吸危险性的主要措施包括：①降低产妇的胃液量和酸度，除进行胃内容物抽吸外，尚可采取药理学措施；②尽量避免产科患者使用全身麻醉，采用可维持母体意识清醒的其他麻醉方法；③对母体的呼吸道进行合理的评估，即使是急诊手术亦应如此；④提高紧急和择期气管插管（或通气）失败处理的水平；⑤气管插管操作中采用压迫环状软骨操作。

6. 仰卧位低血压综合征　孕妇仰卧位时，子宫压迫下腔静脉及腹主动脉，静脉回心血量显著减少，心排出量降低，血压明显降低。这时应将子宫移向左侧，或将手术台往左侧倾斜。注意在硬膜外注药后血压急剧降低，用麻黄碱效果不理想或血压回升后又很快下降应考虑仰卧位低血压综合征。将子宫移向左侧是防治仰卧位综合征最有效的办法。

第十三章 眼科手术麻醉

第一节 眼科手术麻醉相关问题

一、眼内压与麻醉

眼内压（intraocular pressure，IOP）是眼内容物对眼球壁施加的均衡压力，简称眼压。IOP 正常值为 1.33 ~ 2.8 kPa（10 ~ 21 mmHg），高于 22 mmHg 视为异常。眼球内容物包括房水、晶状体、玻璃体、血液。晶状体和玻璃体相对稳定，因此 IOP 的波动变化主要受房水和血液的影响。其中房水的形成和排出对 IOP 的影响起着重要作用。

房水总容量 0.3 mL 左右，由后房内睫状体中睫状突产生，进入后房后经瞳孔流入前房，再经虹膜角间隙进入 Schlemm 管，然后流入巩膜外静脉，排入到海绵窦或静脉系统，最终回流到上腔静脉和右心房。房水产生量增加或排出通道受阻均导致房水的蓄积而使 IOP 升高。

正常情况下，40 岁以上者 IOP 略高于 40 岁以下者，但无性别差异。两眼 IOP 差最高限在 0.4 kPa（3 mmHg）以内，IOP 随脉搏和呼吸的波动亦在 0.4 kPa 以内。IOP 随着昼夜而变化，清醒时略高。IOP 昼夜差 < 5 mmHg 为正常，> 8 mmHg 者为病理性眼压。IOP 对于维持眼球形态、眼内液体循环和晶状体代谢起着重要的作用。术中 IOP 急剧升高将影响眼内血供，且有发生眼内容物脱出、压迫视神经的危险，严重者导致永久性的视力丧失。IOP 已经升高的患者，术中进一步的增高可导致急性青光眼。

麻醉和手术中对 IOP 的影响多为一过性，主要因素为：①眼球外部受压，如眼轮匝肌收缩、眼外肌张力增加、眼静脉充血、眶内肿瘤等；②巩膜张力增加；③眼内容物改变（晶状体、玻璃体、血液、房水）。其中，房水循环、眼脉络膜血容量变化、中心静脉压、眼外肌张力与麻醉和手术的相关性最大。

（一）麻醉药对 IOP 的影响

大多数全麻药、镇静药、麻醉性镇痛药、神经安定药等均有不同程度的降低正常眼和青光眼患者 IOP 作用，氯胺酮和琥珀胆碱则被认为具有升高 IOP 的作用。麻醉药和肌松药可以通过三种方式使 IOP 升高：①改变房水生成或改变眼内血容量；②影响眼外肌或眼内血管平滑肌张力；③影响中枢神经系统（尤其是间脑）对眼外肌张力的调节。

1. 氯胺酮 尽管多数人倾向于氯胺酮增加 IOP，但争议始终存在。氯胺酮升高 IOP 的可能机制涉及：①通过兴奋交感神经中枢影响房水的生成和流出；②通过升高血压，特别是静脉压升高，影响房水流出；③增加骨骼肌张力，提高眼肌紧张度，导致巩膜静脉压升高而致房水外流阻力增加；④通过升高颅内压阻断静脉回流，对房水形成与排出产生影响。因此，有人认为氯胺酮升高 IOP 与其升高血压、增加脑血流量和眼外肌张力或与高碳酸血症有关，而并非氯胺酮对 IOP 的直接作用。

对于氯胺酮对 IOP 的影响，不同观察结果差异较大。这与剂量、给药途径、术前用药和不同的眼压测量方法有关。小儿肌肉注射 6 mg/kg 的氯胺酮可引起 IOP 的小幅度上升，3 mg/kg 则对 IOP 影响很小。静脉注射氯胺酮升高 IOP 的作用持续时间与镇痛时间一致，15 min 达峰值，30 min 后恢复到注药前水平。

也有报道 2 mg/kg 氯胺酮静脉给予成年人并未明显升高 IOP。

2. 丙泊酚　丙泊酚除本身具有直接降低 IOP 作用外，其间接作用主要通过对血流动力学的作用而影响眼内血流的变化。丙泊酚引起静脉压下降使眼内血液外流阻力降低，IOP 下降。丙泊酚降低气管插管所致的血压升高和心率增快，同时，抑制插管所致的呛咳和躁动等是引起 IOP 升高的刺激因素。丙泊酚诱导后 IOP 降低，尽管随后的气管插管刺激可能导致 IOP 高于麻醉前，但丙泊酚抑制 IOP 升高的程度，且很快使 IOP 恢复至正常或低于正常水平。对于 IOP 已经升高的患者，丙泊酚降低 IOP 的效果更明显。

3. 依托咪酯　依托咪酯同样可通过对静脉压的作用而产生降低 IOP 的效果，但程度明显低于丙泊酚。

4. 咪达唑仑　苯二氮䓬类药物引起瞳孔扩大，使闭角型青光眼房水流出道受阻而升高 IOP，但小剂量并不增加 IOP 甚至可降低 IOP。咪达唑仑降低 IOP 的作用与丙泊酚相似，但弱于丙泊酚。咪达唑仑使静脉容量增加，回心血量减少，血压下降。

5. 吸入麻醉药　吸入麻醉药可引起剂量依赖性的 IOP 降低，可能的机制涉及间脑中枢神经系统的抑制，房水生成的减少，流出的增加，改善房水循环及松弛眼外肌等。

6. 神经肌肉阻滞剂　非去极化肌松药被认为具有降低 IOP 的作用，其主要机制是通过松弛眼外肌而实现的。但如果呼吸肌麻痹伴随肺泡低通气，则可继发眼压升高。

尽管临床观察并非一致，但多数人认为去极化肌松药琥珀胆碱具有升高 IOP 的作用。琥珀胆碱作用开始时可致眼外肌痉挛性收缩，使眼内压急剧升高。静脉使用后 1 ~ 4 min IOP 上升的平均值为 8 mmHg，通常情况下 7 min 恢复到基础值。琥珀胆碱升高 IOP 除引起包裹眼球的眼外肌持续的痉挛性收缩外还与以下因素有关，如涉及睫状肌的麻痹产生前房角加深和流出阻力增加、脉络膜血管扩张等因素。而且麻醉操作对 IOP 影响也很大，如气管插管操作引起咳嗽、低压等对 IOP 的影响，对于眼科手术（特别是眼球开放的手术）应用琥珀胆碱要权衡 IOP 升高的影响。人们尝试了许多方法预防或减轻琥珀胆碱升高 IOP 的作用。这些方法包括预先给予乙酰唑胺、普萘洛尔、非去极化肌松剂等。预先给予小剂量非去极化肌松剂预防琥珀胆碱升高 IOP 效果，但结果不一。Miller 曾报道，预先给予小剂量加拉明或右筒箭毒碱可以预防琥珀胆碱的升高 IOP 作用。然而，当使用更敏感的眼压张力计时，并没有得到相似的结果。静脉预防性给予 1 ~ 2 mg/kg 利多卡因可减缓置入喉镜的血流动力学反应，但不能可靠地预防琥珀胆碱和插管引起的高眼压反应。有报道，$0.4 \mu g/kg$ 右美托咪啶可以预防琥珀胆碱和气管插管导致的 IOP 升高。

7. 麻醉性镇痛药　麻醉性镇痛药通过促进房水外流降低 IOP。

8. 氧化亚氮　氧化亚氮可引起眼内气体容积改变而影响 IOP。

（二）麻醉操作与管理对 IOP 的影响

麻醉操作和管理与 IOP 的关系密切，其中主要的相关因素包括：眼内血容量、血管内压力、通气、体温、气道相关操作等。

脉络膜海绵层血管的收缩和舒张决定眼内血容量，并对 IOP 产生明显影响。高碳酸血症引起脉络膜小动脉收缩，低碳酸血症则扩张脉络膜小动脉，由此影响眼内容积和压力变化。但血中二氧化碳分压在正常范围内变化对 IOP 影响不大。过度通气降低 IOP，窒息、高碳酸血症和低通气可引起 IOP 升高。

动脉压改变对 IOP 的影响较小，但收缩压过低可降低 IOP，动脉压过高可增加脉络膜血流量而增高 IOP。与动脉压相比，静脉压力的变化对 IOP 的影响更加显著。静脉压力增加阻碍了房水经 Schlemm 管流入静脉系统，由此明显增加 IOP。手术麻醉中由于血容量或静脉压力的增加引起的 IOP 上升通常是一过性的；这一现象常由咳嗽、屏气、呕吐等因素诱发。

麻醉状态下对呼吸道操作（喉镜暴露、气管插管、拔管、气道内吸引等）会引起血压升高，并通过眼血管灌注压升高而致 IOP 升高，青光眼患者尤其明显。喉部神经阻滞虽然可以减少插管时的血压反应但不能抑制 IOP 的增加。

头低脚高位、颈部过紧的包扎都可以增加眼内血流量，减少房水回流，IOP 增高。面罩压迫、手术操作等压迫眼球时可引起 IOP 升高。既往认为低体温增加了房水的黏度继而使 IOP 升高。但低体温还可以减少房水的生成导致 IOP 下降。围手术期体液正平衡可能影响 IOP。急性液体超负荷可引起 IOP 升高，血浆渗透压降低也引起 IOP 升高。

预防 IOP 的方法除药物外，更需要关注麻醉的操作和管理。高渗液如右旋糖苷、尿素、甘露醇、山梨醇增加血浆渗透压，减少房水的形成而降低 IOP。乙酰唑胺通过抑制碳酸酐酶并干扰分泌房水所必需的钠泵机制，减少房水生成而降低 IOP。麻醉的管理涉及诱导平顺、围手术期循环稳定、容量的控制、有效的通气和氧合等多方面。

二、眼心反射与麻醉

1908 年 Bernard Aschner 和 Guiseppe Dagnini 首先描述了眼心反射（oculocardiac reflex，OCR）。OCR 是指在眼科手术及操作过程中因刺激眼球或眼部组织，导致一系列心脏不良反应，称之为眼的反射。OCR 最常见的表现为窦性心动过缓，也可能出现其他多种的心律失常，如期前收缩、二联律、房室传导阻滞和心室纤维颤动，甚至可引起心肌收缩无力、心搏骤停。一般认为心率下降 20% 以上为典型的 OCR。

OCR 的诱发因素为：牵拉眼外肌、压迫眼球、眶内加压操作。牵拉眼肌较压迫眼球更易诱发 OCR，以内直肌最明显。OCR 的感受器为眼球和球后组织，反射的传入支为三叉神经的睫状长、短神经，传出支为迷走神经的心支和心内神经节。OCR 还可能涉及体液性因子的参与。眼心反射发生率报道不一，儿童 OCR 的发生率较高，特别是小儿斜视手术，可高达 90%。视网膜手术、眶内手术及眼球摘除术也时有发生。

部分患者有所谓"眼心反射倾向性"，对所有迷走神经刺激会发生强烈心血管反应。OCR 随年龄增长有减缓的趋势，且 OCR 产生心动过缓的个体差异较大。麻醉方法对 OCR 影响较年龄更重要。与局部麻醉比较，全身麻醉更易发生 OCR。首次刺激引起的 OCR 最显著，且刺激强度越大，越易发生。患者焦虑不安、麻醉过浅、缺氧、高碳酸血症以及应用拟胆碱药增加迷走神经张力时，容易持续发生或反复出现 OCR。

有报道许多方法可用于预防和缓解 OCR，但均非持续有效、安全和可靠。手术 30 min 内静脉给予阿托品可降低 OCR 的发生率，但阿托品的剂量不同、给药的时间不同均可能影响其发挥降低 OCR 的效果。另外，预先静脉给予阿托品可能产生比反射更严重和难处理的心律失常。肌肉注射阿托品和格隆溴铵对预防 OCR 效果不确定。尽管球后阻滞通过阻断反射的传入支而对抗 OCR 引起的心律失常，但这种方法本身也可能直接导致 OCR，甚至引起视神经损伤、球后出血等并发症。术中维持有效通气量、保持正常血碳酸浓度、轻轻按摩眼外肌、轻柔地牵拉眼外肌等有助于降低 OCR 的发生率和严重程度。

当出现 OCR 时应首先暂停手术操作，通常心率和节律会在 20 s 内恢复正常，同时判断并调整麻醉深度和通气状态。重复手术操作后心动过缓的发生越来越少，可能是由于反射弧出现了疲劳。如 OCR 引起严重的心律失常或持续存在，应静脉给予阿托品，伴低血压者应加用血管收缩药。

三、眼与全身性疾病

眼科手术的患者年龄跨度较大，不仅会伴发与眼病相关的身体其他部位疾病，也常合并与年龄相关的并发症。

某些全身性疾病会首先表现在眼部，常以眼科疾病而就医。如脑瘤的阵发性视物不清，眼肌型重症肌无力的眼睑下垂，血液病的结膜出血。5 年以上的糖尿病患者可出现糖尿病眼底病变或白内障。全身其他系统遗传病在眼部表现者有数百种之多，其中相当部分遗传病对全身重要脏器功能影响较大。

与晶状体疾病有关的综合征：马方综合征、眼-脑-肾综合征、先天性肾小管功能异常等。马凡氏综合征为遗传性多器官结缔组织异常综合征，眼部表现常见为晶体半脱位或脱位；心脏可能伴有心瓣膜缺损和胸主动脉瘤；骨骼肌的异常可能导致脊柱后侧凸。高半胱氨酸尿为氨基酸代谢异常，表现为晶状体、骨骼肌异常和心血管疾病三联症。术前应评估血小板功能，全麻时警惕血栓综合征、高胰岛素血症和低血糖。Alport 综合征为眼-耳-肾综合征，伴家族性遗传肾炎。男性患者预后差，常死于进行性肾功能衰竭。

与先天性白内障有关的异常以糖代谢障碍和氨基酸代谢障碍多见，如半乳糖血症、酪氨酸血症、同型胱氨酸尿症。

斜视常伴其他畸形，特别警惕家族性肌肉系统异常，评估有无恶性高热倾向。类重症肌无力与重症肌无力症状相似，其对非去极化肌松剂敏感，用抗胆碱酯酶药无效。

有些疾病虽然发病率低，但病情复杂，麻醉和手术风险大。麻醉风险主要为潜在的困难气道、严重的心血管疾病和其他脏器功能异常。

老年人脏器功能储备降低，且常伴高血压、心脏病、糖尿病、动脉硬化、肺疾患和肝肾功能障碍。

伴有全身综合征的眼病患者，麻醉前应注意其全身性疾病的进展情况，重要脏器功能受损严重程度，对其先天性或代谢性疾病对麻醉的影响应有所了解。做好围手术期相应处理，才能防止术中意外的发生。

四、眼科用药的全身作用

一些眼科用药可能影响患者对麻醉的反应，同样，麻醉药物也可能对眼内动力学产生影响。围手术期眼科用药全身作用主要为：①局部用药吸收后引起全身不良反应；②吸收后导致的药物毒性反应；③药物本身的副作用。

对年老体弱者和小儿，眼科局部用药吸收后易致药物过量中毒。控制眼科局部用药浓度与总量，以及眼内给药后压迫内眦 1 ~ 2 min，防止药液经鼻泪管流入鼻腔而吸收，可减轻吸收所引起的毒副作用。随着眼科新药的不断应用，所产生的相互作用也越发复杂。许多眼科用药与麻醉密切相关，麻醉科医生需熟知眼科常用治疗用药的药理作用，制定合理的给药方案，并监测副作用。

阿托品：眼局部应用 1% 阿托品用于扩大瞳孔和睫状肌麻痹，影响房水回流，青光眼患者可引起眼内压升高。全身反应为心动过速、面色潮红、口渴、皮肤干燥和烦躁不安。

乙酰胆碱：乙酰胆碱注入前房使瞳孔缩小，有时用于晶体摘除后的缩瞳。局部使用这种药物可导致心动过缓、低血压、唾液分泌增加和支气管分泌物增多及支气管痉挛。

胆碱酯酶抑制剂二乙氧膦酰硫胆碱，也称碘依可酯，属于长效抗胆碱类缩瞳药，停药 4 ~ 6 周后胆碱酯酶活性才能恢复。碘依可酯用于其他药物难治的青光眼以及一些儿童的调节性内斜视。滴眼后如吸收入体内可以抑制胆碱酯酶，则可延长由此酶分解的肌松药如美维库铵和琥珀胆碱的作用时间，导致这些肌松药的时效延长和发生术后呼吸抑制时间延长。过量吸收还可出现恶心、呕吐、急性痉挛性腹痛，甚至支气管痉挛以及延长酯类局麻药的代谢，易发生毒性反应。

可卡因：可卡因是唯一能使血管和黏膜收缩的局麻药，其经黏膜吸收后血浆浓度可以与直接静脉给药相比。可卡因通过干扰乙酰胆碱的摄入而具有兴奋交感神经的作用，小剂量时能兴奋大脑皮质，产生欣快感；随着剂量增大，使呼吸、血管运动和呕吐中枢兴奋，严重者可发生惊厥。可卡因可以导致角膜混浊和溃疡，目前已不再用作眼科用药。

环戊醇胺酯（mydriacyl）：是广泛使用的短效散瞳药，可引起中枢神经系统副作用，表现为一过性的头晕、幻觉、发音困难、定向力障碍、运动失调等精神神经症状。使用 2% 浓度的溶液时中枢神经系统功能异常更易出现，儿童建议使用 0.5% ~ 1.0% 的溶液。

肾上腺素：2% 肾上腺素局部应用可减少房水分泌，增加房水排出，降低开角型青光眼患者的眼内压。肾上腺素可以有效地散瞳和减轻毛细血管的充血。眼局部应用肾上腺素作用大约维持 15 min。局部使用全身反应并非常见，但也曾有过严重高血压、头痛、心动过速和震颤的报道。对伴有冠心病高血压患者，应慎用。儿童对肾上腺素过量滴眼更为敏感且容易出现严重的副反应。

去氧肾上腺素：眼局部应用使瞳孔扩大，减轻毛细血管充血，减少出血。但药物迅速吸收后对高血压和冠心病患者不利，表现为心悸、紧张、头疼、恶心呕吐、严重高血压；也可出现反射性心动过缓，甚至蛛网膜下腔出血。控制在 2.5% 浓度以下较为安全。

噻吗洛尔：又称噻吗心安（Timolol），属于非选择性的 β 肾上腺素能受体阻滞药，是治疗青光眼的常用药。近年又推出以凝胶为基质的长效噻吗洛尔滴眼药。其局部副作用并不明显，但对全身影响必须重视。噻吗洛尔经全身吸收后可引起阿托品难以对抗的心动过缓、支气管痉挛和充血性心衰。伴有阻塞性肺部疾患者、充血性心衰或Ⅰ度以上的房室传导阻滞的患者应慎用。此外，噻吗洛尔还可加重重症肌无力，导致新生儿和小婴儿术后呼吸抑制。噻吗洛尔对糖、脂肪代谢也有一定影响，因此伴有糖尿病酸中毒的患者使用时也要慎重。

倍他洛尔：倍他洛尔属于选择性受体阻滞药，是一种新型的抗青光眼药物，对眼部作用更具特异性和选择性，对全身影响更轻微。虽然倍他洛尔对于伴有阻塞性肺部疾患者的影响较小，但对于有限制性通气障碍的患者也应谨慎使用，也禁用于窦性心动过缓、充血性心衰、Ⅰ度以上房室传导阻滞、心源性休克的患者。对于同时口服 β 受体阻滞剂者，应注意累加效应导致副反应的加重。

环丙甲氧心安：是 β_1 受体阻滞药，其全身作用小，但禁用于窦性心动过缓、充血性心衰、二度房室传导阻滞、心源性休克和阻塞性肺疾患。

毛果芸香碱：毛果芸香碱滴眼药是一种具有直接作用的拟胆碱药物，是治疗青光眼的常用药物。由于刺激副交感神经，可能引起恶心、呕吐、腹泻、发汗、心动过缓、记忆力障碍等全身反应。

甘露醇：通过高渗性利尿作用可降低眼压，作用持续 5 ~ 6 h。快速大量地输入甘露醇可引起严重的全身反应，包括电解质紊乱、高血压或低血压、充血性心衰、肺水肿、肾衰、心肌缺血和少见的过敏反应。因此，在输入甘露醇前应谨慎评估患者的肾脏和心血管功能状态。

乙酰唑胺：长期服用乙酰唑胺以降低青光眼患者的眼压。该药是作用于肾小管的碳酸酐酶抑制剂，可引起低钾、低钠和代谢性酸中毒。对于有明显肝、肾功能异常或钠、钾异常的患者应视为禁忌。严重的电解质紊乱在全麻下可能触发严重的心律失常，围手术期应注意纠正。偶尔可触发过敏反应、渗出性多形红斑和骨髓抑制。

五、气道问题

眼科手术时患者头面部被无菌单覆盖，且麻醉医生远离患者头部，给呼吸道管理带来不便。部分全麻下眼科手术可在保留自主呼吸状态下实施，更增加了通气管理的难度。

对于儿童而言，许多先天性畸形和综合征均伴有明显的困难气道征象，如 Pirre-Robin 综合征、Down 综合征、黏多糖综合征等，须按气道困难处理。还应特别关注小儿是否具有如下问题：鼾症、睡眠呼吸暂停、嗜睡症、声音嘶哑和既往面颈部手术或放射治疗史等。

六、眼科手术麻醉要求

不同的眼科手术对麻醉要求的侧重点不同。外眼手术麻醉的重点在于完善的镇痛、预防眼心反射；内眼手术则应精确控制眼内压和严格制动。

1. 眼科手术须完善的镇痛　术中保证一定的麻醉深度。
2. 眼科手术精细，常在显微镜下实施　术中须保证患者头部绝对制动，眼球应固定中央位置。
3. 有效控制呼吸道　特别是术中保留自主呼吸时，须确保通气和氧供。
4. 有效预防和控制 OCR　维持 IOP 的稳定。
5. 平稳诱导　保持围手术期血流动力学的稳定。
6. 部分视网膜脱离复位手术　术毕要求立即或尽可能短时间内改为俯卧位，以提高复位手术的成功率。因此，要求术毕即刻清醒且自主呼吸恢复满意，以满足这种特殊体位的需求。
7. 有效预防或降低术后并发症　如呼吸抑制、剧烈疼痛、恶心呕吐等。

第二节　眼科麻醉术前评估及准备

任一年龄段均可能接受眼科手术，其中以小儿和老年人居多。小儿可能伴有一些先天性或代谢性疾病。老年患者眼调节机能、晶状体、玻璃体、视网膜等均呈现退化趋势，加上高血压、糖尿病、动脉硬化的全身疾病，老年患者需要手术治疗眼病的比例越来越高。麻醉前应谨慎评估重要脏器功能受损程度，并与眼科医生共同权衡手术和全身生命安全之间的利弊与轻重缓急。

一、病史的了解

小儿应了解是否有遗传性的各种综合征，应对这些伴随疾病的病理生理有所了解。Pierre-Robin 综合征、唐氏综合征、黏多糖综合征等需对气道进行评估；Pierre-Robin 综合征还应了解心脏和甲状腺功能。婴幼儿需评估其营养发育状况，以及是否存在感染、贫血、容量不足等病史。

老年人应关注其是否并存心脑血管疾病、慢性肺部疾患和肝肾功能。一些老年人常有精神障碍，需评估其合作程度。

二、了解全身用药情况

患者近期使用的眼科局部或全身用药都可能对麻醉产生影响，充分估计这些药的药理特性和可能发生的药物相互作用，并在住院期间进行适当调整，以确定术前是否要继续使用或停用。同时，患者因非眼科疾患服用的药物也可能对眼科手术麻醉产生影响。许多老年患者由于冠心病或其他心血管疾病正在接受抗血小板或抗凝治疗，这些患者有很大的围手术期出血的风险，包括球后出血、眶周出血、玻璃体积血和前房积血。传统上，在术前一段时间需要停止使用抗血小板或抗凝药，但这将增加心肌缺血或栓塞等不良事件的风险，术前应权衡利弊，并签署知情同意书。常用的利尿药、β 受体阻滞药、胰岛素、皮质激素类药、降压药、降糖药及强心药等，与术中使用药物都可能产生相互作用，应了解清楚。

三、心理干预

眼科手术的患者术前多存在一定程度的视力障碍，加之对手术效果的担心，常使该手术患者的焦虑程度高于其他手术，特别是在手术前一天，这种恐惧可达极点。不良心理反应，会导致机体产生一系列负面的生理应激反应，甚至会影响麻醉与手术效果。

心理干预就是通过安慰、教育和支持帮助，减轻患者及其家属的心理负担，使患者更好地适应手术，更平顺度过整个围手术期。在术前访视时，麻醉医师应与患者及家属充分交流、沟通，建立良好的相互信任的关系，使他们对手术室环境，手术、麻醉医师，麻醉及手术方式，术中配合，术后疼痛及可能出现的并发症等有一定的认识，以便做好心理上的准备，减轻紧张、多虑和恐惧。

心理干预应针对每个患者各自的特点，如性别、性格特点、生活、社会经历、受教育程度及所患疾病的种类和严重程度，因人而异地对患者及家属进行心理疏导和解释工作。

四、术前用药

眼科手术麻醉前用药目的：①使患者镇静、合作，减少恐惧，缓解焦虑；②抑制呼吸道黏膜腺体和唾液分泌；③调整自主神经功能，消除或减弱不利的神经反射；④预防或减轻恶心、呕吐；⑤维持稳定的眼压；⑥预防眼心反射。常用的药物有抗胆碱药、麻醉性镇痛、镇静药和止吐药。

麻醉前用药剂量的抗胆碱药不会对眼压产生明显影响，除闭角型青光眼外，不应禁忌阿托品：阿托品不仅可有效地抑制呼吸道分泌物，还可在一定程度上预防术中眼心反射。小儿麻醉前阿托品的剂量要足，一般剂量为 0.02 mg/kg 肌注。东莨菪碱升高眼压的作用较弱，可替代阿托品。安定有抗焦虑、遗忘作用，并能对抗氯胺酮的兴奋作用，如控制其用量在 0.1 mg/kg 以内，一般不会使眼压升高。咪达唑仑起效快，半衰期短，肌注剂量 0.07 ~ 0.1 mg/kg，效果满意。哌替啶、吗啡有镇静镇痛作用，但易致恶心呕吐，仅用于剧痛者，如与氟哌利多合用则有加强镇痛、减少呕吐的作用。饱胃和伴有反流风险的患者，术前可使用 H2- 受体拮抗剂，以减少误吸的风险和严重程度。一般情况差、年老体弱、甲状腺功能低下者应酌情减少镇静药和中枢性镇痛药的剂量，1 岁以内婴儿可只用阿托品。口服咪达唑仑 0.5 ~ 0.75 mg/kg 对于较大儿童镇静效果好。

第三节 眼科局部麻醉

成年人外眼手术和简单的内眼手术均可在局部麻醉下进行。局部麻醉包括表面麻醉、筋膜下阻滞、球后阻滞、球周阻滞。对于多数成人眼科手术来说，区域阻滞是一个高效和安全的方法，并可通过精细的操作来避免并发症的发生。

即使局部麻醉，也应对患者的生命体征进行监测。阻滞前或手术开始前可以适当给予镇静镇痛药物，减轻患者的痛苦和恐惧。

一、局麻药的选择

1. 表面麻醉药 大多数表面麻醉药，即使是长效作用药物，其维持时间均很短（10 ~ 15 min），这可能与泪液和冲洗液的作用有关。

（1）利多卡因：起效快、穿透性强，对血管扩张作用不明显。4% 利多卡因为等张液，对角膜上皮细胞毒性最小。小儿可用 2% 利多卡因。起效时间 5 min，维持 15 ~ 30 min。

（2）丙美卡因：0.5% 丙美卡因为脂溶性药物，中度角膜毒性；起效迅速（20 s），维持 15 min；常作为表面麻醉药用于眼科检查及手术缝合、取异物。

（3）丁卡因：0.5% 丁卡因起效慢，表面麻醉常用 1% 等渗液。高浓度可引起角膜点状上皮着色，影响其再生，严重者可出现角膜上皮脱落，当角膜破损后，丁卡因吸收迅速且毒性增加。

2. 注射用局麻药

（1）利多卡因：0.5% ~ 1% 利多卡因用于局部浸润麻醉，作用维持 2 ~ 5 h；1% 利多卡因用于神经阻滞，时效 1 ~ 2 h。

（2）丁哌卡因：0.5% 丁哌卡因可阻滞感觉和运动神经，持续时间较长。高浓度则有中枢神经毒性，现多用罗哌卡因替代。

快速起效，短效局麻药对于白内障、翼状胬肉切除等手术比较理想。长效局麻药适于玻璃体视网膜修复等较长时间的手术。眼科手术中使用混合局麻：药可以达到起效快、作用时间长的目的。

血管收缩药可以加强神经阻滞作用并延长作用时间，但应考虑到肾上腺素对视网膜灌注的影响。眼科麻醉中并不提倡常规使用肾上腺素，特别是青光眼伴有视神经损伤的患者更应避免使用。目前临床上常用利多卡因与丁哌卡因（或罗哌卡因）的混合液，利多卡因浓度为 1%，丁哌卡因浓度为 0.375%。此混合液的麻醉起效由利多卡因开始，丁哌卡因可延长其作用时间，还具有一定的术后镇痛作用。透明质酸酶可促进局部麻醉药在眼周的扩散。当以 7.5 ~ 15 U/mL 的浓度加入局麻药时，它可加快局麻药的起效并加强局麻药的感觉运动阻滞。

二、眼科手术常用局部麻醉方法

（一）球后麻醉（retrobulbar anesthesia）

球后麻醉是一种将麻醉剂直接注入肌椎内，以阻滞睫状神经节和睫状神经的麻醉方法。睫状神经节（ganglion ciliare）位于眶尖，在眼动脉外侧，外直肌和视神经之间，距视神经孔约 10 mm 处。睫状神经节后有三个根：长根为感觉根；短根为运动根，含有至虹膜括约肌、括约肌、睫状肌的纤维；交感根来自颈内动脉的交感神经丛，并与长根合并，含有至瞳孔开大肌与收缩眼血管的纤维（图 13-1）。睫状神经节向前发出睫状短神经，6 ~ 10 支，在视神经周围穿过巩膜，在巩膜与脉络膜之间向前分支至虹膜、睫状体和角膜。球后阻滞通过阻滞第Ⅲ、Ⅳ、Ⅵ脑神经麻痹眼外肌，也可通过阻滞睫神经麻醉结膜、角膜和葡萄膜。球后阻滞是将局麻药注入眼眶近端神经和肌肉起点处，因此所需局麻药容量小，且起效快，可以产生足够深度的麻醉。此方法还可松弛眼外肌，而且降低 IOP。

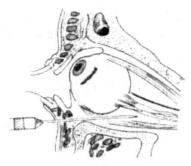

图 13-1 球后阻滞

1. 适应证　前睑和后睑手术、斜视矫正术。

2. 球后麻醉方法　过去要求患者阻滞时注视鼻上方，研究发现这一动作很容易造成视神经损伤。现要求患者保持自然凝视位（向前直视），使视神经在进针时保持松弛状态。进针点在眶下缘中外 1/3 交界处（图 13-2），先平行眶底垂直向后进针至赤道部，然后转向球后，从外直肌与下直肌之间缓缓推进，在肌椎内直达球后。进针深度不得超过 35 mm，使针尖恰好位于睫状神经节和眼球后壁之间（图 13-3），回吸无血时，即可注入局麻药 2.0 ～ 3 mL。出针后嘱患者闭合眼睑，并轻轻下压眼球片刻，可预防出血，有利于局麻药扩散及降低 IOP。

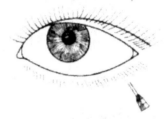

图 13-2 球后阻滞进针部位

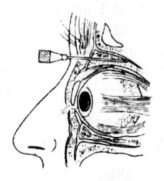

图 13-3 球周阻滞

3. 球后麻醉成功的体征　上睑下垂，眼球固定，轻度外斜，角膜知觉消失，瞳孔扩大，虹膜、睫状体及眼球深部组织均无痛觉。

4. 球后阻滞并发症

（1）球后出血：球后出血并不罕见，发生率报道为 1% ～ 3%，但严重到能影响视功能的出血则很少见。球后出血因球后注射损伤血管所致。静脉出血比较缓慢，应立即用手掌压迫眼球，1 min 后放松 10 s，直到出血停止。继续压迫 5 min 左右，待眼睑松弛后，仍可继续手术。动脉损伤出血发生较快，同时出现眼球突出、上睑闭合不能以及严重的眶内压升高。如果眶内压力持续增高，应暂停手术，待 2 ～ 3 d 后根据情况再行手术。为避免球后出血，进针速度要缓慢，不能过深，同时不宜选用过细、过锐的穿刺针头。

（2）脑干麻醉：是局麻药通过包裹视神经的脑脊膜直接扩散到脑干引起的后果。严重程度与进入中枢的药物浓度和容量以及药物进入的特殊区域有关。症状可迅速出现，也可延迟发生（延长到 15 min）。临床表现包括意识水平的改变、对侧瞳孔散大、全身肌张力减退，以及循环呼吸的异常。使用长效局麻药时，这种不良作用可持续 2 ~ 4 h 或更长。

（3）眼球穿通伤：如果针刺方向错误，从穿透巩膜到贯通眼球穿通均可发生，眼球后极是最常被穿透的部位。穿刺前应了解眼轴长度，当遇到阻力或出现疼痛时应停止操作。

（4）视神经损伤：巩膜的厚度并非是一致的，特别是眼轴长度大于 25 mm 者，近视眼患者的巩膜更薄。阻滞时针尖不能越过瞳孔中心，且眶内针尖的长度不能超过 31 mm，是避免此并发症的关键。明显的视神经损伤往往和眼球供给血管的严重损伤同时存在。

（5）暂时性黑蒙：可发生于球后注射局麻药后即刻或数分钟内。先出现眼前发黑，然后黑蒙。局部可见上睑下垂、瞳孔散大、眼底正常或出现视网膜中央动脉痉挛、视神经、视网膜缺血等表现。发生的原因可能是局麻药直接造成视网膜中央动脉或视神经动脉分支痉挛。对于青光眼晚期视野已呈管状者，更易出现以上症状。一旦发生黑蒙应立即按视网膜中央动脉阻塞处理，吸入亚硝酸异戊酯 0.2 mL，3 ~ 5 min 后便可出现光感。若不加处理，30 ~ 60 min 也可出现光感，约数小时后随麻醉作用消失，视力逐渐恢复。

（6）眼心反射：球后阻滞可以降低 OCR，但穿刺本身也可能引发 OCR。适当的镇静止痛药，可以阻止这一并发症的发生。

（7）局麻药误入血管：误将麻醉剂注入眶内血管，局麻药在大脑内的快速扩散可立刻引起抽搐，并伴随着呼吸循环功能的不稳定。

（8）眼外肌并发症：眼部阻滞可引起眼外肌延迟性功能障碍，当应用大剂量长效麻醉剂时，可于术后 24 ~ 48 h 出现复视或上睑下垂。如复视或上睑下垂长久不能恢复，则说明药物毒性反应直接作用于眼肌，或支配的神经受到严重损伤。产生肌损伤的主要原因是将麻醉剂直接注入肌肉中以及局部麻醉剂对肌肉的毒性作用，局麻药浓度越高，其毒性越大。

（二）球周麻醉（peribulbar anesthesia）

为减少球后阻滞引起的并发症，Davis 和 Mandel 在 1986 年首先将球周阻滞应用于临床。该方法将局麻药注射到肌椎外，再向肌肉圆椎内渗透，以阻滞神经 – 肌肉传导。球周麻醉对内眼手术安全、有效，并发症少。为创造完善的内眼手术条件，有人主张增加面神经的颞支和颧支阻滞，以消除眼轮匝肌和其他面部肌肉运动。

1. 适应证　白内障手术、小梁切除术、玻璃体手术、视网膜手术、巩膜扣带手术等。

2. 球周麻醉方法　进针点分别位于眶上缘内 1/3 与中外 2/3 交界处及眶下缘外 1/3 与中内 2/3 交界处。先作皮下注射，0.5 mL 局麻药浅表浸润，以防进一步操作引起疼痛，然后将针尖斜面朝向眼球，从注射点垂直进针，沿眶缘刺入 25 mm，接近眶底，回吸无血，上下分别缓慢注入局麻药 2 ~ 4 mL，注药后 10 ~ 15 min 可阻滞Ⅲ ~ Ⅵ颅神经末梢及睫状神经节，使眼外肌麻痹，产生与球后麻醉相同甚至更完善的镇痛。由于注药位置远离视神经和其他眼神经，因此局麻药的容量大，而作用起效时间延长（10 min 左右）。

3. 球周麻醉的优点　①不易损伤眼外肌及附近组织，增加安全性；②减少刺破血管出血的机会；③注射时疼痛不适较轻；④不易引起后部眶压增高；⑤一般不会发生黑蒙现象。

4. 球周麻醉的并发症　并发症发生率低，且罕有严重的并发症。由于注入的局麻药量较大，可增高 IOP，也可引起球结膜水肿、皮肤瘀血、早期上睑下垂、眼外肌麻痹等。

（三）眼筋膜下阻滞（sub-tenon's anesthesia）

眼球筋膜（fascial of eyeball）又称 Tenon 囊，为眼球与眶脂体之间的致密纤维结缔组织，包裹眼球大部，前达角膜缘，后连视神经鞘。

1. 筋膜下阻滞方法　嘱患者注视鼻下方，于 10 ~ 11 点方向角膜缘，放射状剪开球结膜和筋膜囊，用钝头弯针进入切口在巩膜表面沿眼球弧度向球后间隙进针至眼球赤道部稍后（角膜缘后 15 ~ 18 mm），将局麻药注入。运动阻滞的程度直接与所注入的局麻药的量成正比，注入 4 ~ 5 mL 局麻药可达到较好的麻醉效果。针尖不刺入眼眶后部而降低了后极穿通的风险，对高度近视伴有眼球前后径加大的患者具有一定的优势。对于正在进行抗凝治疗的患者，选择该技术可避免球后出血风险。

2. 筋膜下阻滞的并发症　常见结膜出血、结膜水肿和结膜胀大，但对阻滞效果没有影响。偶见眼球穿通、直肌损伤、术后斜视、眼眶蜂窝织炎和脑干麻醉。足够药量的浸润可以对结膜和眼轮匝肌起到麻醉作用，但比锥体内注射的失败率要高。

（四）表面麻醉

向结膜囊内滴入局麻药可阻断所有神经末梢，达到麻醉的效果，是眼科手术常用的麻醉方法。表麻常用药物有 0.25% ~ 1% 盐酸丁卡因，1 ~ 3 min 内生效，显效时间为 10 ~ 20 min，可持续 1 ~ 2 h。0.5%的爱尔卡因（Proxymetacaine）滴眼后 20 s 起效，麻醉作用可持续 15 min。不良反应有短暂的刺痛、灼痛、流泪，但较轻微，长期或反复应用，可有结膜充血肿胀和急性角膜炎。手术中为保持角膜湿润，不宜用表面麻醉剂，以免损伤角膜上皮。表面麻醉的潜在不足之处包括术中眼球运动，以及少见的过敏反应。

第四节　眼科全身麻醉

多数儿童以及不能交流、合作的成年人及创伤大、疼痛明显的眼科手术需要全身麻醉。

实施全身麻醉前需要回答如下几个问题：①患者是否存在身体其他部位的疾病或并发症；②该患者使用的眼科用药对麻醉有何影响；③选择什么诱导方法；④采用何种通气方式；⑤术中麻醉维持方法；⑥如何控制 IOP/OCR；⑦如何获得快速清醒和良好的恢复质量。

一、麻醉前评估

将眼部疾患纳入全身整体系统内考虑，建立这一概念对于麻醉实施的安全性非常重要。在遵循一般全身麻醉术前评估的原则上，眼科手术全麻术前应关注患者是否存在相关并发症，并了解眼科用药是否对麻醉产生影响。

二、麻醉诱导／维持

可选择静脉或吸入麻醉诱导，诱导方式快速和清醒诱导均可。

诱导用药选择应综合考虑如下因素：①患者年龄和合作程度；②气道评估结果；③手术方式及手术时间的长短；④术中气道维持的方式。小儿可选择静脉诱导或吸入诱导，成年人通常均选择静脉诱导。除非存在或怀疑困难气道，否则均采用快速诱导气管插管。一般首选喉罩通气方式，也可采用气管内插管维持气道。小儿简单、短小眼科手术常保留自主呼吸。肌松剂是否使用根据术中气道维持方式进行选择。

稳定 IOP 并预防和控制 OCR 是贯穿整个围手术期的重要考虑，麻醉方法和药物的选择、各项操作均应顾及对 IOP/OCR 的影响。麻醉诱导和苏醒期均避免患者呛咳、屏气，维持血流动力学稳定，面罩通气时不要对患眼施压。另外，确保有效通气和氧合。

三、喉罩通气在眼科麻醉中的应用

大多数眼科手术不需要术中使用肌松剂控制呼吸，但要求麻醉平稳、术中头部制动、术毕清醒快而完全，术后避免恶心、呕吐和呛咳反应。尤其眼底手术恢复期应尽量平顺，手术后需要尽快改为俯卧位，以提高视网膜复位手术的成功率。气管内插管操作刺激较大，术中需较深的麻醉维持，术毕麻醉转浅、拔管呛咳和头部振动使 IOP 升高，均不利于内眼手术。喉罩插入操作简便，而且不会像气管插管那样引起血流动力学的明显改变，也较少引起 IOP 的升高。喉罩通气可以避免由于气道操作而引起的有害刺激，尤其适用于诱导和麻醉结束时。在非预料的困难气道患者，喉罩也较气管插管具有明显优势。由于喉罩不需使用肌松药，可在保留自主呼吸的情况下插入。浅麻醉下患者对喉罩的耐受性好，自主呼吸、辅助或控制呼吸均能经喉罩施行。轻微变换体位时不会诱发咳嗽反射。

眼科手术应首选可弯曲喉罩，其独特的带有钢丝的通气管设计可以保证在头部位置移动时通气罩位置不变，且通气管可以固定在口周任一位置，避免对眼科操作的影响。可弯曲喉罩经过适当培训即可掌握操作要领。置入后需测试最大漏气压，以保证最大漏气压在 20 cm H_2O 以上为宜，同时持续监测 $PFTCO_2$、SpO_2。手术结束后，患者可在自主呼吸恢复且清醒状态下耐受喉罩，并能按指令张口以便拔除喉罩。

四、氯胺酮静脉全麻

氯胺酮由于其在良好止痛作用的同时，咽部的保护性反射依然大部分存在，自主呼吸仍保留，特别适用于手术时间较短，要求止痛作用好，但又不需控制呼吸的病例。较常用于时间小于 1 h、不插管的儿童，如眼睑手术、角膜裂伤修补术、眼肌手术、青光眼手术、白内障手术、眼球摘除术。

没有禁忌证情况下应麻醉前常规给予阿托品。氯胺酮首次剂量 1 ～ 2 mg/kg，5 min 左右追加首剂量的半量，重复 2 ～ 3 次后逐渐减量。追加时应根据患儿体征、前次给药剂量、手术进展情况给药。术中要注意临床体征的多样化和清醒期的并发症。为保持其呼吸道通畅，必须加强呼吸管理，密切观察通气氧合效果，及时排除潜在问题。

氯胺酮可能出现升高眼压、颅内压和血压、噩梦及精神症状，目前已较少单独应用。为克服氯胺酮的缺点，近年将咪达唑仑或丙泊酚与氯胺酮合用，可以减少后者的剂量，以降低其椎体外系统症状和梦幻等副反应。

五、静脉吸入复合麻醉

静吸复合全麻是眼科常用的麻醉方式。麻醉诱导药物为起效迅速的静脉麻醉药、强效止痛药和肌肉松弛剂。巴比妥类镇静催眠药、麻醉性镇痛药均可使眼内压下降 10% ～ 15%。丙泊酚降眼压效果明显大于硫喷妥钠，尤其对已有眼压增高的患者，降眼压的效果更为显著。

肌肉松弛剂首选非去极化类，如维库溴铵、罗库溴铵、阿曲库铵。去极化肌松剂琥珀胆碱升高眼内压，注射该药前先用小量非去极化肌松剂可防止或减轻肌颤，但不能确切预防眼内压的升高。

术中维持使用挥发性吸入麻醉药，氟烷、安氟烷、异氟烷及七氟烷均有降低眼内压作用，目前常用的是后两种。静 - 吸复合麻醉的优点是可控性强，诱导及苏醒迅速。麻醉诱导及维持要力求平稳，无呛咳及躁动，使用面罩位置得当，不压迫眼球。麻醉管理中应注意全麻深度不宜太浅。对于气管内插管者应将气管内导管妥善固定，防止手术操作中将其推入气管内过深，诱发呛咳，也不宜于术毕麻醉过浅时刺激气管引发剧烈呛咳。

六、全凭静脉麻醉

超短效静脉麻醉药物丙泊酚和瑞芬太尼，因作用时间短易于调节麻醉深度，已经成为目前临床全凭静脉麻醉的最佳搭档。

丙泊酚的优点是诱导迅速、清醒快，且清醒质量较高。另外该药降低眼内压的作用明显，尤其对于已有眼内压增高的患者。其不良反应表现在快速大剂量静脉注射时（大于 2.5 mg/kg）可引起血压下降和呼吸抑制，对心率影响则不明显。

阿片类药物镇痛作用强，特别是可以有效地抑制手术引起的应激反应，维持心血管功能的稳定，但要做到这点需要较大剂量，这往往会引起术后呼吸抑制。超短效作用的瑞芬太尼很好地解决了上述问题。丙泊酚与瑞芬太尼及中短效非去极化肌松剂联合应用，构成一组比较理想的全凭静脉麻醉药组合，配合气管插管或喉罩通气，适用于手术时间较短的内眼手术。与吸入麻醉相比，全凭静脉麻醉诱导迅速、舒适，苏醒平稳、完全，术后恶心呕吐少见。术中监测脑电双频指数，可以更精确地了解麻醉深度，防止术中知晓。

七、吸入麻醉

婴幼儿外周静脉穿刺较困难，若选用基础麻醉，常有术中麻醉偏浅，术后睡眠时间较长的不足。由于喉罩和七氟烷的使用，小婴儿眼科麻醉的安全性和有效性均得到提高。七氟烷无刺激性气味，血气分配系数低，诱导苏醒迅速，成为目前吸入诱导的首选药物，而且特别适用于小儿日间手术麻醉的诱导和维持。

七氟烷吸入诱导可采用浓度递增法或高浓度法。浓度递增法从吸入 5% 七氟烷开始，每呼吸 2 ~ 3 次增加 0.5% ~ 8%；高浓度法是直接吸入 8% 七氟烷。新鲜气体流量 4 ~ 6 L/min，可选用氧气或与氧化亚氮 1 : 1 的混合气体，婴儿吸入诱导建议单纯吸入纯氧。较大的儿童在环路预充的基础上，可指导他们做深呼吸，1 min 内，即可意识消失。患儿入睡后开放静脉，如呼吸幅度减弱可适当辅助呼吸，随着麻醉的加深患儿的心率会逐渐下降，伴有先天性心脏病、ASA ≥ 3 级、唐氏综合征的患儿在吸入诱导中易发生心动过缓，应引起注意。维持较深麻醉 2 min 左右，待患儿呼吸减弱、下颌松弛时，置入恰当型号的喉罩，困难者可持喉镜帮助，到位后套囊充气，妥善固定。吸入诱导过程中，患儿常会出现体动等兴奋性表现，相比之下，高浓度吸入法或环路预充法较少出现上述情况。

术中继续吸入麻醉维持，减小新鲜气体流量（不低于 2 L/min）和七氟烷吸入浓度，术中根据手术刺激大小及患儿反应随时调节麻醉深度。术毕停吸入麻醉剂，适当清理口内分泌物，如自主呼吸良好、生命体征平稳，即可拔除喉罩，拔出时保持喉罩内充气，可带出口腔内深部的分泌物。如拔出时麻醉深度掌握不当或患儿分泌物较多刺激喉部，有可能诱发喉痉挛，一旦发生，轻度者面罩加压给氧，若不能缓解，可静脉注射小剂量氯化琥珀胆碱。拔喉罩后如患儿呼吸道通畅、呼吸幅度满意，即可侧卧位送至 PACU，并在其完全清醒之前始终保持侧卧位观察。

第五节　常见眼科手术麻醉

一、斜视手术麻醉

斜视矫正术麻醉特点：①多为小儿患者，可能合并其他疾病如心脏畸形、神经肌肉异常；②手术时间一般较短（1 h 内）；③ OCR 发生率高；④易发生眼胃反射；⑤警惕恶性高热。

斜视患儿接受手术的年龄越早越好。术前评估时应关注可能合并的身体其他脏器的畸形。施行眼肌手术的患者发生恶性高热的比例大，而易患恶性高热的患者中也常伴有局限性的骨骼肌力量薄弱或其他肌肉骨骼的异常。因此，术前需询问家族史，以评估是否为恶性高热易感患者。

较大儿童且简单的斜视手术应首选局部麻醉，以方便术中观察眼位确定矫正效果。也可在局部麻醉基础上给予低剂量氯胺酮（0.5 mg/kg）保证术中患儿能按指令进行配合。

复杂斜视手术或较小儿童则需全身麻醉。静吸复合全麻或全凭静脉麻醉复合气管插管或喉罩通气均可用于斜视矫正术麻醉。在呼吸道管理有保障的情况下，也可选用氯胺酮间断静注，不做气管内插管或喉罩通气。

斜视矫正术由于牵拉眼肌，特别是内直肌、下斜肌时易引起眼心反射，术前应用足量阿托品有预防作用。术中应保持足够的麻醉深度，并连续监测心电图，一旦发生严重的心动过缓或心律失常，应暂停手术并做相应处理。术中应监测体温，并注意观察有无异常反应，如出现心动过速、呼吸频率加快、呼气末 CO_2 分压增高、咀嚼肌痉挛等症候，但不能用麻醉浅解释者，应高度重视。对于体温上升迅速，于 15 min 内增高 0.5℃ 以上者，必须警惕恶性高热。

小儿眼肌手术后恶心呕吐的发生率较其他眼部手术高，是由于眼胃反射所致。麻醉诱导后即刻静脉给予小剂量氟派利多 0.02 mg/kg 可以减轻恶心呕吐的发生率和严重程度，但应注意氟哌利多可能的副反应。预防性应用 5 羟色胺受体阻滞剂如昂丹司琼、多拉司琼或格雷司琼也是有效的。如采用丙泊酚全静脉麻醉，也可以降低术后恶心呕吐发生率。

二、白内障摘除术麻醉

白内障摘除术麻醉特点：①老龄患者多；②小儿多为先天性白内障，其合并其他异常的发生率比先天性青光眼要多；③术中要求眼球制动；④防止术中 IOP 突然升高；⑤手术时间短（10 min 内），刺激相对小。

白内障患者多为老年人，常伴有高血压、糖尿病、冠心病等疾病，要注意并存的并发症对全身重要脏器功能的影响。双侧先天性白内障越早手术越好，因为它严重阻碍了对视网膜的刺激，妨碍视力的正常发展。单侧完全性先天白内障也应在出生后头几个月内摘除，以防止剥夺性弱视。许多行先天性白内障摘除术的小儿，在出生后几天或几个星期即应接受手术，以防止影响视力正常发育。

白内障手术技术的进步使手术变得快速、可控和微创，手术刺激也明显减轻。对于合作的成年人均可选择局麻或 MAC 技术，表面麻醉是白内障手术的常用麻醉方法。表面麻醉简单易行、并发症少，但不能保证眼球制动，且需要患者非常好地配合。成人局部麻醉也可选择球周阻滞、结膜下、巩膜上腔注射。

儿童及难以合作的成人则应选择全麻。可采用短效丙泊酚和瑞芬太尼，或复合吸入麻醉剂，选择喉罩通气，保留自主呼吸。麻醉科医师要注意高浓度氧引起的早产儿视网膜病变，因为直至出生后协同视网膜血管才长全。尽管视网膜病变是多因素的，但观察者仍建议吸入 O_2 浓度控制在维持氧分压于 60 ~ 80 mmHg。

三、青光眼手术麻醉

青光眼手术麻醉特点：①控制 IOP 稳定，避免使用升高 IOP 的药物和操作；②注意抗青光眼药物对麻醉的影响；③青光眼手术术式较多，手术复杂程度不同，时间长短不一。

青光眼是以眼内压升高为特征的一类疾病。眼内压升高使供应视神经的毛细血管血流减少，最终导致视神经功能丧失。先天性青光眼根据发病年龄进行区分，从出生到 3 岁前任何时候发病的为婴儿型，从 37 个月到 30 岁之间发病者为青少年型。

青光眼分为开角型（慢性单纯性）青光眼和闭角型（急性）青光眼。急性闭角型青光眼是眼科急诊之一，需要在最短时间内降低眼压、开放房角，挽救患病眼的视功能。降眼压药可同时应用，但不必被动等待眼压下降，特别是反复用药效果不佳者。必要时需做前房穿刺术，有条件者行周边虹膜成形术，开放房角，缓解急性发作过程，或行小梁切除术等滤过手术，以降低眼压。

手术前、后均需积极用药控制高眼压。抗青光眼药可分为五大类：拟副交感神经药、拟肾上腺素能药、肾上腺素能阻滞药、碳酸酐酶抑制剂和高渗脱水剂。对于眼压顽固不降的难治性青光眼急诊手术，术前 1.5 h 静脉给予 20% 甘露醇 250 ~ 500 mL，或口服 50% 甘油盐水 2.5 mL/kg。

阿托品静脉给药或局部给药并引起瞳孔扩大时才可能影响 IOP。通常认为临床剂量的阿托品肌肉注射无论对开角型还是闭角型青光眼的眼内压都没有影响。东莨菪碱比阿托品的散瞳作用强，对于闭角型青光眼或怀疑闭角型青光眼的患者不应使用。

成人青光眼手术通常在局部麻醉下实施，一般多采用球后阻滞及上直肌浸润。二极管激光睫状体光凝术的手术刺激较大，单纯神经阻滞麻醉效果常不完善，应给予充分的镇静及镇痛药。难以配合的成年人及小儿均应在全麻下手术。静脉和吸入麻醉均可选择，首选喉罩通气方式，可保留自主呼吸，也可给予肌松剂后控制呼吸。

麻醉要点是控制眼内压，防止任何引起急性眼内压升高的因素。未经手术的闭角型青光眼禁用肾上腺素、胆碱能阻滞药、安定类镇静药。氯胺酮可升高眼压和颅内压，琥珀酰胆碱致眼外肌成束收缩，使眼内压急剧升高，以上药物对急性青光眼患者单独使用时属禁忌。麻醉诱导时避免应激反应发生，特别应预防发生屏气、呛咳和呕吐动作。急剧的动脉压升高以及中心静脉压升高都可对眼内压造成不良影响。同时应避免血压过低，以免使已经受损的视网膜进一步减少血供。

四、眼外伤手术麻醉

眼外伤手术麻醉特点：①开放性眼球外伤为急诊手术，潜在玻璃体丢失、永久性失明；②常合并颅脑损伤、颌面外伤或身体其他部位外伤；③注意潜在气道损伤；④维持稳定的 IOP；⑤急诊手术需按饱胃患者处理。

眼外伤是指眼球或附属器受到外来的物理性或化学性伤害，及时手术是挽救视功能的关键。不但是眼睛直接受到损伤，其他部位的外伤也可以直接或间接地波及眼，例如颅脑外伤。另一方面眼外伤患者又常合并其他部位损伤，尤其是颌面部外伤。

随着科学技术进步，治疗眼外伤方法已不仅限于单纯保存眼球，而是争取进一步恢复视力。这一愿望随着早期控制感染、显微手术的普及和玻璃体切割术的应用逐步得以实现。

眼外伤病情常复杂多变，患者年龄差异也较大。依据手术大小、手术是否进入眼内，其麻醉处理有一定差异。局部麻醉以表面麻醉、结膜下浸润、球后麻醉、球周麻醉较常用。复杂的眼外伤手术刺激强，单纯局麻镇痛不全，在局麻完善的基础上 MAC 技术可获得较满意效果。上述方法难以完成的手术及伴有多发复合伤的患者均选择全身麻醉。

（一）开放性眼外伤麻醉处理

开放性眼外伤尽可能在伤后 12 h 内手术，应在较短时间内对患者进行全面评估。重点评估内容包括：①眼局部伤情、拟采取的手术方式及预估的手术时间；②是否合并其他部位的外伤，如颅脑损伤、胸肺损伤、其他脏器外伤；③是否合并颜面部骨折；④仔细检查是否有气道困难及潜在的气道损伤；⑤询问禁食水情况，判断是否为饱胃患者。

麻醉医师应该和眼科医师协商麻醉方式。对于伤情明确、简单表浅的手术，局部麻醉应是安全、有效的麻醉方法。然而，对于眼球穿通伤患者，局麻引起的眼内压增高导致眼内容物脱出，且球后阻滞可能增加眼内压或加重损伤。许多情况下，术前常不能清楚判断眼球破裂范围和手术的具体操作过程。因此，对于复合伤、复杂眼外伤，选择全麻更为稳妥。

对急诊开放性眼外伤患者可用丙泊酚、阿片制剂和非去极化肌松药进行麻醉诱导。考虑到饱胃误吸风险，应采取气管内插管控制呼吸。术中静脉、吸入或静吸复合麻醉均可。麻醉的实施和管理需关注如下问题：

1. 饱胃　眼外伤急诊患者多为饱胃，需按饱胃患者处理。创伤、疼痛、焦虑导致胃排空时间延长，且受伤时间距离进食时间越近，胃排空延迟越显著。饱胃患者增加呕吐误吸风险，另外，呕吐还可使眼压增高，对眼球穿通伤合并眼球内容物脱出患者极其危险。

可于术前 1 h 肌注或静注甲氧氯普胺 10 mg 增加胃蠕动促进胃排空，但阿托品可拮抗甲氧氯普胺作用，不可同时使用。竞争性 H_2 组胺受体拮抗剂雷尼替丁可减少胃液量和提高胃液 pH。诱导前静脉推注阿托品减少分泌，减轻迷走神经张力。快速诱导气管内插管需由富有经验的麻醉科医师实施。充分去氮给氧，静脉注射维库溴铵 0.2 mg/kg 或罗库溴铵 1.0 ~ 1.2 mg/kg。助手持续压迫环状软骨，同时静脉注入丙泊酚 1.5 ~ 2.5 mg/kg，起效后插入带套囊气管导管。术毕拔管时仍要防止呕吐和误吸。依托咪酯因全身性肌阵挛升高眼压不适合开放性眼外伤手术麻醉。

2. 维持 IOP 稳定　对于开放性眼外伤患者，IOP 的剧烈波动非常危险，围手术期必须制定针对性的措施稳定 IOP。首先，应选择对 IOP 影响小或降低 IOP 的药物，如丙泊酚、吸入麻醉剂等。琥珀胆碱快速起效、插管条件良好，但在未经非去极化肌松药预处理时，琥珀胆碱的使用对眼球穿通伤以及开放性眼外伤者是禁忌的。预先给予小剂量的非去极化肌松药后，琥珀胆碱只引起极小的眼内压升高，但这一技术是否确切有效，目前还存在争论。非去极化肌松可以降低眼内压，罗库溴铵是个较好的选择，静脉注射 1.0 ~ 1.2 mg/kg，可以在 60 s 达到良好的插管条件。其次，应在肌松足够条件下进行气管插管，避免出现屏气、呛咳和高应激反应。术中维持足够的麻醉深度，避免麻醉过浅导致的眼张力增加、头动、呛咳和血压波动。另外，眼球处于开放状态，眼内压很低，碳酸酐酶抑制剂或渗透性利尿剂失去降眼压作用，还可能引起短暂的脉络膜充血而导致眼内容物脱出。

3. 关注身体其他部位的复合伤　做到及时有效处理。

（二）小儿眼外伤麻醉处理

小儿眼外伤是常见的小儿眼病之一。通常眼外伤的病情很不稳定且发展迅速，小儿易哭闹会进一步加重病情。为使创伤得到及时处理，减少继发感染，应尽早手术。儿童眼外伤手术由于多不能合作，故常选用全身麻醉。

1. 小儿眼外伤合并上呼吸道感染的麻醉处理 小儿眼外伤合并上呼吸道感染发生率非常高，其中 5 岁以下的儿童及转诊待手术时间一天以上者，合并上呼吸道感染者达 80%。主要原因为：

（1）小儿全身免疫功能和呼吸道局部免疫功能不足，而眼外伤可致机体暂时性免疫抑制，使患儿更易发生呼吸道感染。

（2）小儿呼吸系统发育尚不完全，鼻道狭窄，缺乏鼻毛，局部黏膜的屏障作用弱；气管、支气管黏膜腺体分泌不足，表面干燥，影响纤毛运动，分泌物清除困难，使呼吸道感染容易发生。

（3）眼部伤口未及时处理而可能发生感染，病原菌随分泌物从鼻泪管流入咽部引发上呼吸道感染。国外报告，合并上呼吸道感染的小儿若行气管内麻醉，呼吸道并发症比不行插管者高 11 倍；麻醉期间出现与呼吸道有关的异常情况者要比呼吸道无感染者多 2 ~ 7 倍。婴幼儿由于气管内径增生速度快于支气管和细支气管，当上呼吸道感染使黏膜充血肿胀容易发生气道梗阻。

为了早期控制感染，手术不宜拖延，要综合眼局部和全身的情况决定麻醉时机。此类患儿麻醉前应使用足量阿托品（0.02 mg/kg）。麻醉诱导力求平顺，避免患儿哭闹。小儿眼外伤麻醉首选喉罩通气，吸入或静脉诱导，术中吸入维持，保留自主呼吸，术后苏醒迅速。喉罩减少了气道的不良刺激，对于伴有呼吸道感染的患儿，较使用气管插管更具优势。术中注意气道管理，及时清除分泌物，避免频繁吞咽，防止 IOP 突然升高，造成眼内容物脱出。

2. 小儿全麻时体温监测 小儿体表面积相对较大，其体温易受环境温度的影响，所以麻醉期间体温变化大。尤其小儿眼科急诊合并上呼吸道感染时，由于感染发展、手术创伤，可引发高热，所以必须重视体温监测。术中如出现心动过速、呼吸频率加快，但不能用浅麻醉解释者，应立即测量鼻咽温或肛温。确诊高热后要积极采用降温治疗，以物理降温为主，使体温降至 38.5℃以下。

五、眼底手术麻醉

眼底手术麻醉特点：①手术时间相对较长，通常需 1 ~ 3 h。单纯原发性网脱可在 1 小时完成。②手术精度高，需在显微镜下操作，要求绝对制动。③部分手术需要在暗室环境实施。④玻璃体内注射惰性气体操作影响笑气的使用。⑤部分手术需术毕即刻清醒以满足俯卧位的需求。

常见眼底手术包括视网膜脱离修补术、玻璃体切割术、视网膜激光手术等。除非危及黄斑，通常不需急诊手术。

对于合作的成年人一般局部麻醉联合 MAC 技术即可，复杂的网脱及环切手术则需气管插管全身麻醉。

很多麻醉技术对于择期内眼手术是安全的，各种静脉麻醉药以及任何一种吸入性麻醉剂都可选择。因为对于精细的内眼手术完全的制动是必需的，应使用非去极化肌松药。

网脱术中牵拉眼外肌转动眼球的操作，可引起眼 – 心或眼胃反射，应进行持续心电监测。网膜复位手术中常采用玻璃体内注入六氟化硫（SF_6）或其他惰性气体的方法作为辅助的治疗手段，以利用气泡的稳定容积持续地使视网膜固定在正确位置上。因 N_2O 较惰性气体在血中溶解性高，因而可更快地占据有空腔的地方，在 30 min 内可使气泡增加 150%，增大的气泡可导致眼压急剧、显著增高，影响视网膜的血液循环，增强惰性气体的压塞作用。当停止吸入 N_2O 时，气泡会因 N_2O 快速消失而迅速缩小，出现显著的 IOP 和眼内容积的下降，干扰手术的效果，不利于视网膜的复位。因此，在注气前 15 ~ 20 min 应停吸 N_2O 以避免眼内气泡体积的改变。如果患者在眼内注气后需要再次麻醉，注空气 5 d 内以及注六氟化硫 10 d 内不能使用 N_2O。手术中也可以选择另一种玻璃体替代剂硅油代替惰性气体注入，可避免使用 N_2O 的顾虑，但要求术后即刻改成俯卧位，以提高复位的成功率。全身麻醉难以做到，而清醒镇静技术加局麻常可达到此要求。

适当控制眼内压是眼内手术麻醉的关键，在切开巩膜前应使眼内压降低，保持接近或低于大气压水平，否则，可引起虹膜和晶状体脱出、玻璃体损失或脉络膜出血。

六、角膜移植手术麻醉

角膜移植手术（corneal transplantation）是采用正常眼角膜组织替换病变的角膜组织，以达到复明或控制角膜病变的治疗方法。

主要术式分为两种：①全层（穿透性）角膜移植术：以全层透明角膜替代全层混浊角膜。选择适当口径的角膜环钻切除术眼角膜，做成移植床，然后将准备好的移植片对位于移植床上进行缝合固定；全层角膜移植术恢复快，可同时接受白内障手术，缺点是对角膜供体要求高。②板层角膜移植术：切除浅层角膜病变组织并留有一定厚度的角膜作为移植床，将同样大小和厚度的板层移植片平整对位于移植床上，然后进行缝合固定。板层角膜移植术因不穿通眼球，故较安全，但光学效果不如全层角膜移植术。

大部分成人均可在局部麻醉下接受角膜移植手术，儿童则均需实施全身麻醉。

局部麻醉用于合作患者。术前应判断其是否能耐受术中保持头部固定和眼睛放松的需求。如患者过度紧张、难以持续仰卧位或因频繁咳嗽等无法保证术中头部固定等，均建议采取全身麻醉。也可在局部麻醉基础上复合清醒镇静术。

板层角膜移植对供体组织的要求相对较宽，而全层角膜移植术对供体角膜组织要求较高，通常取材后数小时内实施手术，属于限期手术。由于供体角膜组织来源有限，术前准备不充分而暂缓手术对患者影响很大。因此，麻醉前合理有效的评估和准备很重要。角膜移植手术要求保持眼球的良好制动和眼内压的稳定，尤其是全层角膜移植手术，环钻取下患者的角膜后，眼球呈开放状态，如果此时眼内压较高，会导致眼内容物的脱出，造成失明，因此在手术过程中维持眼内压稳定十分重要。术中应注意禁忌使用升高眼内压的药物，避免屏气、呛咳。球后阻滞镇痛效果确切，眼球制动作用好，但对于已有眼内压升高的患者，球后阻滞可能会加剧眼内压升高，不利于手术的进行。全麻可保证术中制动，使眼内压稳定。术中常采用喉罩通气，麻醉维持选择吸入或全凭静脉麻醉，可加用或不用肌松剂。

七、眼肿瘤手术麻醉

眼肿瘤包括眼睑、结膜、眼球各层组织（角膜、巩膜、葡萄膜和视网膜）以及眼附属器（泪器、眼眶和眶周结构）的肿瘤。无论良性或是恶性肿瘤均可损害眼部组织及其功能。眼肿瘤的发病情况有年龄特点，儿童多发生视网膜母细胞瘤、横纹肌肉瘤、毛细血管瘤、神经母细胞瘤等；成人多发生眼眶海绵状血管瘤、泪腺混合瘤、炎性假瘤及脉络膜黑色素瘤等。

成人简单良性的眼肿瘤手术可在局部麻醉或复合清醒镇静下完成，复杂眼肿瘤手术及小儿患者均应选择全身麻醉。

脉络膜黑色素瘤是成年人常见的 HR 内恶性肿瘤，多见于 40～60 岁，不仅损害患者视力，还对生命造成严重威胁。目前，局部切除术是取代眼球摘除的治疗脉络膜恶性黑色素瘤的较为理想的方法之一。采用全身麻醉可保证术中患者严格制动，术中行控制性降压技术，以利于术野显露并减少出血、缩短手术时间。选择全身麻醉需术前对全身情况认真评估，特别是判断栓塞风险。术中严密监测，确保血流动力学的稳定。术后需监测最少 48 h，控制循环稳定，并做好突发急救的准备。

第十四章 无痛内镜诊疗麻醉技术

第一节 无痛胃镜

一、概述

1805 年，德国的 Bozzini 首先利用烛光通过管状镜子看到直肠和泌尿道的内腔并提出内镜的设想，1881 年出现了尖端装有灯泡的硬管式胃镜；1957 年第一台纤维胃、十二指肠镜在美国制成；1983 年美国 Welch Allyn 公司把电子内镜应用于临床，通过电荷耦合固体件把光能转化成电能，再经视频处理后在电视监视屏上显示胃内的图像。我国 20 世纪 60 年代已有胃镜检查，20 世纪 70 年代引进纤维内镜后胃镜检查迅速普及，成为临床的重要诊疗手段。主要用于：①上腹不适，疑是上消化道病变，临床不能确诊者；②不明原因消化道出血；③对 X 线钡餐检查不能确诊或疑有病变者；④需要随诊的病变如溃疡、萎缩性胃炎、胃癌前病变及手术后复查；⑤需要进行胃镜下治疗者。

胃镜的检查通路如下：经过牙垫沿舌面送入口腔，在舌根处到达喉咽部，沿咽后壁滑下进入食管，通过食管的三个狭窄，分别为食管入口处、主动脉弓和左支气管交叉处、食管穿越膈肌的部位即贲门处，通过齿状线进入胃的贲门部，到胃体，经过幽门进入十二指肠球部。通路中经过的上消化道黏膜都可以在内镜下加以检查或治疗。

胃镜诊疗虽然是微创操作，但在诊疗过程中镜子本身对患者咽喉、食管和胃的刺激，造成患者巨大的不适甚至痛苦的感觉，部分患者不能耐受检查的全过程。另外，检查过程的痛苦还会造成患者血流动力学的剧烈波动，严重的可能导致心血管系统或神经系统并发症的发生而危及患者生命安全。我国 20 世纪 80 年代前普遍采用术前局部麻醉药（局麻药）喷喉，或注射镇静剂及解痉剂减轻胃镜检查的不适，效果不尽如人意。随着人们生活水平的提高，对诊疗过程的舒适要求也越来越高。20 世纪 90 年代末有学者提出用丙泊酚作静脉全身麻醉下行胃镜检查。进入 21 世纪后，胃镜检查的麻醉方法得到广泛研究、推广。

无痛胃镜就是在进行胃镜诊疗前，静脉注射一种或几种高效安全的麻醉药物，患者随即进入睡眠状态，然后实施诊疗。患者在整个诊疗过程中全身放松，无任何痛苦。检查结束后迅速苏醒，对检查过程无记忆，休息 20 min 左右便可在家人陪同下自行回家。与传统的局部麻醉下行胃镜诊疗相比，无痛胃镜有以下优点：①患者检查过程中无意识和痛苦，更愿意接受检查或复检，有利于早期发现病变和更好地治疗疾病；②减少因患者紧张、应激引起的相关并发症，保障患者安全；③医生在操作时无干扰，不必分心照看患者情况，压力更小，可以从容仔细地完成检查，有利于保证诊疗质量；④使小儿等不合作患者接受胃镜检查成为可能。

二、适应证

（1）不能耐受检查的患者，评估检查过程的刺激性可能使其出现危险，如有轻、中度器质性疾病的患者。

（2）不能配合检查的患者，如小儿或老年人。

（3）对检查焦虑恐惧的患者。

（4）要求对检查过程完全无感觉的患者。

三、禁忌证

（一）相对禁忌证

有以下情况者，麻醉风险大，为门诊无痛胃镜检查的相对禁忌证：

（1）肥胖症伴有呼吸、循环系统症状的患者，容易在麻醉后出现呼吸道梗阻，继而加重呼吸系统和循环系统的损害。

（2）预计麻醉后可能有中重度上呼吸道梗阻的患者。

（3）中重度贫血的患者，可能减少药物与血浆蛋白结合而增大药效从而造成过量。

（4）肝肾功能中重度损害的患者，可能影响药物代谢造成苏醒延迟。

（5）疑食管气管瘘的患者，胃液和胃内容物可能反流进入肺部，全身麻醉后抑制呛咳反射难于发现反流，容易造成患者缺氧。

（6）肝硬化高度怀疑合并食管静脉曲张者，入胃镜后容易损伤曲张的食管静脉而大出血，全身麻醉后血块容易流入肺部堵塞呼吸道。

（7）绝大部分内镜检查室的设施和人员配备都比不上手术室完善，婴儿或有大出血可能的患者还是送至手术室进行检查比较安全。

（8）无人陪护的门诊患者或妊娠和哺乳期妇女。

经验丰富的麻醉医生，术前充分了解患者情况，制订完善的麻醉计划，有齐全的监护抢救设备和药物，也可为以上情况的患者进行无痛胃镜麻醉。无人陪伴的门诊患者要求麻醉的，麻醉后留院观察时间应该适当延长，嘱其乘坐公共交通工具回家。

（二）绝对禁忌证

有以下情况者，列为无痛胃镜检查的绝对禁忌证：

（1）重症器质性疾病的患者：哮喘急性发作，呼吸运动耐受性差，呼吸衰竭不能平卧，呼吸道有急性化脓性炎症伴高热；心血管功能或血流动力学不稳定，如未得到控制的低血压、高血压、心绞痛，近期（3～6个月）发生的急性心肌梗死，严重心律失常；严重心脏瓣膜病；严重的上腔静脉阻塞综合征，主动脉瘤；尿毒症，血尿素氮高于 30 mg/dL，血肌酐高于 3 mg/dL（活检时可发生严重的出血）；未排除心肌梗死的患者。

（2）预计麻醉后可能有重度上呼吸道梗阻并有困难气道史的患者。

（3）贲门失弛缓症的患者，入镜时呕吐率很高，麻醉后容易造成反流误吸。

（4）鼻咽癌化疗后吞咽呛咳的患者，一旦反流极易造成误吸。

四、麻醉评估

根据麻醉前访视结果，将病史、体格检查和实验室检查资料，联系检查或手术的情况，进行综合分析，可对患者的全身情况和麻醉手术耐受力做出比较全面的估计。应该着重关注排除疾病如冠心病、肝硬化、贲门失弛缓症、食管气管瘘等。

五、术前准备

1. 胃镜检查术前准备　严格禁食禁饮，在空腹时进行检查，否则胃内存有食物影响观察，且增加呕吐误吸的危险。如患者有胃排空延迟或幽门梗阻则禁食时间应延长。

2. 常规麻醉准备　如消化道出血或有食管静脉曲张等可能大出血疾病的患者先行中心静脉穿刺或保证通畅的静脉通路。

3. 检查体位　左侧卧位。

六、常用的麻醉药物

胃镜诊疗使用的麻醉药物要求起效快、恢复快、无蓄积作用、可控制性强，且无心肺损害等不良反应。常用的药物有苯二氮䓬类药物、麻醉性镇痛药和静脉麻醉药等。表面麻醉（表麻）药物有利多卡因、丁卡因等。

1. 咪达唑仑　咪达唑仑是目前最常用的苯二氮䓬类镇静催眠药，随剂量增加有镇静、催眠、抗焦虑、抗惊厥、抗癫痫及中枢肌松作用，有可靠的顺行性遗忘作用，具有起效快、苏醒快，对呼吸循环扰乱少的特点。咪达唑仑呼吸抑制作用与剂量呈相关性，小剂量（0.075 mg/kg）静脉推注不影响机体对 CO_2 的通气反应，0.1 mg/kg 无明显呼吸抑制作用。患者用药后呼吸频率、潮气量和每分通气量均有一定程度的降低，主要表现为呼吸幅度减小、频率变慢或出现舌根下坠、血氧饱和度降低。咪达唑仑对血流动力学影响轻微，表现为心率轻度增加，平均动脉压、体循环阻力、左室充盈压、每搏输出量均轻度下降，可安全地用于低心排血量患者。低血容量患者用此药后由于充盈压和体血管阻力下降，血压可显著下降。

2. 丙泊酚　丙泊酚是一种短效的静脉麻醉药，静脉注射后分布广泛，并迅速从机体消除（总体消除率 1.5 ~ 2 L/min），主要通过肝代谢，形成丙泊酚和相应的无活性的醌醇结合物，该结合物从尿中排泄。麻醉诱导起效快、苏醒迅速且功能恢复完善，术后恶心、呕吐发生率低，适用于门诊内镜诊疗麻醉。丙泊酚通过激活 GABA 受体 - 氯离子复合物，发挥镇静催眠作用。临床剂量时，丙泊酚增加氯离子传导，大剂量时使 GABA 受体脱敏感，从而抑制中枢神经系统，产生镇静、催眠效应，其麻醉效价是硫喷妥钠的 1.8 倍，起效快，作用时间短，以 2.5 mg/kg 静脉注射时，起效时间为 30 ~ 60 s，维持时间 10 min 左右，苏醒迅速、醒后无宿醉感。能抑制咽喉反射，有利于插管，很少发生喉痉挛。对循环系统有抑制作用，进行全麻诱导时，可引起血压下降，心肌血液灌注及氧耗量下降，外周血管阻力降低，心率无明显变化。丙泊酚可使血压下降，其降压程度在有些患者超过基础血压的 40%，用于年老体弱、心功能不全患者时血压下降尤为明显，剂量应酌减，静脉注射速度应减慢。丙泊酚对呼吸也有明显的抑制作用，可抑制二氧化碳的通气反应，表现为潮气量减少，清醒状态时可使呼吸频率增加，静脉注射常发生呼吸暂停，对支气管平滑肌无明显影响。注射丙泊酚时患者常有疼痛感，加入 1 mg/mL 的利多卡因可缓解注射痛，或选择开放近端较粗的静脉以减轻注射痛。

3. 芬太尼　芬太尼是阿片受体激动剂，镇痛效价约为吗啡的 100 倍，静脉注射后 30 s 起效，峰效应时间 5 ~ 10 min，作用时间 30 ~ 60 min。其镇痛效价高，单次小剂量静脉注射维持时间短，对呼吸系统和心血管系统抑制作用小的特点使其适用于门诊胃镜诊疗的麻醉。

4. 瑞芬太尼　瑞芬太尼是超短强效的 μ 阿片受体激动药，它具有起效快、作用时间短、恢复迅速、无蓄积作用等优点。瑞芬太尼的镇痛作用具有剂量依赖性，且有封顶效应，当瑞芬太尼血浆浓度达到 5 ~ 8 μg/L 时，作用达到顶峰，再增加剂量并不能增强其镇痛效应，反而会加重其对呼吸循环的抑制作用。临床麻醉镇痛剂量的瑞芬太尼对循环交感神经末梢无影响，其对局部血管紧张度的直接影响可能是造成低血压的主要原因。瑞芬太尼对呼吸的抑制常在给药后短暂的几分钟内达到最强，6 min 左右基本恢复，15 min 左右完全恢复。

5. 氯胺酮　氯胺酮为非巴比妥类静脉麻醉剂，先阻断大脑联络路径和丘脑向新皮层的投射，故意识还部分存在，镇痛明显而完全；随着血药浓度升高而抑制整个中枢神经系统。作用快速但短暂，能选择性地抑制大脑及丘脑，静脉注射后约 30 s（肌内注射后 3 ~ 4 min）即产生麻醉，但自主神经反射并不受抑制。麻醉作用持续 5 ~ 10 min（肌内注射者 12 ~ 25 min），一般并不抑制呼吸，但可能发生短暂的呼吸频率减缓和潮气量降低，尤以静脉注射较快时容易发生。注入后可引起一定程度的血压上升和脉率加快，并可能引起喉痉挛。高血压并有脑出血病史者，高血压患者收缩压高于 160 mmHg（21.3 kPa）或舒张压高于 100 mmHg（13.3 kPa）者，青光眼以及严重心功能代偿不全者禁用，麻醉恢复期有少数患者出现恶心或呕吐，个别患者可呈现幻梦、错觉甚至幻觉，有时伴有谵妄、躁动现象，为减少此种不良反应，需避免外界刺激（包括语言等），必要时静脉注射少量短效巴比妥或安定类药物。

6. 依托咪酯　依托咪酯是快速短效静脉麻醉药，起效快、代谢迅速，有遗忘作用，无镇痛作用，对心血管影响很小，适用于年老或体弱的患者。不良反应有抽搐、恶心、呕吐、注射部位疼痛，可联用芬太尼达到较佳麻醉效果。术中存在肢体抖动问题。

七、常用的麻醉方法

无痛胃镜检查的麻醉方法一般采用全凭静脉全身麻醉，可以单一用药也可以复合用药，下面介绍几种常用的麻醉方法。

（一）单次静脉推注

1. 单纯丙泊酚麻醉　丙泊酚 2 ~ 2.0 mg/kg 诱导剂量，20 ~ 50 s 内匀速静脉推注，待患者入睡、睫毛反射消失、呼吸平稳后开始进镜检查，如检查时间较长，出现睫毛反射或超过 10 分钟者，可以追加丙泊酚 0.3 ~ 0.5 mg/kg。

2. 丙泊酚复合芬太尼麻醉　芬太尼 1 μg/kg 静脉推注，30 s 后缓慢推注丙泊酚 1.5 ~ 2.5 mg/kg，待患者入睡、睫毛反射消失、呼吸平稳后开始进镜检查，必要时追加丙泊酚 0.3 ~ 0.5 mg/kg。

3. 丙泊酚复合舒芬太尼麻醉　舒芬太尼 0.1 ~ 0.2 μg/kg 静脉推注，30 s 后缓慢推注丙泊酚 1.0 ~ 2.0 mg/kg，待患者入睡、睫毛反射消失、呼吸平稳后开始进镜检查，必要时追加丙泊酚 0.3 ~ 0.5 mg/kg。

4. 丙泊酚复合瑞芬太尼麻醉　静脉缓慢注射瑞芬太尼 0.6 ~ 0.8 μg/kg，接着缓慢推注丙泊酚 1.0 ~ 2.0 mg/kg，必要时可追加瑞芬太尼 20 ~ 30 μg 或者丙泊酚 0.3 ~ 0.5 mg/kg。

5. 依托咪酯麻醉　依托咪酯 0.3 ~ 0.5 mg/kg 缓慢推注，或者在应用芬太尼 1 ~ 2 μg/kg 后缓慢推注依托咪酯 0.3 mg/kg，患者意识消失后开始检查，必要时可追加依托咪酯 0.1 mg/kg。

6. 氯胺酮麻醉　在 30 s 内静脉注射氯胺酮 0.7 mg/kg，注射完毕后开始检查，患者在给药 15 ~ 20 min 后清醒。个别患者在检查中出现体动，部分患者在苏醒期间常出现兴奋、躁动及不愉快幻觉，患者复苏期间口腔分泌物较多。可联用小剂量咪达唑仑（咪唑安定）0.05 ~ 0.06 mg/kg，2 min 后再静脉注射氯胺酮 0.4 ~ 0.5 mg/kg，避免复苏期间精神症状，但个别患者会出现苏醒延迟。

（二）微量泵持续输注

丙泊酚 2 ~ 2.5 mg/kg 静脉注射，待患者入睡后静脉持续输注丙泊酚 2 ~ 10 mg/(kg·h)，检查结束前停药。静脉持续泵注比单次静脉注射更容易维持血药浓度的稳定，且呼吸循环抑制的发生率也比较低。

（三）靶控输注（TCI）

TCI 是智能化连续控制输注系统，使血液或血浆药物浓度快速达到所设定的目标浓度，并可根据需要随时调整的给药技术，TCI 系统由计算机自动算出诱导用量和诱导时间，避免了诱导的时候血流动力学剧烈波动，而且维持麻醉时可以根据临床需要调节靶浓度，并显示出计算的血药浓度，并自动补偿中断的药物输注，迅速达到预期靶浓度。还可预测患者清醒时间，并且能很好地控制麻醉深度，使麻醉过程平稳，减少循环和呼吸波动，使麻醉处于最佳状态。一旦停药，患者可迅速清醒。目前 TCI-Ⅲ 型靶控注射泵内置了多种药物的药代——药效学模型，可计算多种药物的靶控用药，如镇静药（丙泊酚、咪达唑仑、依托咪酯）、镇痛药（阿芬太尼、舒芬太尼、瑞芬太尼）和肌松药（维库溴铵、阿曲库铵、罗库溴铵）。在选择 TCI 的药物时，以 K_{e0}（效应室药物消除速率常数）大而 $T_{1/2}K_{e0}$ 小者为宜，其他药物并非 TCI 首选药物；麻醉药物中，血浆与效应室达到平衡的时间短的药物有丙泊酚、阿芬太尼、瑞芬太尼；以瑞芬太尼和丙泊酚的药代动力学特性最为适合。其他药物如咪唑安定、依托咪酯、舒芬太尼、阿芬太尼也可以用于靶控输注，但是其效果不如前两种最佳药物。在过去的十多年中，国外学者在丙泊酚 TCI 药代动力学的研究中不仅获得了成人的药代动力学参数，而且也得到了老年人、儿童和伴有丙泊酚代谢疾病的患者的药代动力学参数。而我国目前尚无确定的国人丙泊酚 TCI 药代动力学参数，因此，在使用 TCI 系统泵注时，应注意这些参数带来的误差。

1. 单纯丙泊酚靶控输注麻醉　胃镜检查时，将患者年龄、身高、体重输入 TCI 系统，设定丙泊酚血浆靶浓度为 4 ~ 6 μg/mL，检查结束前 1 ~ 2 min 停药。如检查过程中患者有体动或者咽喉部抵抗，可提高靶浓度 1 ~ 2 μg/mL 或者静脉单次追加 0.5 mg/kg。

2. 丙泊酚靶控输注复合芬太尼麻醉　单次静脉注射芬太尼 1 μg/kg，复合丙泊酚靶控输注，血浆靶浓度设为 3 ~ 5 μg/mL。如检查过程中患者有体动或者咽喉部抵抗，可提高靶浓度 1 ~ 2 μg/mL 或者静脉单次追加丙泊酚 0.5 mg/kg。检查结束前 1 ~ 2 min 停药。

3. 丙泊酚靶控输注复合舒芬太尼麻醉　单次静脉注射舒芬太尼 0.1 ~ 0.2 μg/kg，复合丙泊酚靶控输注，血浆靶浓度设为 3 ~ 5μg/mL。如检查过程中患者有体动或者咽喉部抵抗，可提高靶浓度 1 ~ 2 μg/mL 或者静脉单次追加丙泊酚 0.5 mg/kg。检查结束前 1 ~ 2 min 停药。

4. 丙泊酚靶控输注复合瑞芬太尼靶控输注麻醉　丙泊酚靶控输注，设定血浆靶浓度 3 ~ 4 μg/mL，复合瑞芬太尼靶控输注，设定血浆靶浓度为 2 ~ 3 ng/mL。如检查过程中患者有体动或者咽喉部抵抗，可提高丙泊酚靶浓度 1 ~ 2 μg/mL 或者静脉单次追加丙泊酚 0.5 mg/kg。检查结束前 1 ~ 2 min 停药。

（四）清醒镇静

对于不接受无痛胃镜诊疗且能够配合的成年患者，也可以采用清醒镇静麻醉。静脉给予咪达唑仑 0.05 ~ 0.07 mg/kg 及芬太尼 0.5 ~ 1 μg/kg，辅以咽喉部表麻下完成胃镜诊疗。咪达唑仑由于具有顺行性遗忘作用，所以即使部分患者检查过程中问答可以切题，待完全清醒后却对检查过程无记忆。但术中不能保证患者完全配合检查。

麻醉方法如下：患者入室后左侧卧位于检查床上，以利于口腔分泌物引流和防止呕吐、误吸。开放静脉通路，给予中流量鼻导管吸氧，连续监测心电图（ECG）、心率、血压、脉搏氧饱和度。检查前以丙泊酚 2 ~ 3 mg/kg 在 20 ~ 50 s 内匀速静脉推注，待患者入睡、睫毛反射消失、呼吸平稳后开始进镜检查，如检查时间较长，出现睫毛反射或超过 10 min 者，可以追加丙泊酚 0.3 ~ 0.5 mg/kg。麻醉诱导时采用鼻导管给氧，视呼吸情况给予手控辅助通气。检查中 SpO_2 < 90% 时停止检查，采用面罩供氧手控辅助呼吸，SpO_2 恢复到 90% 以上后继续检查，鼻导管吸氧。平均血压下降大于基础血压 30% 时或心率低于 55 次 /min 时给予麻黄碱（麻黄素）5 mg（每次）静注。患者体动明显、平均血压高于基础血压 30 mmHg 或心率高于 120 次 /min 时给予丙泊酚 0.5 mg/kg（每次）快速推注。若 ECG 示心律失常马上结束检查，对症处理。检查结束后吸净口腔内的分泌物和血液，继续监测和吸入纯氧，保证充足的呼吸道通畅和氧供，直至患者清醒。患者在检查结束后 5 min 左右清醒，对检查过程无任何记忆，苏醒后心情愉快，30 min 左右离院。

胃镜检查的不适主要来自内镜经过咽喉部所造成的强烈恶心、局部疼痛，疼痛的程度本身并不严重，更主要的是心理上的焦虑紧张，使用丙泊酚全身麻醉后完全可以解决上述不适而无须合用镇痛药物。单一用药的好处还有不必担心合用多种药物对呼吸系统和循环系统造成抑制的作用累加，苏醒后后遗作用更少、患者更安全。部分医院单纯镇静药物麻醉不能满足胃镜检查要求可能与以下原因有关：①给予的镇静药物效能不足，如咪达唑仑；②担心镇静药物的呼吸抑制作用而不敢用足够的药量进行麻醉诱导；③操作医生技术不够熟练，过咽喉部手法较为粗暴，检查时间长。对于无痛胃镜辅助下的手术操作，如食管扩张、食管造瘘、食管支架的放置及胃息肉摘除等，采用丙泊酚合用少量镇痛药进行静脉全身麻醉，可满足手术的麻醉要求。

八、并发症的预防及处理

1. 呼吸抑制　接受胃镜诊疗的患者有时会出现呼吸抑制，一般多为轻度，可能原因为：①药物作用，如丙泊酚对呼吸有明显的抑制作用，可抑制患者对二氧化碳的通气反应。静脉注射时可发生呼吸暂停。②内镜部分压迫呼吸道，引起通气障碍，或患者因紧张而屏气。值得注意的是，芬太尼、瑞芬太尼和丙泊酚均有呼吸抑制的不良反应，合用时要注意适当减少片剂量，缓慢推注，避免严重呼吸抑制的发生。术中需要密切注意患者的呼吸和脉搏氧饱和度。如发现患者有呼吸抑制，应暂停检查，吸氧并采用面罩手控辅助呼吸，呼吸抑制多为一过性，待患者呼吸恢复正常，氧饱和度回升至 95% 再继续检查。如患者持续呼吸抑制，应停用麻醉药物，吸氧并面罩手控辅助呼吸，必要时可气管插管或插入喉罩辅助呼吸至患者呼吸恢复正常。

近年来出现了一种新型的内镜检查面罩，中央以一层硅橡胶膜覆盖，中间有一小孔，允许纤维支气管镜或胃镜等内镜单向进入，而在侧面延伸出一管道可连接麻醉呼吸回路，能有效提高吸氧的效率，必要时也可经此面罩加压给氧或者进行吸入全身麻醉。

2. 舌后坠　部分患者麻醉诱导后会出现舌根后坠，影响患者的呼吸，也影响胃镜的置入。可轻轻托起患者的下颌，使患者呼吸道通畅，帮助胃镜进入。

3. 喉痉挛　麻醉较浅时喉头应激性增高，受到刺激可诱发喉部肌肉群反射性收缩，发生喉痉挛，如处理不及时会危及患者的生命安全。保持足够的麻醉深度和轻柔地操作胃镜可预防喉痉挛的发生。检查中需要密切观察患者，一旦发生喉痉挛要及时处理，立即停止检查，加深麻醉，吸氧并采用面罩加压手控辅助呼吸，待患者恢复平静自主呼吸时继续检查。如喉痉挛持续不能缓解，必要时可静脉注射短效肌松药并行气管内插管，手控或机控辅助患者呼吸，给予地塞米松 10 mg 或甲强龙 40 mg 缓解喉头水肿，静脉持续输注镇静药维持患者睡眠状态，可继续检查。检查结束后观察患者至符合拔管标准后可拔出气管导管。

4. 血压下降　丙泊酚可使外周血管阻力下降、心肌抑制、心排血量减少及抑制压力感受器对低血压的反应，从而引起血压下降。丙泊酚对循环功能的抑制呈剂量依赖性，并与注射速度呈正相关，因此应适当控制注射速度。如检查中患者血压比基础血压降低 30%，可静脉注射麻黄素 5 ~ 10 mg。检查时掌握好入镜的时机，可避免低血压的出现。

5. 心律失常　胃镜经过咽部及通过幽门时，患者常出现心率减慢，胃镜插入时刺激食管、胃，可通过胃迷走神经反射性引起冠状动脉痉挛，造成心肌一过性缺血、缺氧，引起心律失常。胃镜检查时，呼吸受阻，使心肌供氧减少。原有心肌缺血、慢性肺疾病及检查时紧张、焦虑、憋气、挣扎都有可能诱发心血管事件发生。因此，此时操作内镜动作要轻巧，避免过多刺激。注意心电图变化，严重心律失常应立即停止胃镜检查。如出现心率减慢至 55 次 /min，不合并有血压降低，给予静脉注射阿托品 0.2 ~ 0.25 mg，如合并血压下降，则给予静脉注射麻黄素 5 ~ 10 mg。必要时可应用抗心律失常药物，如利多卡因、可达隆等。

6. 恶心和呕吐　术后恶心呕吐（PONV）可使患者恢复延迟甚至必须在门诊留观。影响术后恶心呕吐发生的因素很多，包括患者的体型、健康状态、性别、是否怀孕、月经周期、麻醉药和镇痛药、低血压和年龄等。PONV 的危险因素主要有：年轻、女性、早期妊娠、有晕动病病史、曾经有过术后恶心和呕吐、月经期、糖尿病、焦虑、胃内容量增加、肥胖、极度焦虑等。可静脉注射止呕药如托烷司琼 2 mg。

7. 反流误吸　患者检查前均禁饮禁食，检查时采用侧卧位，且胃镜在检查过程中可负压吸引胃中的液体，故胃镜检查中出现反流误吸的概率很低。幽门梗阻的患者可能胃内排空延迟造成胃内有较多液体或食物残渣，使反流误吸的危险增大。患者在静脉全麻的情况下，喉头反射迟钝，不一定能观察到呛咳的动作，麻醉医生需要特别注意。患者在检查过程中如出现呛咳和反流，应保持患者侧卧位或把患者推至半俯卧位，立即使用吸引器吸出胃液。如血氧饱和度下降，常规处理后不能回升，应果断行气管插管，机械控制呼吸，行支气管镜检查并给予肺泡灌洗，防止出现吸入性化学性肺炎。

8. 穿孔　食管或胃穿孔是胃镜检查的严重并发症之一，其后果严重，最主要的症状是剧烈的胸背部疼痛、纵隔气肿和颈部皮下气肿，以后出现胸膜渗液和纵隔炎。胃和十二指肠发生穿孔会出现腹痛、腹胀、发热等继发气腹和腹膜炎的表现。检查中，患者处于静脉全麻状态，可能掩盖主要症状。如患者麻醉苏醒后诉腰背疼痛，应警惕是否发生了上消化道穿孔。

9. 出血　原有食管胃底静脉曲张等病变，伴有出血性疾病，活检损伤黏膜内血管等均有可能导致出血。出血可经内镜给药，如去甲肾上腺素生理盐水、凝血酶等，亦可采用镜下激光止血、注射药物等手段。保守治疗无效需行手术止血。检查中如出现大出血，应行气管插管，保证呼吸道通畅，维持患者呼吸。

第二节 无痛宫腔镜

一、概述

宫腔镜检查技术的发展历史可以追溯到一个世纪以前。1869 年 Pantaleoni 首次使用长 20 cm、宽 12 mm 管状镜，借助外光源凹面镜反射至腔内的光线，检查了一位绝经期出血妇女的宫腔，发现宫底部有息肉样新生物。1893 年 Morris 使用金属鞘管通过反光镜观察子宫内膜及输卵管开口，并在直视下放入辅助器械，通过内镜取出病理标本。1925 年 Rubin 尝试用 CO_2 膨胀宫腔，1928 年 Gauss 尝试用液体介质膨胀宫腔。20 世纪 70 年代，随着纤维光学、冷光技术和有效膨宫技术的发展与采用，宫腔镜检查开始在临床普及应用。20 世纪 80 年代以后，纤维宫腔镜检查以及不同规格连续灌流式诊断宫腔镜的问世，不仅将宫腔镜诊断操作的侵袭性降到了最低，同时明显缩短了检查时间，减少了患者的损伤和痛苦，成为妇科出血和宫内病变的首选检查方法。

纤维宫腔镜检查采用膨宫介质扩张宫腔，通过纤维导光束和透镜将冷光源经宫腔镜导入宫腔内，直视下观察宫颈管、宫颈内口、子宫内膜及输卵管开口，可以针对病变组织直观准确取材并送病理检查，同时也可在直视下行宫腔内的手术治疗。宫腔镜手术可诊断和治疗多种疾病，如妇女的功能失调性子宫出血、黏膜下肌瘤、子宫内膜息肉、宫内节育环和流产后胚胎组织残留等。经宫腔镜治疗后不仅使原来靠传统方法需切除子宫的患者避免了开腹手术，同时还可保留子宫，对伴有出血性疾病的患者（如血小板减少症、血友病及白血病等患者）进行宫腔镜手术也是安全的。另外，宫腔镜还可对幼女及未婚女性进行阴道及宫腔检查。及时准确地发现该处的异常并进行相应治疗，同时还可保护处女膜的完整，减轻患者痛苦。宫腔镜检查也可用于不孕原因的诊断，矫正子宫畸形，在必要时还可用于早期子宫内膜癌的诊断。对于大部分适应于进行诊断性刮宫的患者，先行宫腔镜检查明确病灶部位后再作活组织检查或刮宫更为合理、有效。

宫腔镜常用于：①常见子宫出血，包括月经过多、月经过频、经期过长，不规则子宫出血等；②不孕症和反复自然流产，在男女双方全面系统评估的基础上，探查宫腔内病因并予以矫正；③B 超、子宫输卵管碘油造影或诊断性刮宫（诊刮）检查提示有异常或可疑者，可经宫腔镜检查确诊、核实或排除；④有子宫腔内粘连或宫腔内异物残留者，后者包括胎儿骨片等；⑤疑有子宫内膜癌及其癌前病变者，应用宫腔镜检查、定位活检结合组织病理学评估，有助于早期诊断和及时处理；⑥替代传统的治疗方法，如宫腔镜下子宫内膜息肉切除手术；⑦术后随访。

目前临床上广泛应用的宫腔镜为电视宫腔镜，经摄像装置把宫腔内图像直接显示在电视屏幕上观看，使宫腔镜检查更方便直观。用于进行检查的诊断性宫腔镜按其构造分为纤维宫腔镜及硬性宫腔镜两种。临床使用的纤维宫腔镜插入端外径有 2.9 mm、3.1 mm、4.9 mm 等不同规格；硬性宫腔镜鞘管外径有 4.5 mm、5.5mm、7.0 mm、8.0 mm 等不同规格，在鞘管上设有操作孔，可以插入微型器械进行宫腔内的操作以及输卵管插管治疗。与硬性宫腔镜相比，纤维宫腔镜管径细，尖端又可弯曲，不仅适合子宫在解剖学上的前倾前屈或后倾后屈位置，对于未生育或绝经期妇女也更容易插入宫腔内，另外，也便于通过幼女或未婚成年妇女的处女膜处，进入阴道而窥视宫颈，有时还可通过宫颈管进入宫腔，进行宫腔镜检查。

用于宫腔镜检查的膨宫介质有三类：低黏度液体、高黏度液体和 CO_2 气体。①低黏度膨宫介质：低黏度膨宫介质又分为电解质和非电解质介质两类。低黏电解质介质，尤其是含 Na^+ 的液体，是宫腔镜下非电手术操作中最常用的液体膨宫介质。②高黏度膨宫介质（Hyskon 液），右旋糖酐的衍生物，是分子量为 70 000 的 32% 葡萄糖溶液与 10% 葡萄糖液的混合物，该溶液不含电解质离子，清亮、透明，作为膨宫介质可提供极为清晰的观察视野；与低黏度液体相比，由于其较为黏稠，术中使用量较少，而且还不易与血液融合，尤其适合于子宫出血患者。缺点为价格昂贵，清洗困难，用毕需用热水浸泡，以免积垢于管壁或镜面，使用极为麻烦和不便。此外，还有发生过敏的报道。③CO_2 气体，是一种极好的膨宫介质，尤其在诊断性宫腔镜或不需要实施宫腔内操作时，气体介质膨宫视野相对较大，清晰度高。但是可以引起气泡或黏液增多，不适宜于出血患者，另外，使用不当，还有引起 CO_2 气腹或气栓的可能。

二、适应证

（1）未生育的年轻妇女或绝经后的妇女，宫颈管较紧，进行宫腔镜检查时需扩张宫颈口的可能性大，疼痛较剧烈，也容易引起人流综合征，做无痛宫腔镜可避免患者的痛苦。

（2）对检查异常恐惧焦虑的患者。

（3）流产术流产不全或多次人工流产术后行宫腔镜下再次手术的患者。

（4）合并其他内科疾病，评估不能耐受检查刺激的患者。

三、禁忌证

（一）无痛宫腔镜检查相对禁忌证

（1）肥胖症伴有呼吸、循环系统症状的患者。

（2）预计麻醉后可能有中重度上呼吸道梗阻的患者。

（3）无人陪护的门诊患者。

（4）妊娠和哺乳期妇女。

（二）绝对禁忌证

（1）合并重要器官严重疾病的患者：哮喘急性发作，呼吸衰竭不能平卧者；心绞痛未控制，近期（3~6个月）急性心肌梗死，严重心律失常，严重心脏瓣膜病；严重肝肾功能不全等。

（2）预计麻醉后可能有重度上呼吸道梗阻并有困难气道史的患者。

四、麻醉评估

接受宫腔镜检查的患者年龄跨度比较大，为保证患者安全和减少术后并发症，对接受无痛宫腔镜检查的患者麻醉前进行充分评估非常必要，可减少术中不良事件的发生。拟行宫腔镜检查的患者，很多感觉焦虑、紧张。麻醉医生除常规进行麻醉前评估外，还要对患者的心理状态进行评估。对焦虑的患者可口头安慰，必要时应用术前药物。

五、术前准备

1. 宫腔镜手术前准备　除特殊情况外，一般月经干净后 5 d 检查。对不规则出血的患者在止血后任何时期都可进行检查，必要时给予抗生素预防感染。

2. 麻醉前　常规准备。

3. 检查体位　膀胱截石位。

六、麻醉方法

目前临床用于诊断的宫腔检查镜直径在 3.1~7.0 mm，其中 3.1~5.5 mm 的检查镜最为常用。检查一般需时 5~10 min，需要在宫腔镜下进行取环、内膜息肉电切、清宫等治疗的需时延长。子宫主要由骨盆神经丛支配，除了交感和副交感神经外，还有丰富的感觉神经，感觉神经在宫颈口处尤为丰富。宫腔镜检查操作造成阴道扩张、宫颈扩张和膨胀子宫引起的子宫收缩除了可以引起强烈疼痛，还会引起迷走（副交感）神经反射性兴奋，导致冠状动脉痉挛、心脏传导阻滞、心率减慢、血压下降，从而产生一系列的影响，出现主要表现为心动过缓、心律失常、血压下降、面色苍白、大汗淋漓、头晕、胸闷等的人流综合征，严重时可危及患者生命安全。未经产妇或绝经后子宫萎缩者疼痛更为剧烈，患者的焦虑和紧张会加重这种疼痛的影响。

无痛宫腔镜检查可采用静脉全身麻醉，宫腔镜手术时根据手术难易选择椎管内麻醉或全麻。椎管内麻醉包括脊椎麻醉（脊麻）、硬膜外麻醉或骶管阻滞。一般较短的手术，可采用静脉麻醉进行全麻，异丙酚和芬太尼或瑞芬太尼联合应用效果确切，术后苏醒迅速。较长时间的手术可行气管内插管或喉罩全身麻醉，术中静脉或吸入麻醉维持，应用肌松药有助于防止患者体动造成子宫穿孔等并发症。

常用的麻醉方法有：

（一）静脉全身麻醉

1. 丙泊酚静脉麻醉　丙泊酚是新型的静脉麻醉药物，起效迅速，苏醒快，镇静作用强，对循环和呼吸系统有轻微抑制作用，缓慢推注可减轻抑制作用。丙泊酚给药方法有单次静脉注射、微量泵持续推注和靶控输注几种。丙泊酚无镇痛作用，需要大剂量使用才能消除手术给患者带来的疼痛，随着剂量的增加，副作用随之增加。用芬太尼、舒芬太尼和瑞芬太尼等短效镇痛药可以消除包括钳夹宫颈、扩张宫颈和膨胀子宫带来的疼痛，使麻醉效果更好，从而减少丙泊酚用量，副作用更少。开放比较粗的静脉和减慢静脉注射速度可以减少丙泊酚的注射痛。

（1）单纯丙泊酚麻醉。方法一：丙泊酚 2.5 ~ 3 mg/kg 诱导剂量，20 ~ 50 s 内匀速静脉推注，待患者入睡、睫毛反射消失、呼吸平稳后开始进镜检查，如手术时间延长，可以追加丙泊酚 20 ~ 30 mg（每次）。方法二：丙泊酚 2 ~ 2.5 mg/kg 静脉注射，待患者入睡后静脉持续输注丙泊酚 2 ~ 10 mg/（kg·h），手术结束前停药。静脉持续泵注比单次静脉注射更容易维持血药浓度的稳定，且呼吸循环抑制的发生率也比较低。方法三：手术前将患者年龄、身高、体重输入 TCI 系统，设定丙泊酚血浆靶浓度为 5 ~ 6 μg/mL，手术结束前 1 ~ 2 min 停药。如手术过程中患者有体动，可提高靶浓度 1 ~ 2 μg/mL 或者静脉单次追加 0.5 mg/kg。使用 TCI 技术，可使血液或血浆药物浓度快速达到所设定的目标浓度，并可根据需要随时调整给药，避免了诱导的时候血流动力学剧烈波动，而且维持麻醉时可以根据临床需要进行调节靶浓度，显示出计算的血药浓度，并自动补偿中断的药物输注，迅速达到预期靶浓度。还可预测患者清醒时间，并且能很好地控制麻醉深度，使麻醉过程平稳，减少循环和呼吸波动，使麻醉处于最佳状态，停药后患者可迅速清醒。

（2）丙泊酚复合芬太尼麻醉：芬太尼为阿片类镇痛药，镇痛效价高，单次小剂量静脉注射作用时间短，对呼吸抑制轻，不抑制心血管系统。术前采用芬太尼 1 μg/kg 静脉推注，30 s 后缓慢推注丙泊酚 1.5 ~ 2.5 mg/kg，待患者入睡、睫毛反射消失、呼吸平稳后开始手术，必要时追加丙泊酚 20 ~ 30 mg（每次）。

（3）丙泊酚复合舒芬太尼麻醉：舒芬太尼是芬太尼家族中镇痛作用最强的阿片类药物，呼吸抑制轻，血流动力学稳定性好，在组织中无明显蓄积现象。单次静脉注射后药物作用达峰时间为 5.6 min，半衰期为 3 min。术前采用舒芬太尼 0.2 ~ 0.3 μg/kg 静脉缓慢推注，30 s 后缓慢推注丙泊酚 1.0 ~ 2.0 mg/kg，待患者入睡、睫毛反射消失、呼吸平稳后开始手术，必要时追加丙泊酚 2U ~ 30 mg（每次）。

（4）丙泊酚复合瑞芬太尼麻醉：瑞芬太尼是一种新型 μ 受体激动药，镇痛作用强，代谢不依赖肝肾功能，起效迅速，作用时间短，消除快，重复用药无蓄积作用，非常适用于门诊手术麻醉。方法一：静脉缓慢注射瑞芬太尼 0.6 ~ 0.8 μg/kg，接着缓慢推注丙泊酚 1.0 ~ 2.0 mg/kg，待患者入睡、睫毛反射消失、呼吸平稳后开始手术，必要时可追加瑞芬太尼 20 ~ 30 μg 或者丙泊酚 20 ~ 30 mg（每次）。方法二：瑞芬太尼 1.0 μg/kg 缓慢静脉注射持续 60 s，随后静脉注射丙泊酚 1.0 mg/kg，以瑞芬太尼 0.1 μg/（kg·min）或丙泊酚 3 mg/（kg·h）持续输注维持麻醉至负压吸引结束用药，待患者入睡、睫毛反射消失、呼吸平稳后开始手术，必要时追加丙泊酚 20 ~ 30 mg（每次）。方法三：丙泊酚靶控输注，设定血浆靶浓度 3 ~ 4 μg/mL，复合瑞芬太尼靶控输注，设定血浆靶浓度为 2 ~ 3 ng/mL，待患者入睡、睫毛反射消失、呼吸平稳后开始手术。如手术过程中患者有体动，可提高丙泊酚靶浓度 1 ~ 2 μg/mL 或者静脉单次追加丙泊酚 20 ~ 30 mg（每次）。手术结束前停药。

瑞芬太尼的呼吸抑制作用较强，与静脉注射的速度相关，复合丙泊酚时呼吸抑制更明显。二者复合用药时在降低血压方面也较为明显。麻醉诱导时应注意缓慢注射，必须要密切监测患者的呼吸和血压，出现情况及时处理。

（5）丙泊酚复合氯诺昔康麻醉：氯诺昔康是一种新型非甾体抗炎镇痛药，能减少前列腺素的合成和提高体内 5- 羟色胺和内啡肽的浓度，降低中枢对疼痛的敏感性而达到中枢性镇痛作用，无循环和呼吸抑制作用。氯诺昔康复合丙泊酚可以减少丙泊酚用量，还可以减轻人流术后的疼痛。手术前静脉注射氯诺昔康 8 mg，丙泊酚 2.0 ~ 2.5 mg/kg 缓慢推注，待患者入睡、睫毛反射消失、呼吸平稳后开始手术。如手术过程中患者有体动，可静脉单次追加丙泊酚 20 ~ 30 mg（每次）。

（6）阿泊酚复合氟比洛芬酯麻醉：氟比洛芬酯是一种新型静脉注射用脂微球非甾体抗炎镇痛药，可以靶向性地聚集在手术切口、损伤血管和炎症部位而增强药效，脂微球结构还可以缩短药物起效时间并控制药物释放，使药效延长。复合丙泊酚用于无痛人流术的麻醉，可以减少丙泊酚用量，减轻呼吸抑制等不良反应，还可以作为人流术的术后镇痛。术前静脉注射氟比洛芬酯 1 mg/kg，10 min 后缓慢静脉注射丙泊酚 2.0 ~ 2.5 mg/kg，待患者入睡、睫毛反射消失、呼吸平稳后开始手术。如手术过程中患者有体动，可静脉单次追加丙泊酚 20 ~ 30 mg（每次）。

2. 芬太尼复合咪达唑仑麻醉　咪达唑仑是苯二氮䓬类药，具有良好的镇静和顺行性遗忘作用。检查前芬太尼 1 ~ 1.5 μg/kg 稀释后缓慢静脉注射，2 min 后给予咪达唑仑 0.1 mg/kg 稀释后缓慢静脉注射，待患者入睡、睫毛反射消失、呼吸平稳后开始手术。咪达唑仑与丙泊酚相比起效时间和达峰时间较迟，代谢较慢，可造成中枢性呼吸抑制，可能会造成离院时间延迟。临床上已逐渐被丙泊酚代替。

3. 依托咪酯麻醉　依托咪酯是短效静脉麻醉药，起效快，作用时间短，对呼吸和循环影响小，清醒迅速完全，无镇痛作用，不良反应有抽搐、恶心、呕吐和注射部位疼痛等。复合短效阿片类镇痛药，使麻醉效果更好，也可对抗依托咪酯的不良反应。方法一：依托咪酯 0.3 ~ 0.5 mg/kg 缓慢静脉注射，待患者入睡、睫毛反射消失、呼吸平稳后开始手术，必要时追加 0.1 mg/kg。方法二：芬太尼 1 ~ 1.5 μg/kg 缓慢静脉注射，随后依托咪酯 0.2 ~ 0.4 mg/kg 缓慢静脉注射，待患者入睡、睫毛反射消失、呼吸平稳后开始手术，必要时追加 0.1 mg/kg。

（二）吸入全身麻醉

吸入麻醉是利用气体通过呼吸道进入体内而起到麻醉作用。吸入麻醉药具有麻醉效能强和易于调控麻醉深度的优点，门诊检查采用吸入全身麻醉可以避免患者忍受穿刺的疼痛。但麻醉气体吸入至产生麻醉效果需要一段时间，不如静脉全身麻醉起效迅速，还可能造成检查室内麻醉气体污染。可考虑给患者插入喉罩连接麻醉机行吸入全身麻醉，既保证患者安全也可避免麻醉气体污染检查室。

七氟醚是一种新型吸入麻醉药，诱导和苏醒迅速，镇痛作用强大，无刺激气味，对呼吸循环抑制轻。检查前使用专用的挥发罐都以半开放式吸入浓度为 6% ~ 8% 的七氟醚和大流量氧气（5 L/min）诱导，待患者意识消失后改用半紧闭模式吸入 2% ~ 3% 的七氟醚和中流量氧气（3 L/min）维持麻醉，检查结束前停止吸入七氟醚并吸入大流量氧气（5 ~ 6 L/min）把吸入麻醉药排出。

（三）椎管内麻醉

椎管内麻醉是将局麻药注入椎管内的不同腔隙，使脊神经所支配的相应区域产生麻醉作用，包括蛛网膜下腔阻滞麻醉（腰麻）和硬膜外阻滞麻醉两种方法，后者还包括骶管阻滞。宫腔镜辅助下治疗，如子宫内膜息肉、子宫黏膜下肌瘤切除等，患者需要麻醉的时间比较长，可以选择进行椎管内麻醉。椎管内麻醉效果确切，可以提供稳定而长时间的麻醉作用，对呼吸循环系统的影响小，术后还可以有一段时间的镇痛作用。宫腔镜手术刺激主要由 T_{10} 以下神经传导，宫颈刺激主要由骶神经传导。硬膜外和蛛网膜麻醉可选择 $L_{2~3}$ 椎间隙穿刺，维持麻醉平面在 T_8 以下。椎管内麻醉穿刺是有创操作，可增加麻醉并发症的发生风险。而且术前麻醉准备时间较长，术后麻醉平面消退、下肢恢复活动需要时间也较长，可能造成离院时间延迟。故穿刺操作时需谨慎细致，避免麻醉并发症的出现。选择短效局麻药，使患者术后尽快恢复。以下介绍几种椎管内麻醉的用药方法。

1. 硬膜外麻醉　患者麻醉前开放静脉通路，输注胶体液 300 ~ 500 mL。选择 $L_{2~3}$ 椎间隙穿刺，向骶管方向置入硬膜外导管 3 cm。回抽无血及脑脊液，硬膜外腔注入 2% 利多卡因或 1.73% 碳酸利多卡因 3 mL 作为试验剂量，5 min 后无局麻药中毒或全脊麻，给予 2% 利多卡因或 1.73% 碳酸利多卡因 13 ~ 15 mL 作为诱导剂量，维持麻醉平面在 T_8 ~ S_5。麻醉效果满意后行宫腔镜手术。有需要可硬膜外腔追加 2% 利多卡因或 1.73% 碳酸利多卡因 3 ~ 5 mL。

2. 蛛网膜下腔麻醉　患者麻醉前开放静脉通路，输注胶体液 300 ~ 500 mL。方法一：选择 3 ~ 4 椎间隙进行蛛网膜下腔穿刺，见脑脊液回流畅顺，缓慢注射 0.5% 丁哌卡因（丁哌卡因）10 ~ 12.5 mg，维持麻醉平面在 T_8 ~ S_5。麻醉效果满意后行宫腔镜手术。也有学者提出使用 0.3% 罗哌卡因 2 mL 进行蛛网膜下腔麻醉，但近年来对罗哌卡因用于蛛网膜下腔麻醉仍有争议，建议慎重使用。方法二：选择使用腰硬联合穿刺包，选择 $L_{3~4}$ 椎间隙行常规硬膜外穿刺后，置入腰麻针见脑脊液回流畅顺，缓慢注射 0.5% 丁哌卡因 7.5 ~ 10 mg，退出腰麻针并向头端置入硬膜外导管，在硬膜外腔留置 3 cm，回抽无血、无脑脊液后予以固定。维持麻醉平面在 T_8 ~ S_6。麻醉效果满意后行宫腔镜手术。必要时于硬膜外腔追加 2% 利多卡因 3 ~ 5 mL。

3. 骶管麻醉患者麻醉　前开放静脉通路，输注胶体液 300 ~ 500 mL。常规骶裂孔穿刺后，回抽无血、无脑脊液，缓慢注入 1.5% 利多卡因（1：20 万单位肾上腺素）15 ~ 20 mL，3 ~ 5 min 注完，注药期间多次与患者交流，注意患者有无出现不良反应。注药完毕后嘱患者截石位平卧，麻醉效果满意后行宫腔镜手术。

患者入室后采用膀胱截石位卧于检查床上。开放静脉通路，中流量鼻导管吸氧，连续监测 ECG、心率、血压、脉搏氧饱和度。检查前静脉单次注射氯诺昔康 8 mg，以丙泊酚 2 ~ 3 mg/kg 在 20 ~ 50 s 内匀速静脉推注，待患者入睡、睫毛反射消失、呼吸平稳后开始进镜检查，如检查时间较长，出现睫毛反射或超过 5 min 者，可以追加丙泊酚 0.3 ~ 0.5 mg/kg。麻醉诱导时采用鼻导管给氧，视呼吸情况给予手控辅助通气。检查中 SpO_2 < 90% 时采用面罩供氧手控辅助呼吸，SpO_2 恢复到 90% 以上后继续鼻导管或面罩吸氧。平均血压下降大于基础血压 30% 时或心率低于 55 次 /min 时予麻黄碱（麻黄素）5 mg（每次）静注。患者体动明显、平均血压高于基础血压 30 mmHg 或心率高于 120 次 /min 时予丙泊酚 0.5 mg/kg（每次）单次推注。ECG 示心律失常马上结束检查，对症处理。检查结束后应继续监测和吸入纯氧，保证呼吸道通畅和充足的氧供，直至患者清醒。患者在检查结束后 5 min 左右清醒，对检查过程无任何记忆，苏醒后心情愉快，30 min 左右离院。

宫腔镜检查的疼痛除检查过程中膨胀子宫、宫颈和阴道引起的疼痛外，检查后由于受刺激的子宫持续宫缩反应也会引起患者的下腹胀痛，严重的时候情况如同痛经，可能诱发患者迷走神经兴奋、心率减慢、血压下降甚至晕厥。所以行无痛宫腔镜检查麻醉，除术中镇痛外，还应给予患者术后镇痛药物，让患者真正远离痛苦，轻松进行检查，检查后愉快回家。非甾体抗炎药无疑是这种宫缩疼痛的最佳镇痛药物，无呼吸系统和循环系统抑制作用，无头晕，恶心呕吐等副作用少。除氯诺昔康外，氟比洛芬酯和帕瑞昔布钠也可以作为宫腔镜检查术后镇痛的选择。

七、并发症预防及处理

1. 呼吸抑制　无痛宫腔镜诊疗有时会出现轻度低氧血症，可能原因为麻醉药物对呼吸有明显的抑制作用，可抑制患者对二氧化碳的通气反应，静脉注射时可发生呼吸暂停。一般为一过性，操作开始后的刺激会使患者的呼吸恢复或略微增快。芬太尼、瑞芬太尼和丙泊酚均有呼吸抑制的不良反应，用时要注意适当减少用量，缓慢推注，避免严重呼吸抑制的发生。术中需要密切注意患者的呼吸和脉搏氧饱和度。如发现患者有呼吸抑制，应立即吸氧并采用面罩手控辅助呼吸，呼吸抑制多为一过性，待患者呼吸恢复正常，氧饱和度回升至 95% 再继续采用面罩或鼻导管吸氧。如患者持续呼吸抑制，应停用麻醉药物，吸氧并面罩手控辅助呼吸，必要时可气管插管或插入喉罩辅助呼吸至患者呼吸恢复正常。

2. 舌后坠　部分患者麻醉诱导后会出现舌根后坠，影响患者的呼吸。可轻轻托起患者的下颌，使患者呼吸道通畅。

3. 血压下降　丙泊酚可使外周血管阻力下降、心肌抑制、心排血量减少及抑制压力感受器对低血压的反应从而引起血压下降。丙泊酚对循环功能的抑制呈剂量依赖性，并与注射速度呈正相关，因此应适当控制注射速度。如检查中患者血压比基础血压降低 30%，可静脉注射麻黄素 5 ~ 10 mg。

4. 人流综合征　宫腔镜诊疗操作扩张阴道、宫颈和膨胀子宫时，可能引起迷走神经兴奋，患者出现心率减慢，严重的可引起以心动过缓、心律失常、血压下降、面色苍白、大汗淋漓、头晕、胸闷等为主要表现的人流综合征，严重时可危及患者生命安全。手术时患者紧张、焦虑都有可能诱发和加重人流综合征。接受无痛宫腔镜诊疗的患者，处于麻醉状态，伤害刺激的传入被阻断，大大减少了人流综合征的出现。另外，宫腔镜操作动作要轻柔，避免过多刺激。麻醉中要密切注意心率变化，如出现心率减慢至 55 次 /min，不合并血压降低的给予静脉注射阿托品 0.2 ~ 0.25 mg，如合并血压下降的予静脉注射麻黄素 5 ~ 10 mg。必要时停止手术，静脉注射肾上腺素，并做好心肺复苏的准备。

5. 气栓或水中毒　应用二氧化碳气体作为膨宫介质，有发生气栓的危险。一旦出现气急、胸闷、呛咳等症状，应立即停止操作，并给予吸氧并对症处理，维持呼吸和循环功能稳定。宫腔镜应用大量灌流液时，液体被吸收入血液循环，可导致血容量过多及低钠血症，严重者表现为急性左心衰竭和肺水肿。为预防其发生，术中应采取有效低压灌流，控制手术时间。一旦发生水中毒，应立即停止手术，给予吸氧、利尿剂，纠正低钠等电解质失调。

6. 恶心和呕吐　术后恶心呕吐（PONV）可使患者恢复延迟甚至必须在门诊留观。丙泊酚有内在的镇呕作用，发生恶心呕吐的概率较小。一旦发生恶心可静脉注射止呕药如托烷司琼 2 mg。

7. 反流误吸　患者检查前均禁饮禁食，可以减少手术中出现反流误吸的概率。患者在静脉全麻的情况下，喉头反射迟钝，不一定能观察到呛咳的动作，麻醉医生需要特别注意。患者在检查过程中如出现呛咳和反流，应把患者推至侧卧位甚至半俯卧位，立即使用吸引器吸出胃液。如血氧饱和度下降，常规处理后不能回升，应果断行气管插管，机械控制呼吸，并予肺泡灌洗，防止出现吸入性化学性肺炎。

参 考 文 献

[1] 邓小明，姚尚龙，曾因明. 麻醉学新进展 [M]. 北京：人民卫生出版社，2017.

[2] 俞卫锋. 临床麻醉学理论与实践 [M]. 北京：人民卫生出版社，2017.

[3] 郭曲练，姚尚龙. 麻醉临床学 [M]. 北京：人民卫生出版社，2016.

[4] 王国林，郭去练. 麻醉学 [M]. 北京：清华大学出版社，2015.

[5] 艾登斌，帅训军，姜敏. 简明麻醉学（第2版）[M]. 北京：人民卫生出版社，2016.

[6] 周峰. 麻醉学高级医师进阶 [M]. 北京：中国协和医科大学出版社，2016.

[7] 刘海艳. 临床麻醉技术与疼痛学 [M]. 长春：吉林科学技术出版社，2016.

[8] 陈庆国. 现代实用临床麻醉学 [M]. 西安：西安交通大学出版社，2015.

[9] 赵方. 临床麻醉学精要 [M]. 北京：科学技术文献出版社，2015.

[10] 郑宏. 整合临床麻醉学 [M]. 北京：人民卫生出版社，2015.

[11] 盛卓仁. 实用临床麻醉学 [M]. 北京：科学出版社，2017.

[12] 中华医学会麻醉学分会. 中国麻醉学指南与专家共识 [M]. 北京：人民卫生出版社，2017.

[13] 张鸿飞. 麻醉学要点精编以问题为基础的综合解析 [M]. 北京：北京大学医学出版社，2016.

[14] 魏萍. 临床医技新编 [M]. 昆明：云南科技出版社，2016.

[15] 耿武军. 走进麻醉的神秘殿堂 [M]. 北京：北京交通大学出版社，2017.

[16] 于布为，杭燕南. 麻醉药理基础 [M]. 上海：上海世界图书出版公司，2017.

[17] 喻田，王国林. 麻醉药理学 [M]. 北京：人民卫生出版社，2016.

[18] 蒋宇智，孙杰，曹小飞，等. 麻醉手术期间影响脉搏波传导时间的相关因素 [J]. 临床麻醉
学杂志，2014（07）：682—685.

[19] 张贤军. 创伤麻醉及重症监护治疗学 [M]. 南京：东南大学出版社，2013.

[20] 李春盛. 急危重症医学进展 [M]. 北京：人民卫生出版社，2015.

[21] 邵建林，彭沛华，刘曼. 麻醉学本科临床实践规范化培训手册 [M]. 上海：上海世界图书
出版公司，2016.

[22] 刘菊英，熊良志. 麻醉学临床见习指导 [M]. 北京：科学出版社，2016.

[23] 马智聪，范俊伯. 临床麻醉学实习指南 [M]. 太原：山西经济出版社，2016.

[24] 解成兰，王灿琴，钱燕宁，等. 胸部硬膜外麻醉复合吸入麻醉对腹部手术患者应激性高血糖
的影响 [J]. 临床麻醉学杂志，2014（12）：1208—1210.

[25] 李立环，彭勇刚. 临床麻醉学热点心血管问题剖析 [M]. 北京：科学出版社，2017.

[26] 崔苏扬，黄宇光. 脊柱外科麻醉治疗学（第2版）[M]. 南京：江苏凤凰科学技术出版社，2016.

[27] 徐铭军，王子千，王国林. 妇产科麻醉学（第2版）[M]. 北京：科学出版社，2016.

[28] 张珂. 实用临床妇产科手术麻醉学 [M]. 昆明：云南科技出版社，2015.

[29] 王天龙. 推动麻醉学向围术期医学的转变 [J]. 北京医学，2017，39（6）：549—550.

[30] 戴体俊，张咏梅. 麻醉机能实验学（第2版）[M]. 北京：科学出版社，2016.